設問式
細胞診カラーアトラス
サイトズーム

監修　千葉県細胞検査士会

近代出版

発刊にあたって

　この度，千葉県細胞検査士会から『設問式 細胞診カラーアトラス サイトズーム Cyto-Zoom！』を発刊することになりました．

　本書は，十数年前より千葉県臨床検査技師会細胞診検査研究班と千葉県細胞検査士会を中心に毎年細胞検査士育成のために実施してきた勉強会，研修会に使用したスライド集をまとめたものです．同一施設，同一人で構成する画像は，ややもすると画一的になりやすく，普遍性を欠く心配がありますが，今回のアトラスは，各施設より提出をいただいた症例を中心にまとめてあるため，そのような心配はなく，内容的にも各施設の細胞検査士が個性を十分生かしたものになっていると思われます．

　近年，画像診断の精度が飛躍的に向上し，細胞形態学の精度の地位も危ぶまれている観が否めません．しかし，我々細胞検査士は，少なくとも影ではなく，生体材料（細胞）そのものをみて検査（診断）しているわけで，精度において画像診断に負けるわけにはいきません．

　今後，我々の方向性としては，各種疾患の画像所見の見方，また質的診断も含め，臨床との関係をより強くしていく必要性があると思われます．

　本書がこれから勉強する人，益々レベルを向上させたい人，皆さんに少しでもお役に立てれば望外の喜びです．

　最後になりましたが，本書の発行にあたり，多大なご協力をいただきました松浪硝子工業株式会社様に，深く感謝の意を表します．また，会員諸氏，とりわけ千葉県臨床検査技師会細胞診検査研究班の幹事，ならびに千葉県細胞検査士会幹事諸氏には，多忙な中，お骨折りを頂き，心より御礼申し上げます．

　　　2009年2月

　　　　　　　　　　　　　　　　　　　　　　　　　　　　　　千葉県細胞検査士会　会長
　　　　　　　　　　　　　　　　　　　　　　　　　　　　　　　　堀内　文男

編著者を代表して

　千葉県細胞検査士会では，これまで長きに渡り，千葉県臨床検査技師会細胞診検査研究班と協力して細胞検査士の資格認定試験取得を目指す方や初心者を対象とした研修会を年2回行ってまいりました．我々若手細胞検査士が中心となって資料を作成し，自分たちにとっても大変勉強になりました．我々の研修会は，講師も受講生もなく互いに勉強しあい，諸先輩方から学んだ知識や技術を後進に伝え，皆が向上していくことが目的と考えます．この度，この研修会に用いた細胞画像とその解説文で構成された財産を，より多くの方々に役立てていただける出版物という形に残せたことを大変嬉しく思います．

　今回の出版により，長年をかけて努力し続けてきた証に一区切りがつきましたが，千葉県細胞検査士会としては，これからも変わることなく熱心に取り組み続けてまいりたいと思います．本書『設問式 細胞診カラーアトラス サイトズーム *Cyto-Zoom！*』をどうぞよろしくお願いいたします．

●本書の内容

　本書にはZOOM-1からZOOM-5まで，全300問600画像が掲載されています．できるだけ典型的な画像を厳選し，なおかつ貴重な症例，希少例も豊富に含まれています．画像は設問形式になっています．また答案用紙として「解答challenge」というページを設けましたので，ご利用ください．

　解説は，細胞診を勉強し始めたばかりの方にも理解していただきやすいよう，【細胞所見】【鑑別点】および【補足】の3点に的を絞って作成しました．【細胞所見】は画像の細胞所見，特徴所見，および正解選択肢を選んだ理由を，【鑑別点】は正解以外の選択肢について特徴所見を述べ，否定した理由を解説しています．【補足】は学問的な補足事項を記載しました．選択肢や解説において，用語はできる限り最新版の各種癌取扱い規約に則り編集しました．また，近年注目されている「ベセスダシステム」も試験的にとり入れました．

●*Cyto-Zoom！*とは？

　「*Cyto-Zoom！*」は細胞の拡大・縮小という意味の造語です．「*Zoom！*」には急上昇という意味もあり，我々千葉県の細胞検査士がこれから「ぐんぐん飛躍して行くように！」という願いもこめて付けました．

　細胞検査士資格認定試験を受けられる方，勉強されている技師の方に，また学生用教材，細胞

診専門医資格認定試験の演習などとして，初心者から指導する立場の方々まで幅広く活用されることを願います．そして「*Cyto-Zoom!*」のニックネームで皆様方に末永く愛し続けていただける書籍になれば幸甚です．

　最後になりましたが，本書の発刊にあたって多大なるご支援を賜りました松浪硝子工業株式会社様に心より感謝申し上げます．

　2009年2月

千葉県細胞検査士会　副会長
有田　茂実

編著者一覧

責任編集

堀内　文男　千葉大学医学部附属病院	平田　哲士　千葉県がんセンター
髙橋　年美　千葉市立海浜病院	有田　茂実　千葉県こども病院

編著

有田　茂実　千葉県こども病院	小野寺清隆　千葉大学医学部附属病院
小山　芳徳　帝京大学ちば総合医療センター	高岡　勝之　総合病院 国保旭中央病院
村田　行則　国立国際医療センター国府台病院	岩崎　聖二　国立がんセンター東病院
須藤　一久　千葉県立佐原病院	板倉　朋恵　千葉大学医学部附属病院
北村　真　東邦大学医療センター佐倉病院	佐久間輝子　千葉県がんセンター
三橋　涼子　千葉市立青葉病院	白井三友紀　千葉県がんセンター
滝川　紀子　千葉大学医学部附属病院	山本　誠　千葉労災病院
永澤　友美　株式会社 江東微生物研究所千葉支所	京本　晃典　日本医科大学千葉北総病院
時田　和也　JFE健康保険組合 川鉄千葉病院	黒川　実愛　元日本医科大学千葉北総病院
渡邉　孝子　帝京大学ちば総合医療センター	河辺　雅子　船橋二和病院
仙波　利寿　千葉大学医学部附属病院	髙橋　智史　埼玉県立小児医療センター
國松　栄二　国保直営総合病院 君津中央病院	大木　昌二　千葉大学医学部附属病院
鈴木　博　千葉市立青葉病院	加藤　拓　船橋市立医療センター
浦崎　政浩　株式会社サンリツ病理事業部 細胞診断学グループ	福留　伸幸　千葉科学大学

目次

発刊にあたって
編著者を代表して
編著者一覧

問題編

ZOOM-1	2
ZOOM-2	22
ZOOM-3	42
ZOOM-4	62
ZOOM-5	82

解答・解説編

ZOOM-1	解答 Challenge	105
	解答・解説	107
ZOOM-2	解答 Challenge	117
	解答・解説	119
ZOOM-3	解答 Challenge	129
	解答・解説	131
ZOOM-4	解答 Challenge	139
	解答・解説	141
ZOOM-5	解答 Challenge	149
	解答・解説	151

参考文献 ……… 161

索 引 ……… 162

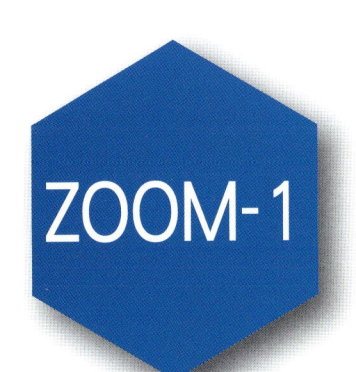

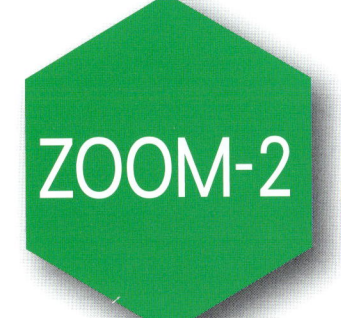

問題編

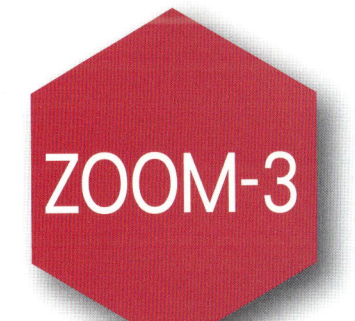

問題はZOOM-1からZOOM-5まで，各60問あります。それぞれの解答・解説ページの冒頭にある答案用紙（解答Challenge）を利用して，60分で解いてみましょう。

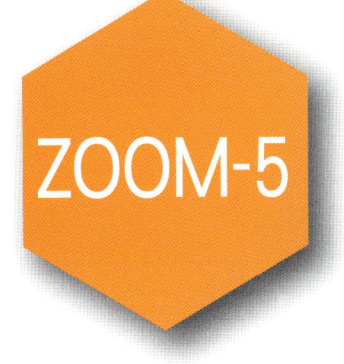

ZOOM-1

画像をみて，最も考えられるものを選択肢から選びなさい

問1

年齢/性別	主訴または臨床所見	採取部位	採取方法，染色	倍率
39歳/女性	集団検診	子宮頸部	ブラシ擦過，Pap.染色	左×40，右×100

①扁平上皮化生細胞　②中等度異形成　③高度異形成　④上皮内癌　⑤頸部腺癌(内頸部型粘液性腺癌)

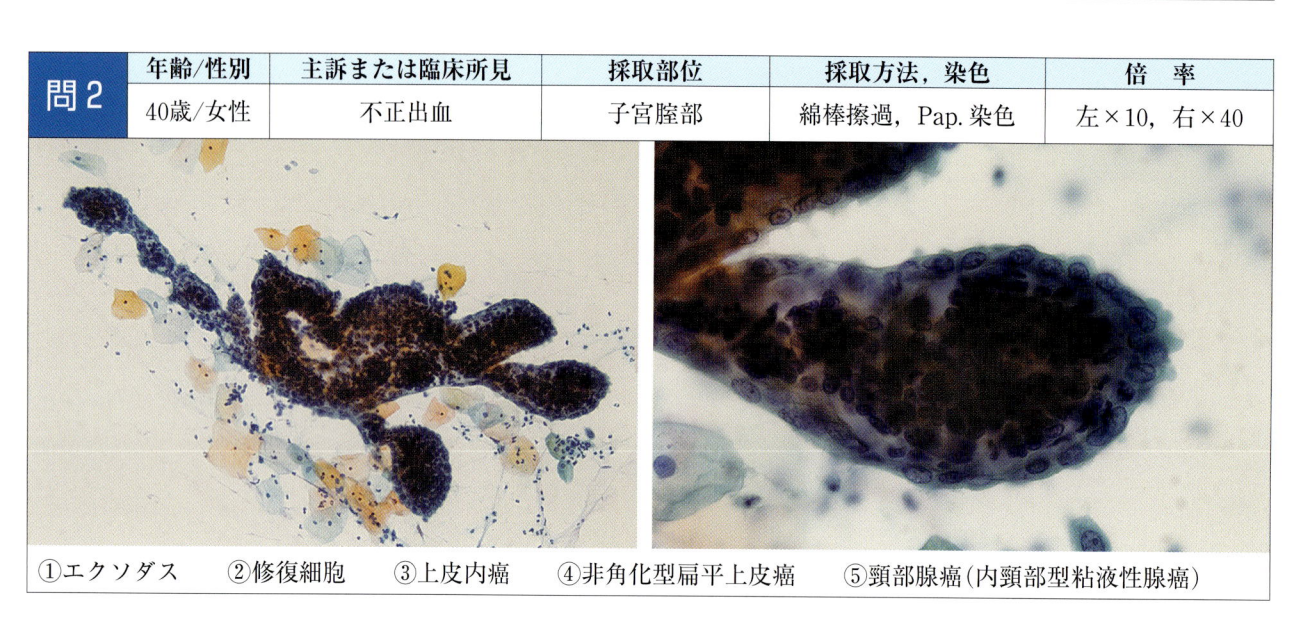

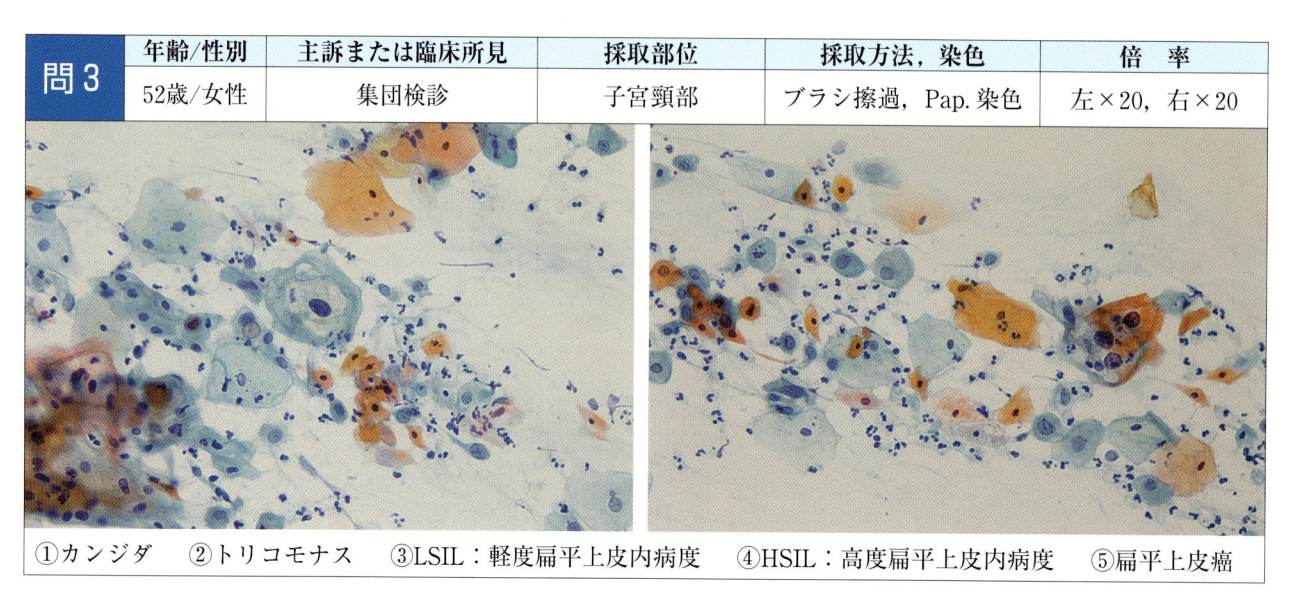

問2

年齢/性別	主訴または臨床所見	採取部位	採取方法，染色	倍率
40歳/女性	不正出血	子宮腟部	綿棒擦過，Pap.染色	左×10，右×40

①エクソダス　②修復細胞　③上皮内癌　④非角化型扁平上皮癌　⑤頸部腺癌(内頸部型粘液性腺癌)

問3

年齢/性別	主訴または臨床所見	採取部位	採取方法，染色	倍率
52歳/女性	集団検診	子宮頸部	ブラシ擦過，Pap.染色	左×20，右×20

①カンジダ　②トリコモナス　③LSIL：軽度扁平上皮内病変　④HSIL：高度扁平上皮内病変　⑤扁平上皮癌

問4	年齢/性別	主訴または臨床所見	採取部位	採取方法，染色	倍率
	55歳/女性	卵巣腫瘍	卵巣	手術材料捺印，Pap.染色	左×10，右×40

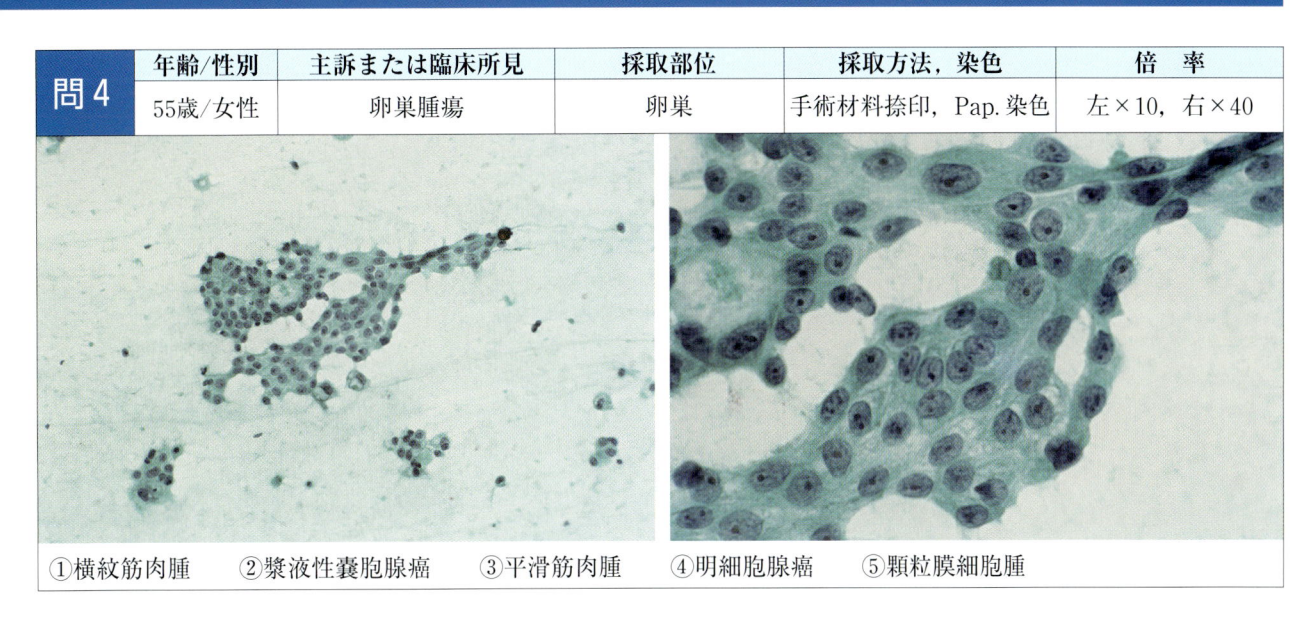

①横紋筋肉腫　②漿液性嚢胞腺癌　③平滑筋肉腫　④明細胞腺癌　⑤顆粒膜細胞腫

問5	年齢/性別	主訴または臨床所見	採取部位	採取方法，染色	倍率
	82歳/女性	黒色調外陰部腫瘍	外陰部	擦過，Pap.染色	左×20，右×40

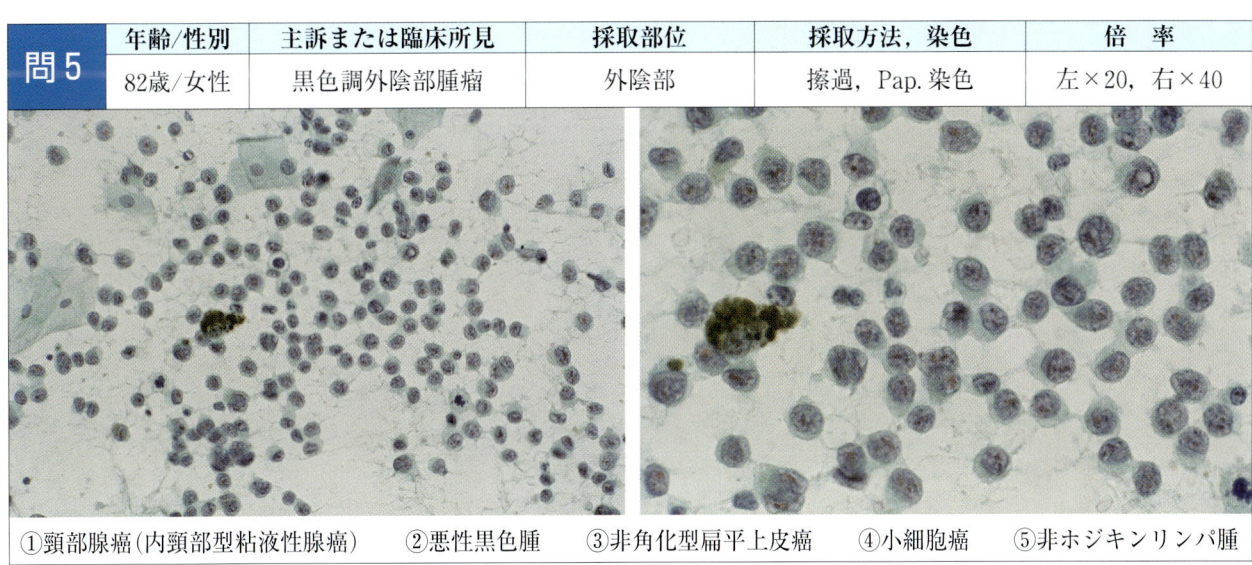

①頸部腺癌(内頸部型粘液性腺癌)　②悪性黒色腫　③非角化型扁平上皮癌　④小細胞癌　⑤非ホジキンリンパ腫

問6	年齢/性別	主訴または臨床所見	採取部位	採取方法，染色	倍率
	53歳/女性	不正出血	子宮内膜	エンドサイト，Pap.染色	左×10，右×40

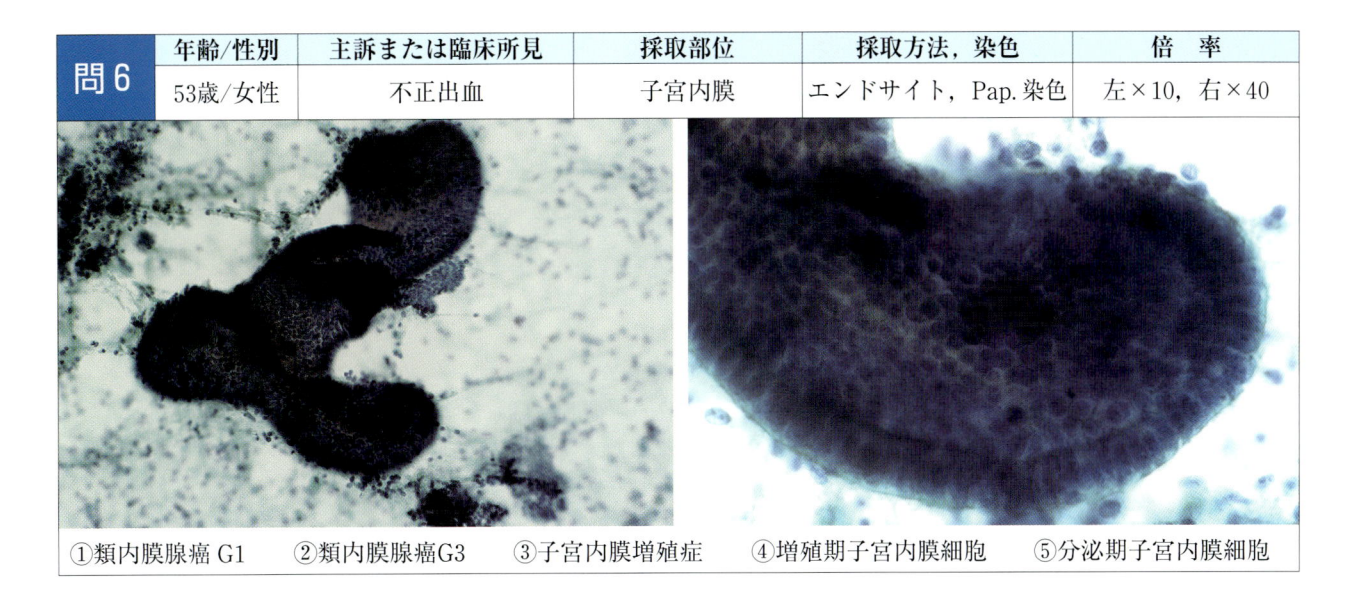

①類内膜腺癌G1　②類内膜腺癌G3　③子宮内膜増殖症　④増殖期子宮内膜細胞　⑤分泌期子宮内膜細胞

画像をみて，最も考えられるものを選択肢から選びなさい

問7

年齢/性別	主訴または臨床所見	採取部位	採取方法，染色	倍率
24歳/女性	婦人科検診	子宮腟部	綿棒擦過，Pap.染色	左×10，右×40

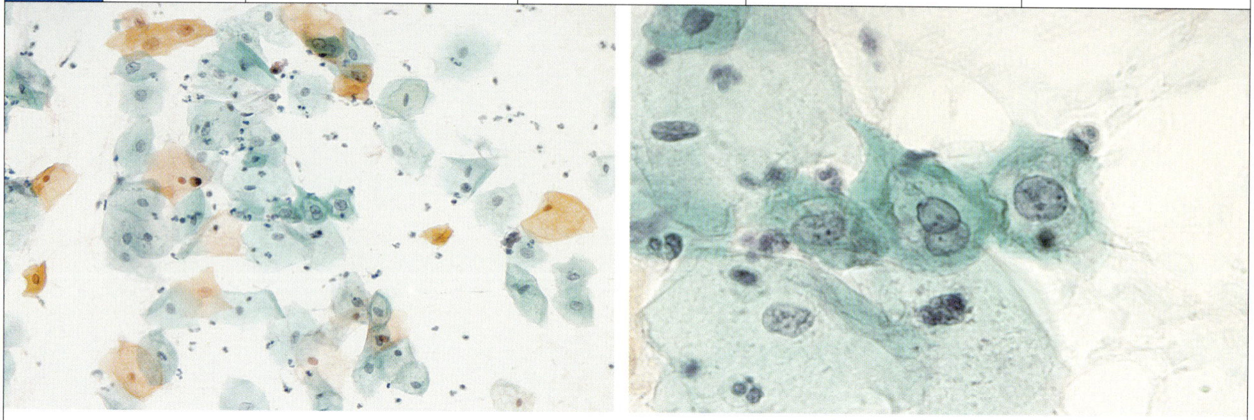

①舟状細胞　②扁平上皮化生細胞　③カンジダ　④ヘルペス感染細胞　⑤HPV感染細胞

問8

年齢/性別	主訴または臨床所見	採取部位	採取方法，染色	倍率
37歳/女性	びらん	子宮頸部	綿棒擦過，Pap.染色	左×20，右×40

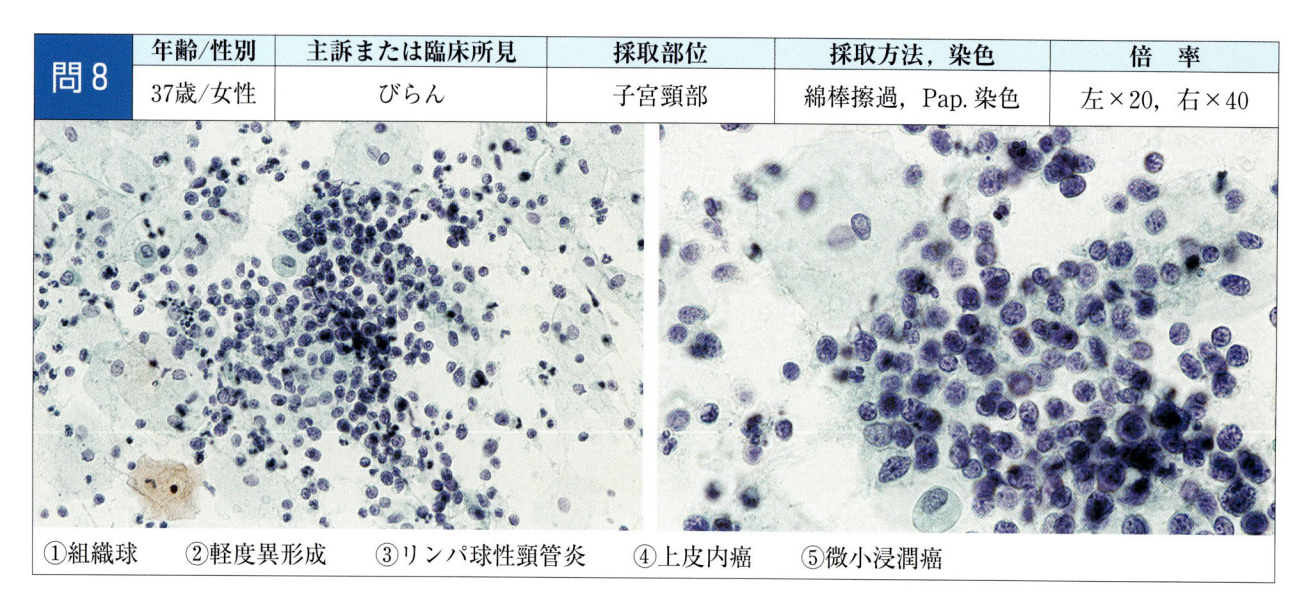

①組織球　②軽度異形成　③リンパ球性頸管炎　④上皮内癌　⑤微小浸潤癌

問9

年齢/性別	主訴または臨床所見	採取部位	採取方法，染色	倍率
45歳/女性	月経不順・不正出血	子宮頸部	綿棒擦過，Pap.染色	左×20，右×40

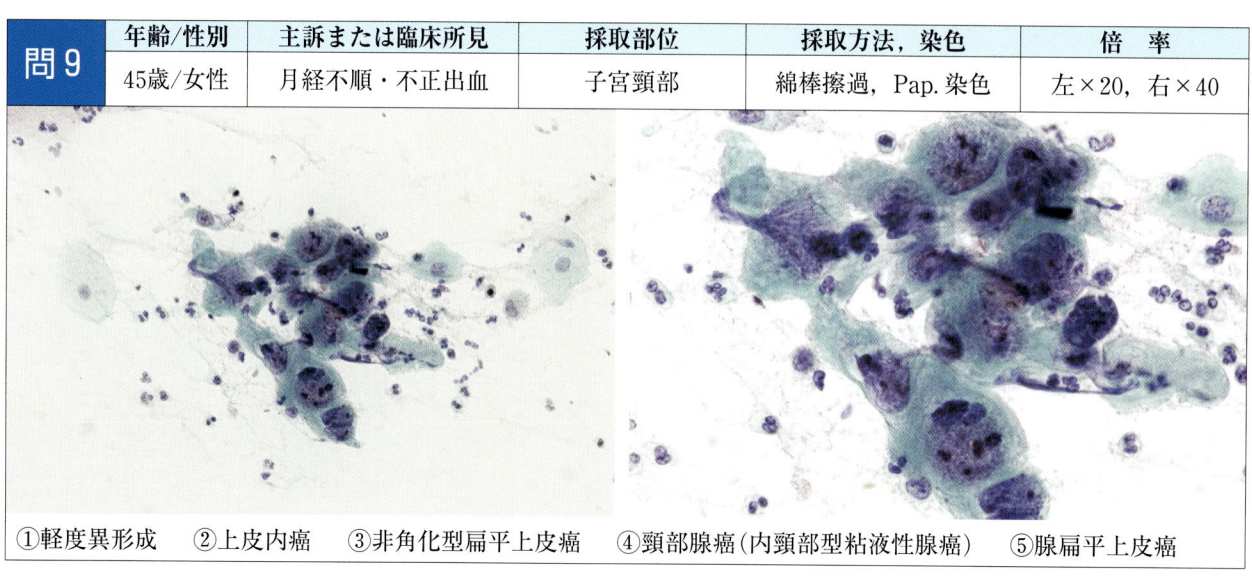

①軽度異形成　②上皮内癌　③非角化型扁平上皮癌　④頸部腺癌（内頸部型粘液性腺癌）　⑤腺扁平上皮癌

問10	年齢/性別	主訴または臨床所見	採取部位	採取方法, 染色	倍率
	68歳/女性	不正出血	子宮内膜	エンドサイト, Pap.染色	左×20, 右×40

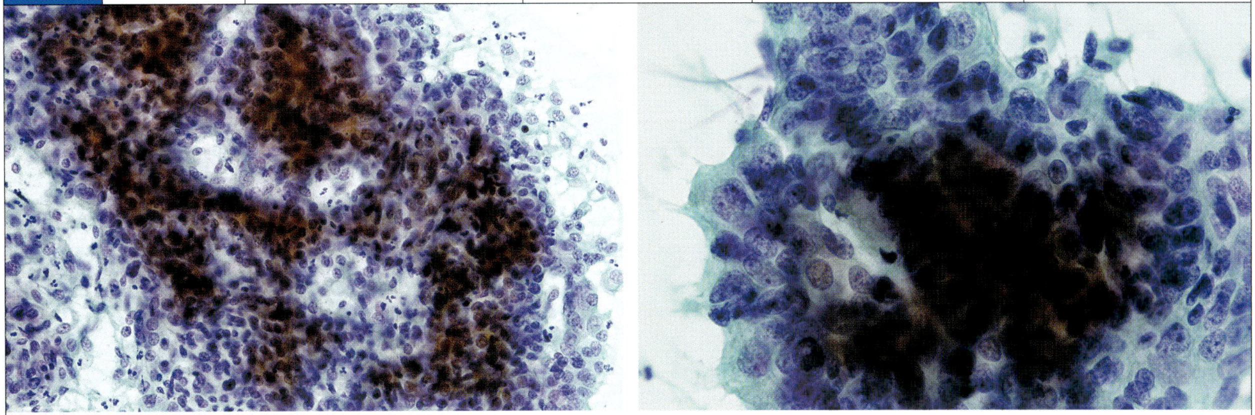

①萎縮内膜細胞　②類内膜腺癌 G1〜G2　③類内膜腺癌 G3　④明細胞腺癌　⑤異所性癌肉腫

問11	年齢/性別	主訴または臨床所見	採取部位	採取方法, 染色	倍率
	13歳/女性	左卵巣腫瘍にて手術	卵巣	腫瘍捺印, Pap.染色	左×40, 右×40

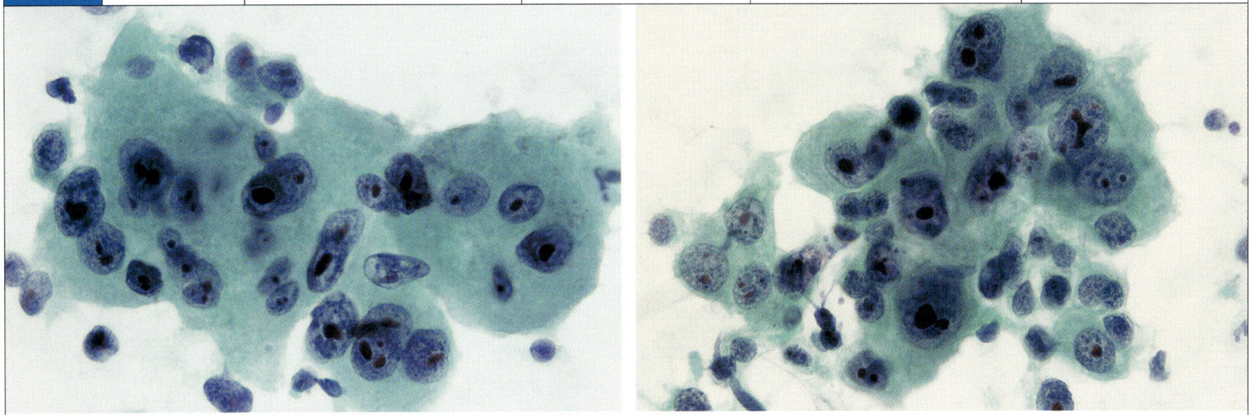

①粘液性嚢胞腺癌　②漿液性乳頭状腺癌　③明細胞腺癌　④類内膜腺癌 G1　⑤絨毛癌

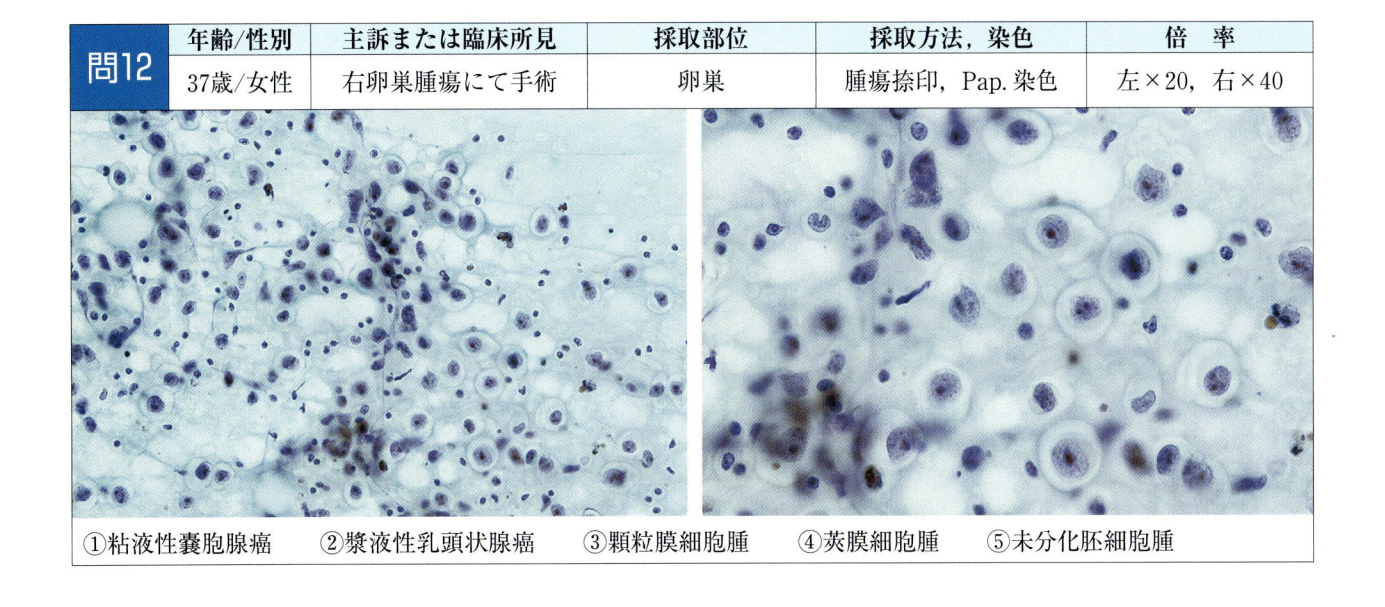

問12	年齢/性別	主訴または臨床所見	採取部位	採取方法, 染色	倍率
	37歳/女性	右卵巣腫瘍にて手術	卵巣	腫瘍捺印, Pap.染色	左×20, 右×40

①粘液性嚢胞腺癌　②漿液性乳頭状腺癌　③顆粒膜細胞腫　④莢膜細胞腫　⑤未分化胚細胞腫

画像をみて，最も考えられるものを選択肢から選びなさい

問13	年齢/性別	主訴または臨床所見	採取部位	採取方法，染色	倍率
	47歳/女性	子宮頸癌にて手術	子宮頸部	腟断端擦過，Pap.染色	左×20，右×40

①萎縮性腟炎　②表層型扁平上皮細胞　③扁平上皮化生細胞　④軽度異形成　⑤高度異形成

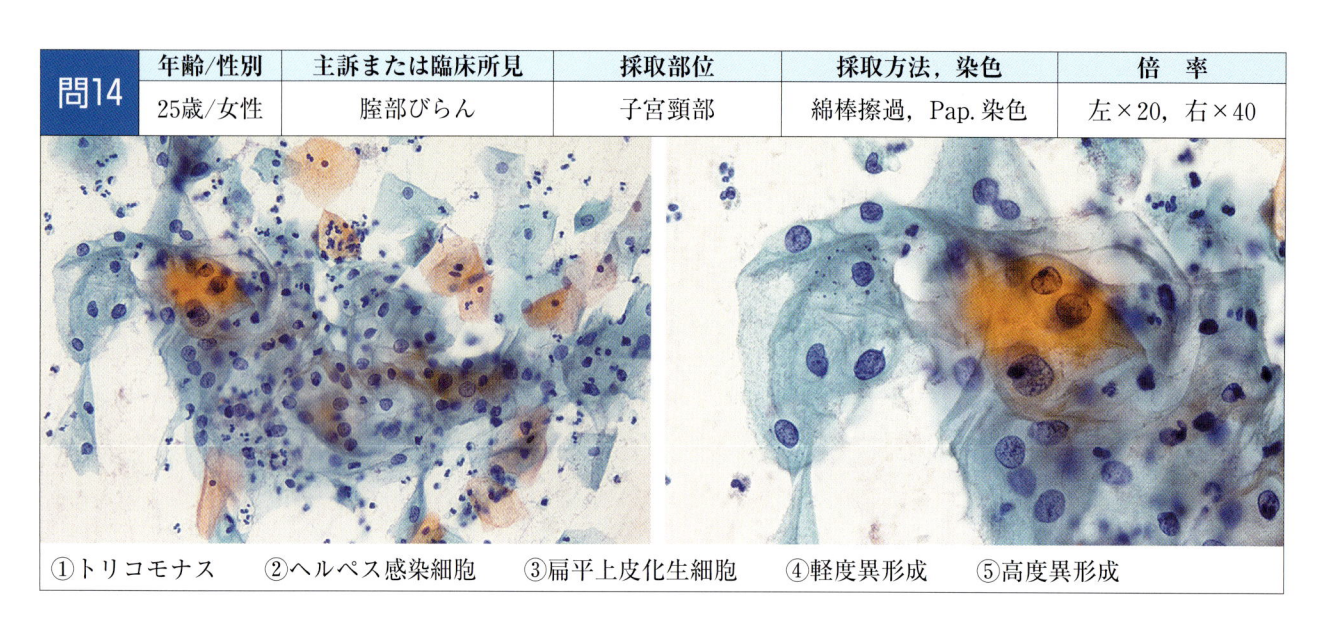

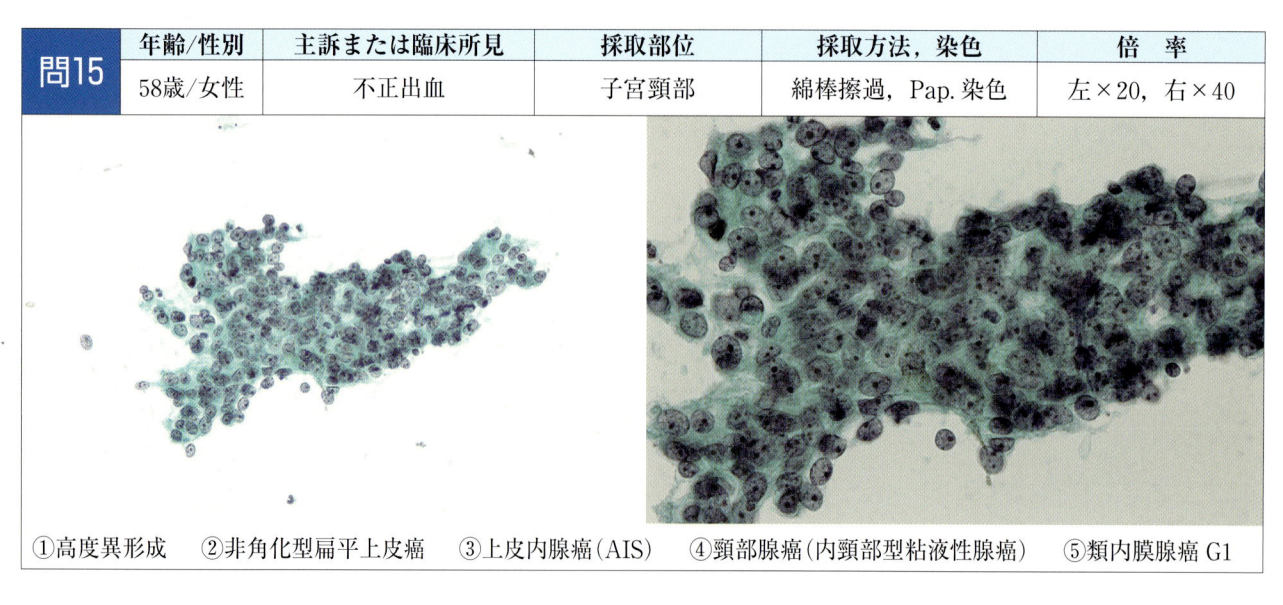

問14	年齢/性別	主訴または臨床所見	採取部位	採取方法，染色	倍率
	25歳/女性	腟部びらん	子宮頸部	綿棒擦過，Pap.染色	左×20，右×40

①トリコモナス　②ヘルペス感染細胞　③扁平上皮化生細胞　④軽度異形成　⑤高度異形成

問15	年齢/性別	主訴または臨床所見	採取部位	採取方法，染色	倍率
	58歳/女性	不正出血	子宮頸部	綿棒擦過，Pap.染色	左×20，右×40

①高度異形成　②非角化型扁平上皮癌　③上皮内腺癌（AIS）　④頸部腺癌（内頸部型粘液性腺癌）　⑤類内膜腺癌 G1

問16	年齢/性別	主訴または臨床所見	採取部位	採取方法，染色	倍　率
	43歳/女性	不正出血	子宮内膜	エンドサイト，Pap.染色	左×20，右×40

①頸部腺癌(内頸部型粘液性腺癌)　②増殖期子宮内膜細胞　③複雑型子宮内膜増殖症　④類内膜腺癌G1　⑤類内膜腺癌G3

問17	年齢/性別	主訴または臨床所見	採取部位	採取方法，染色	倍　率
	23歳/女性	下腹部痛	子宮腟部	綿棒擦過，Pap.染色	左×20，右×40

①軽度異形成　②カンジダ　③ヘルペス感染細胞　④トリコモナス　⑤クラミジア感染細胞

問18	年齢/性別	主訴または臨床所見	採取部位	採取方法，染色	倍　率
	42歳/女性	子宮腟部びらん	子宮腟部	綿棒擦過，Pap.染色	左×20，右×40

①良性頸管腺細胞　②上皮内腺癌(AIS)　③上皮内癌　④扁平上皮癌　⑤頸部腺癌(内頸部型粘液性腺癌)

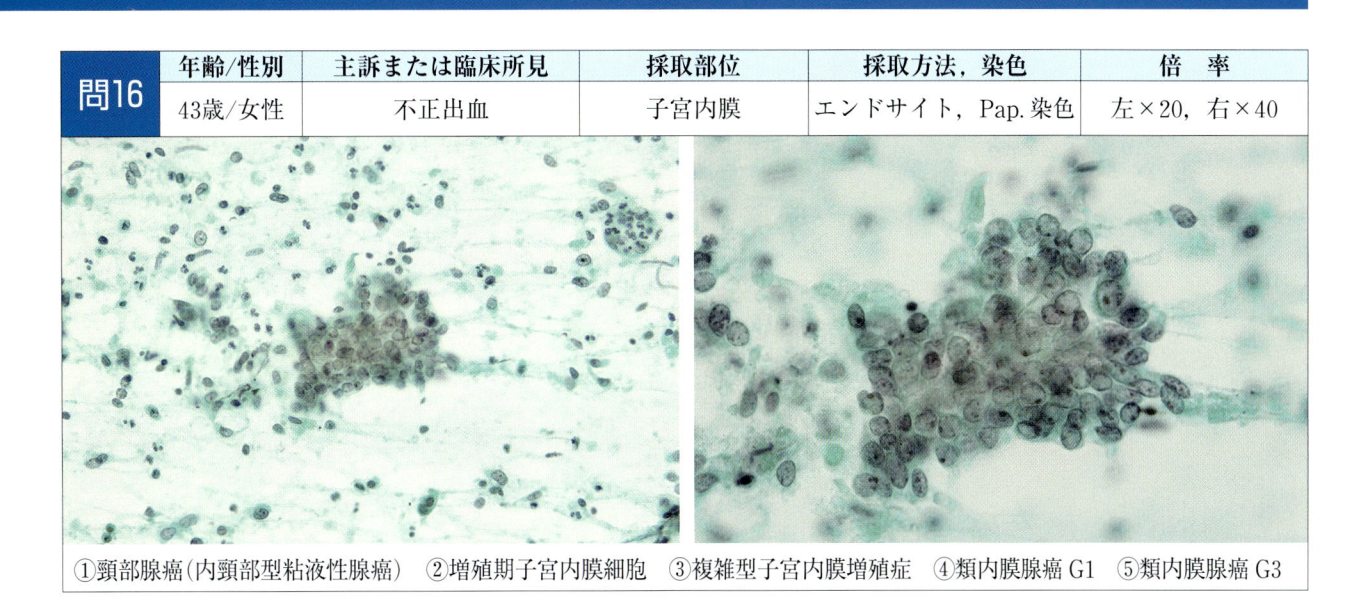

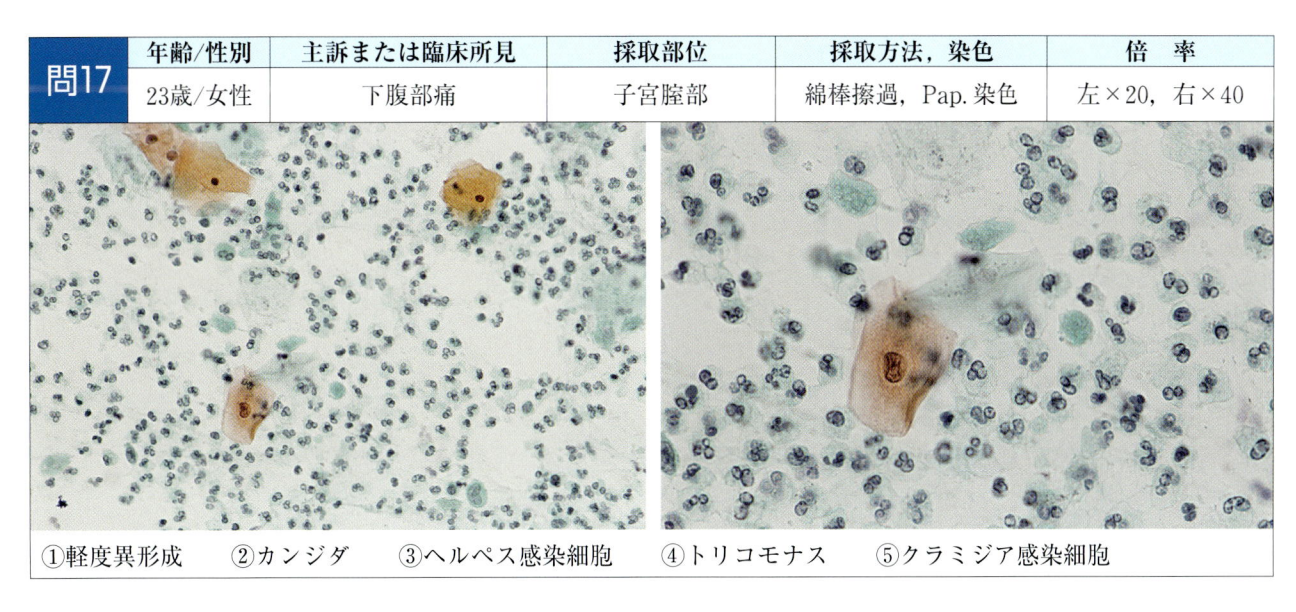

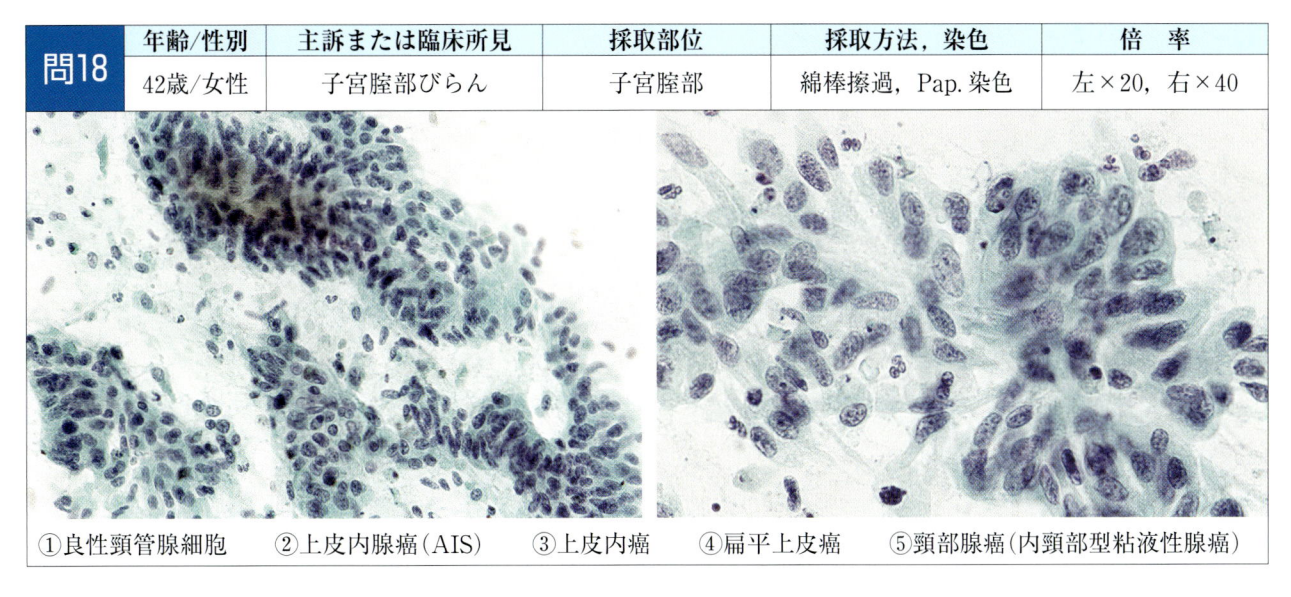

画像をみて，最も考えられるものを選択肢から選びなさい

問19

年齢/性別	主訴または臨床所見	採取部位	採取方法，染色	倍率
53歳/女性	不正出血	子宮内膜	吸引(生食法)，Pap.染色	左×20，右×40

①増殖期子宮内膜細胞　②分泌期子宮内膜細胞　③単純型子宮内膜増殖症　④類内膜腺癌 G1　⑤類内膜腺癌 G3

問20

年齢/性別	主訴または臨床所見	採取部位	採取方法，染色	倍率
69歳/女性	粘液貯留性卵巣腫瘍	卵巣	術中腫瘍捺印，Pap.染色	左×20，右×40

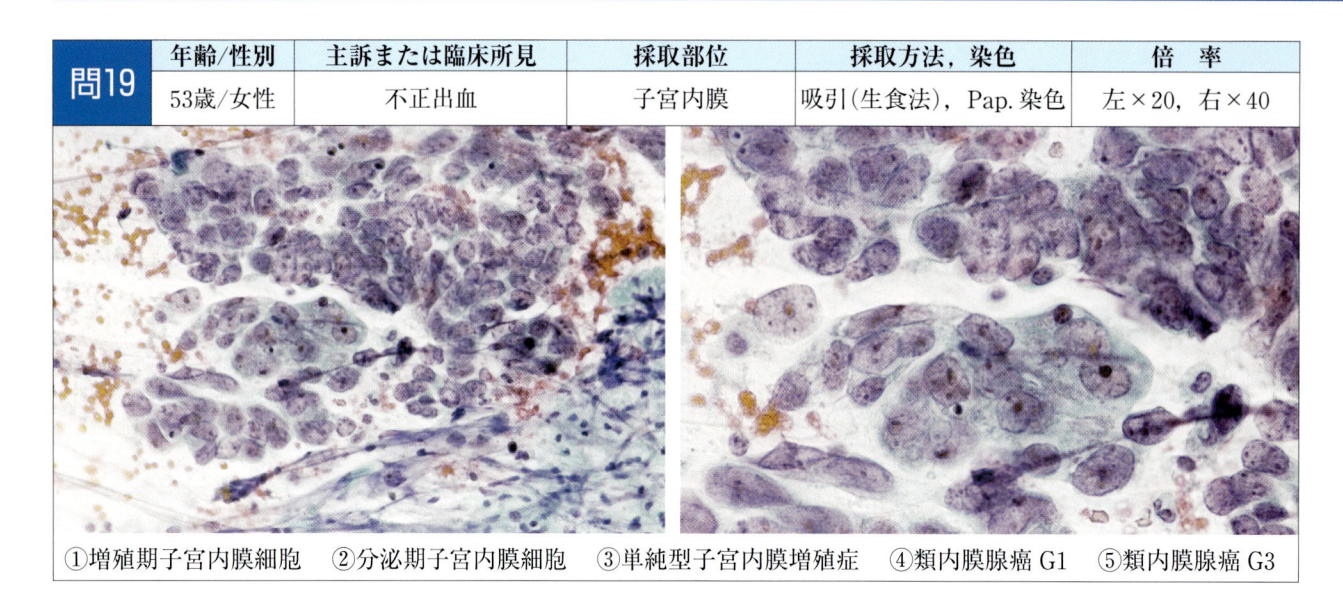

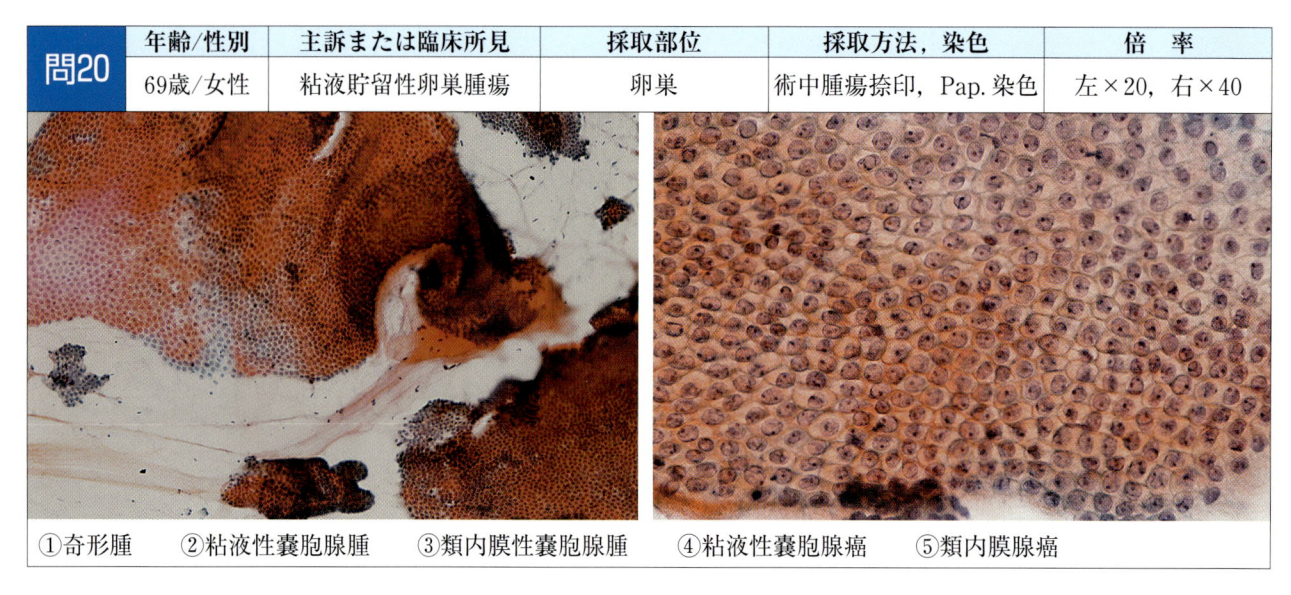

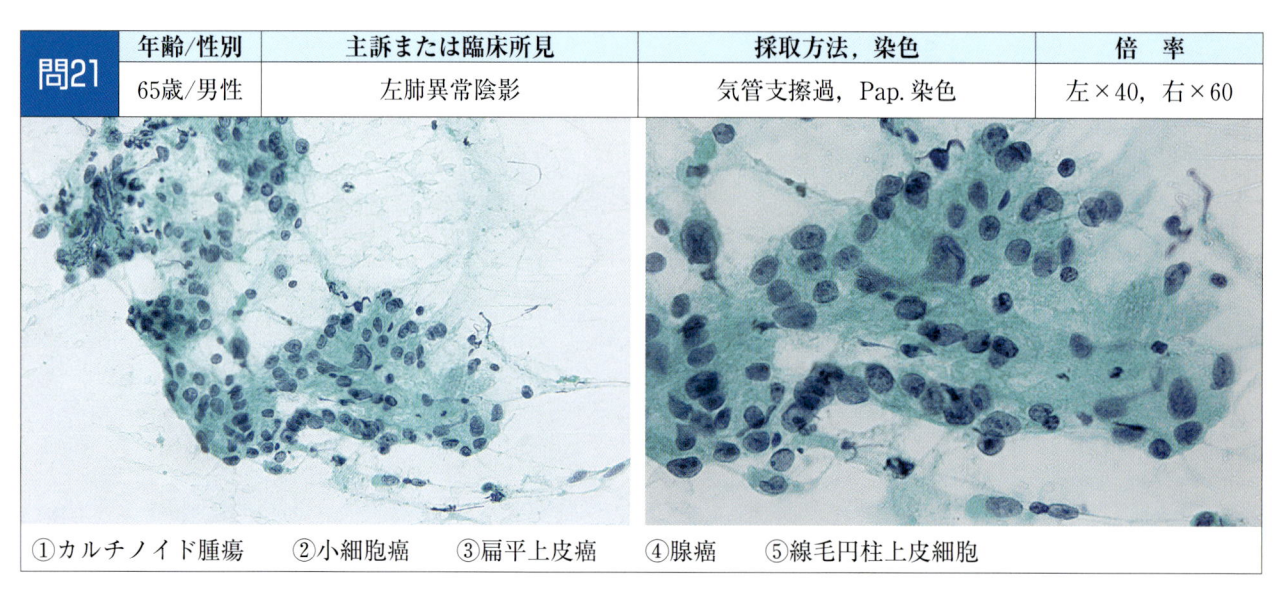

①奇形腫　②粘液性嚢胞腺腫　③類内膜性嚢胞腺腫　④粘液性嚢胞腺癌　⑤類内膜腺癌

問21

年齢/性別	主訴または臨床所見	採取方法，染色	倍率
65歳/男性	左肺異常陰影	気管支擦過，Pap.染色	左×40，右×60

①カルチノイド腫瘍　②小細胞癌　③扁平上皮癌　④腺癌　⑤線毛円柱上皮細胞

問22	年齢/性別	主訴または臨床所見	採取方法，染色	倍　率
	49歳/男性	右肺異常陰影	肺腫瘍捺印，Pap.染色	左×10, 右×40

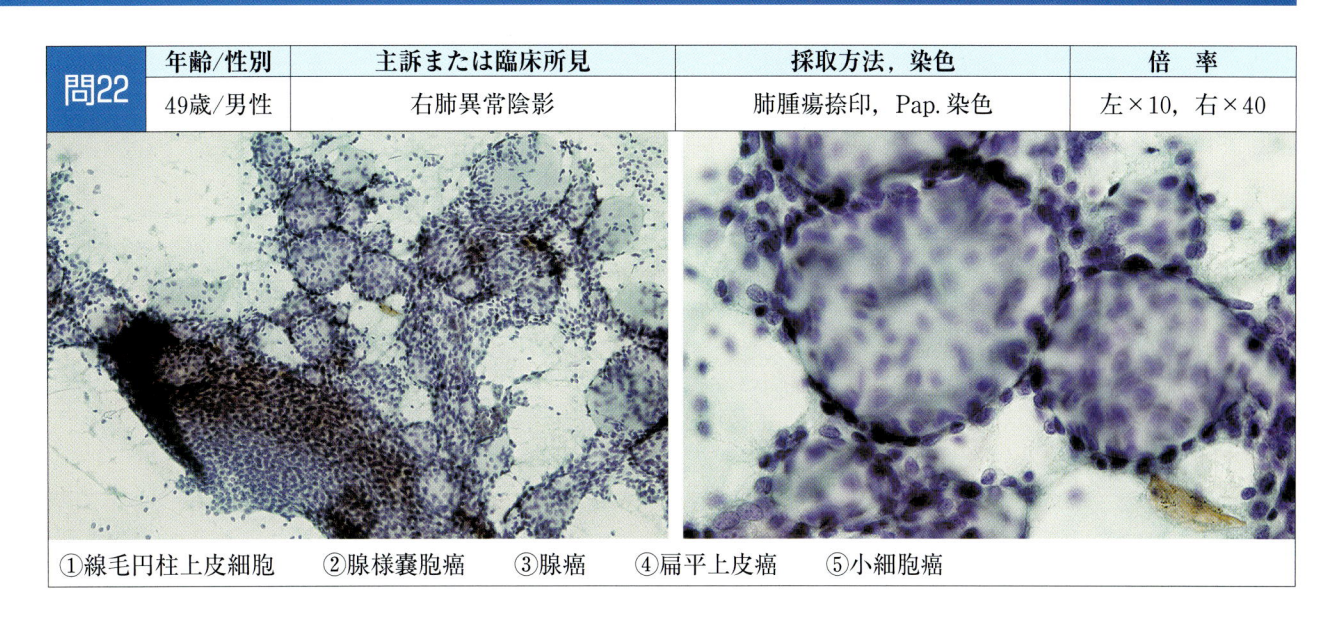

①線毛円柱上皮細胞　②腺様囊胞癌　③腺癌　④扁平上皮癌　⑤小細胞癌

問23	年齢/性別	主訴または臨床所見	採取方法，染色	倍　率
	74歳/男性	左肺異常陰影	気管支擦過，Pap.染色	左×10, 右×40

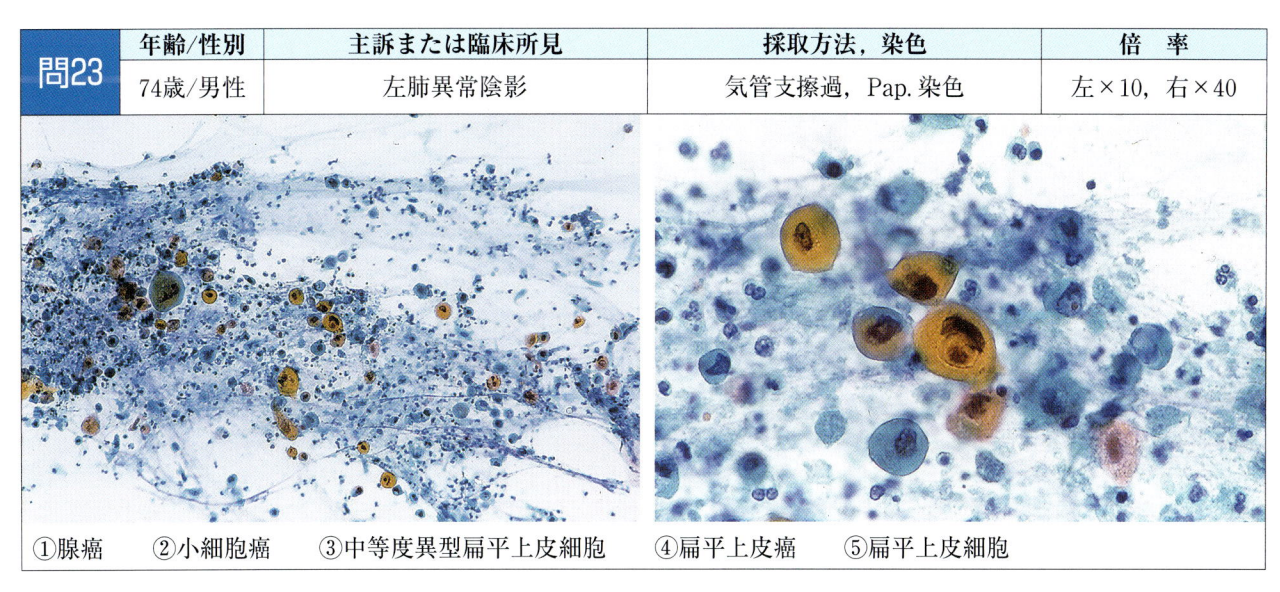

①腺癌　②小細胞癌　③中等度異型扁平上皮細胞　④扁平上皮癌　⑤扁平上皮細胞

問24	年齢/性別	主訴または臨床所見	採取方法，染色	倍　率
	65歳/男性	右肺異常陰影	気管支擦過，Pap.染色	左×20, 右×60

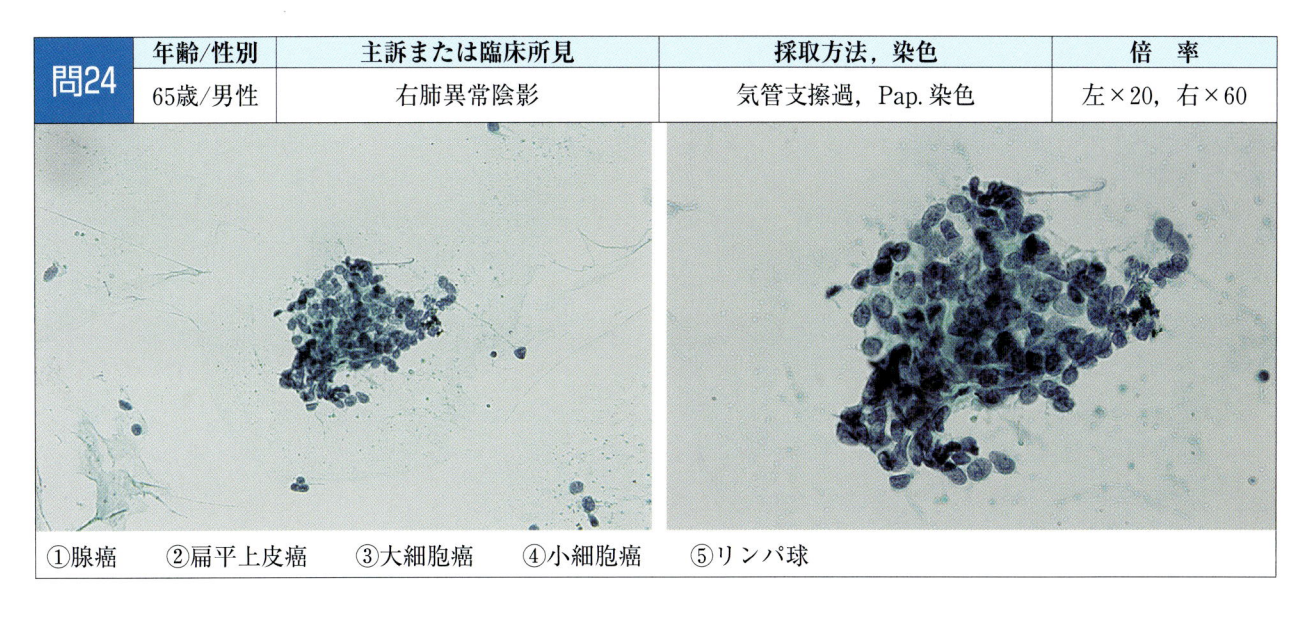

①腺癌　②扁平上皮癌　③大細胞癌　④小細胞癌　⑤リンパ球

画像をみて，最も考えられるものを選択肢から選びなさい

問25

年齢/性別	主訴または臨床所見	採取方法，染色	倍率
55歳/男性	左肺異常陰影	気管支擦過，Pap.染色	左×20，右×60

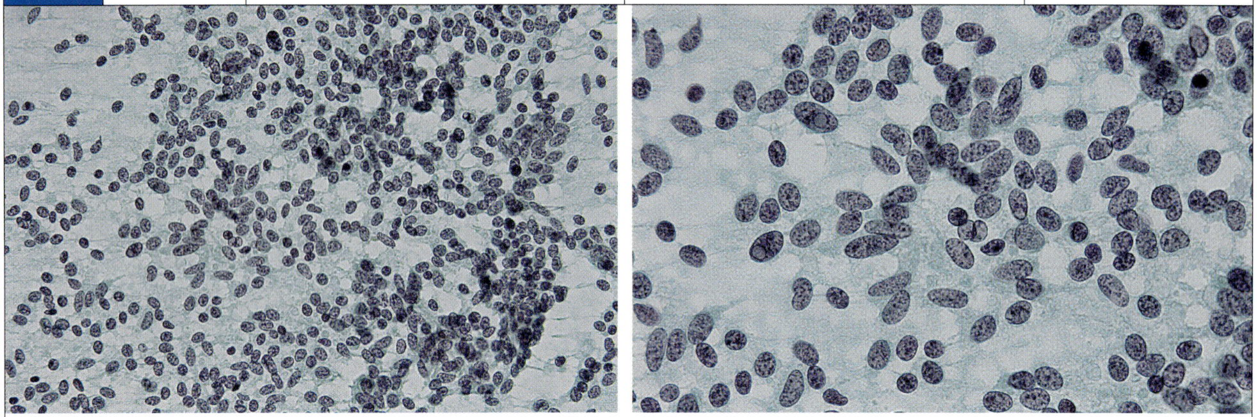

①カルチノイド腫瘍　②小細胞癌　③扁平上皮癌　④腺癌　⑤線毛円柱上皮細胞

問26

年齢/性別	主訴または臨床所見	採取方法，染色	倍率
73歳/男性	左肺異常陰影	気管支擦過，Pap.染色	左×40，右×60

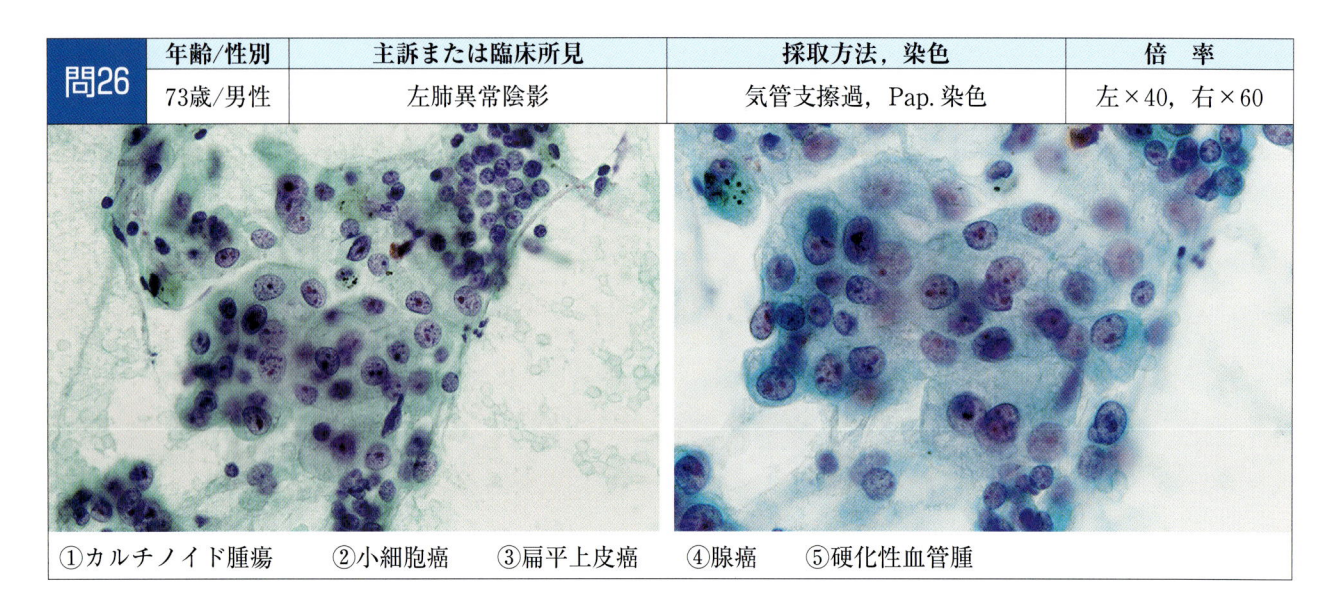

①カルチノイド腫瘍　②小細胞癌　③扁平上皮癌　④腺癌　⑤硬化性血管腫

問27

年齢/性別	主訴または臨床所見	採取方法，染色	倍率
57歳/男性	左肺異常陰影	気管支擦過，Pap.染色	左×20，右×40

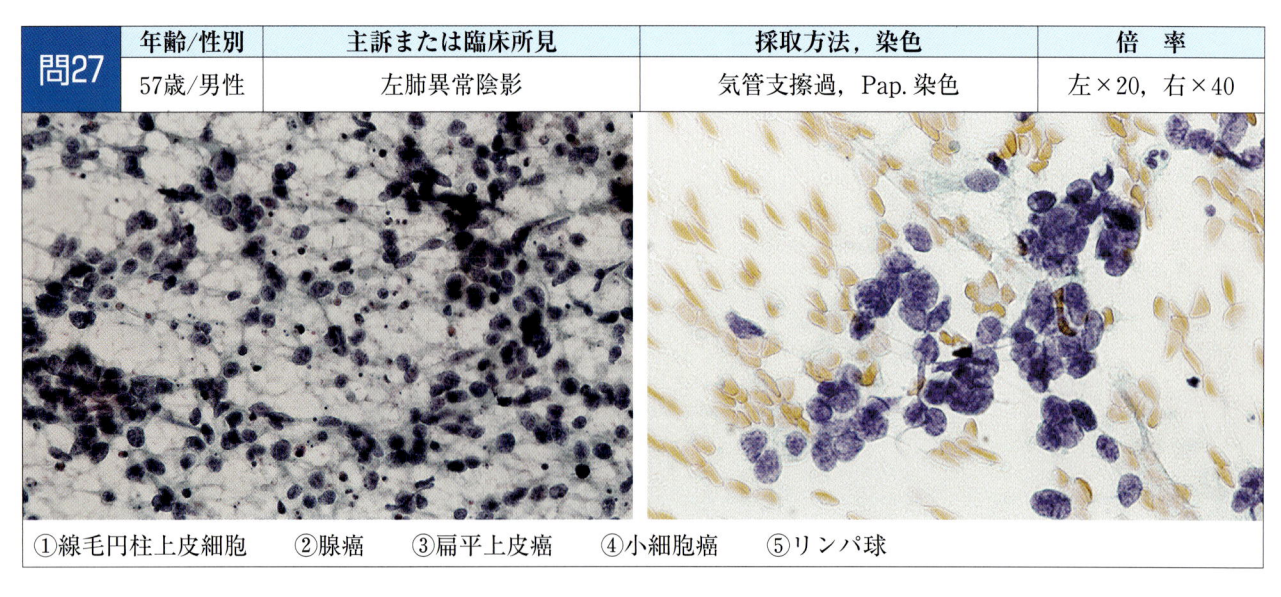

①線毛円柱上皮細胞　②腺癌　③扁平上皮癌　④小細胞癌　⑤リンパ球

問28	年齢/性別	主訴または臨床所見	採取方法，染色	倍　率
	69歳/女性	胸部異常陰影	気管支擦過，Pap.染色	左×20，右×40

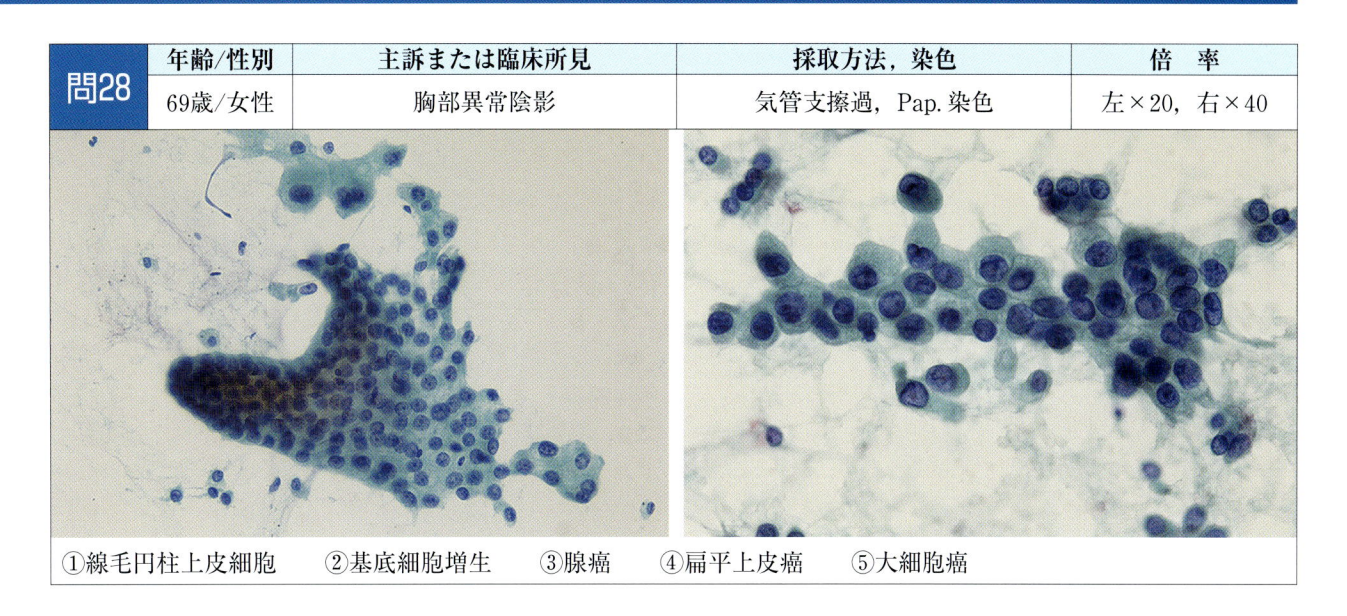

①線毛円柱上皮細胞　②基底細胞増生　③腺癌　④扁平上皮癌　⑤大細胞癌

問29	年齢/性別	主訴または臨床所見	採取方法，染色	倍　率
	56歳/女性	気管支喘息	喀痰，Pap.染色	左×40，右×40

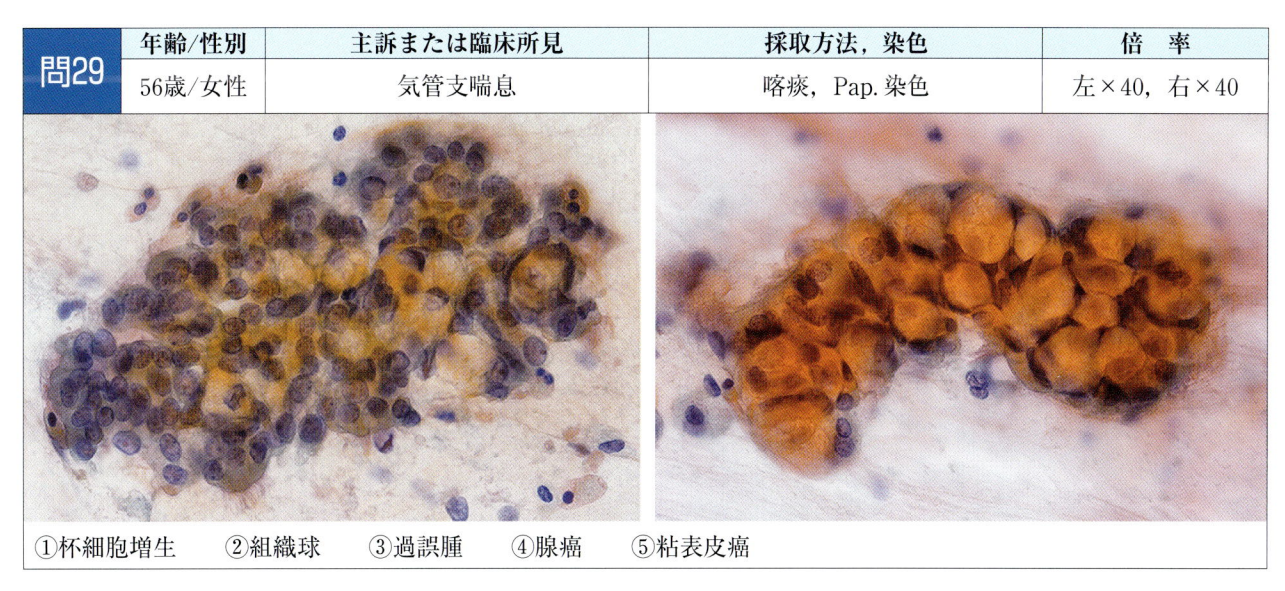

①杯細胞増生　②組織球　③過誤腫　④腺癌　⑤粘表皮癌

問30	年齢/性別	主訴または臨床所見	採取方法，染色	倍　率
	70歳/男性	胸部異常陰影	経気管支針穿刺吸引，Pap.染色	左×40，右×40

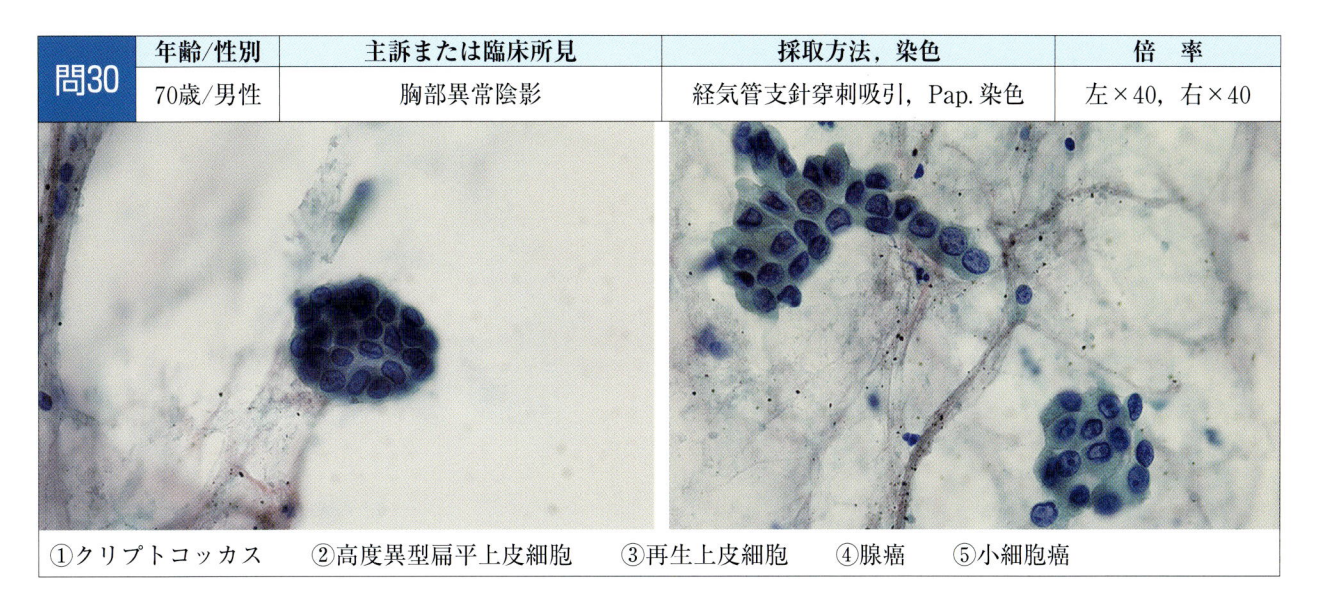

①クリプトコッカス　②高度異型扁平上皮細胞　③再生上皮細胞　④腺癌　⑤小細胞癌

画像をみて，最も考えられるものを選択肢から選びなさい

問31

年齢/性別	主訴または臨床所見	採取方法，染色	倍率
64歳/男性	咳，喀痰	喀痰，Pap. 染色	左×20，右×40

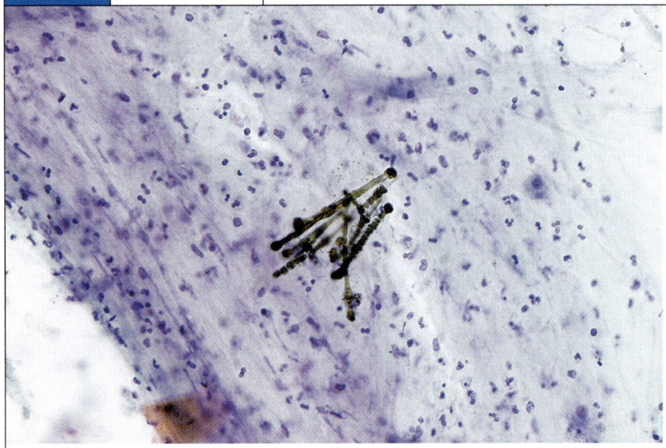

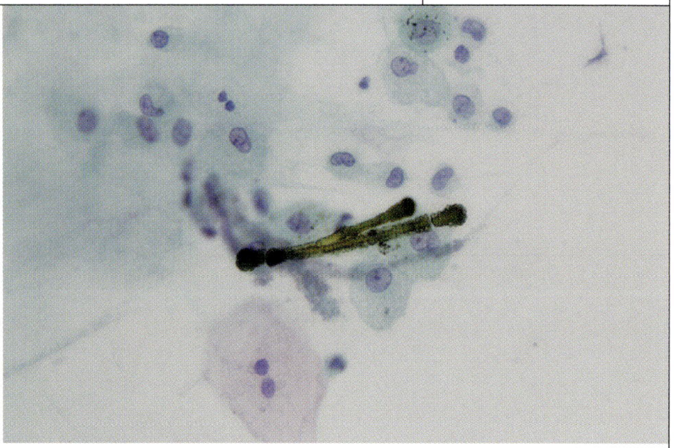

①クルシュマン螺旋体　②シャルコ・ライデン結晶　③アスペルギルス　④カンジダ　⑤アスベスト小体（含鉄小体）

問32

年齢/性別	主訴または臨床所見	採取方法，染色	倍率
53歳/女性	胸部多発異常陰影	気管支擦過，Pap. 染色	左×20，右×40

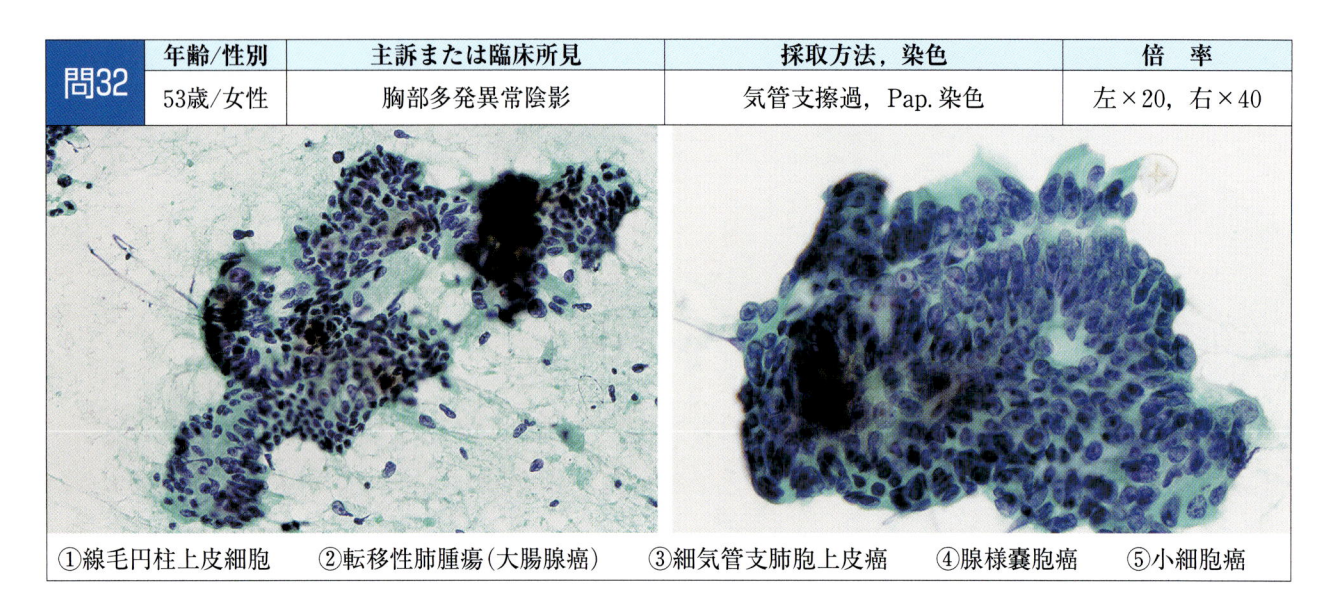

①線毛円柱上皮細胞　②転移性肺腫瘍（大腸腺癌）　③細気管支肺胞上皮癌　④腺様嚢胞癌　⑤小細胞癌

問33

年齢/性別	主訴または臨床所見	採取方法，染色	倍率
61歳/女性	右肺異常陰影にて手術	肺腫瘍捺印，左Pap. 染色，右Giemsa染色	左×40，右×40

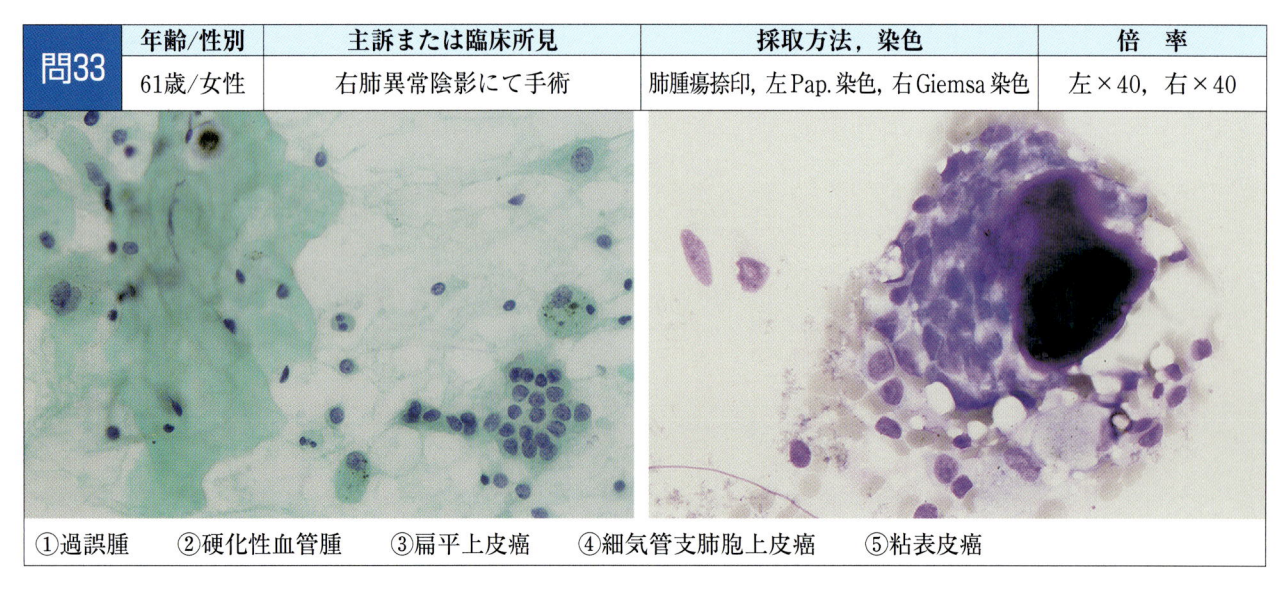

①過誤腫　②硬化性血管腫　③扁平上皮癌　④細気管支肺胞上皮癌　⑤粘表皮癌

問34	年齢/性別	主訴または臨床所見	採取部位，採取方法	染 色	倍 率
	66歳/男性	下部胆管狭窄	胆汁，PTCD	Pap. 染色	左×40，右×40

①良性異型細胞　②腺癌　③扁平上皮癌　④腺扁平上皮癌　⑤正常肝細胞

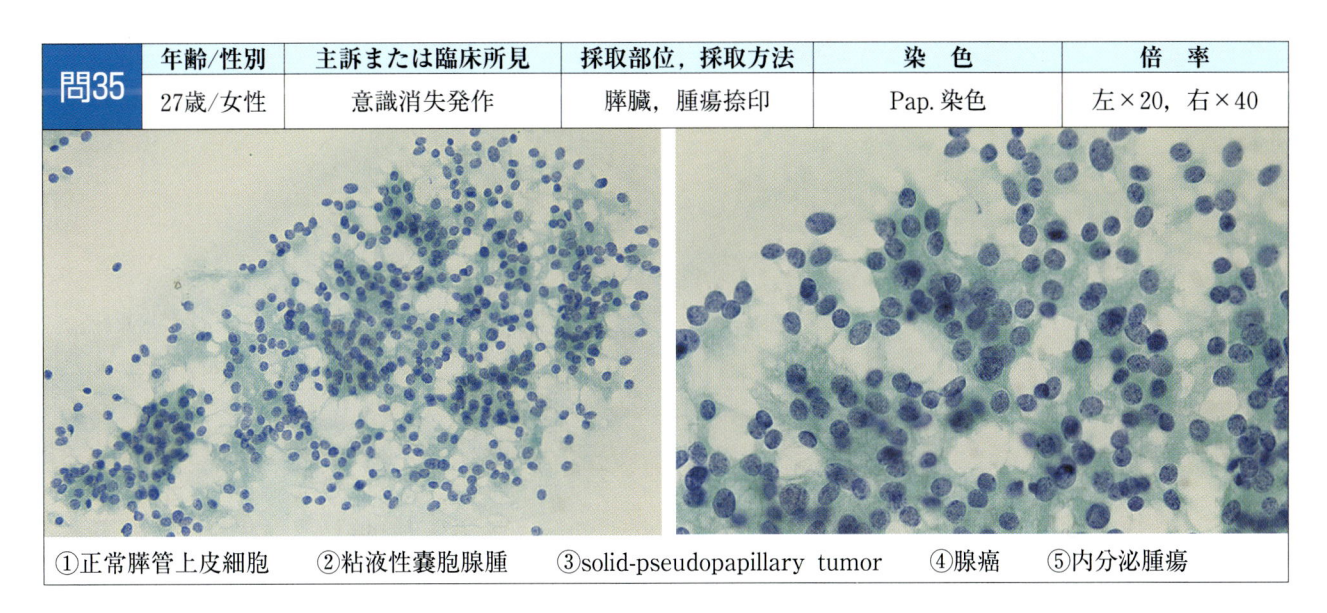

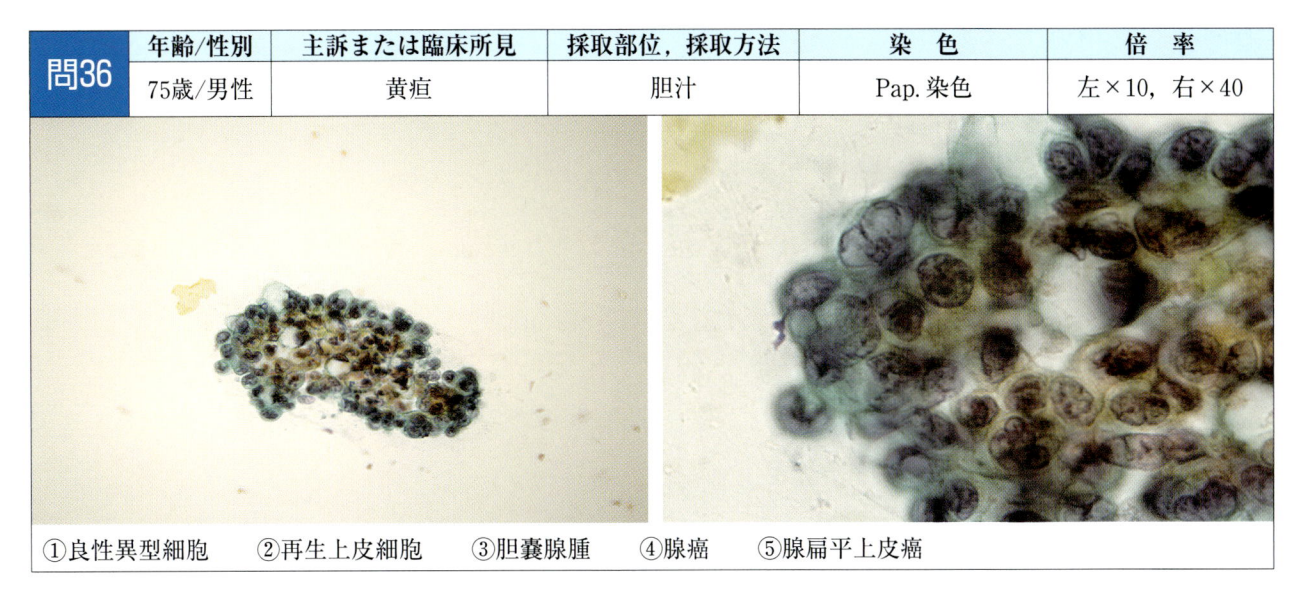

問35	年齢/性別	主訴または臨床所見	採取部位，採取方法	染 色	倍 率
	27歳/女性	意識消失発作	膵臓，腫瘍捺印	Pap. 染色	左×20，右×40

①正常膵管上皮細胞　②粘液性嚢胞腺腫　③solid-pseudopapillary tumor　④腺癌　⑤内分泌腫瘍

問36	年齢/性別	主訴または臨床所見	採取部位，採取方法	染 色	倍 率
	75歳/男性	黄疸	胆汁	Pap. 染色	左×10，右×40

①良性異型細胞　②再生上皮細胞　③胆嚢腺腫　④腺癌　⑤腺扁平上皮癌

画像をみて，最も考えられるものを選択肢から選びなさい

問37	年齢/性別	主訴または臨床所見	採取部位，採取方法	染　色	倍　率
	53歳/女性	不正出血	横行結腸，腫瘍捺印	Pap. 染色	左×10，右×40

①正常結腸粘膜上皮細胞　②管状腺腫　③潰瘍性大腸炎　④腺癌　⑤平滑筋肉腫

問38	年齢/性別	主訴または臨床所見	採取部位，採取方法	染　色	倍　率
	69歳/女性	胆管癌疑い	胆汁	Pap. 染色	左×20，右×40

①良性異型細胞　②非ホジキンリンパ腫　③小細胞癌　④扁平上皮癌　⑤腺癌

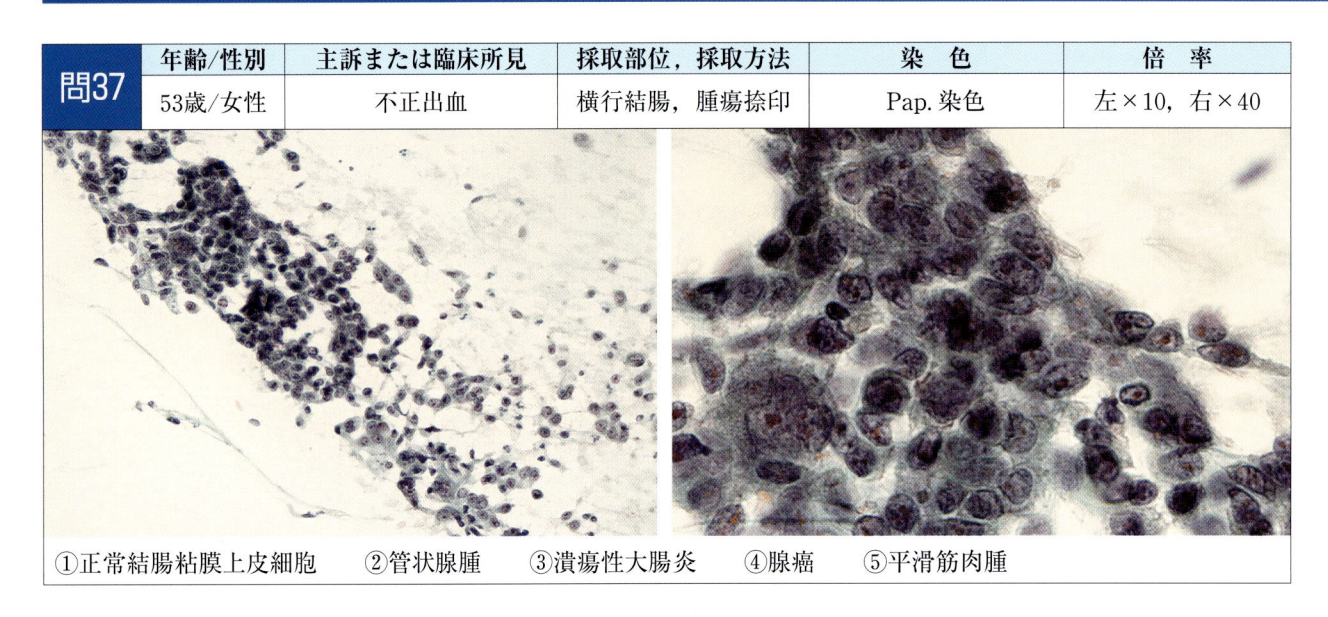

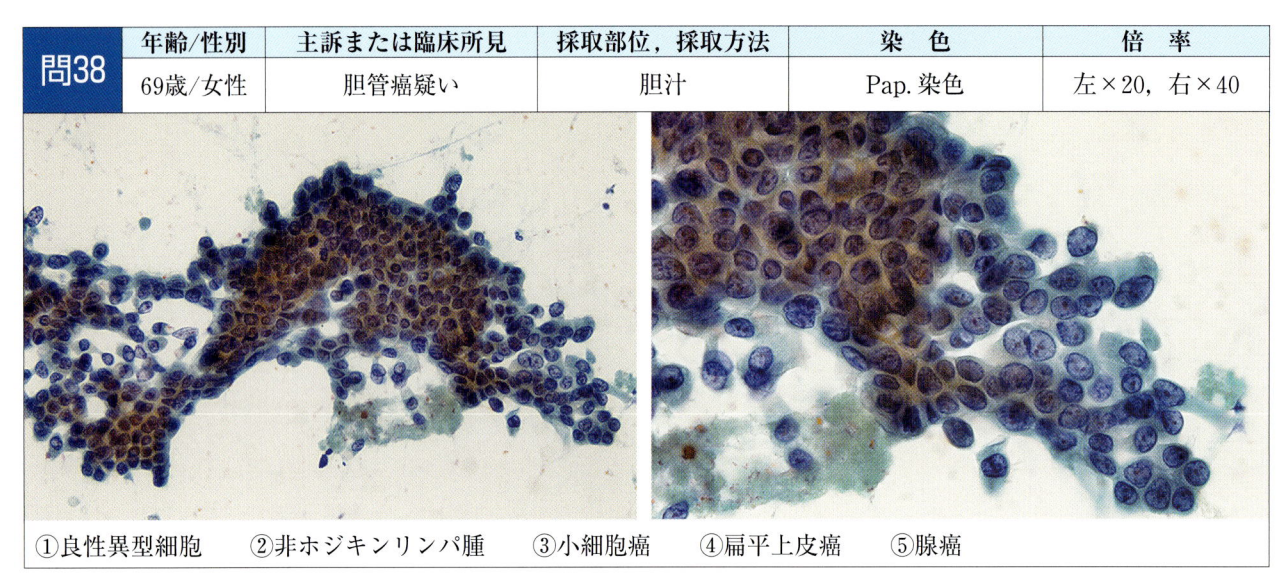

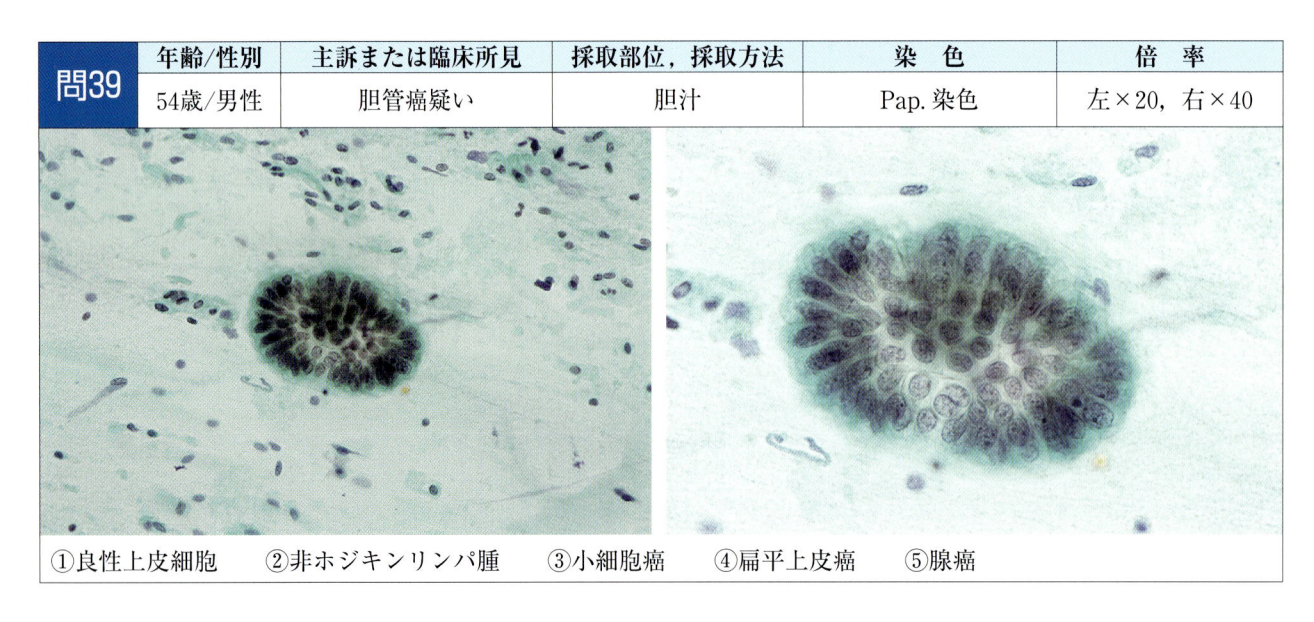

問39	年齢/性別	主訴または臨床所見	採取部位，採取方法	染　色	倍　率
	54歳/男性	胆管癌疑い	胆汁	Pap. 染色	左×20，右×40

①良性上皮細胞　②非ホジキンリンパ腫　③小細胞癌　④扁平上皮癌　⑤腺癌

問40	年齢/性別	主訴または臨床所見	採取部位，採取方法	染　色	倍　率
	59歳/男性	食道癌疑い	食道，擦過	Pap.染色	左×20，右×40

①再生上皮細胞　　②ウイルス感染細胞　　③白板症　　④高分化扁平上皮癌　　⑤低分化扁平上皮癌

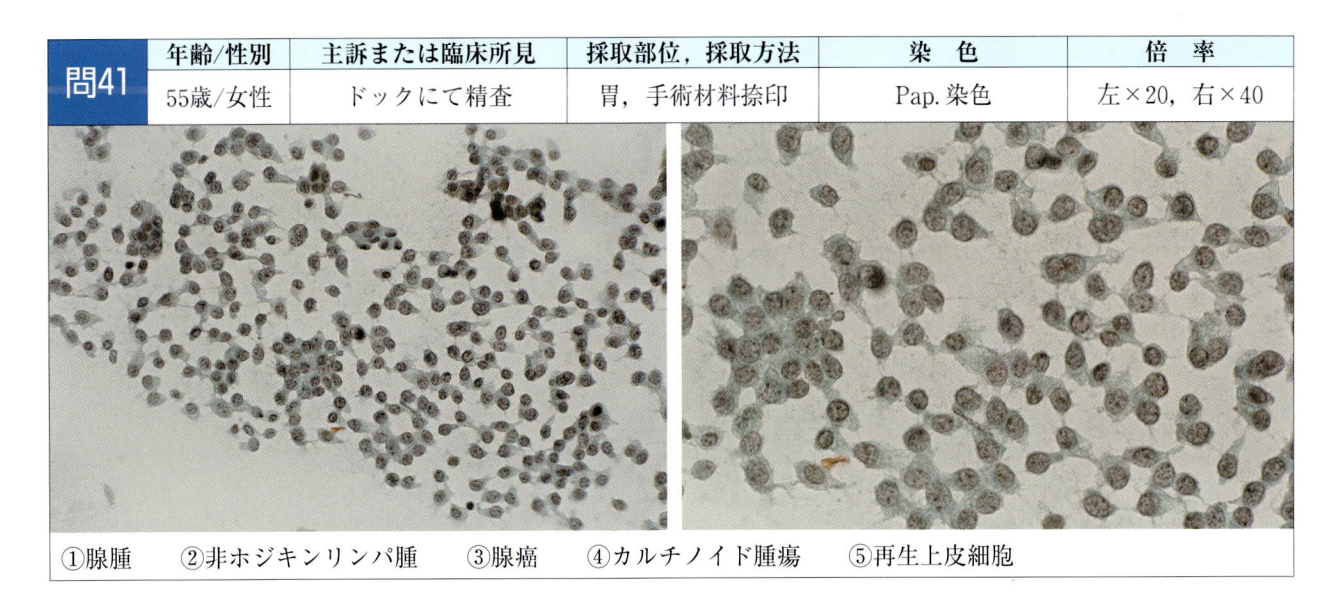

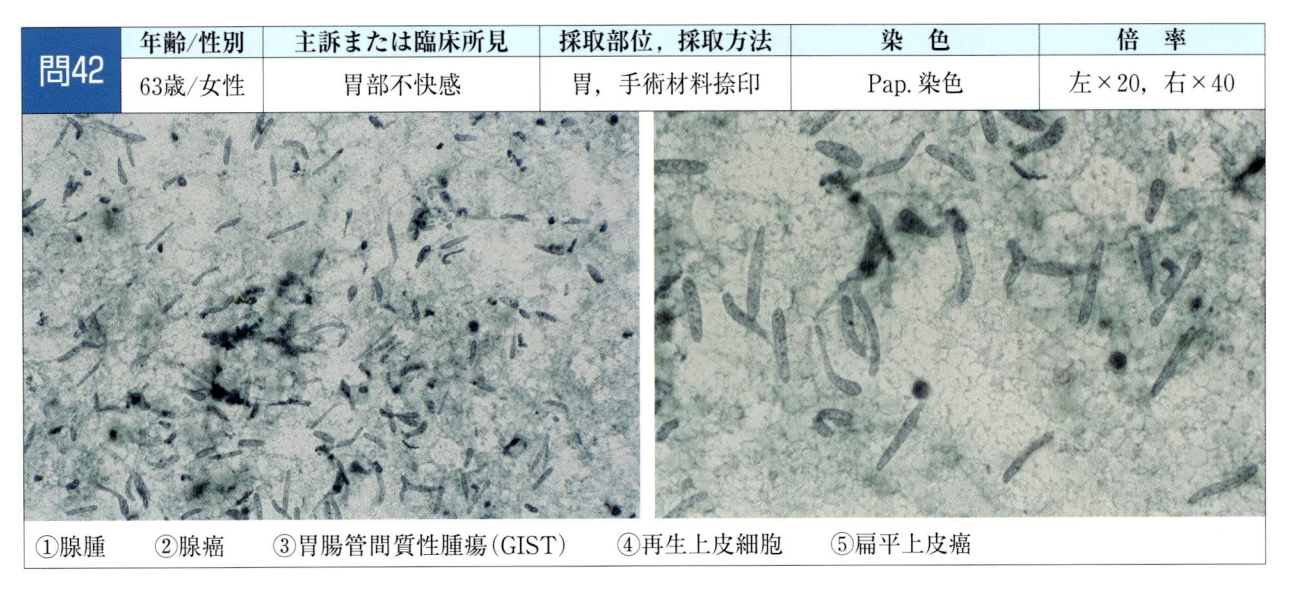

問41	年齢/性別	主訴または臨床所見	採取部位，採取方法	染　色	倍　率
	55歳/女性	ドックにて精査	胃，手術材料捺印	Pap.染色	左×20，右×40

①腺腫　　②非ホジキンリンパ腫　　③腺癌　　④カルチノイド腫瘍　　⑤再生上皮細胞

問42	年齢/性別	主訴または臨床所見	採取部位，採取方法	染　色	倍　率
	63歳/女性	胃部不快感	胃，手術材料捺印	Pap.染色	左×20，右×40

①腺腫　　②腺癌　　③胃腸管間質性腫瘍（GIST）　　④再生上皮細胞　　⑤扁平上皮癌

画像をみて，最も考えられるものを選択肢から選びなさい

問43	年齢/性別	主訴または臨床所見	採取部位，採取方法	染色	倍率
	50歳/男性	腹痛	胃，生検材料捺印	Pap.染色	左×20，右×40

①幽門腺由来の良性細胞　②管状腺腫　③中分化型管状腺癌　④胃底腺由来の良性細胞　⑤印環細胞癌

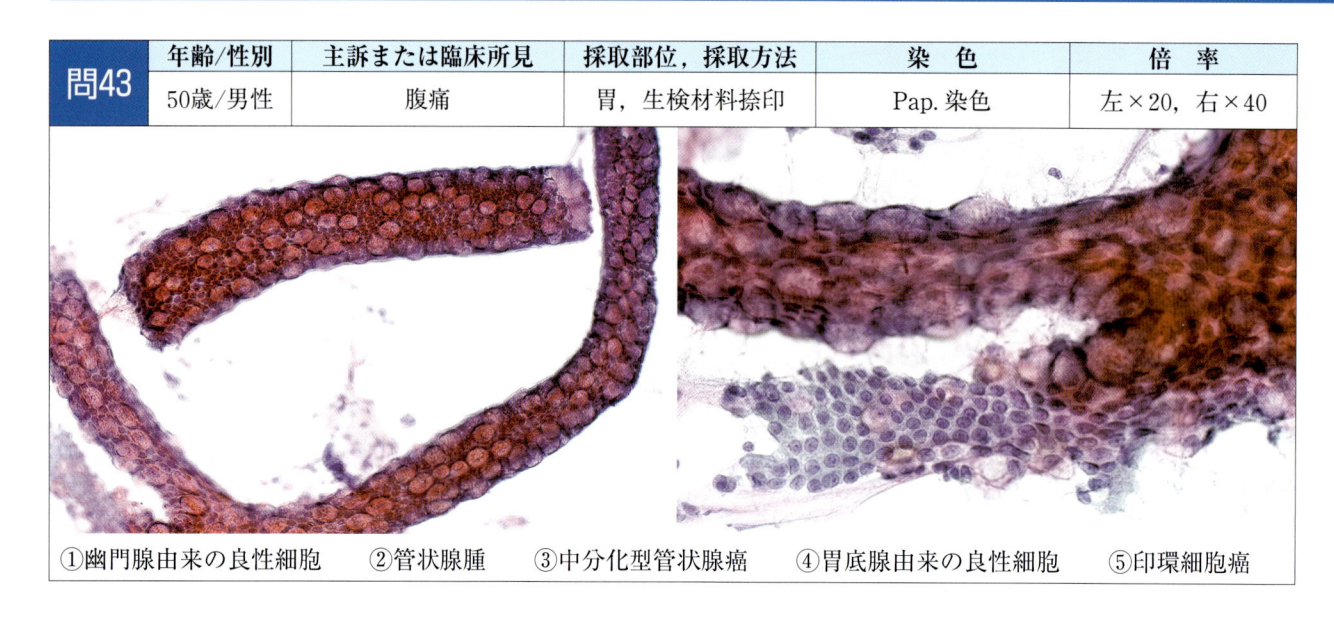

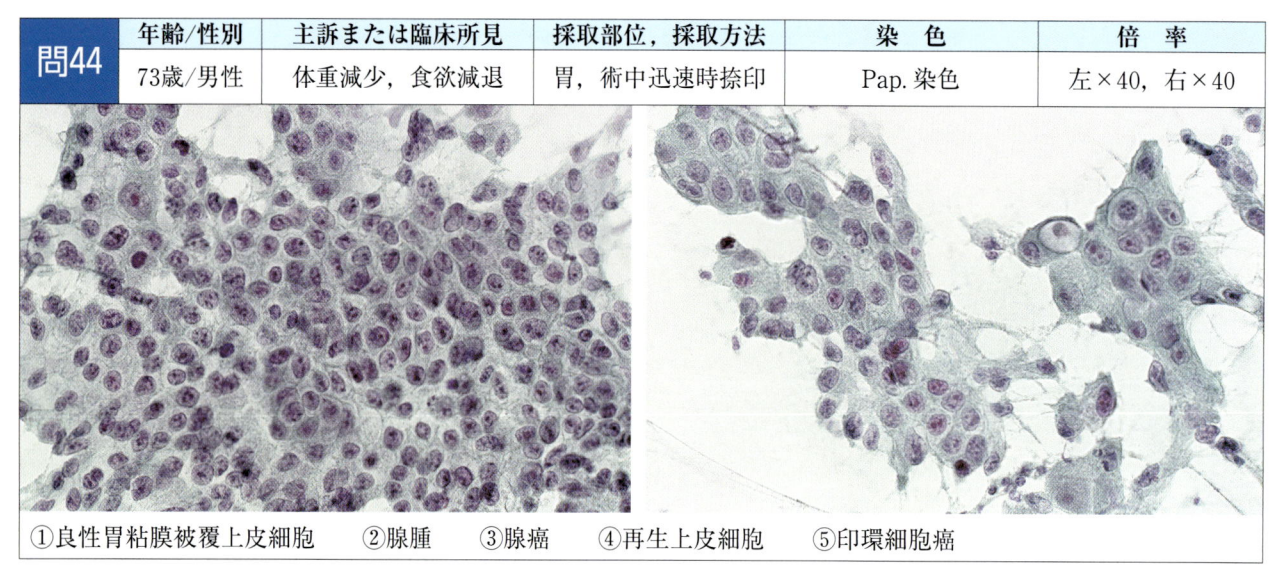

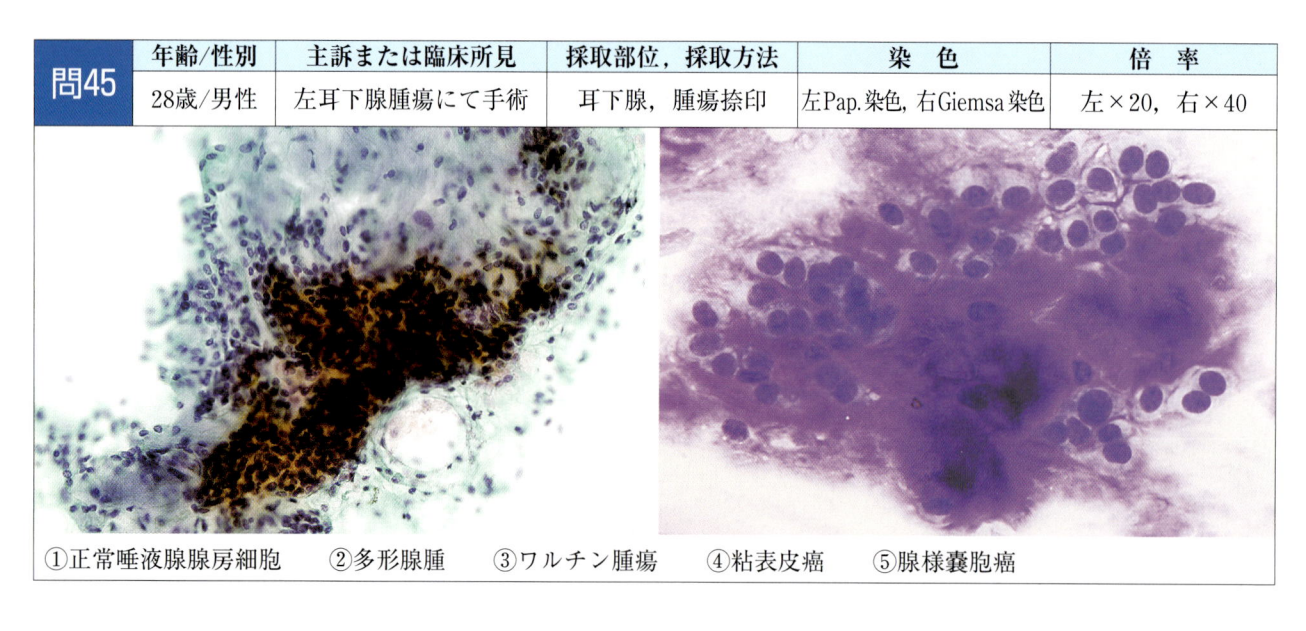

問44	年齢/性別	主訴または臨床所見	採取部位，採取方法	染色	倍率
	73歳/男性	体重減少，食欲減退	胃，術中迅速時捺印	Pap.染色	左×40，右×40

①良性胃粘膜被覆上皮細胞　②腺腫　③腺癌　④再生上皮細胞　⑤印環細胞癌

問45	年齢/性別	主訴または臨床所見	採取部位，採取方法	染色	倍率
	28歳/男性	左耳下腺腫瘍にて手術	耳下腺，腫瘍捺印	左Pap.染色，右Giemsa染色	左×20，右×40

①正常唾液腺腺房細胞　②多形腺腫　③ワルチン腫瘍　④粘表皮癌　⑤腺様嚢胞癌

問46	年齢/性別	主訴または臨床所見	採取部位，採取方法	染　色	倍　率
	56歳/女性	口蓋部腫瘍にて手術	口蓋，腫瘍捺印	Pap.染色	左×40，右×60

①正常唾液腺腺房細胞　②多形腺腫　③ワルチン腫瘍　④粘表皮癌　⑤腺房細胞癌

問47	年齢/性別	主訴または臨床所見	採取部位，採取方法	染　色	倍　率
	55歳/女性	甲状腺腫大	甲状腺，穿刺吸引	Pap.染色	左×10，右×40

①慢性甲状腺炎(橋本病)　②亜急性甲状腺炎　③腺腫様甲状腺腫　④好酸性細胞型濾胞腺腫　⑤非ホジキンリンパ腫

問48	年齢/性別	主訴または臨床所見	採取部位，採取方法	染　色	倍　率
	43歳/女性	甲状腺腫瘤	甲状腺，穿刺吸引	Pap.染色	左×20，右×40

①腺腫様甲状腺腫　②乳頭癌　③濾胞性腫瘍　④髄様癌　⑤未分化癌

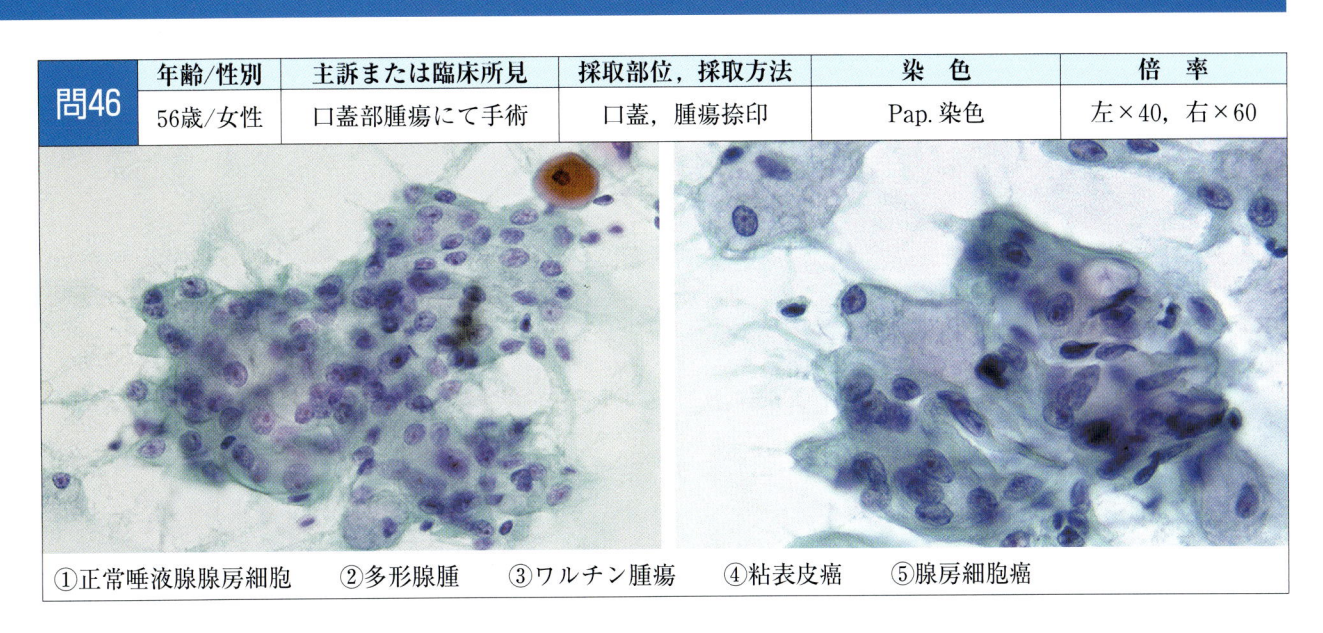

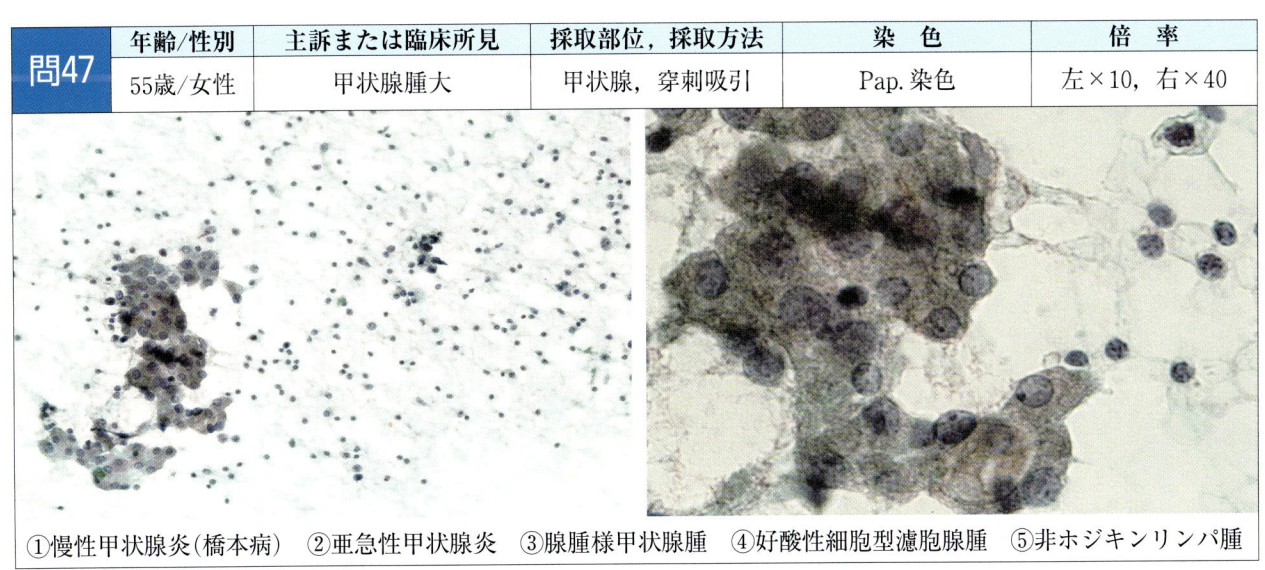

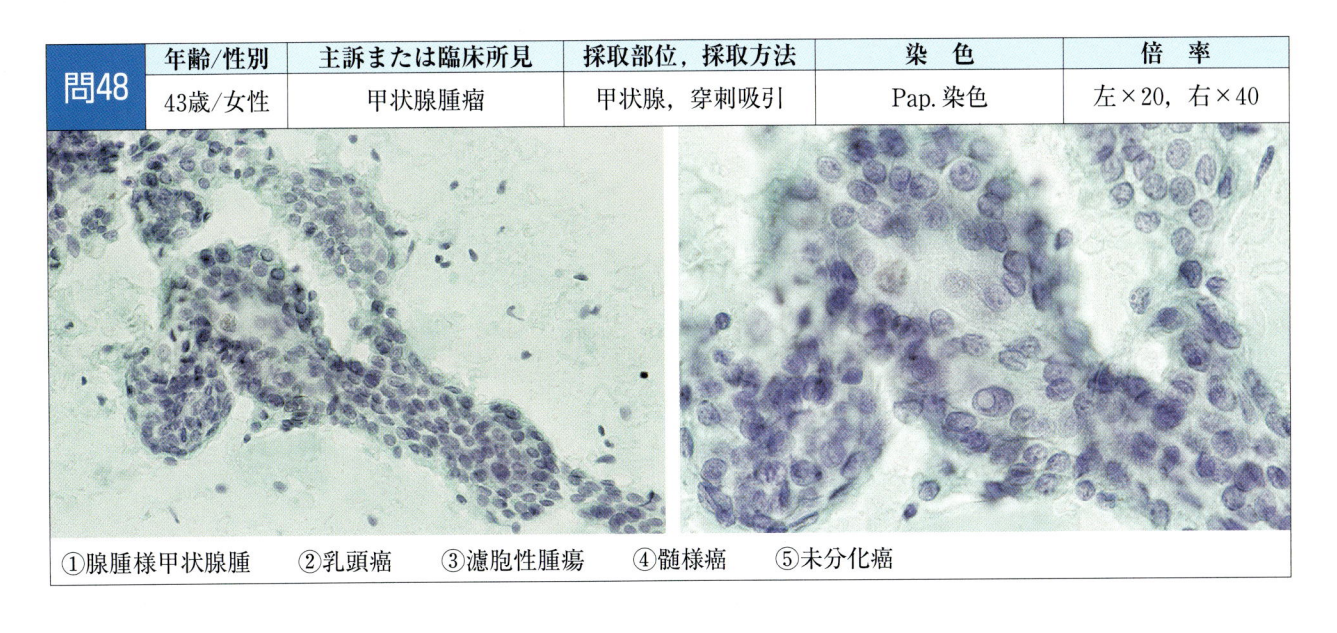

画像をみて，最も考えられるものを選択肢から選びなさい

問49	年齢/性別	主訴または臨床所見	検 体	染 色	倍 率
	62歳/女性	腹部膨満，粘稠性腹水貯留	腹水	Pap.染色	左×40，右×40

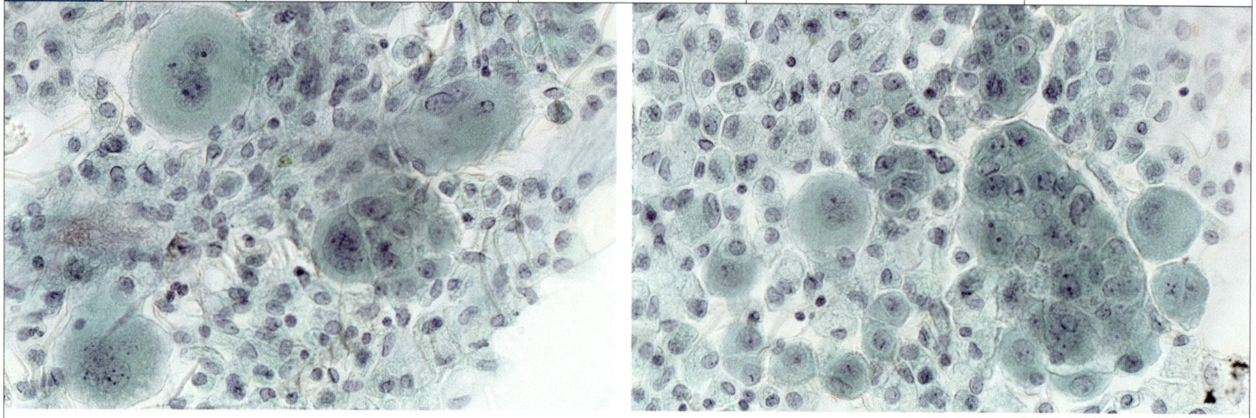

①組織球　②反応性中皮細胞　③悪性中皮腫　④扁平上皮癌　⑤印環細胞癌

問50	年齢/性別	主訴または臨床所見	検 体	染 色	倍 率
	23歳/女性	卵巣腫瘍，腹水貯留	腹水	Pap.染色	左×20，右×40

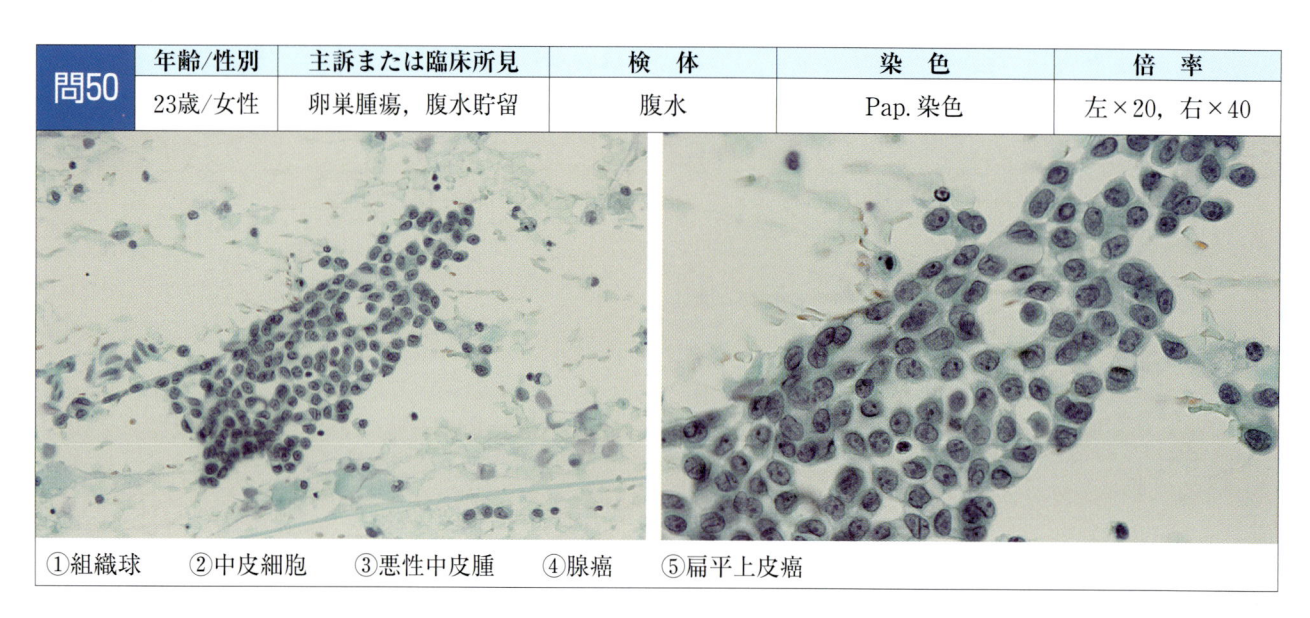

①組織球　②中皮細胞　③悪性中皮腫　④腺癌　⑤扁平上皮癌

問51	年齢/性別	主訴または臨床所見	検 体	染 色	倍 率
	60歳/女性	血尿	腎盂尿	Pap.染色	左×20，右×40

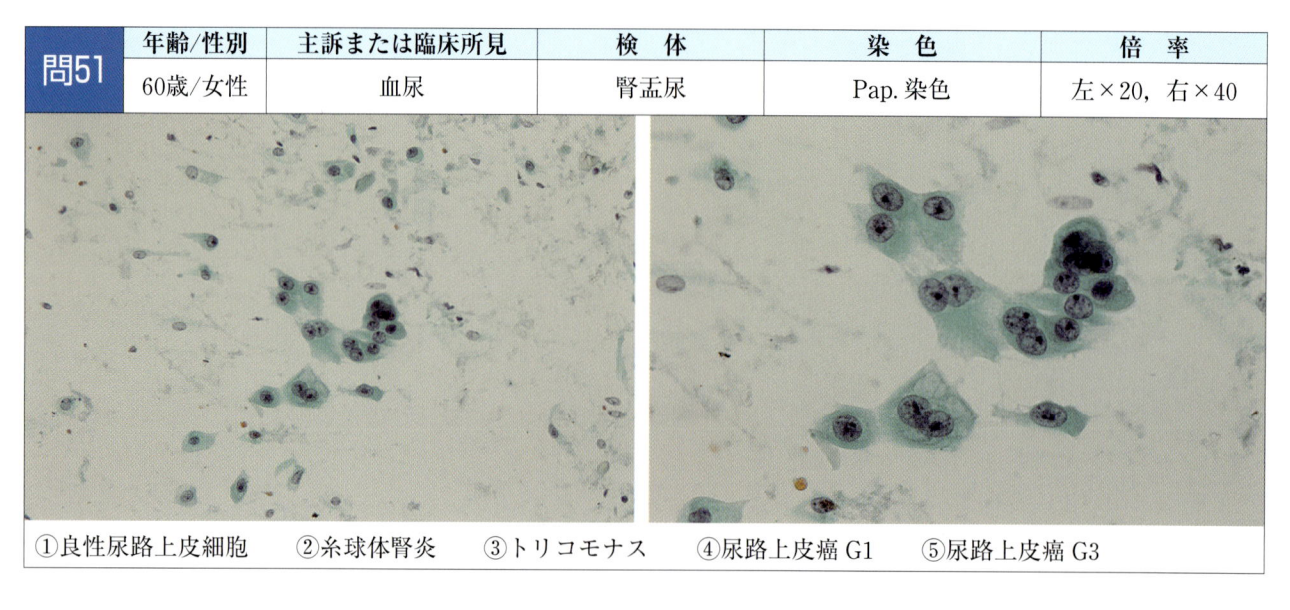

①良性尿路上皮細胞　②糸球体腎炎　③トリコモナス　④尿路上皮癌G1　⑤尿路上皮癌G3

問52	年齢/性別	主訴または臨床所見	検　体	染　色	倍　率
	79歳/女性	膀胱腫瘍	自然尿	Pap.染色	左×20, 右×40

①良性尿路上皮細胞　②ウイルス感染細胞　③扁平上皮癌　④尿路上皮癌 G1　⑤尿路上皮癌 G3

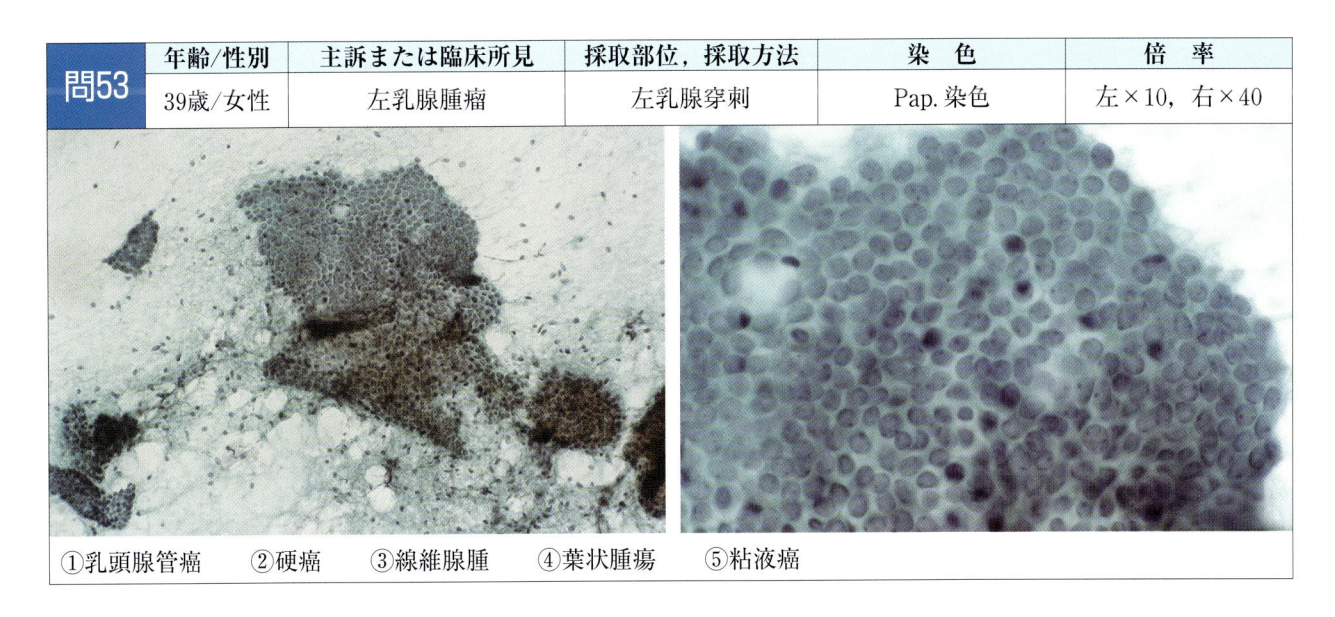

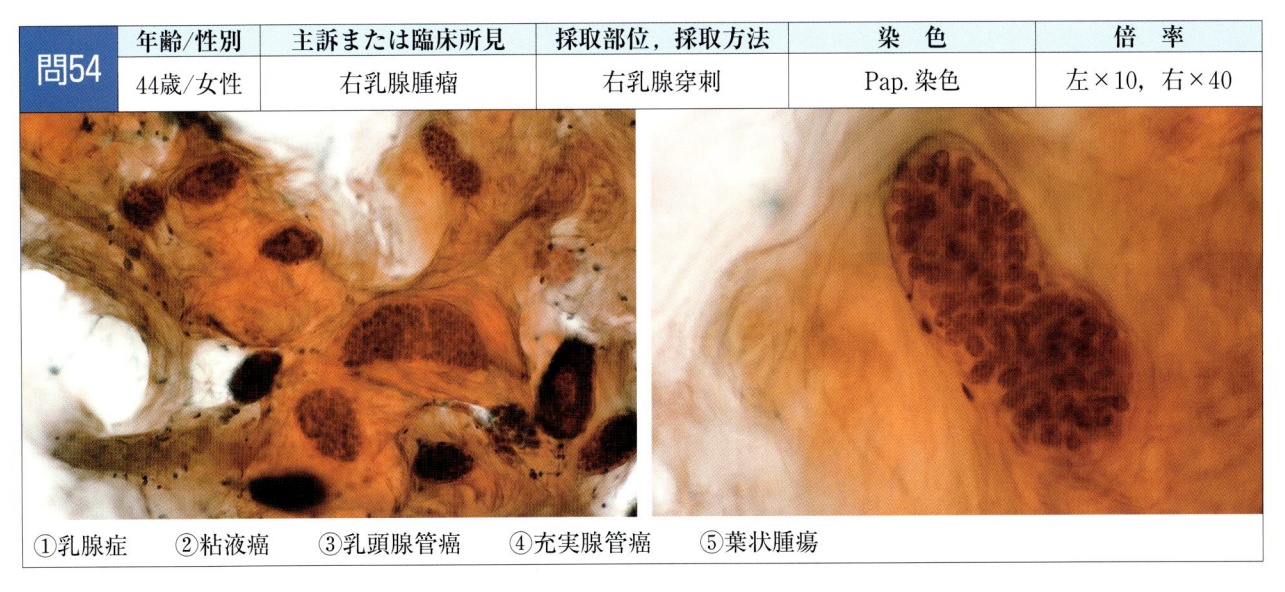

問53	年齢/性別	主訴または臨床所見	採取部位，採取方法	染　色	倍　率
	39歳/女性	左乳腺腫瘤	左乳腺穿刺	Pap.染色	左×10, 右×40

①乳頭腺管癌　②硬癌　③線維腺腫　④葉状腫瘍　⑤粘液癌

問54	年齢/性別	主訴または臨床所見	採取部位，採取方法	染　色	倍　率
	44歳/女性	右乳腺腫瘤	右乳腺穿刺	Pap.染色	左×10, 右×40

①乳腺症　②粘液癌　③乳頭腺管癌　④充実腺管癌　⑤葉状腫瘍

画像をみて，最も考えられるものを選択肢から選びなさい

問55

年齢/性別	主訴または臨床所見	採取部位，採取方法	染色	倍率
62歳/女性	軟部腫瘍（直径30mm大，境界明瞭）	腹部，穿刺吸引	Pap.染色	左×20，右×40

①神経鞘腫　②脂肪腫　③脂肪肉腫（分化型）　④悪性線維性組織球腫（通常型）　⑤胞巣状軟部肉腫

問56

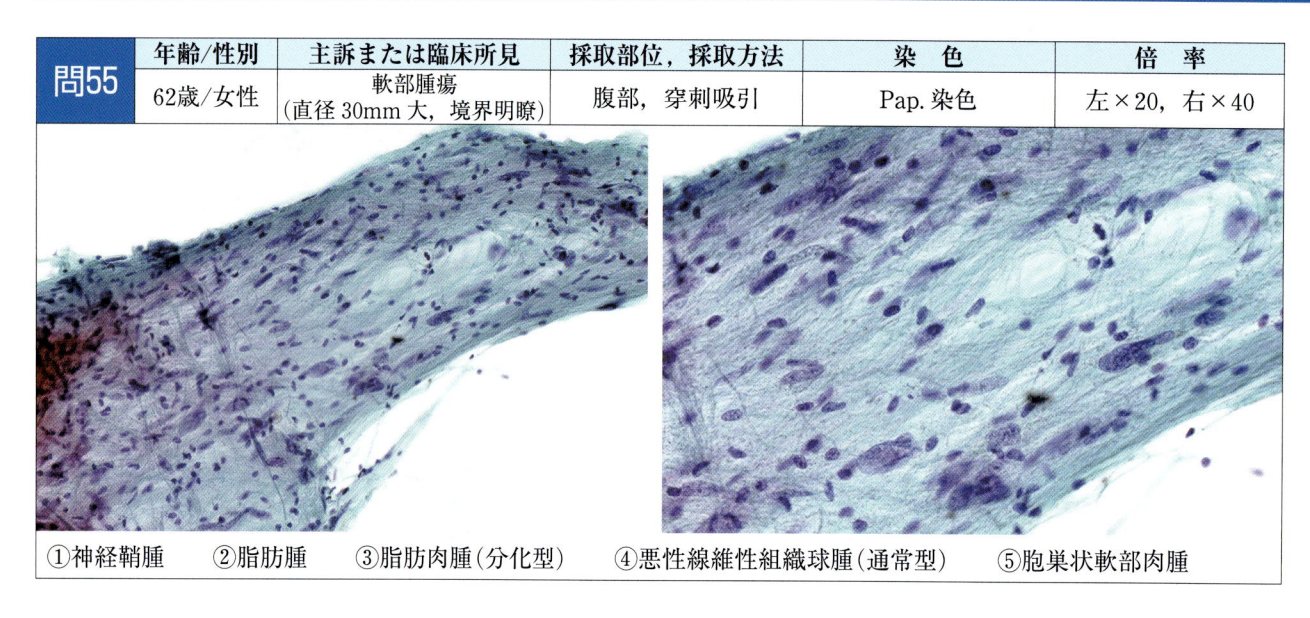

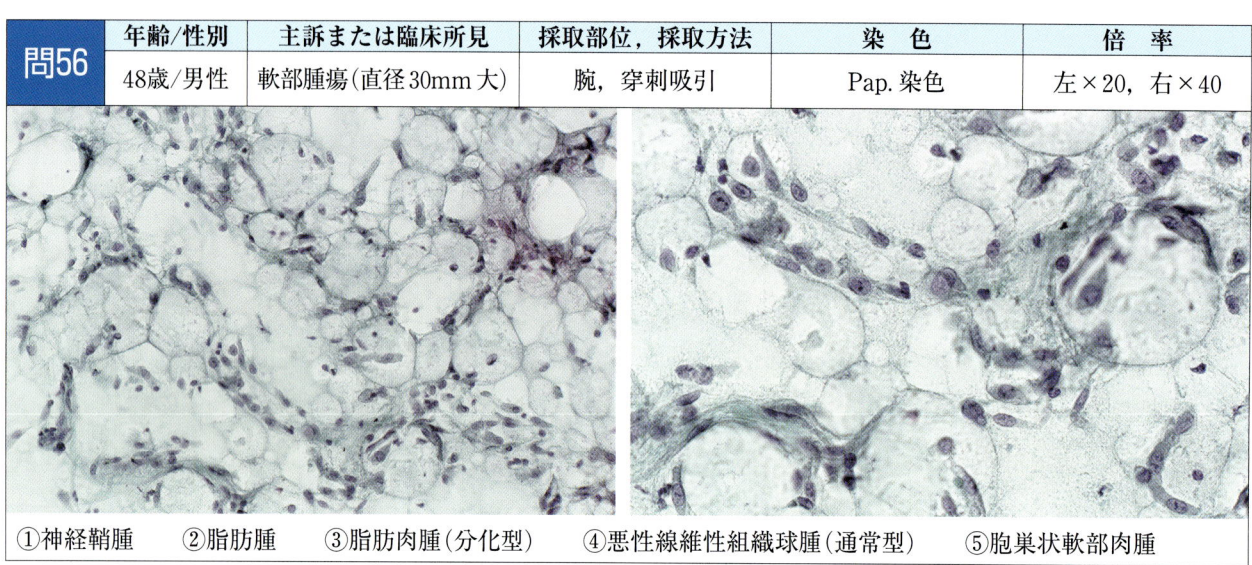

年齢/性別	主訴または臨床所見	採取部位，採取方法	染色	倍率
48歳/男性	軟部腫瘍（直径30mm大）	腕，穿刺吸引	Pap.染色	左×20，右×40

①神経鞘腫　②脂肪腫　③脂肪肉腫（分化型）　④悪性線維性組織球腫（通常型）　⑤胞巣状軟部肉腫

問57

年齢/性別	主訴または臨床所見	採取部位，採取方法	染色	倍率
26歳/男性	軟部腫瘍（直径150mm大）疼痛	大腿，穿刺吸引	Pap.染色	左×20，右×40

①神経鞘腫　②脂肪腫　③脂肪肉腫（分化型）　④悪性線維性組織球腫（通常型）　⑤胞巣状軟部肉腫

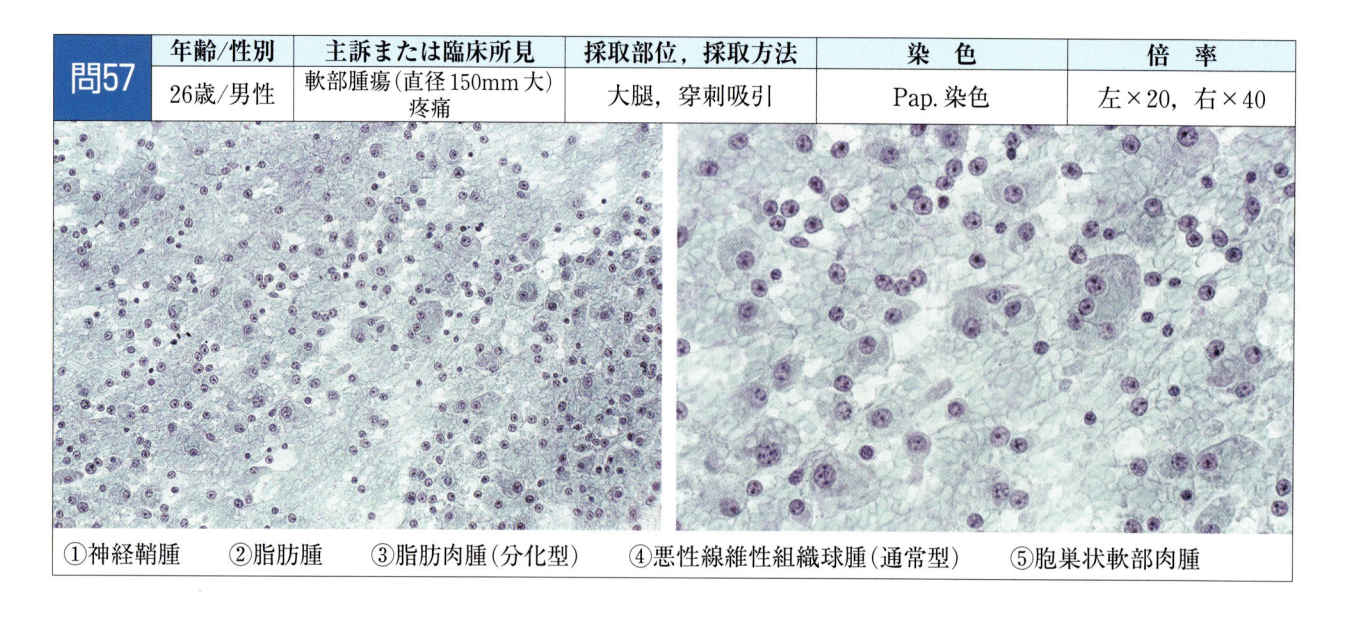

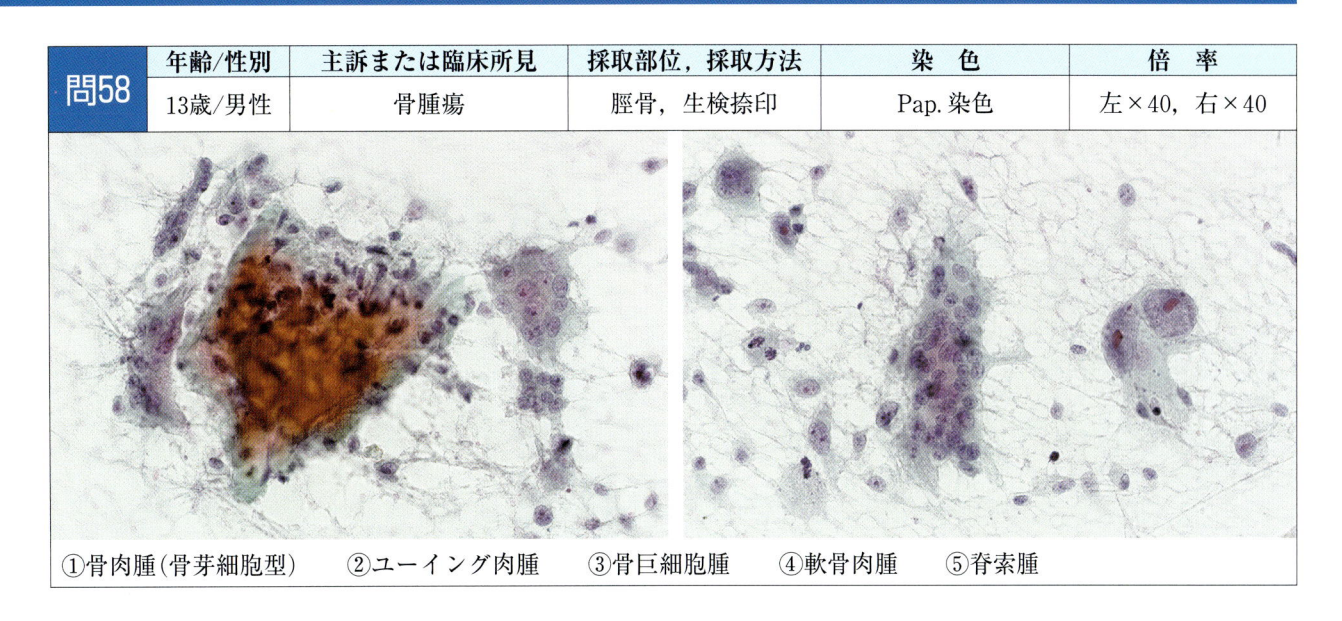

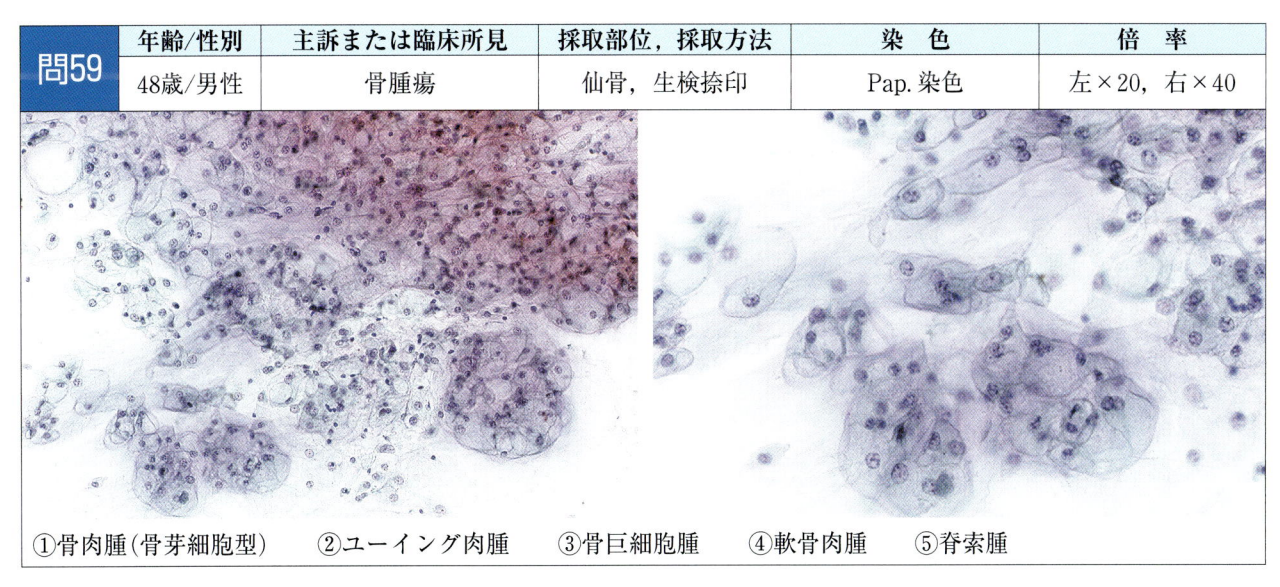

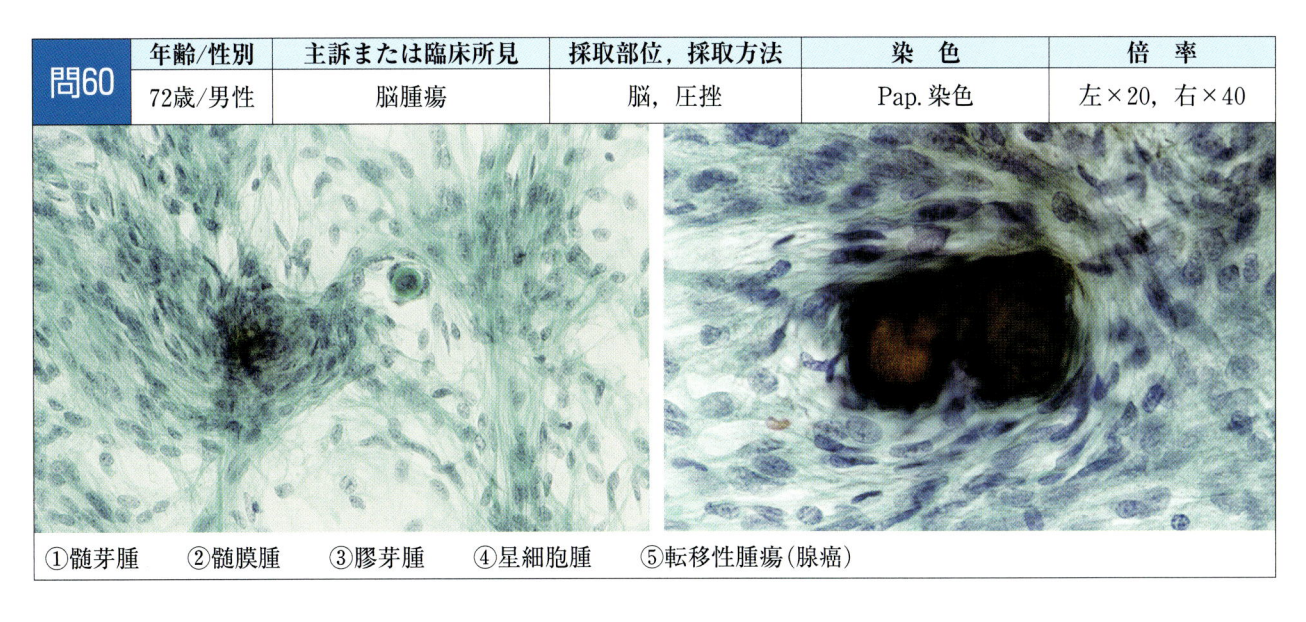

問58	年齢/性別	主訴または臨床所見	採取部位，採取方法	染　色	倍　率
	13歳/男性	骨腫瘍	脛骨，生検捺印	Pap.染色	左×40，右×40

①骨肉腫（骨芽細胞型）　②ユーイング肉腫　③骨巨細胞腫　④軟骨肉腫　⑤脊索腫

問59	年齢/性別	主訴または臨床所見	採取部位，採取方法	染　色	倍　率
	48歳/男性	骨腫瘍	仙骨，生検捺印	Pap.染色	左×20，右×40

①骨肉腫（骨芽細胞型）　②ユーイング肉腫　③骨巨細胞腫　④軟骨肉腫　⑤脊索腫

問60	年齢/性別	主訴または臨床所見	採取部位，採取方法	染　色	倍　率
	72歳/男性	脳腫瘍	脳，圧挫	Pap.染色	左×20，右×40

①髄芽腫　②髄膜腫　③膠芽腫　④星細胞腫　⑤転移性腫瘍（腺癌）

ZOOM-2

画像をみて，最も考えられるものを選択肢から選びなさい

問1

年齢/性別	主訴または臨床所見	採取部位	採取方法，染色	倍率
43歳/女性	不正出血	子宮頸管	ブラシ擦過，Pap.染色	左×20，右×40

①ヘルペス感染細胞　②軽度異形成　③上皮内癌　④扁平上皮癌　⑤頸部腺癌（内頸部型粘液性腺癌）

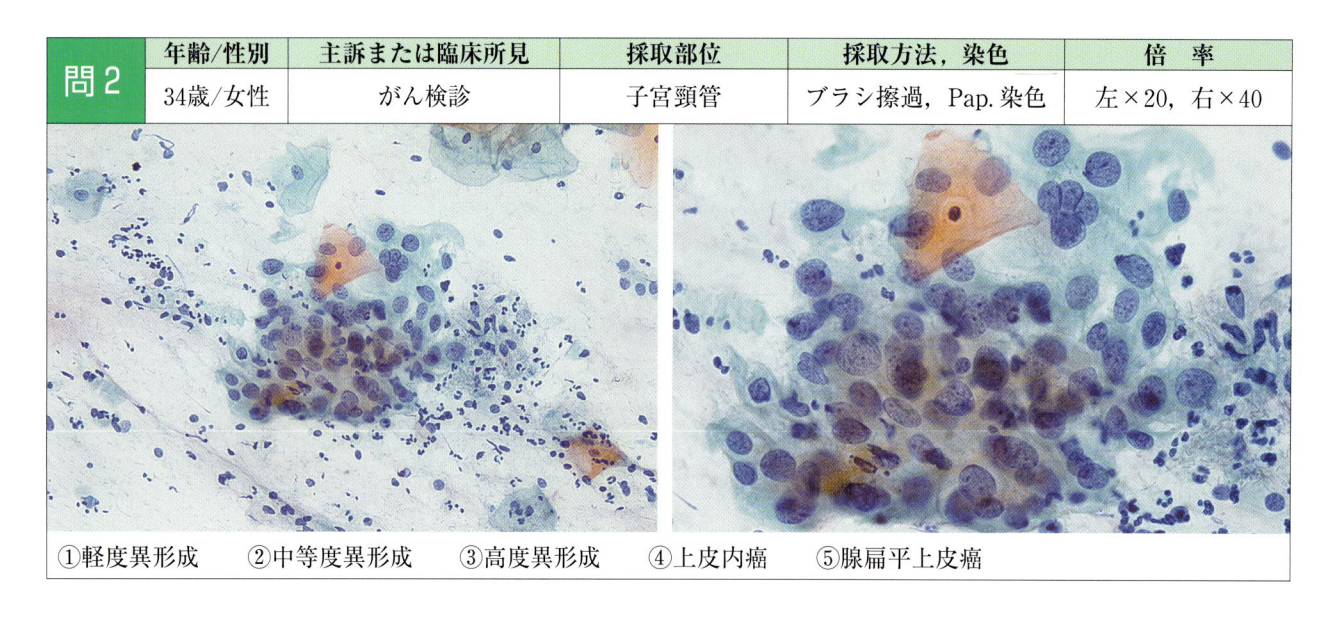

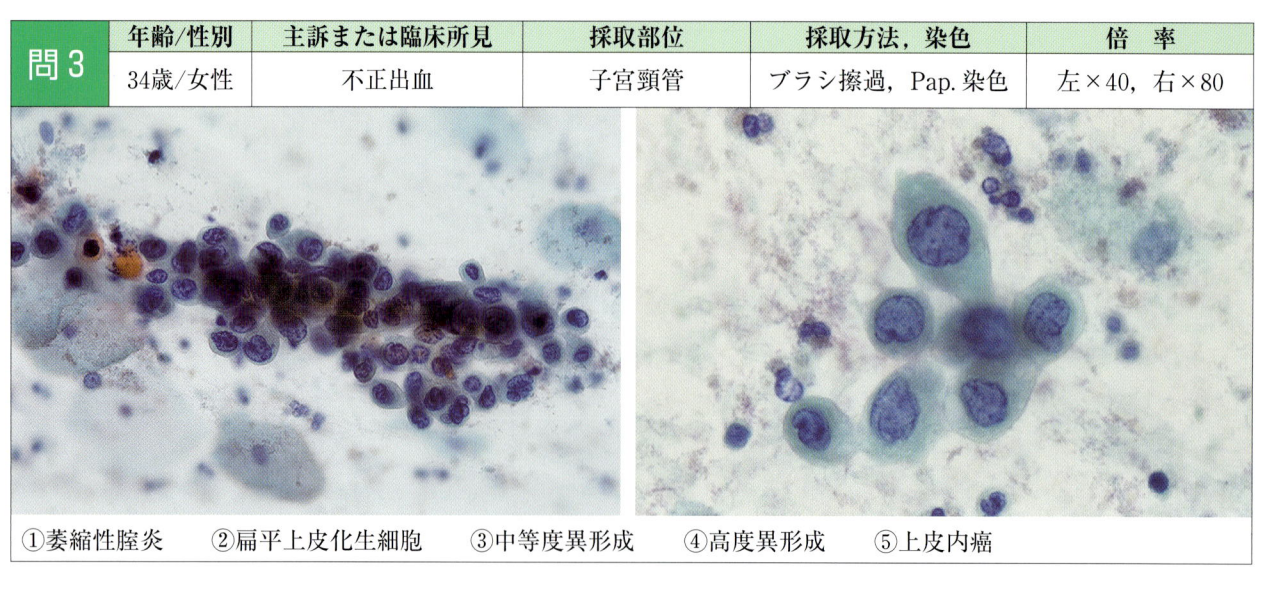

問2

年齢/性別	主訴または臨床所見	採取部位	採取方法，染色	倍率
34歳/女性	がん検診	子宮頸管	ブラシ擦過，Pap.染色	左×20，右×40

①軽度異形成　②中等度異形成　③高度異形成　④上皮内癌　⑤腺扁平上皮癌

問3

年齢/性別	主訴または臨床所見	採取部位	採取方法，染色	倍率
34歳/女性	不正出血	子宮頸管	ブラシ擦過，Pap.染色	左×40，右×80

①萎縮性腟炎　②扁平上皮化生細胞　③中等度異形成　④高度異形成　⑤上皮内癌

問4	年齢/性別	主訴または臨床所見	採取部位	採取方法，染色	倍率
	31歳/女性	左卵巣腫瘍	左卵巣	手術材料捺印，Pap.染色	左×20，右×40

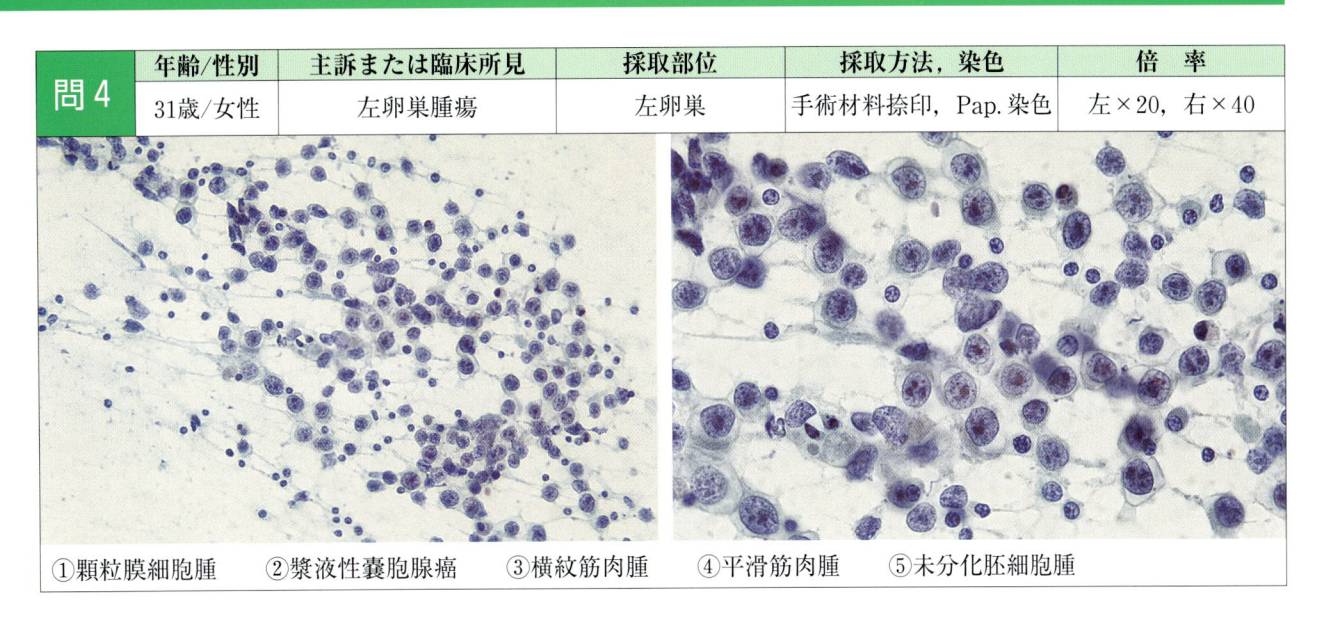

①顆粒膜細胞腫　②漿液性囊胞腺癌　③横紋筋肉腫　④平滑筋肉腫　⑤未分化胚細胞腫

問5	年齢/性別	主訴または臨床所見	採取部位	採取方法，染色	倍率
	48歳/女性	不正出血	子宮内膜	エンドサイト，Pap.染色	左×10，右×40

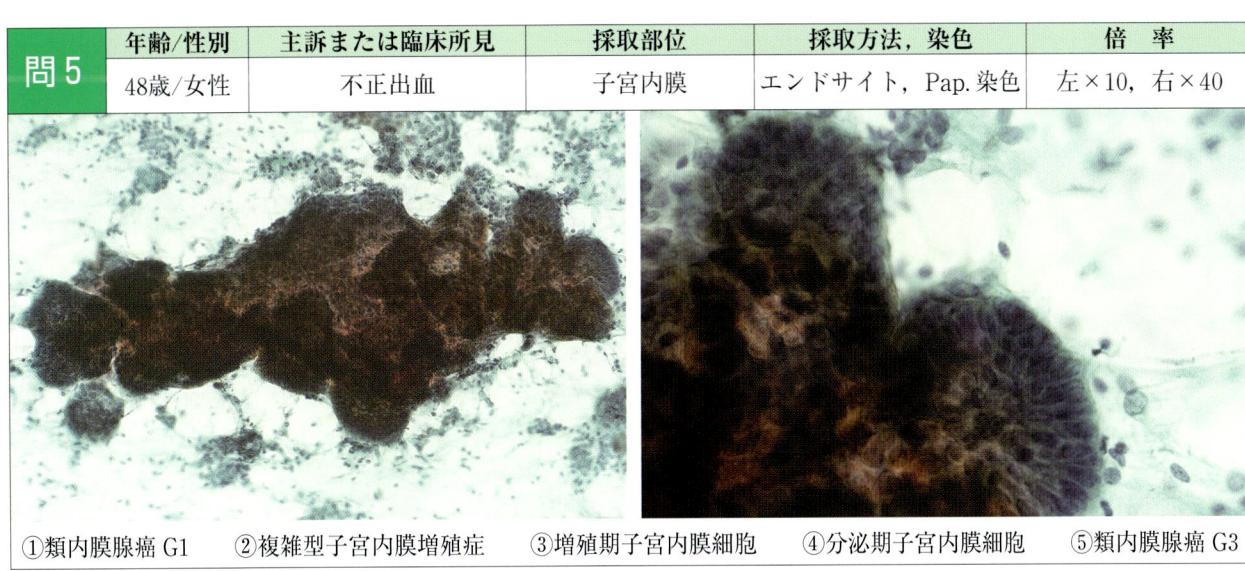

①類内膜腺癌 G1　②複雑型子宮内膜増殖症　③増殖期子宮内膜細胞　④分泌期子宮内膜細胞　⑤類内膜腺癌 G3

問6	年齢/性別	主訴または臨床所見	採取部位	採取方法，染色	倍率
	79歳/女性	不正出血	子宮内膜	エンドサイト，Pap.染色	左×20，右×40

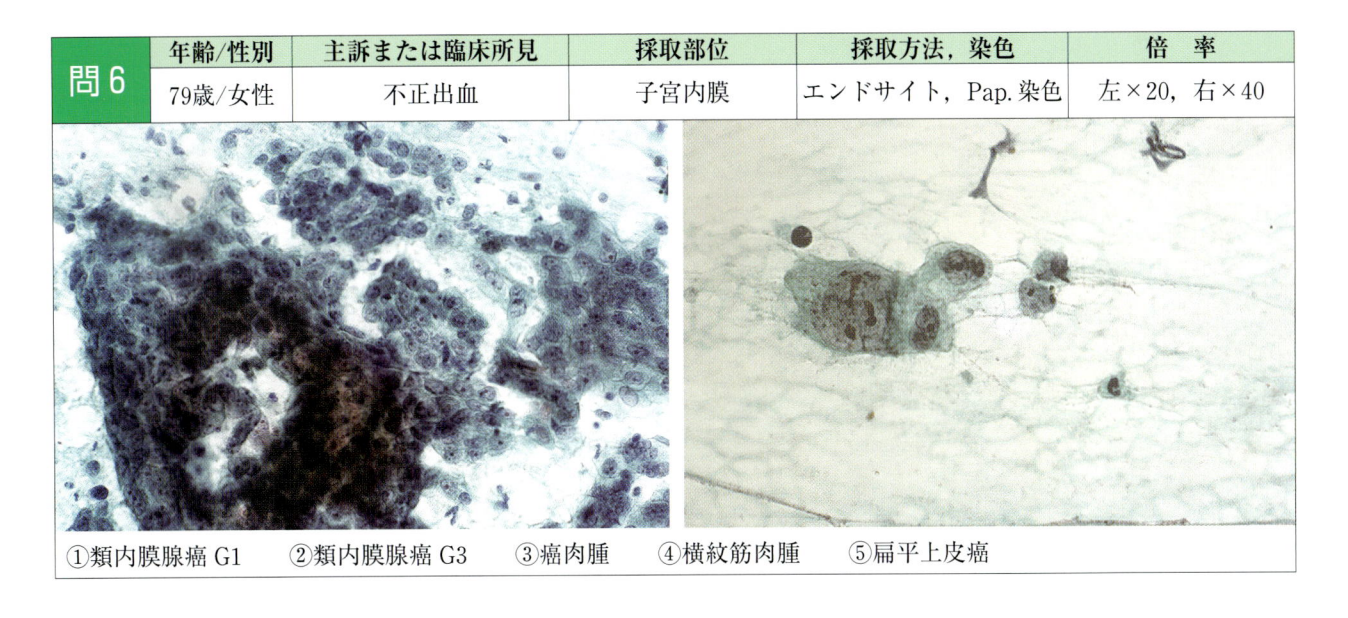

①類内膜腺癌 G1　②類内膜腺癌 G3　③癌肉腫　④横紋筋肉腫　⑤扁平上皮癌

画像をみて，最も考えられるものを選択肢から選びなさい

問7	年齢/性別	主訴または臨床所見	採取部位	採取方法，染色	倍率
	37歳/女性	妊娠	外陰部	綿棒擦過，Pap.染色	左×20，右×40

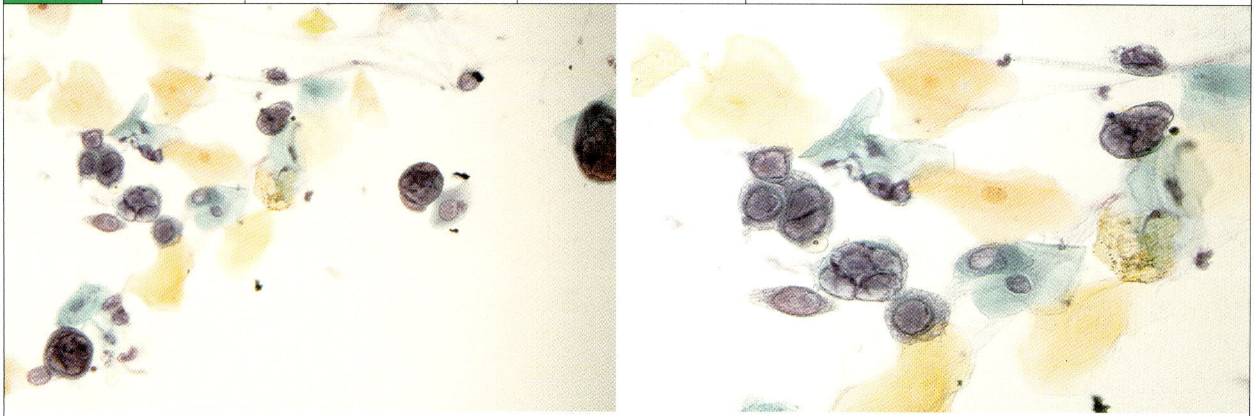

①舟状細胞　②組織球　③トリコモナス　④ヘルペス感染細胞　⑤HPV感染細胞

問8	年齢/性別	主訴または臨床所見	採取部位	採取方法，染色	倍率
	47歳/女性	検診	子宮腟部	綿棒擦過，Pap.染色	左×20，右×40

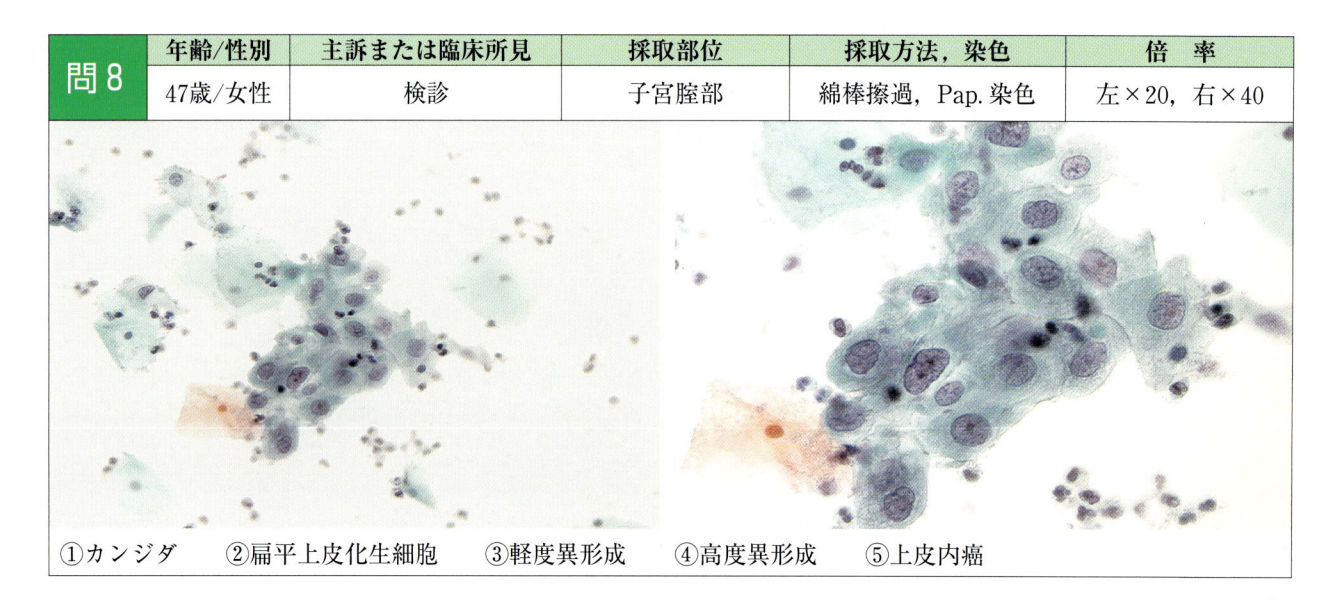

①カンジダ　②扁平上皮化生細胞　③軽度異形成　④高度異形成　⑤上皮内癌

問9	年齢/性別	主訴または臨床所見	採取部位	採取方法，染色	倍率
	54歳/女性	不正出血	子宮頸部	綿棒擦過，Pap.染色	左×20，右×40

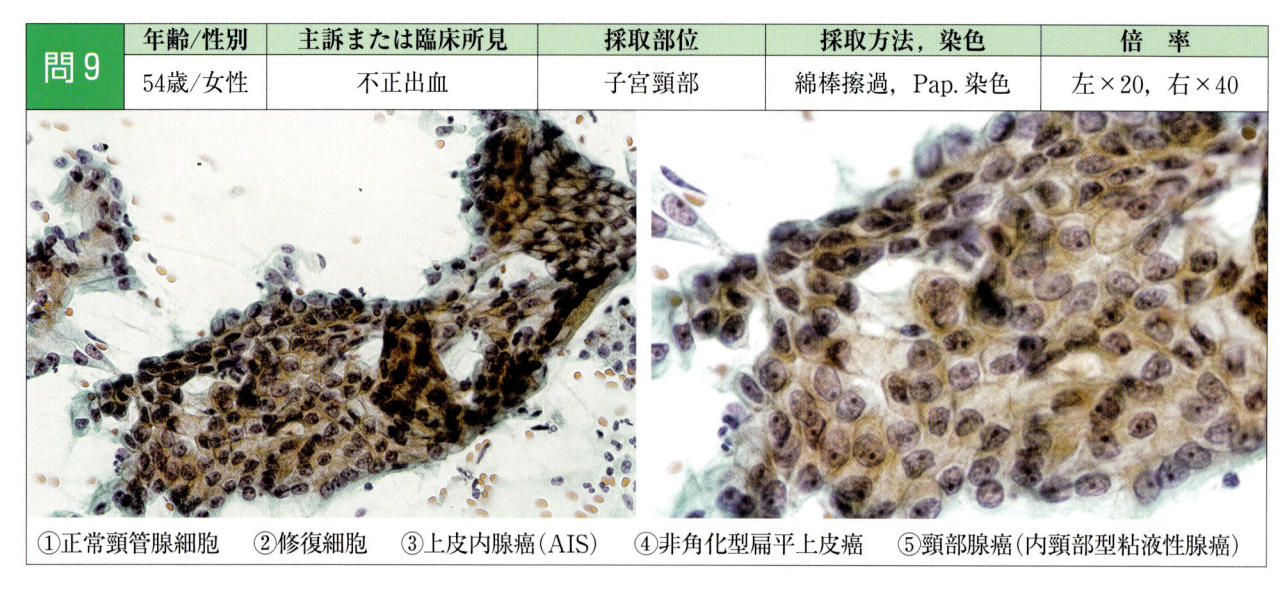

①正常頸管腺細胞　②修復細胞　③上皮内腺癌(AIS)　④非角化型扁平上皮癌　⑤頸部腺癌(内頸部型粘液性腺癌)

問10	年齢/性別	主訴または臨床所見	採取部位	採取方法，染色	倍　率
	37歳/女性	不正出血	子宮頸部	綿棒擦過，Pap. 染色	左×20，右×60

①扁平上皮化生細胞　②ヘルペス感染細胞　③高度異形成　④上皮内癌　⑤非角化型扁平上皮癌

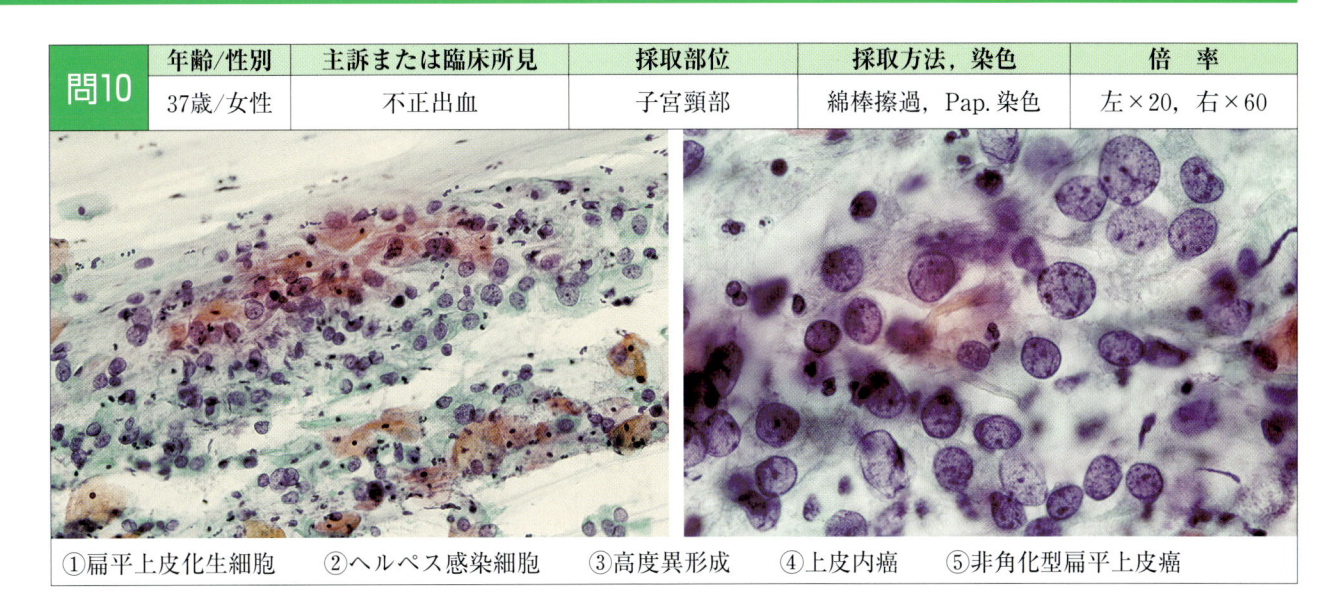

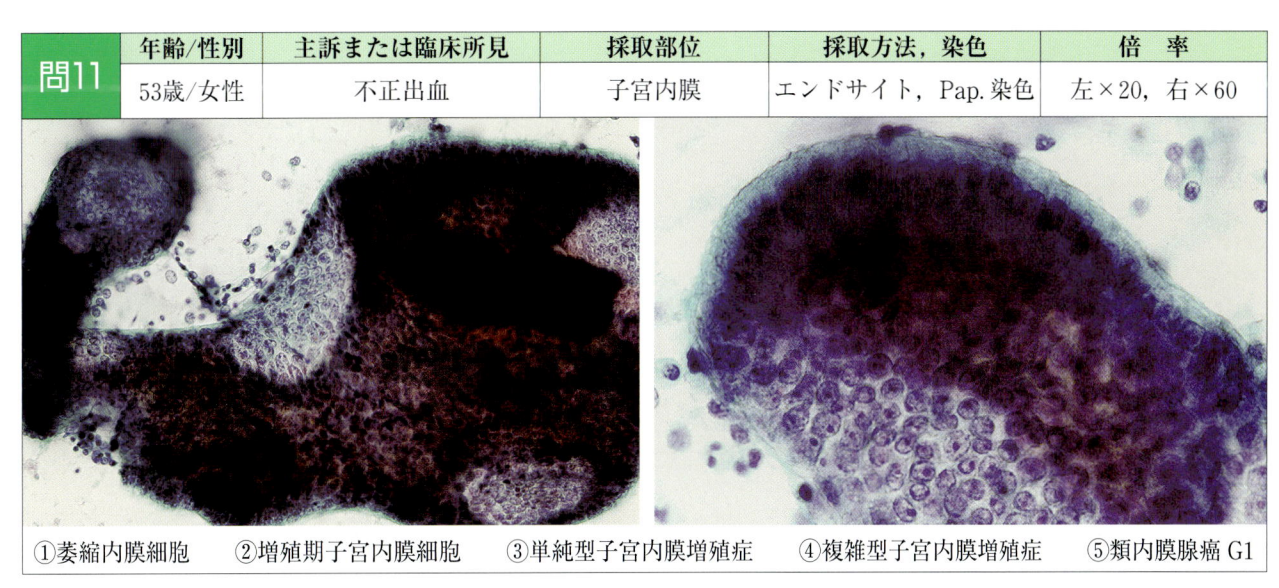

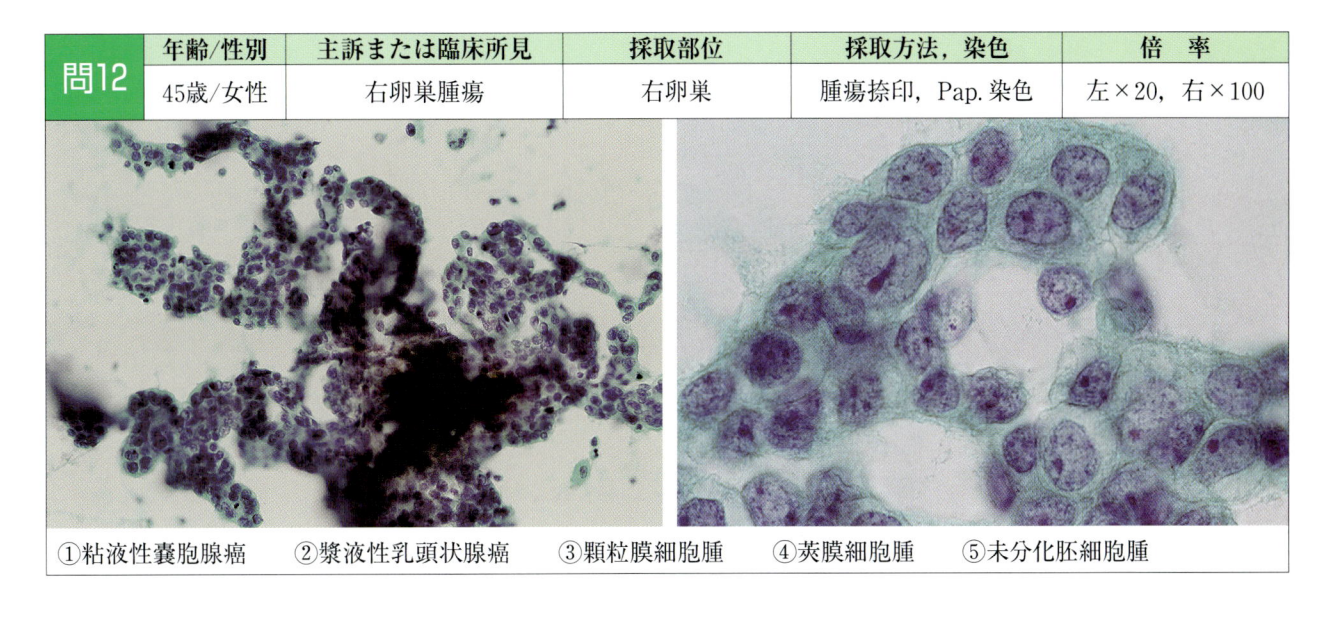

問11	年齢/性別	主訴または臨床所見	採取部位	採取方法，染色	倍　率
	53歳/女性	不正出血	子宮内膜	エンドサイト，Pap.染色	左×20，右×60

①萎縮内膜細胞　②増殖期子宮内膜細胞　③単純型子宮内膜増殖症　④複雑型子宮内膜増殖症　⑤類内膜腺癌 G1

問12	年齢/性別	主訴または臨床所見	採取部位	採取方法，染色	倍　率
	45歳/女性	右卵巣腫瘍	右卵巣	腫瘍捺印，Pap. 染色	左×20，右×100

①粘液性嚢胞腺癌　②漿液性乳頭状腺癌　③顆粒膜細胞腫　④莢膜細胞腫　⑤未分化胚細胞腫

画像をみて，最も考えられるものを選択肢から選びなさい

問13	年齢/性別	主訴または臨床所見	採取部位	採取方法，染色	倍率
	34歳/女性	子宮腟部びらん	子宮頸部	綿棒擦過，Pap.染色	左×20，右×40

①ヘルペス感染細胞　②カンジダ　③クラミジア感染細胞　④トリコモナス　⑤HPV感染細胞

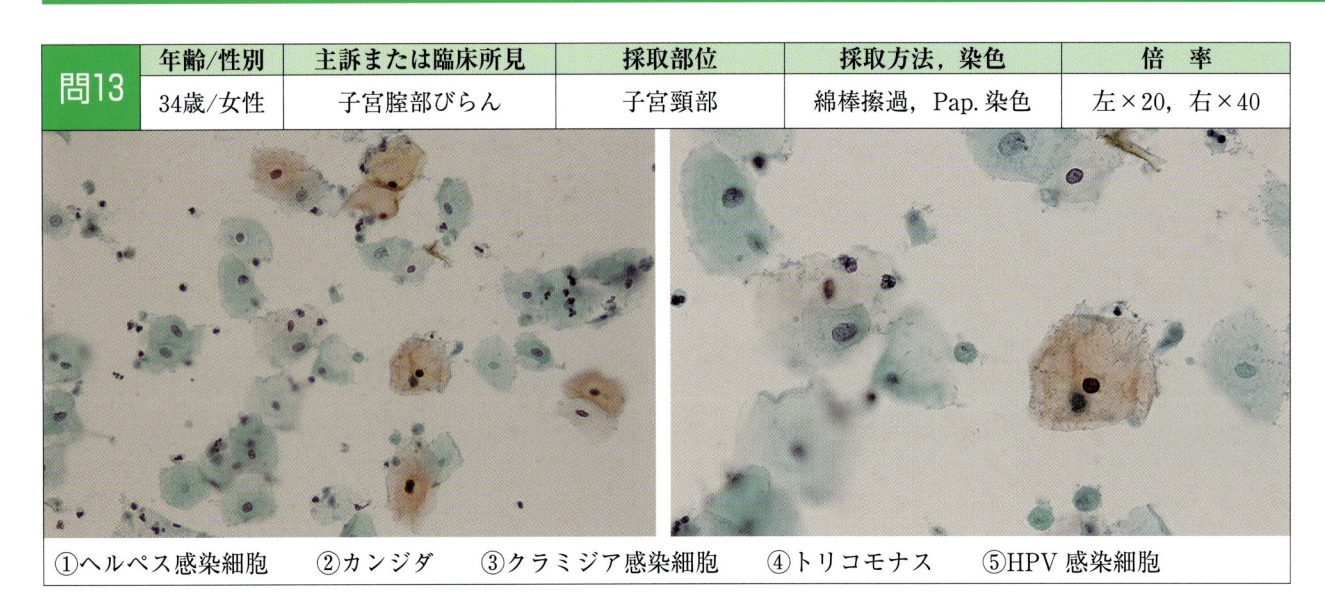

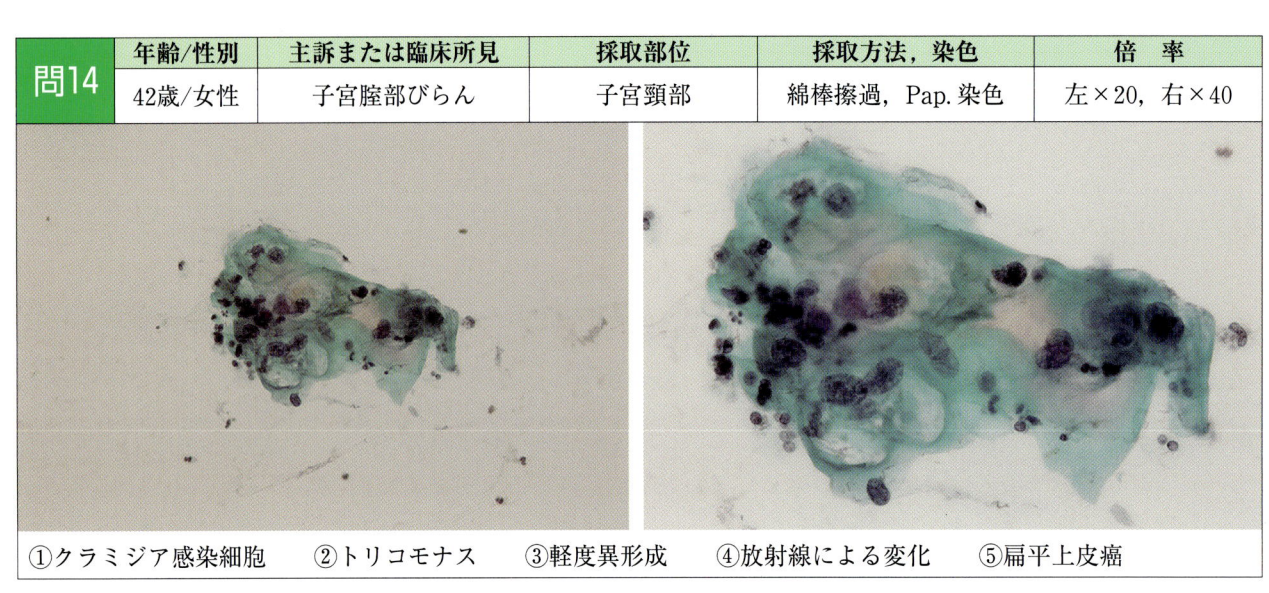

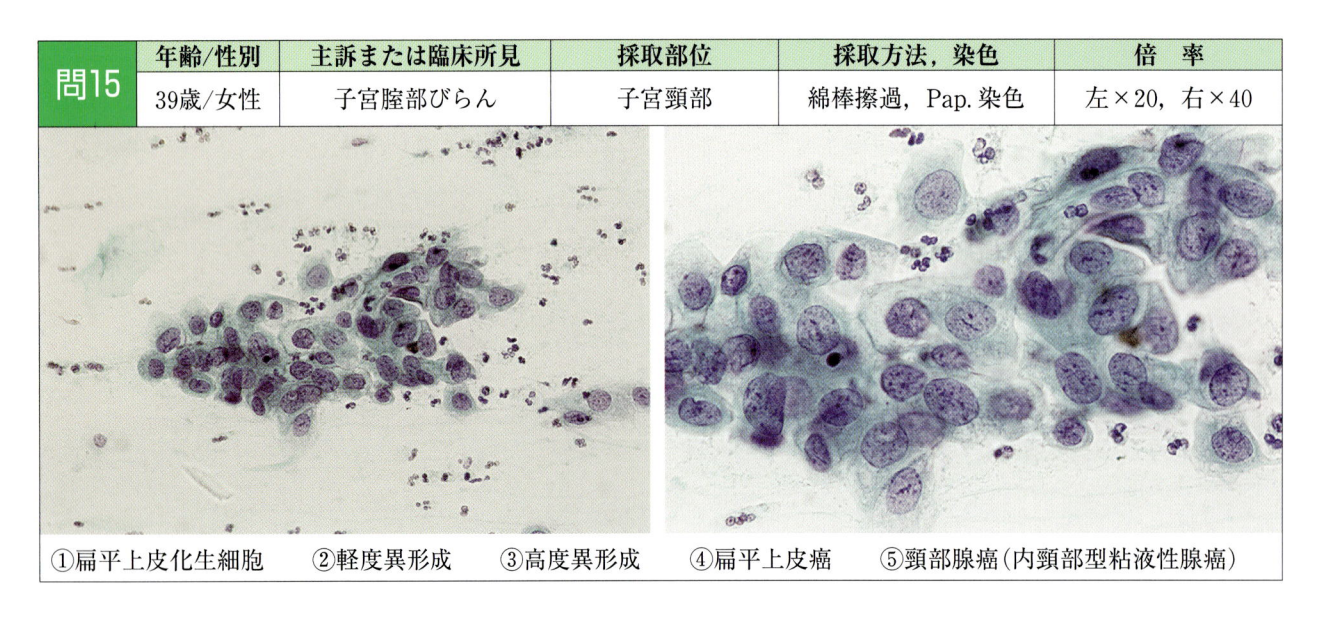

問14	年齢/性別	主訴または臨床所見	採取部位	採取方法，染色	倍率
	42歳/女性	子宮腟部びらん	子宮頸部	綿棒擦過，Pap.染色	左×20，右×40

①クラミジア感染細胞　②トリコモナス　③軽度異形成　④放射線による変化　⑤扁平上皮癌

問15	年齢/性別	主訴または臨床所見	採取部位	採取方法，染色	倍率
	39歳/女性	子宮腟部びらん	子宮頸部	綿棒擦過，Pap.染色	左×20，右×40

①扁平上皮化生細胞　②軽度異形成　③高度異形成　④扁平上皮癌　⑤頸部腺癌(内頸部型粘液性腺癌)

問16	年齢/性別	主訴または臨床所見	採取部位	採取方法，染色	倍　率
	60歳/女性	不正出血	子宮内膜	エンドサイト，Pap.染色	左×40，右×40

①頸部腺癌（内頸部型粘液性腺癌）　②複雑型子宮内膜増殖症　③類内膜腺癌 G1　④明細胞腺癌　⑤癌肉腫

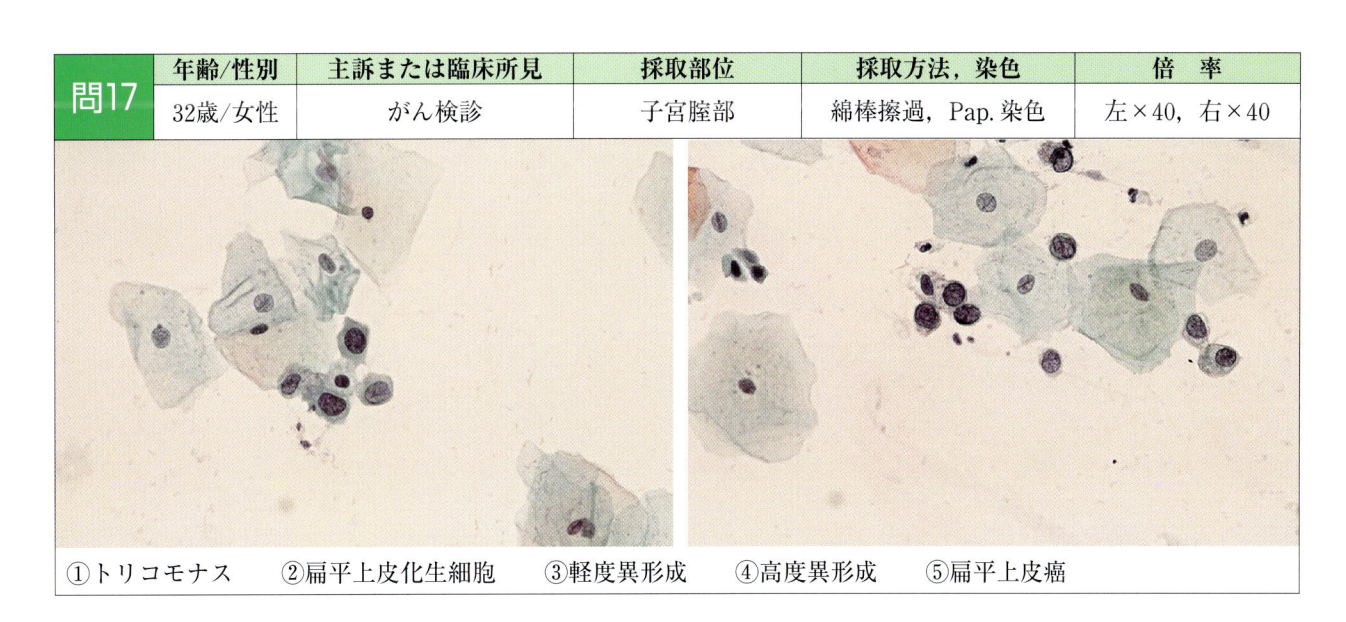

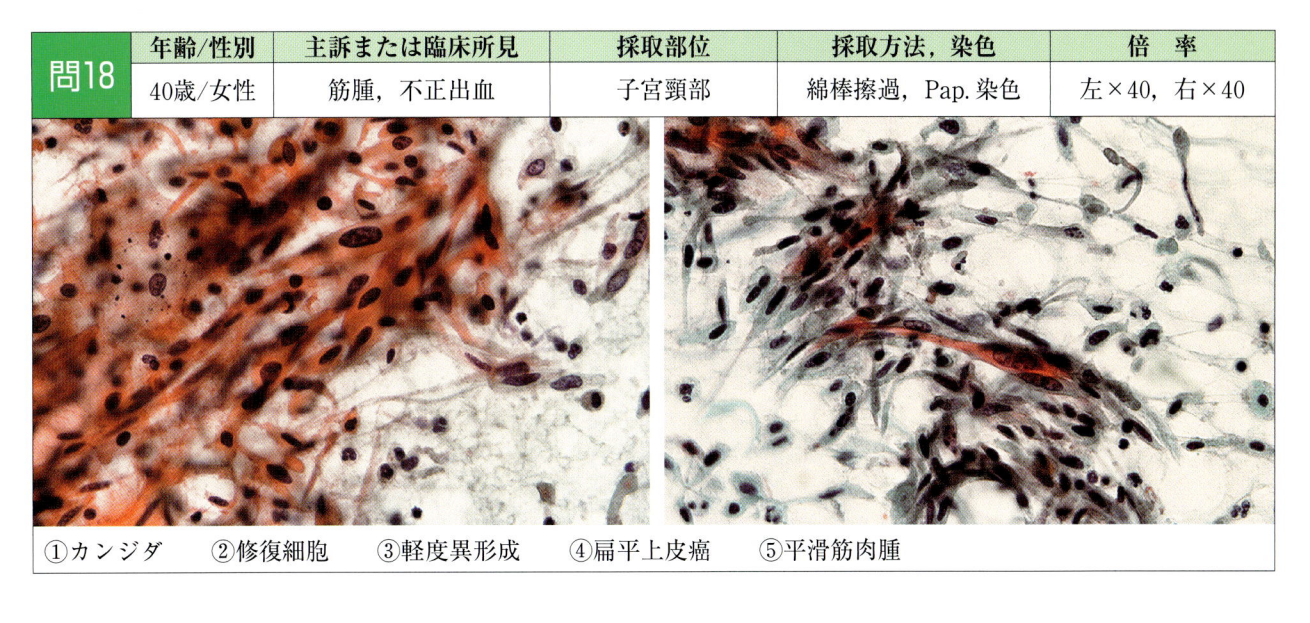

問17	年齢/性別	主訴または臨床所見	採取部位	採取方法，染色	倍　率
	32歳/女性	がん検診	子宮腟部	綿棒擦過，Pap.染色	左×40，右×40

①トリコモナス　②扁平上皮化生細胞　③軽度異形成　④高度異形成　⑤扁平上皮癌

問18	年齢/性別	主訴または臨床所見	採取部位	採取方法，染色	倍　率
	40歳/女性	筋腫，不正出血	子宮頸部	綿棒擦過，Pap.染色	左×40，右×40

①カンジダ　②修復細胞　③軽度異形成　④扁平上皮癌　⑤平滑筋肉腫

画像をみて，最も考えられるものを選択肢から選びなさい

問19

年齢/性別	主訴または臨床所見	採取部位	採取方法，染色	倍率
56歳/女性	子宮内膜増殖症疑い	子宮内膜	吸引，Pap.染色	左×20，右×40

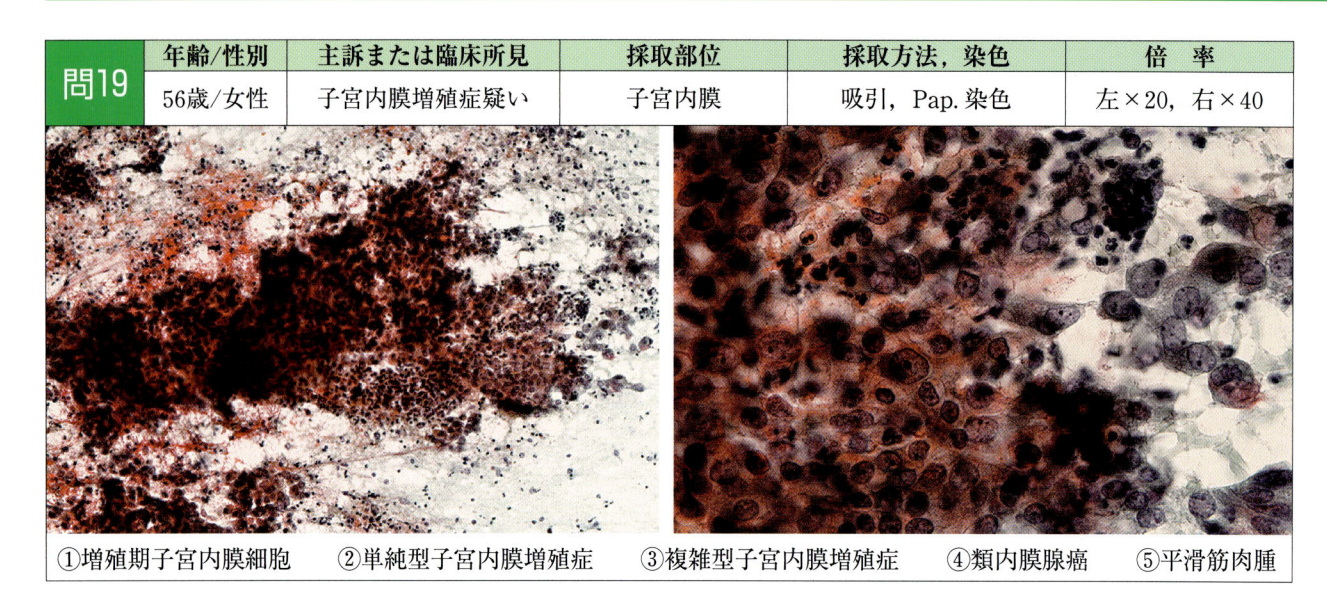

①増殖期子宮内膜細胞　②単純型子宮内膜増殖症　③複雑型子宮内膜増殖症　④類内膜腺癌　⑤平滑筋肉腫

問20

年齢/性別	主訴または臨床所見	採取部位	採取方法，染色	倍率
42歳/女性	右卵巣腫瘍	右卵巣	腫瘍捺印，Pap.染色	左×20，右×40

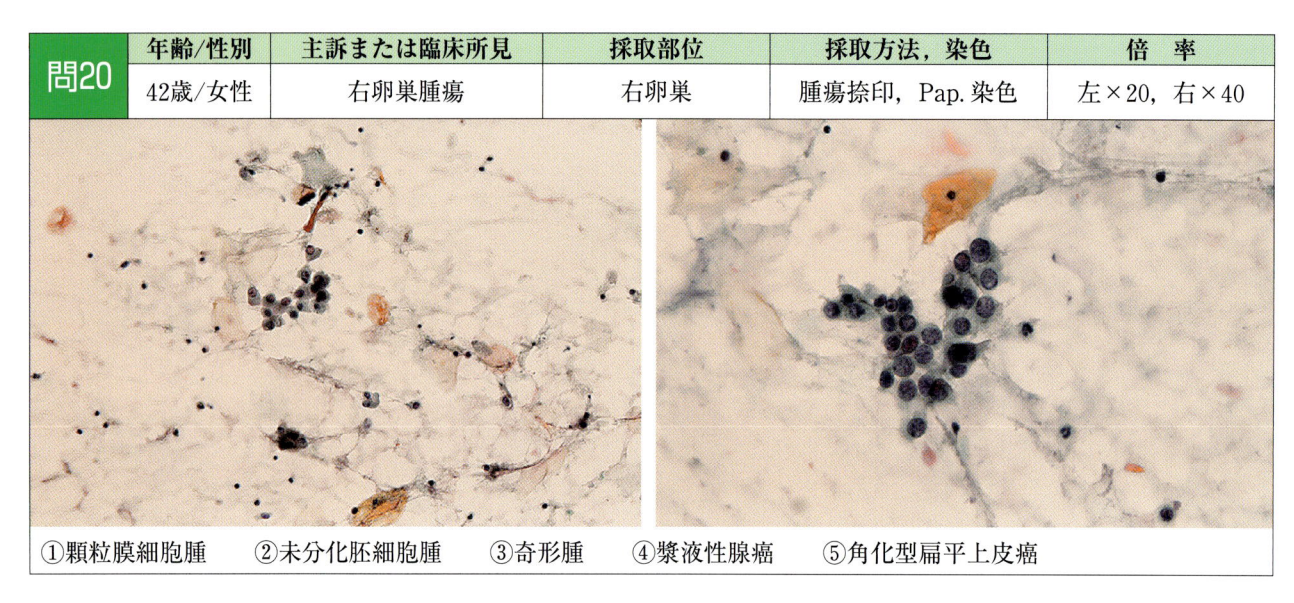

①顆粒膜細胞腫　②未分化胚細胞腫　③奇形腫　④漿液性腺癌　⑤角化型扁平上皮癌

問21

年齢/性別	主訴または臨床所見	採取方法，染色	倍率
76歳/男性	右上葉巨大陰影	経皮的肺穿刺吸引，Pap.染色	左×40，右×40

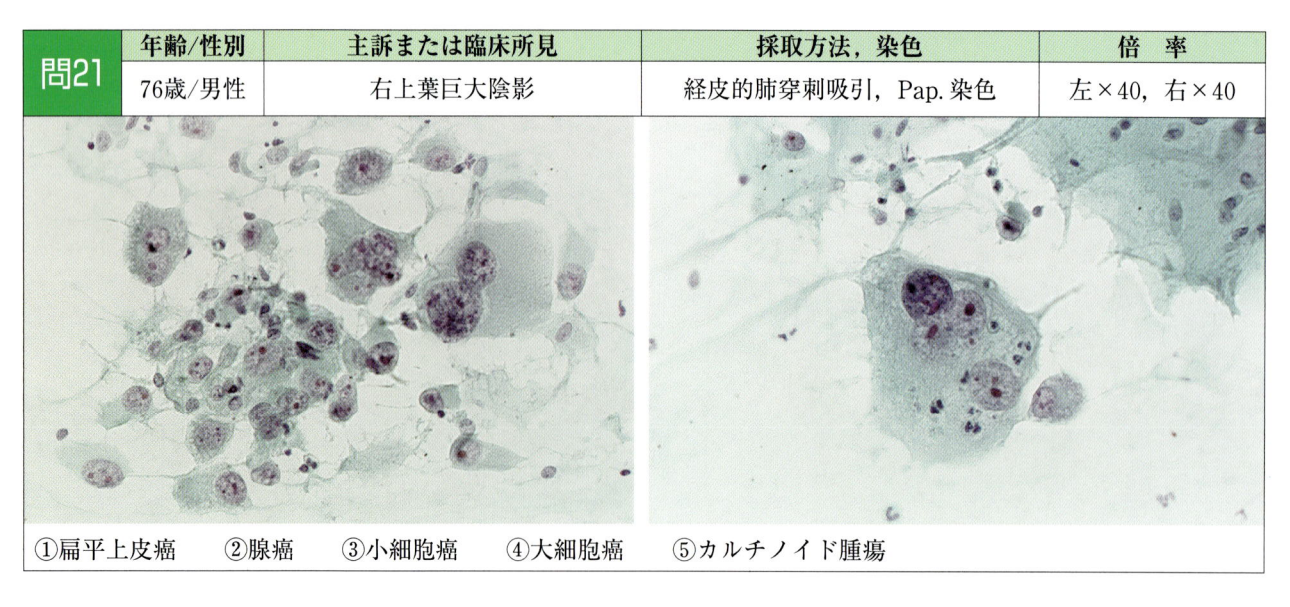

①扁平上皮癌　②腺癌　③小細胞癌　④大細胞癌　⑤カルチノイド腫瘍

問22	年齢/性別	主訴または臨床所見	採取方法，染色	倍　率
	71歳/男性	悪性リンパ腫にて治療中	喀痰，Pap. 染色	左×20，右×40

①ヘルペス感染細胞　②クリプトコッカス　③アスペルギルス　④宮崎肺吸虫卵　⑤腺癌

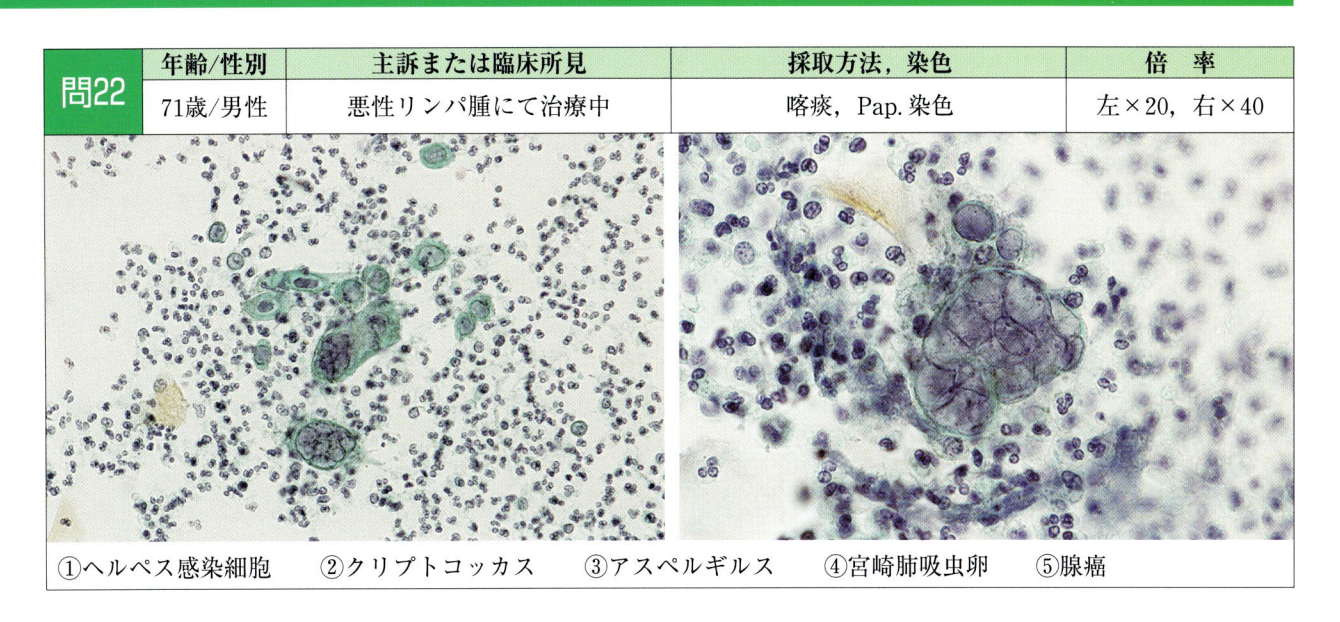

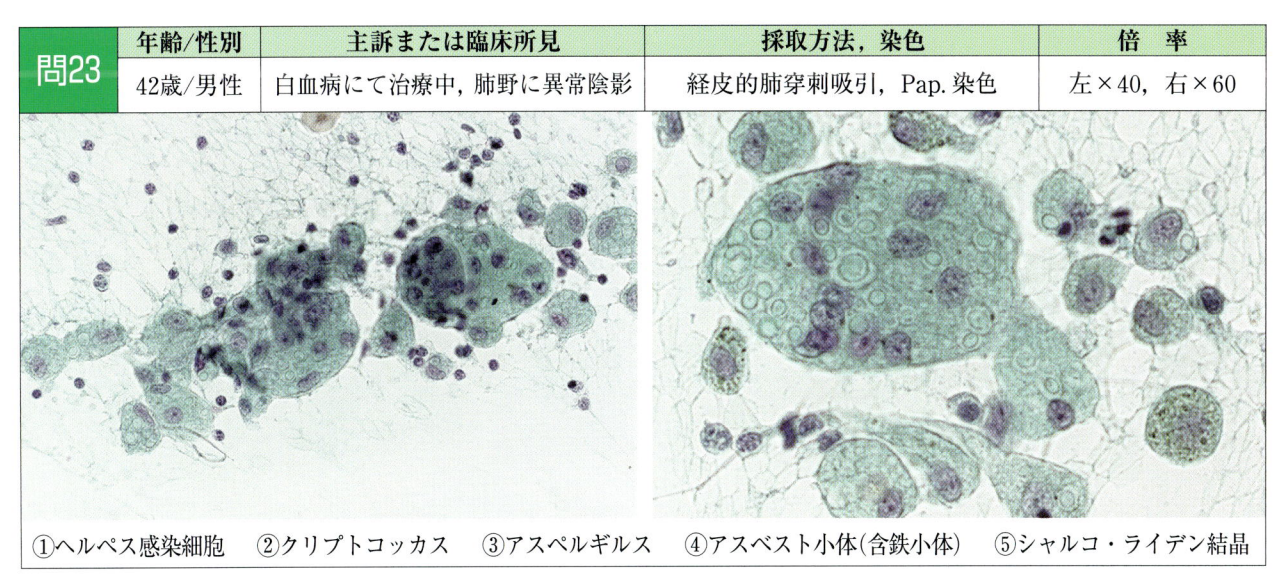

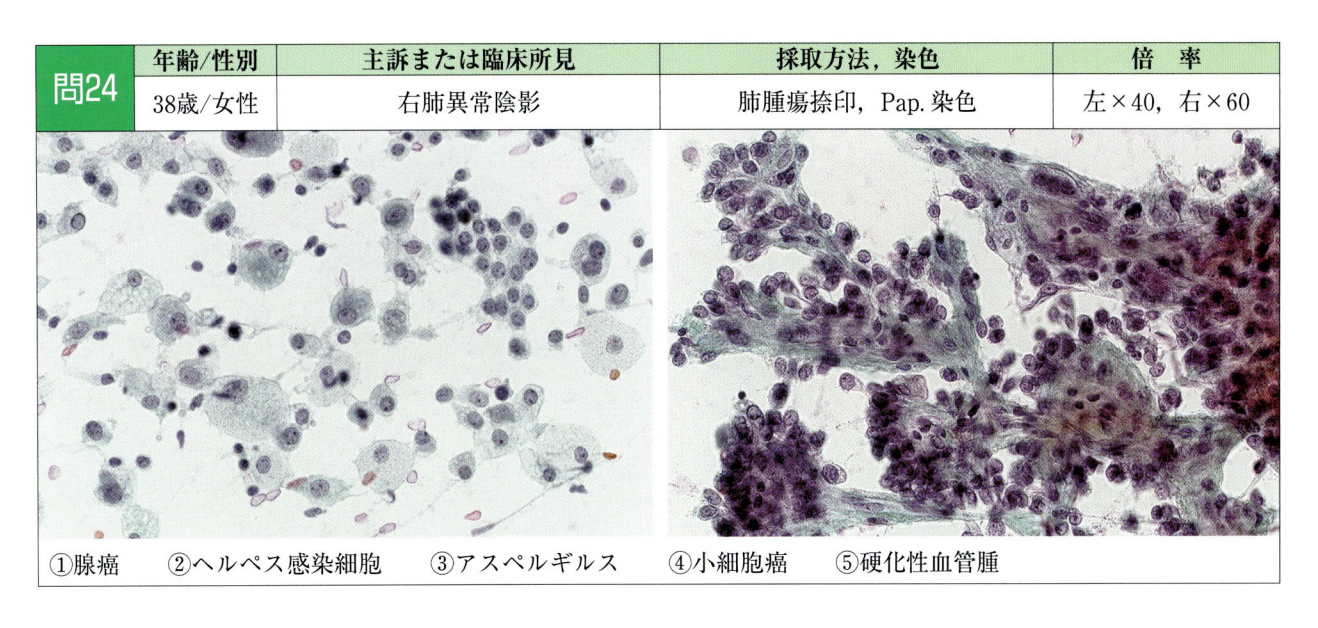

問23	年齢/性別	主訴または臨床所見	採取方法，染色	倍　率
	42歳/男性	白血病にて治療中，肺野に異常陰影	経皮的肺穿刺吸引，Pap. 染色	左×40，右×60

①ヘルペス感染細胞　②クリプトコッカス　③アスペルギルス　④アスベスト小体(含鉄小体)　⑤シャルコ・ライデン結晶

問24	年齢/性別	主訴または臨床所見	採取方法，染色	倍　率
	38歳/女性	右肺異常陰影	肺腫瘍捺印，Pap. 染色	左×40，右×60

①腺癌　②ヘルペス感染細胞　③アスペルギルス　④小細胞癌　⑤硬化性血管腫

画像をみて，最も考えられるものを選択肢から選びなさい

問25

年齢/性別	主訴または臨床所見	採取方法，染色	倍率
55歳/男性	左肺異常陰影	経気管支穿刺吸引，Pap.染色	左×40，右×60

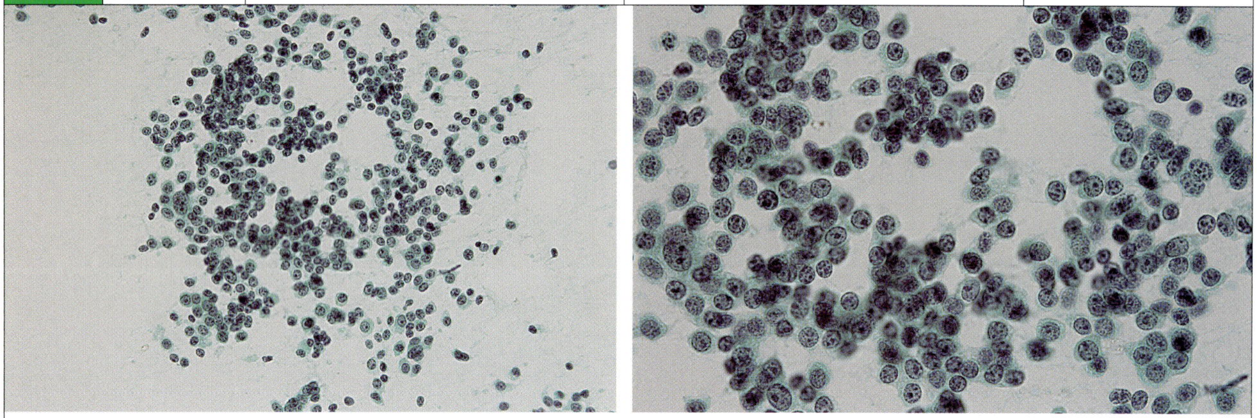

①カルチノイド腫瘍　②小細胞癌　③扁平上皮癌　④腺癌　⑤線毛円柱上皮細胞

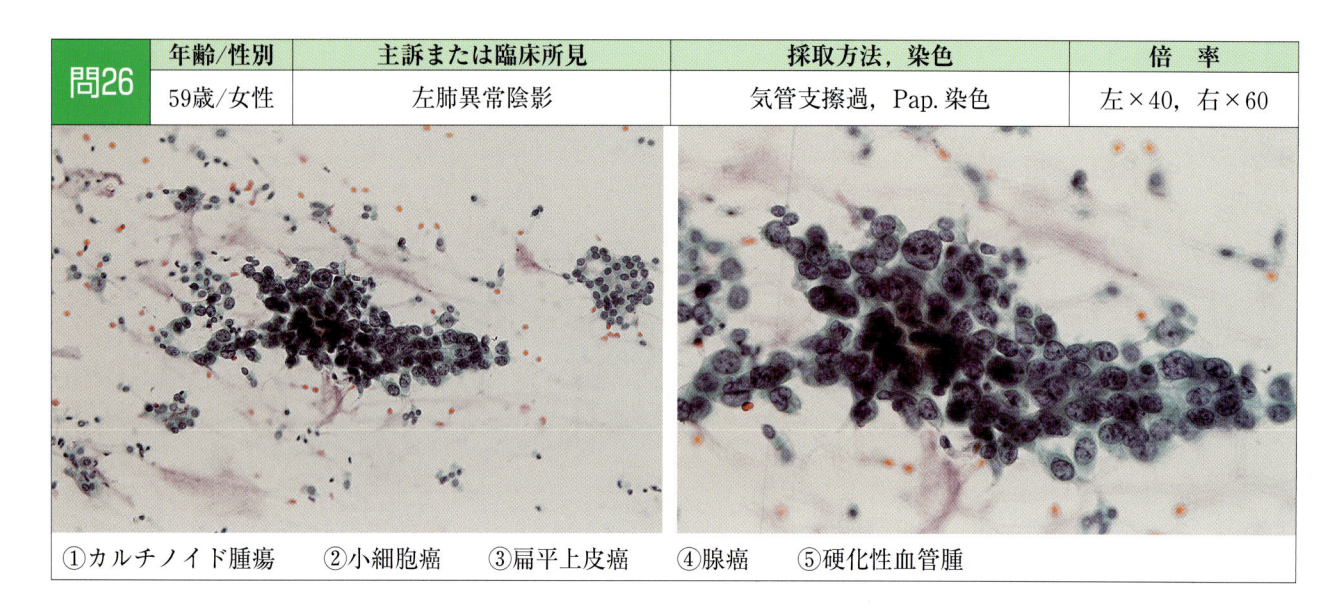

問26

年齢/性別	主訴または臨床所見	採取方法，染色	倍率
59歳/女性	左肺異常陰影	気管支擦過，Pap.染色	左×40，右×60

①カルチノイド腫瘍　②小細胞癌　③扁平上皮癌　④腺癌　⑤硬化性血管腫

問27

年齢/性別	主訴または臨床所見	採取方法，染色	倍率
72歳/男性	左肺異常陰影	気管支擦過，Pap.染色	左×20，右×60

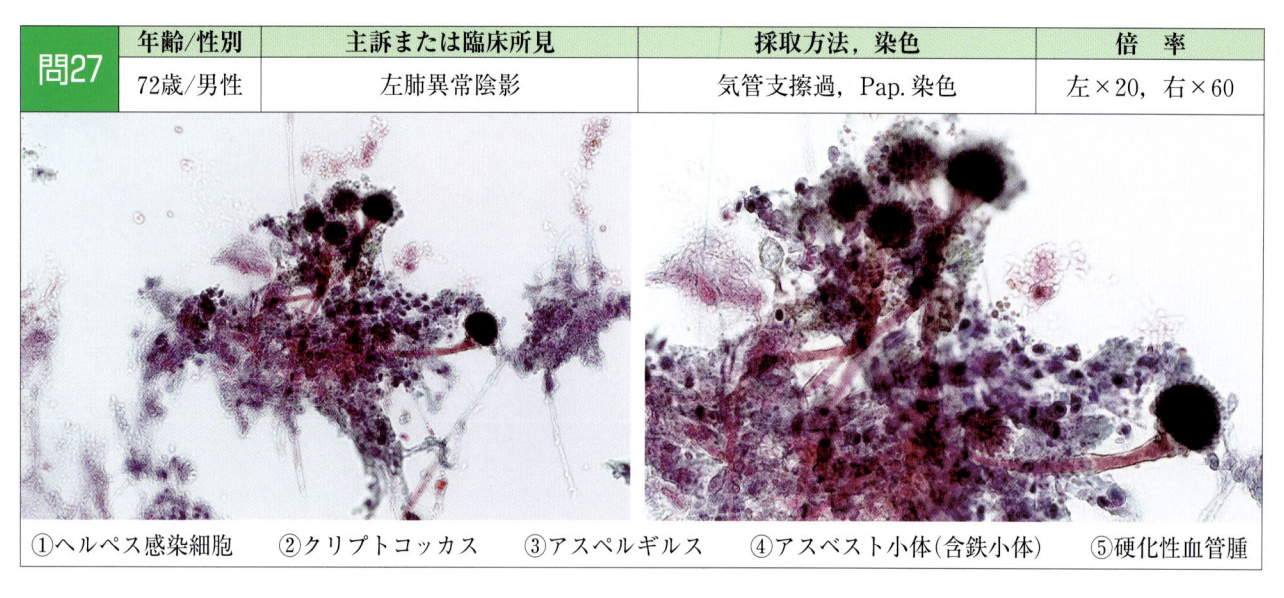

①ヘルペス感染細胞　②クリプトコッカス　③アスペルギルス　④アスベスト小体(含鉄小体)　⑤硬化性血管腫

問28	年齢/性別	主訴または臨床所見	採取方法，染色	倍　率
	73歳/男性	肺異常陰影	経気管支穿刺吸引，Pap.染色	左×40，右×60

①扁平上皮癌　②小細胞癌　③腺癌　④カルチノイド腫瘍　⑤非ホジキンリンパ腫

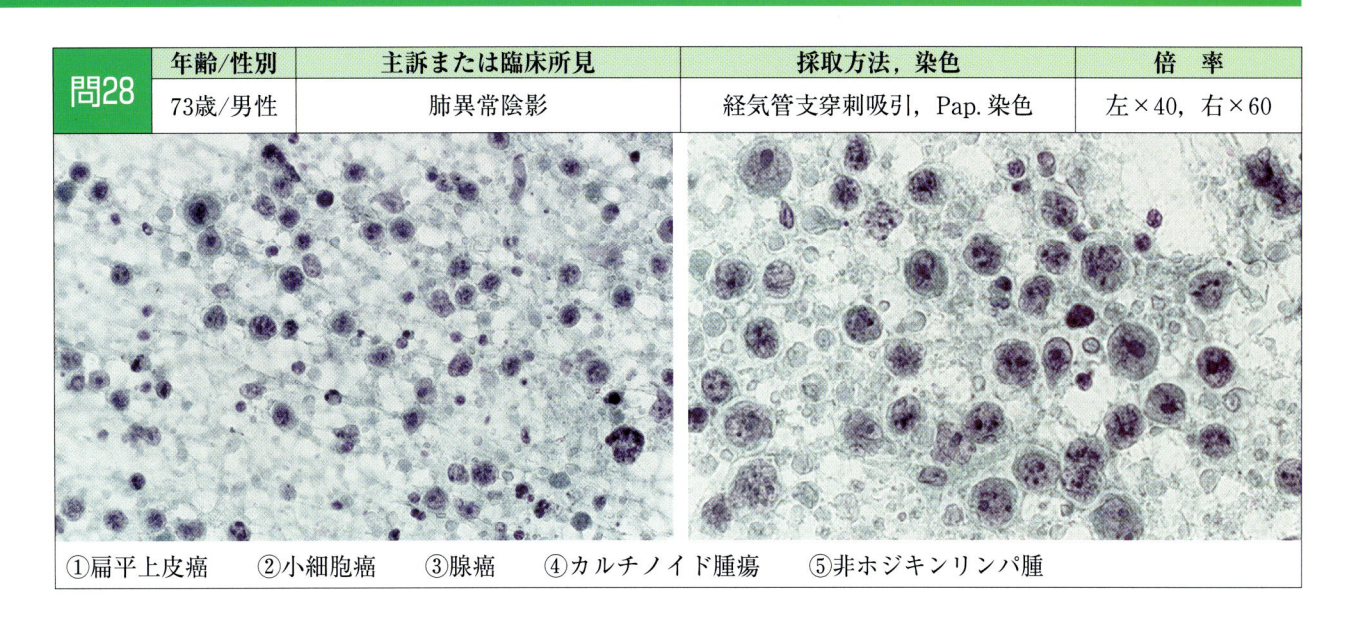

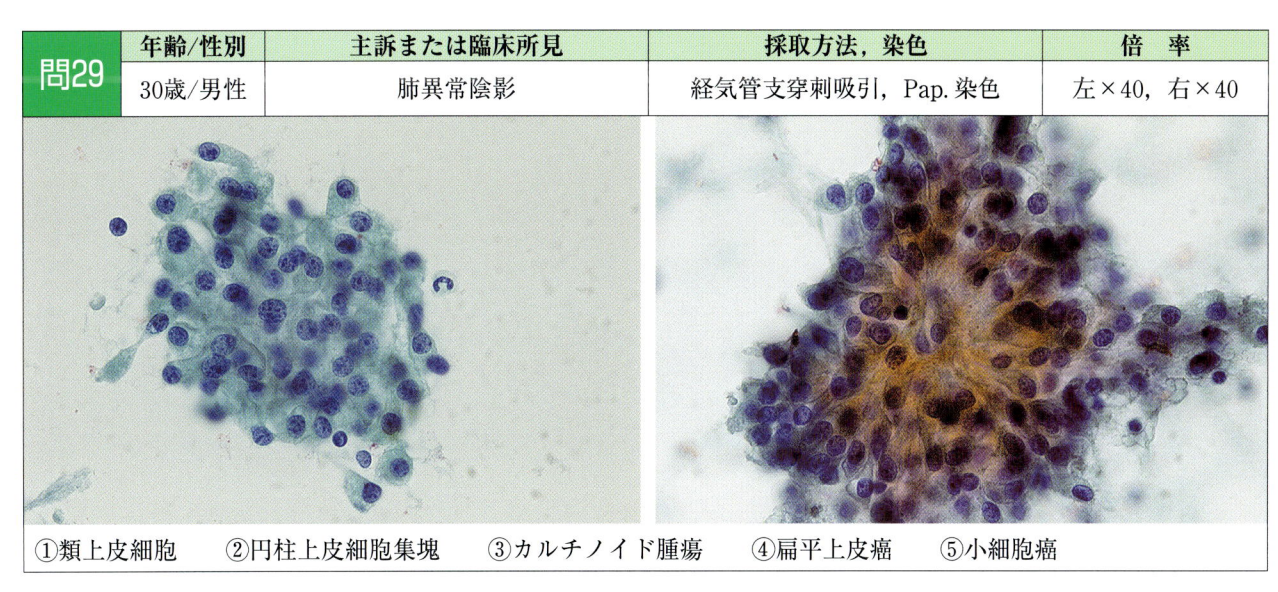

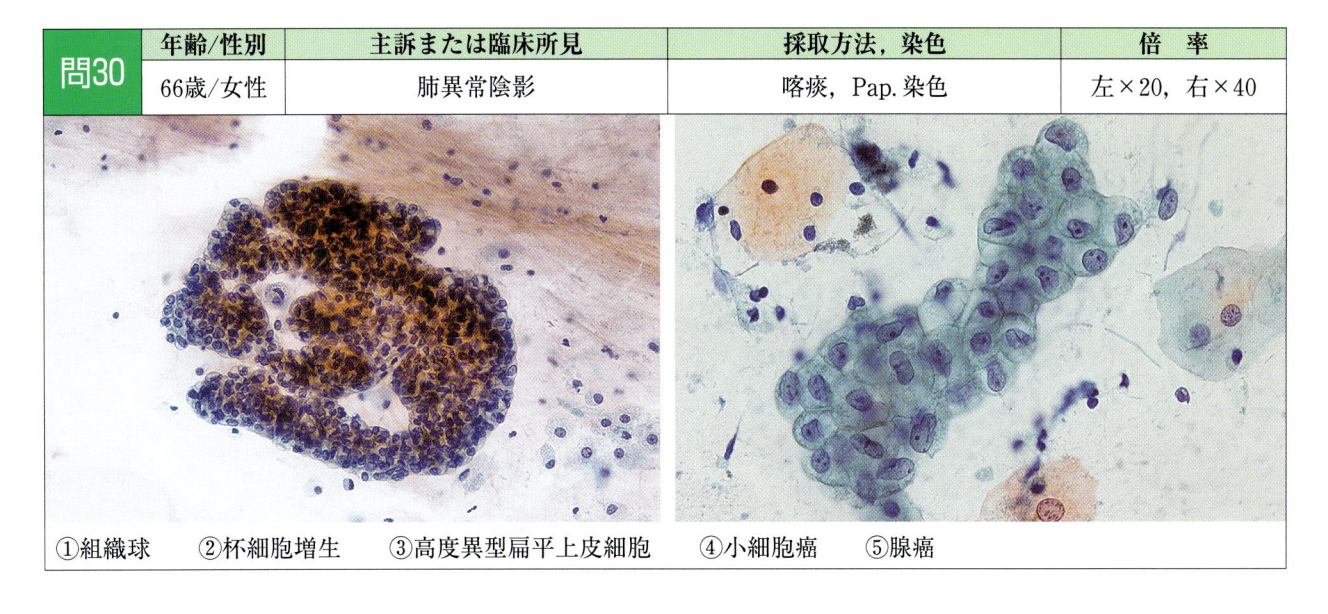

問29	年齢/性別	主訴または臨床所見	採取方法，染色	倍　率
	30歳/男性	肺異常陰影	経気管支穿刺吸引，Pap.染色	左×40，右×40

①類上皮細胞　②円柱上皮細胞集塊　③カルチノイド腫瘍　④扁平上皮癌　⑤小細胞癌

問30	年齢/性別	主訴または臨床所見	採取方法，染色	倍　率
	66歳/女性	肺異常陰影	喀痰，Pap.染色	左×20，右×40

①組織球　②杯細胞増生　③高度異型扁平上皮細胞　④小細胞癌　⑤腺癌

画像をみて，最も考えられるものを選択肢から選びなさい

問31	年齢/性別	主訴または臨床所見	採取方法，染色	倍率
	58歳/男性	咳，呼吸苦	肺胞洗浄液，左 Pap. 染色，右 Grocott 染色	左×100，右×100

①アスペルギルス　②カンジダ　③ニューモシスチス・ジロヴェチ(カリニ)　④レジオネラ　⑤アクチノマイセス

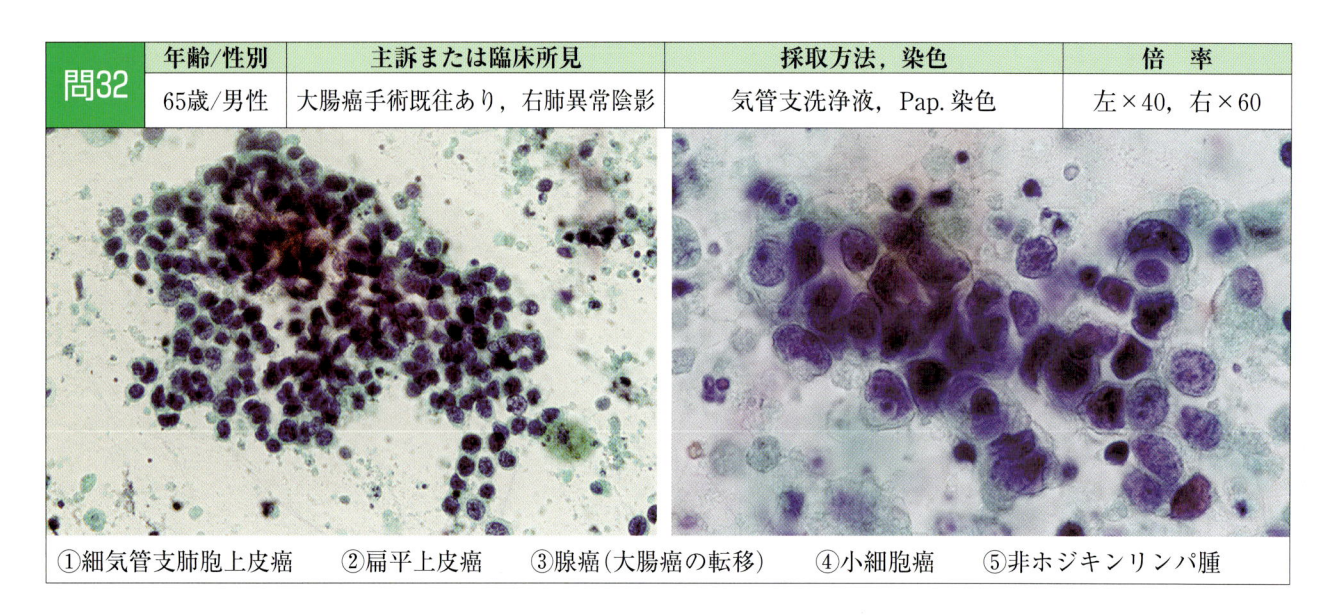

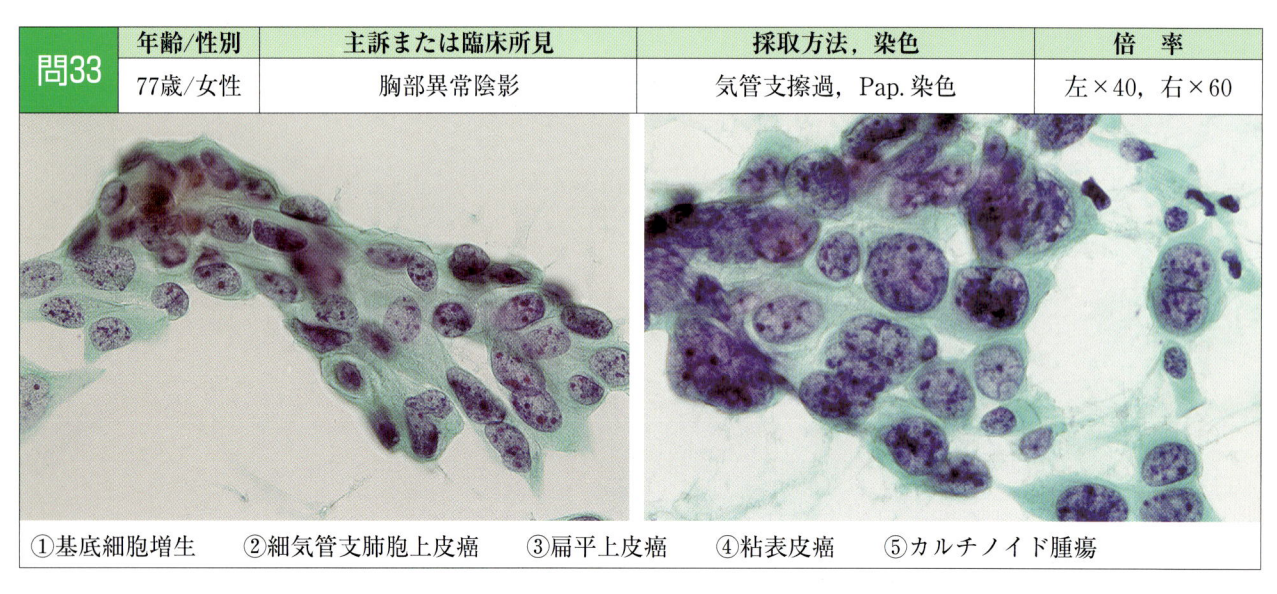

問32	年齢/性別	主訴または臨床所見	採取方法，染色	倍率
	65歳/男性	大腸癌手術既往あり，右肺異常陰影	気管支洗浄液，Pap. 染色	左×40，右×60

①細気管支肺胞上皮癌　②扁平上皮癌　③腺癌(大腸癌の転移)　④小細胞癌　⑤非ホジキンリンパ腫

問33	年齢/性別	主訴または臨床所見	採取方法，染色	倍率
	77歳/女性	胸部異常陰影	気管支擦過，Pap. 染色	左×40，右×60

①基底細胞増生　②細気管支肺胞上皮癌　③扁平上皮癌　④粘表皮癌　⑤カルチノイド腫瘍

問34	年齢/性別	主訴または臨床所見	採取部位，採取方法	染色	倍率
	69歳/男性	黄疸	胆汁	Pap.染色	左×20，右×40

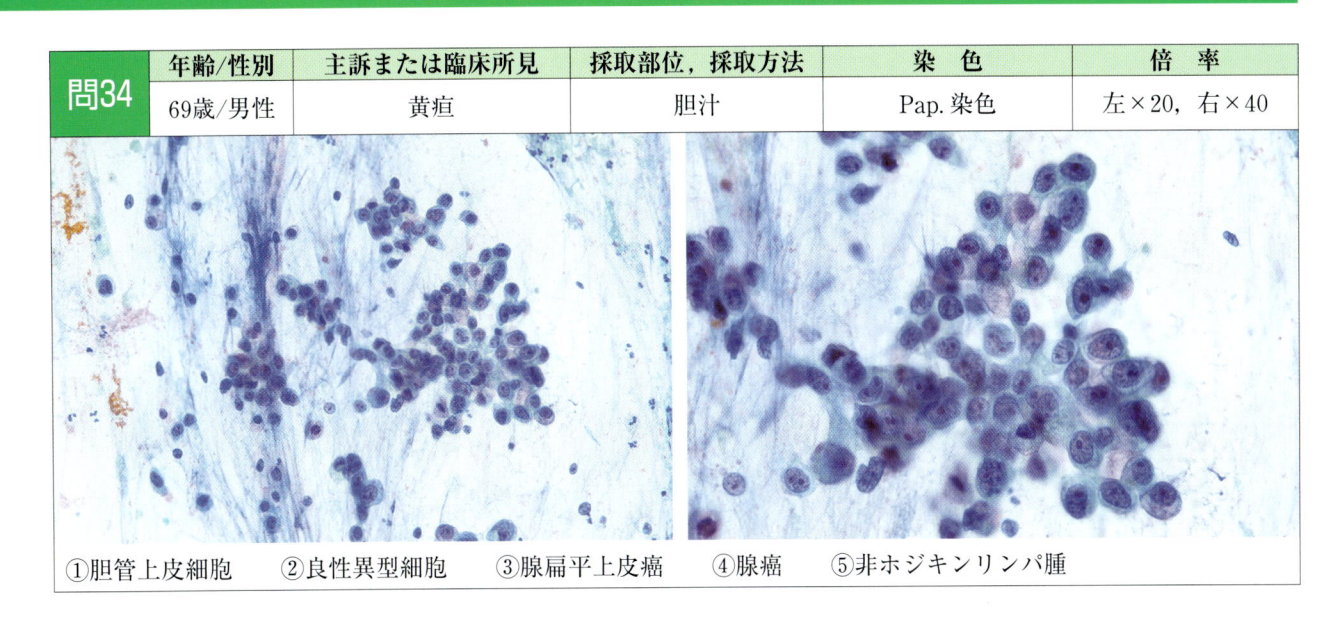

①胆管上皮細胞　②良性異型細胞　③腺扁平上皮癌　④腺癌　⑤非ホジキンリンパ腫

問35	年齢/性別	主訴または臨床所見	採取部位，採取方法	染色	倍率
	22歳/女性	腹痛，背部痛	膵体部，手術材料捺印	Pap.染色	左×10，右×40

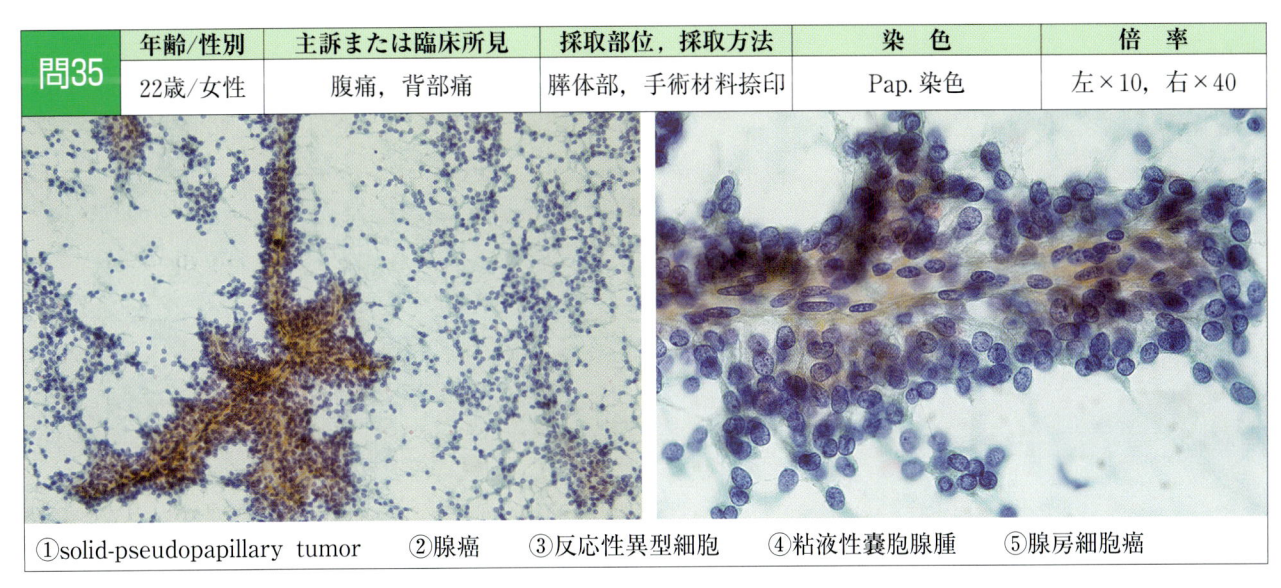

①solid-pseudopapillary tumor　②腺癌　③反応性異型細胞　④粘液性嚢胞腺腫　⑤腺房細胞癌

問36	年齢/性別	主訴または臨床所見	採取部位，採取方法	染色	倍率
	69歳/男性	胃癌，大腸癌の手術歴あり	肝臓，腫瘍捺印	Pap.染色	左×20，右×40

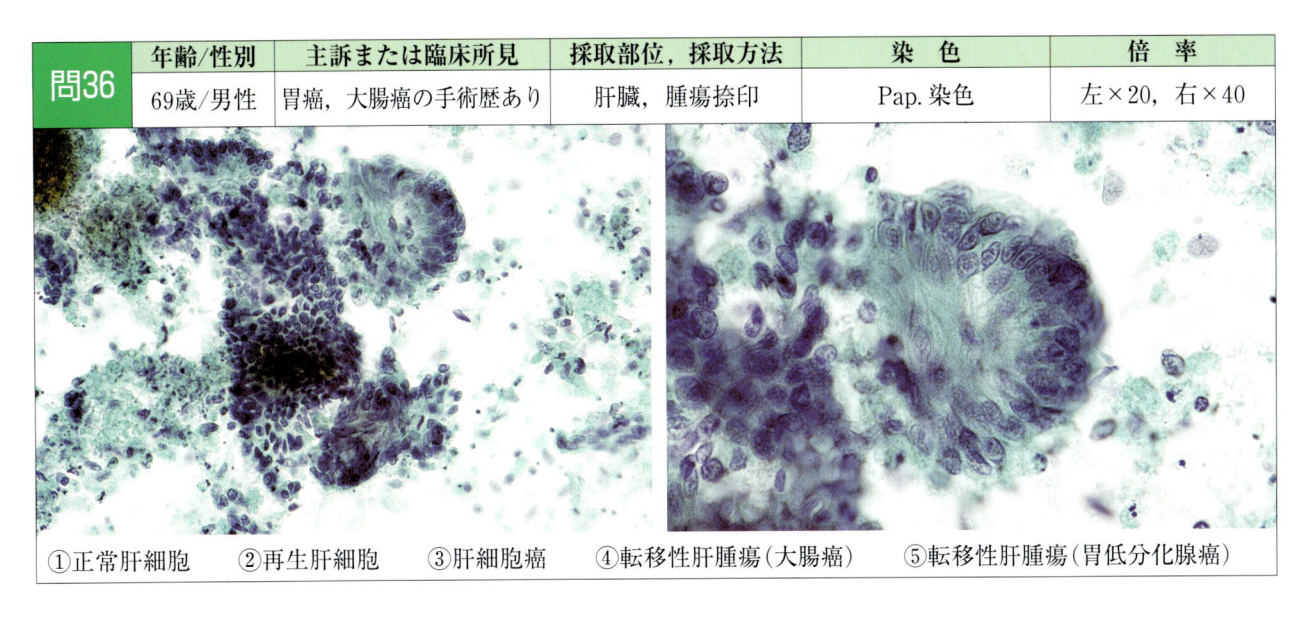

①正常肝細胞　②再生肝細胞　③肝細胞癌　④転移性肝腫瘍（大腸癌）　⑤転移性肝腫瘍（胃低分化腺癌）

画像をみて，最も考えられるものを選択肢から選びなさい

問37

年齢/性別	主訴または臨床所見	採取部位，採取方法	染色	倍率
80歳/男性	結腸腫瘍にて手術	S状結腸，腫瘍捺印	Pap.染色	左×10，右×40

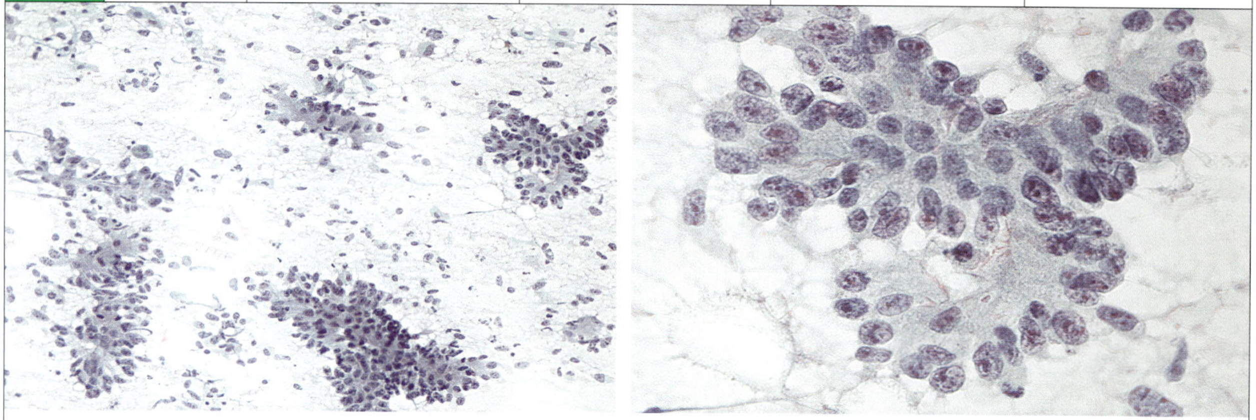

①正常結腸粘膜上皮細胞　②管状腺腫　③潰瘍性大腸炎　④腺癌　⑤平滑筋肉腫

問38

年齢/性別	主訴または臨床所見	採取部位，採取方法	染色	倍率
57歳/女性	閉塞性黄疸	胆汁	Pap.染色	左×20，右×40

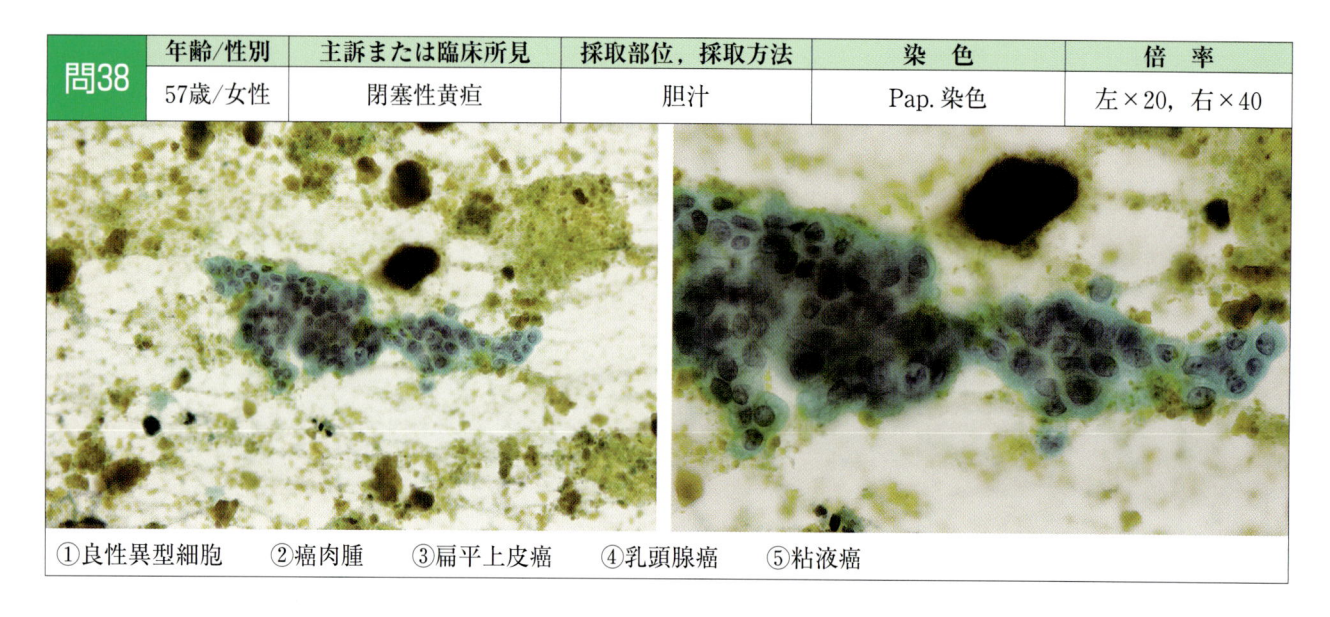

①良性異型細胞　②癌肉腫　③扁平上皮癌　④乳頭腺癌　⑤粘液癌

問39

年齢/性別	主訴または臨床所見	採取部位，採取方法	染色	倍率
77歳/男性	胆管癌疑い	胆管，擦過	Pap.染色	左×10，右×40

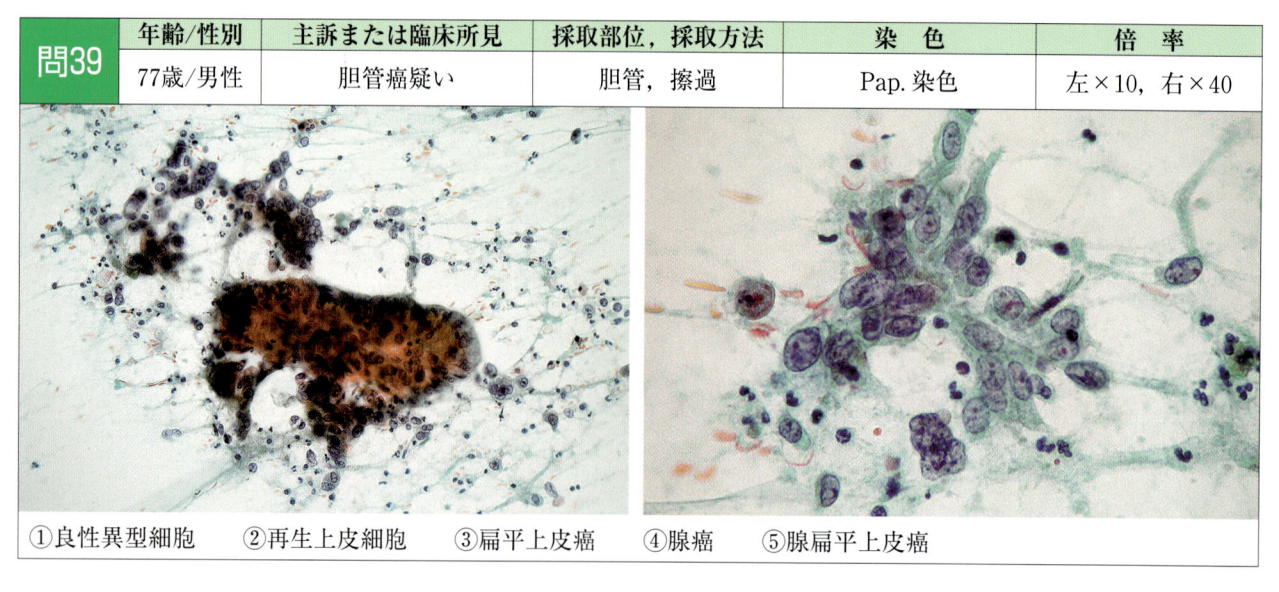

①良性異型細胞　②再生上皮細胞　③扁平上皮癌　④腺癌　⑤腺扁平上皮癌

問40	年齢/性別	主訴または臨床所見	採取部位，採取方法	染　色	倍　率
	54歳/男性	胃の粘膜下腫瘍，悪性リンパ腫疑い	胃，腫瘍捺印	Pap. 染色	左×10，右×40

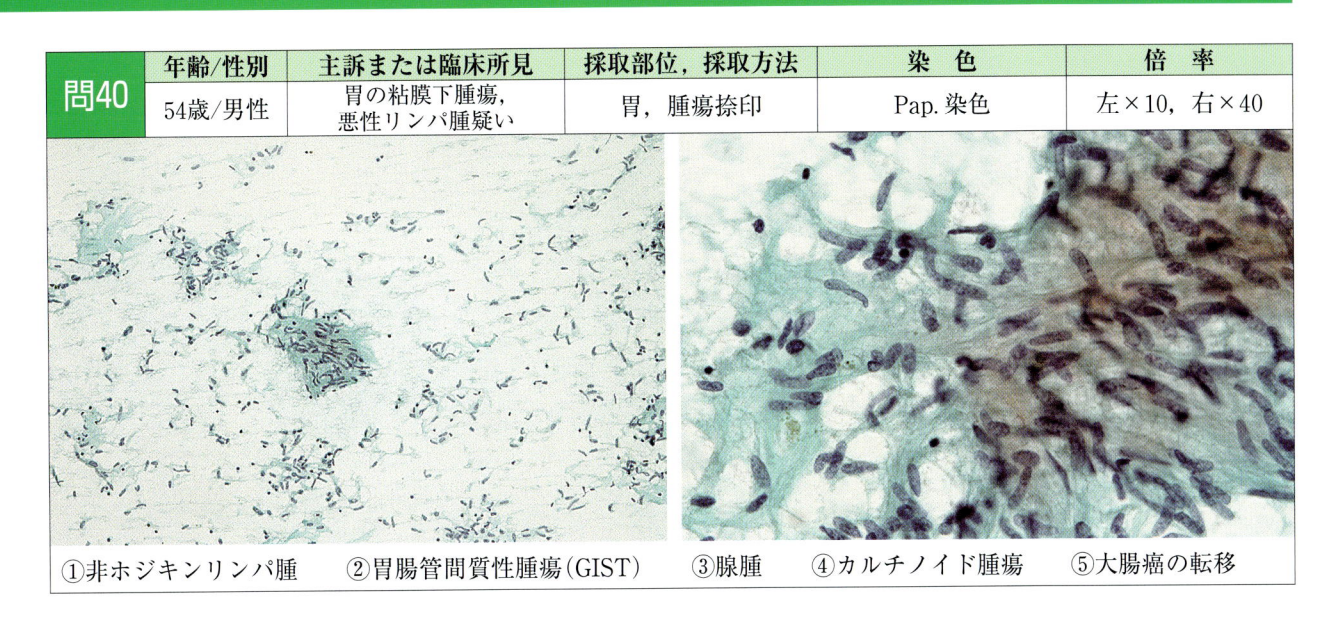

①非ホジキンリンパ腫　　②胃腸管間質性腫瘍(GIST)　　③腺腫　　④カルチノイド腫瘍　　⑤大腸癌の転移

問41	年齢/性別	主訴または臨床所見	採取部位，採取方法	染　色	倍　率
	38歳/男性	膵腫瘍にて手術	膵臓，腫瘍捺印	Pap. 染色	左×20，右×40

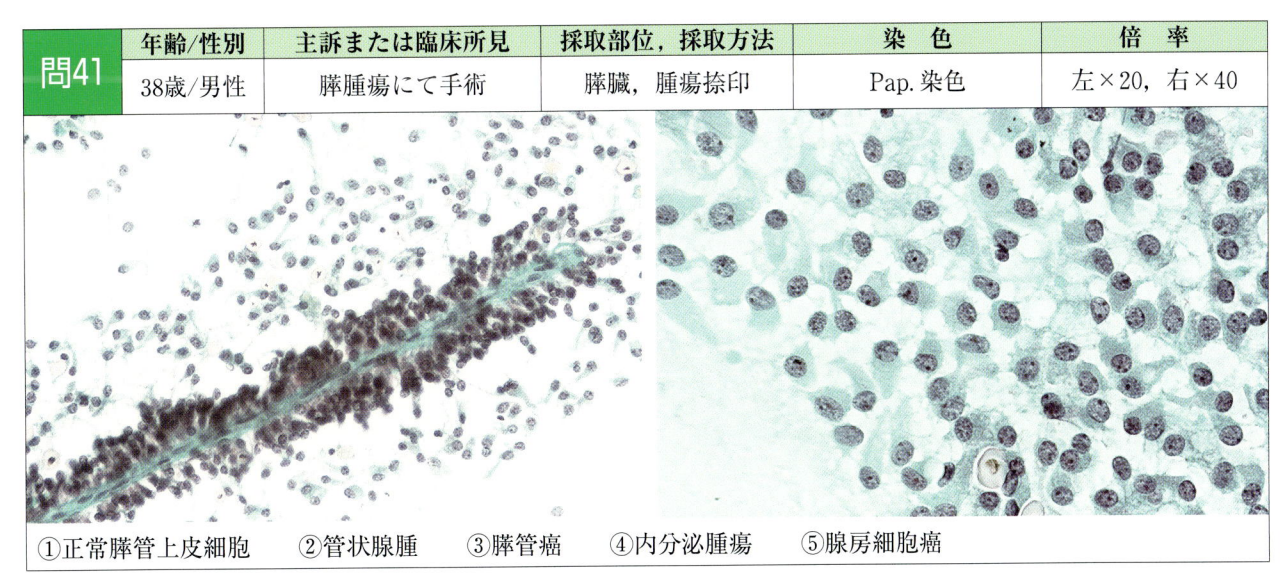

①正常膵管上皮細胞　　②管状腺腫　　③膵管癌　　④内分泌腫瘍　　⑤腺房細胞癌

問42	年齢/性別	主訴または臨床所見	採取部位，採取方法	染　色	倍　率
	52歳/男性	食道炎疑い	食道，擦過	Pap. 染色	左×20，右×40

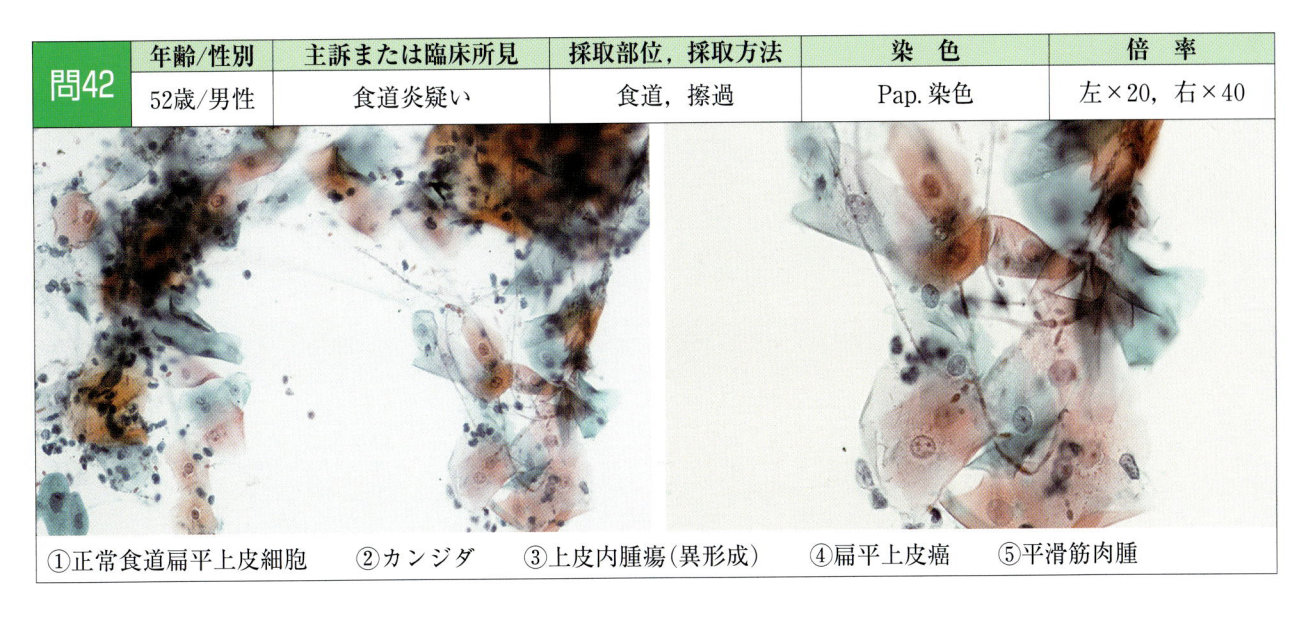

①正常食道扁平上皮細胞　　②カンジダ　　③上皮内腫瘍(異形成)　　④扁平上皮癌　　⑤平滑筋肉腫

画像をみて，最も考えられるものを選択肢から選びなさい

問43	年齢/性別	主訴または臨床所見	採取部位，採取方法	染 色	倍 率
	84歳/男性	逆流性食道炎，胃腫瘍	胃，腫瘍捺印	Pap.染色	左×20，右×40

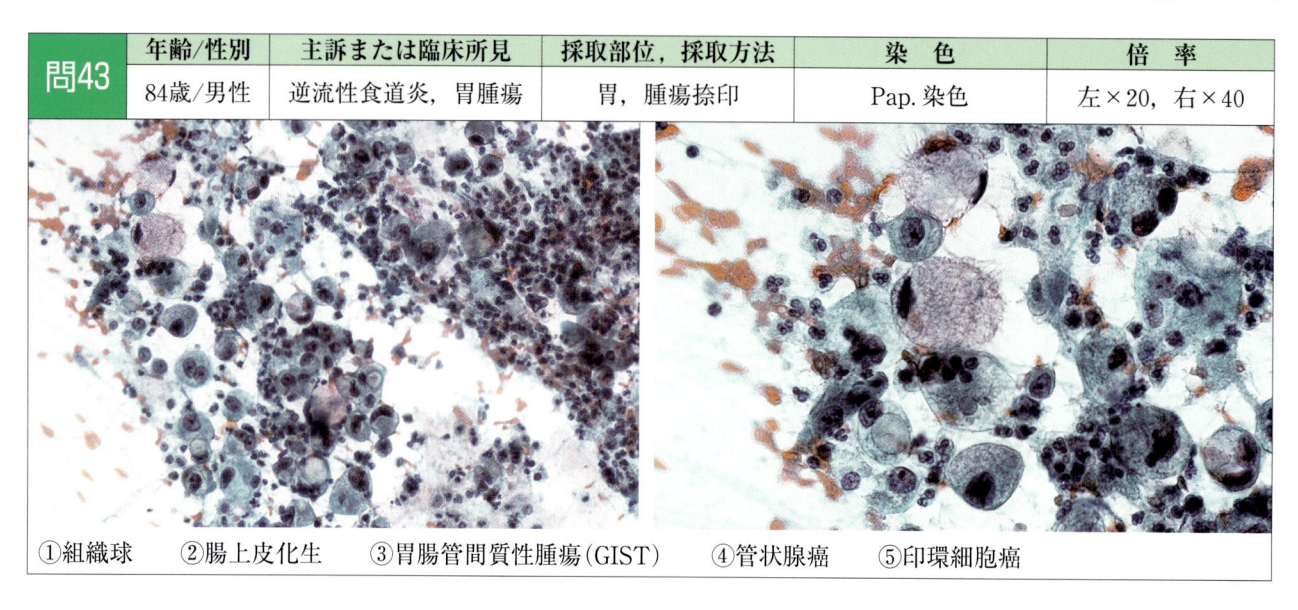

①組織球　②腸上皮化生　③胃腸管間質性腫瘍(GIST)　④管状腺癌　⑤印環細胞癌

問44	年齢/性別	主訴または臨床所見	採取部位，採取方法	染 色	倍 率
	77歳/女性	陳旧性大腸結核	大腸，生検捺印	Pap.染色	左×20，右×40

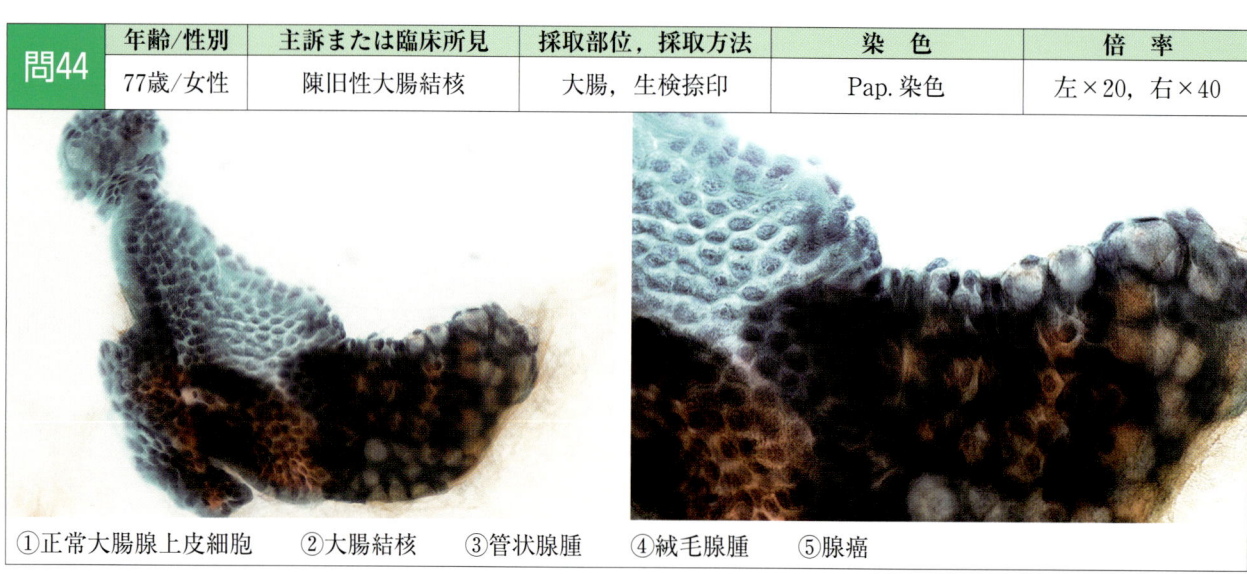

①正常大腸腺上皮細胞　②大腸結核　③管状腺腫　④絨毛腺腫　⑤腺癌

問45	年齢/性別	主訴または臨床所見	採取部位，採取方法	染 色	倍 率
	70歳/男性	左耳下腺腫瘍	左耳下腺，穿針吸引	左Pap.染色，右Giemsa染色	左×20，右×60

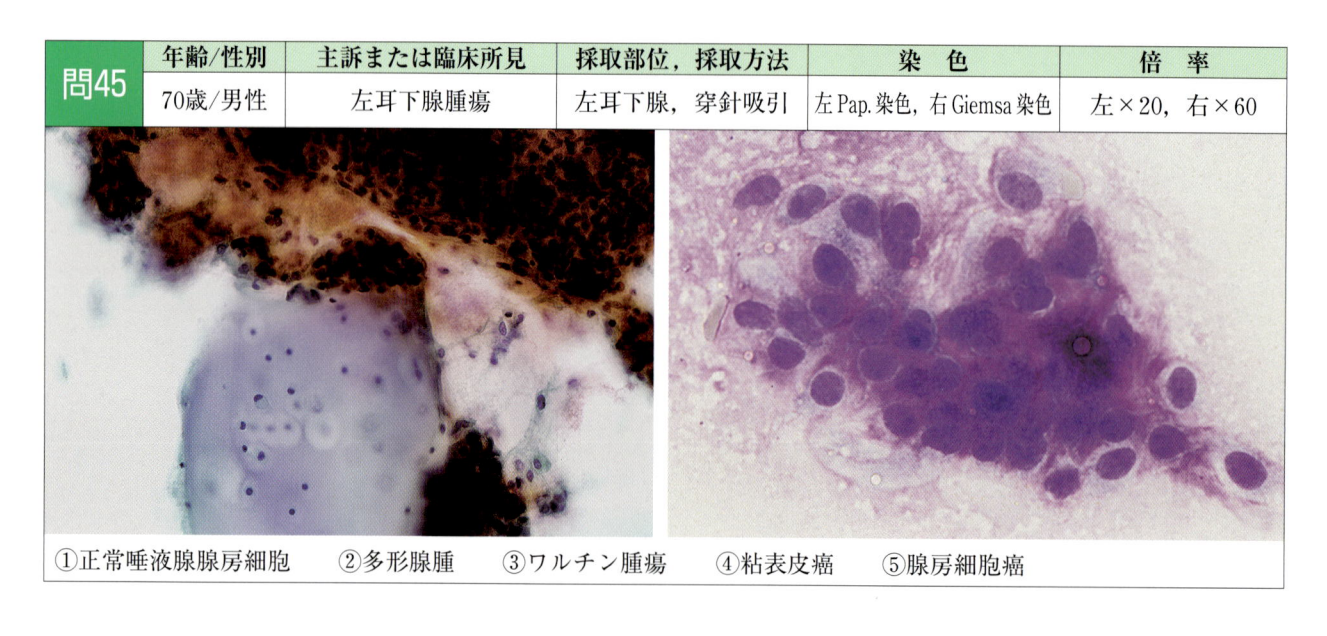

①正常唾液腺腺房細胞　②多形腺腫　③ワルチン腫瘍　④粘表皮癌　⑤腺房細胞癌

問46	年齢/性別	主訴または臨床所見	採取部位，採取方法	染 色	倍 率
	72歳/男性	左耳下腺腫瘍	左耳下腺，穿針吸引	Pap. 染色	左×20，右×60

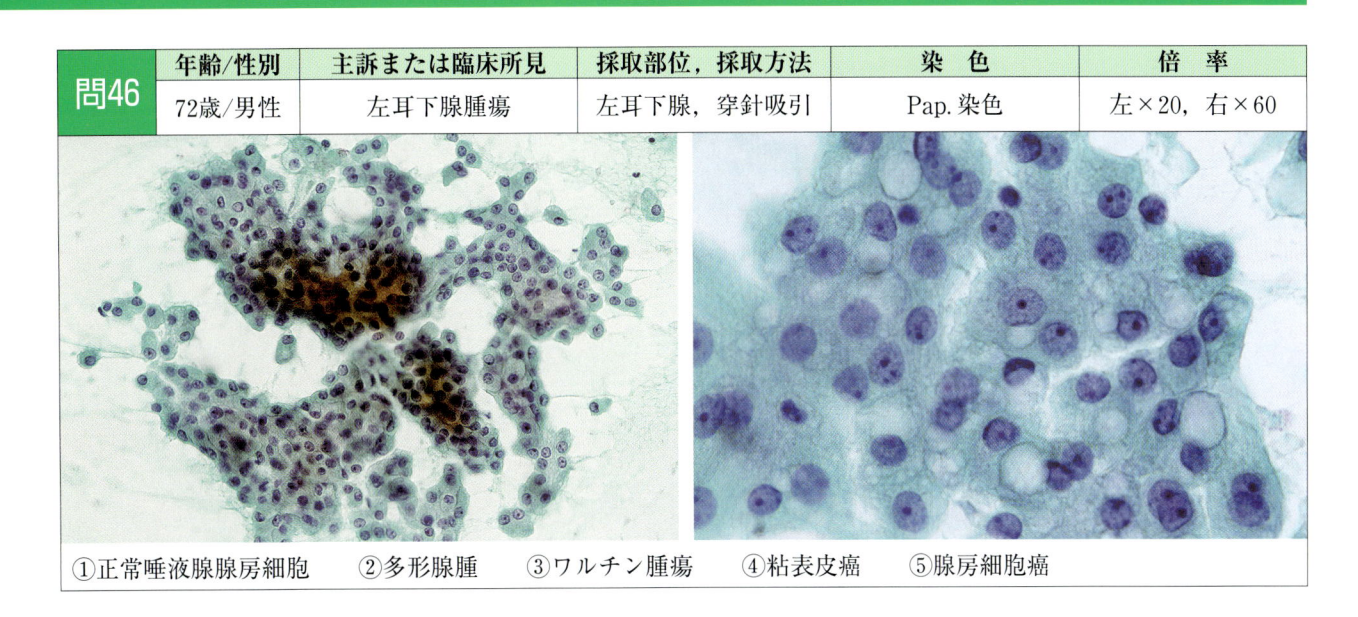

①正常唾液腺腺房細胞　②多形腺腫　③ワルチン腫瘍　④粘表皮癌　⑤腺房細胞癌

問47	年齢/性別	主訴または臨床所見	採取部位，採取方法	染 色	倍 率
	50歳/女性	甲状腺癌疑い	甲状腺，穿刺吸引	Pap. 染色	左×20，右×40

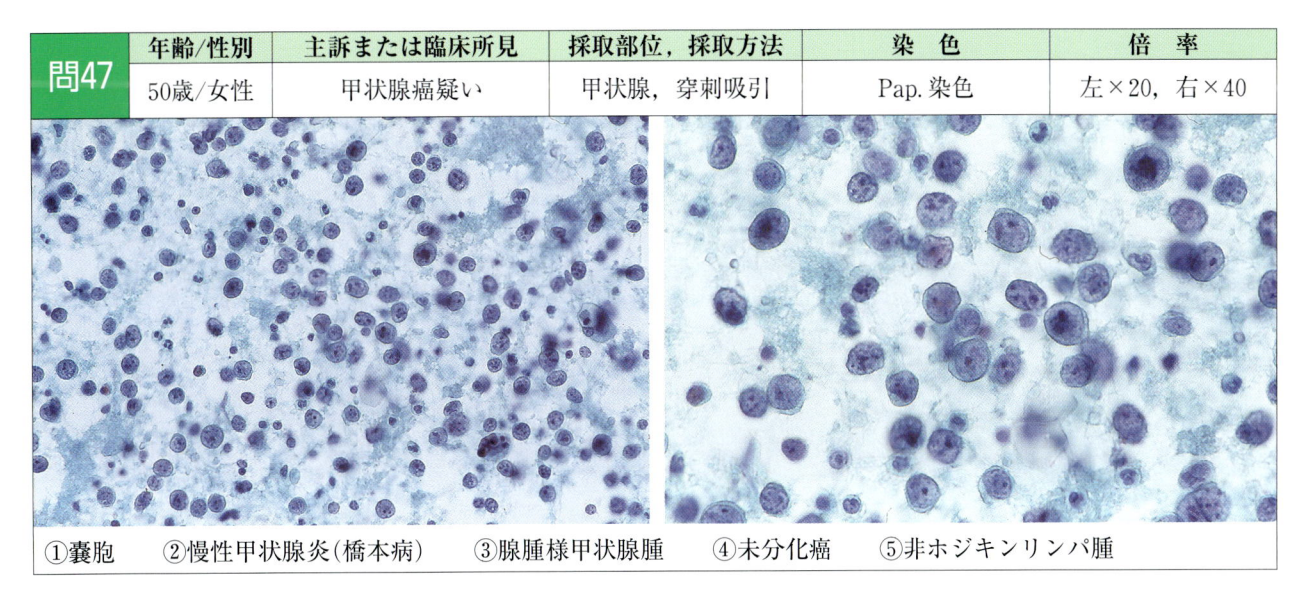

①嚢胞　②慢性甲状腺炎(橋本病)　③腺腫様甲状腺腫　④未分化癌　⑤非ホジキンリンパ腫

問48	年齢/性別	主訴または臨床所見	採取部位，採取方法	染 色	倍 率
	57歳/女性	右葉に石灰化ともなう腫瘤	甲状腺，穿刺吸引	Pap. 染色	左×10，右×40

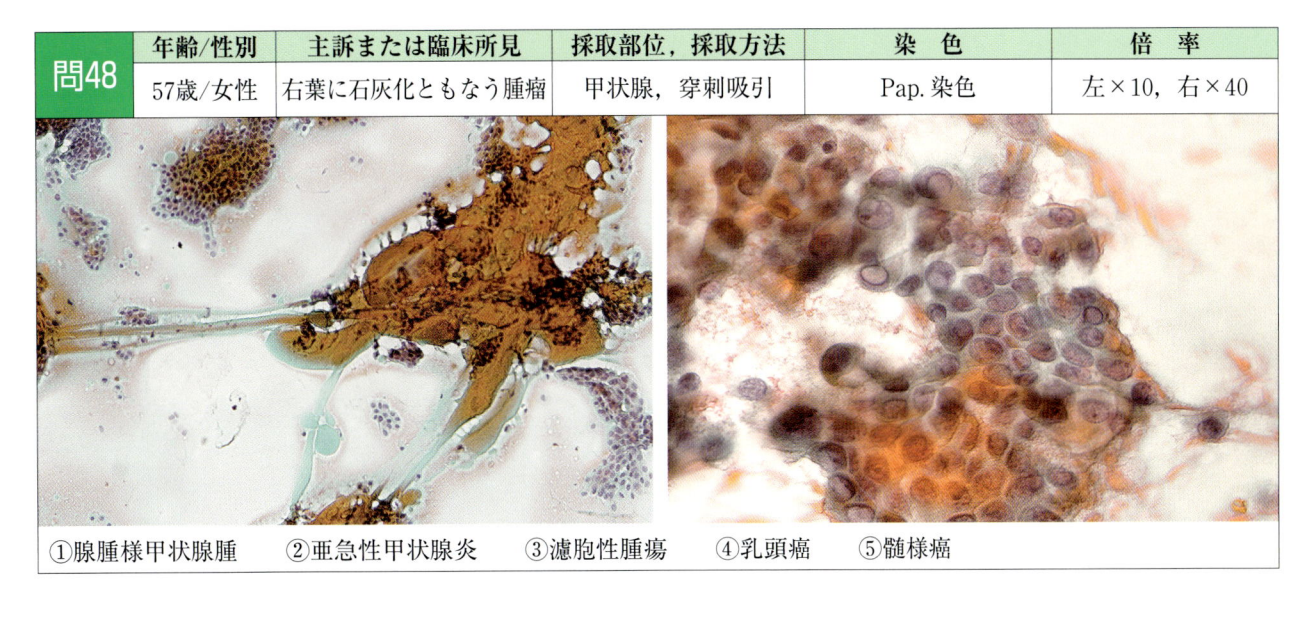

①腺腫様甲状腺腫　②亜急性甲状腺炎　③濾胞性腫瘍　④乳頭癌　⑤髄様癌

画像をみて，最も考えられるものを選択肢から選びなさい

問49	年齢/性別	主訴または臨床所見	検体	染色	倍率
	62歳/男性	腹水貯留	腹水	左 Pap.染色，右 Giemsa 染色	左×40，右×40

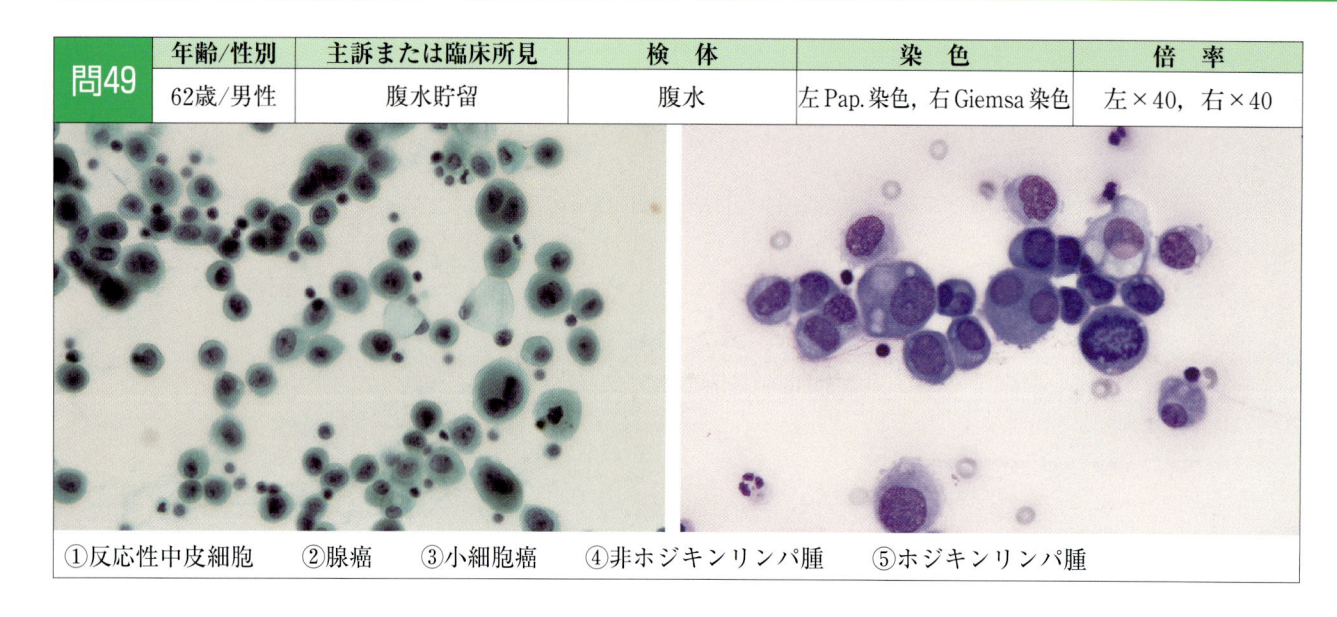

①反応性中皮細胞　②腺癌　③小細胞癌　④非ホジキンリンパ腫　⑤ホジキンリンパ腫

問50	年齢/性別	主訴または臨床所見	検体	染色	倍率
	61歳/女性	胃癌	胸水	Pap.染色	左×20，右×40

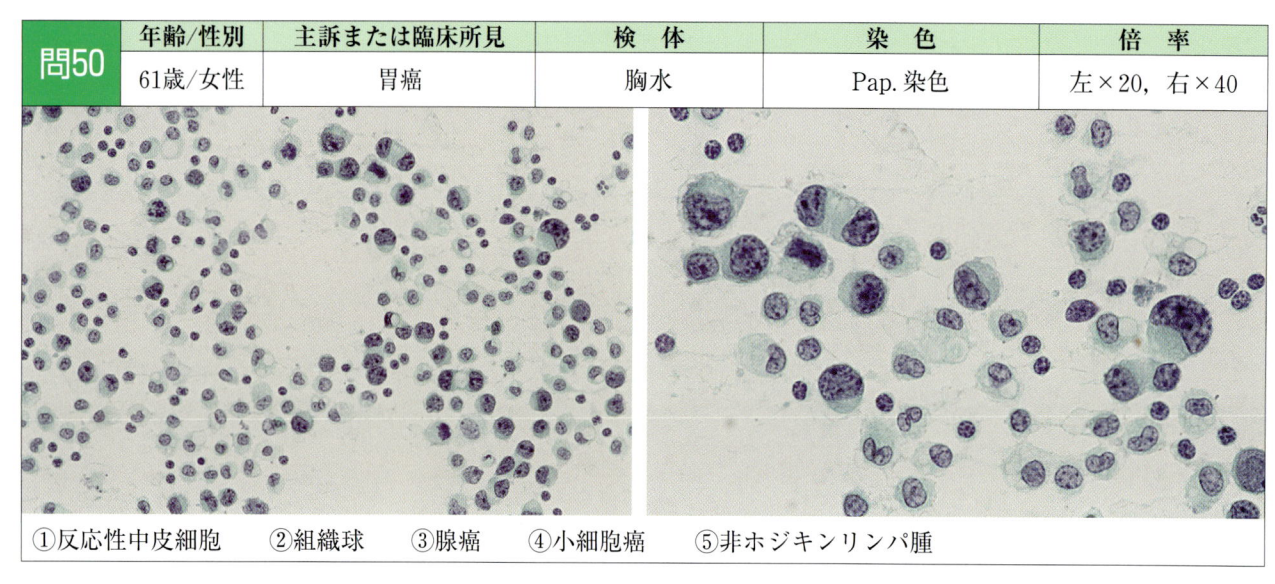

①反応性中皮細胞　②組織球　③腺癌　④小細胞癌　⑤非ホジキンリンパ腫

問51	年齢/性別	主訴または臨床所見	検体	染色	倍率
	23歳/男性	血尿	腎盂尿	左 Pap.染色，右 Giemsa 染色	左×40，右×40

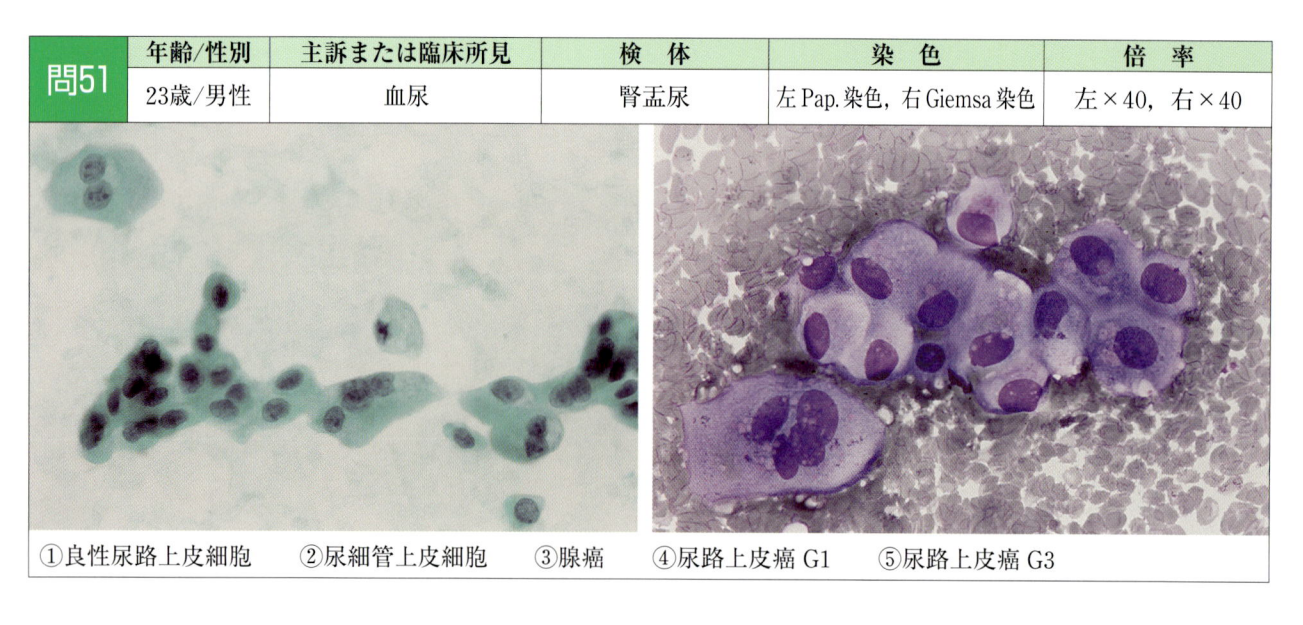

①良性尿路上皮細胞　②尿細管上皮細胞　③腺癌　④尿路上皮癌 G1　⑤尿路上皮癌 G3

問52	年齢/性別	主訴または臨床所見	検体	染色	倍率
	83歳/男性	血尿	自然尿	左Pap.染色, 右Giemsa染色	左×40, 右×40

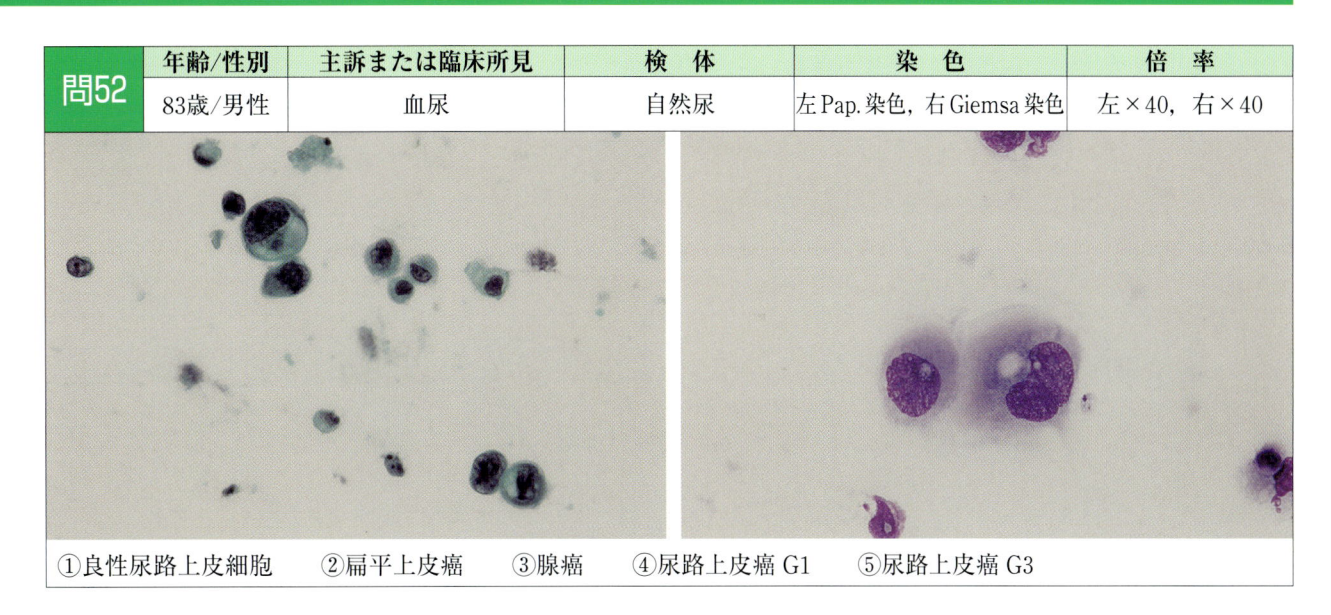

①良性尿路上皮細胞　②扁平上皮癌　③腺癌　④尿路上皮癌 G1　⑤尿路上皮癌 G3

問53	年齢/性別	主訴または臨床所見	採取部位, 採取方法	染色	倍率
	35歳/女性	左乳腺腫瘤	左乳腺, 穿刺吸引	Pap.染色	左×20, 右×40

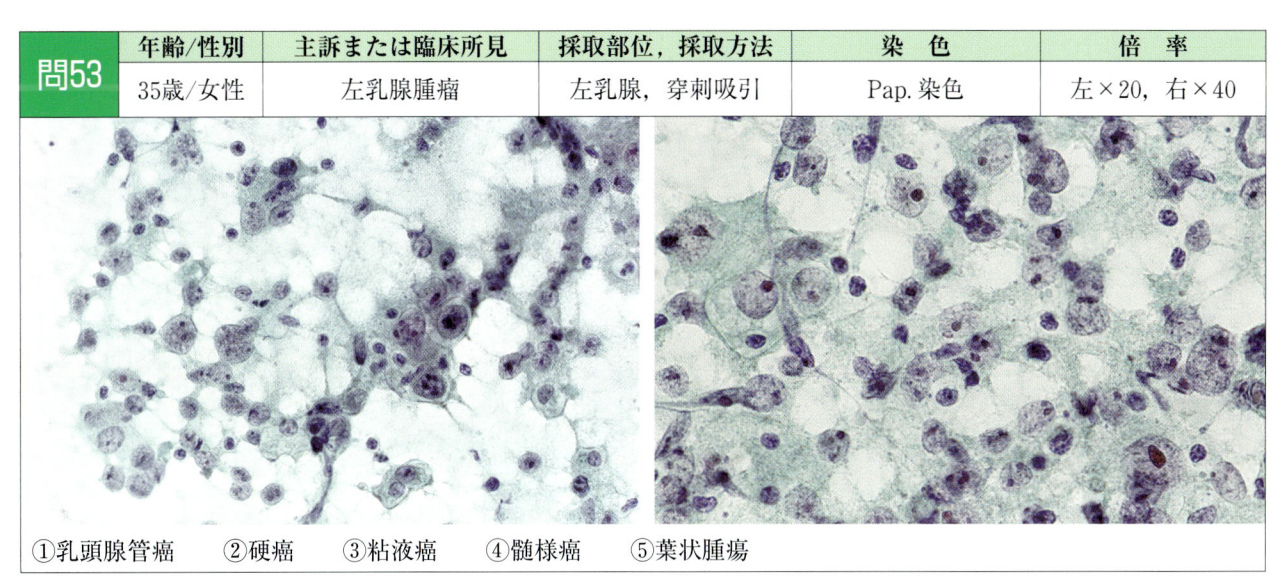

①乳頭腺管癌　②硬癌　③粘液癌　④髄様癌　⑤葉状腫瘍

問54	年齢/性別	主訴または臨床所見	採取部位, 採取方法	染色	倍率
	48歳/女性	右乳腺腫瘤	右乳腺, 穿刺吸引	Pap.染色	左×10, 右×40

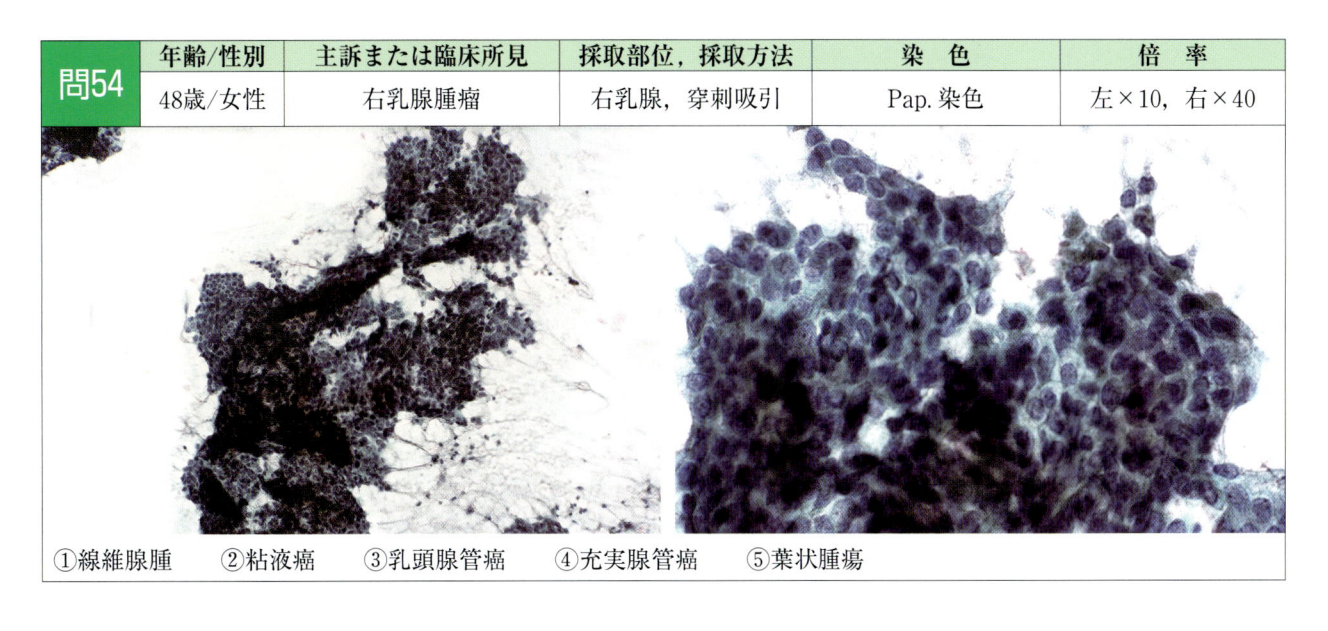

①線維腺腫　②粘液癌　③乳頭腺管癌　④充実腺管癌　⑤葉状腫瘍

画像をみて，最も考えられるものを選択肢から選びなさい

問55

年齢/性別	主訴または臨床所見	採取部位，採取方法	染色	倍率
28歳/男性	踵骨腫瘍	踵骨，生検捺印	Pap.染色	左×20，右×40

①ユーイング肉腫　②骨肉腫　③骨巨細胞腫　④軟骨芽細胞腫　⑤軟骨肉腫

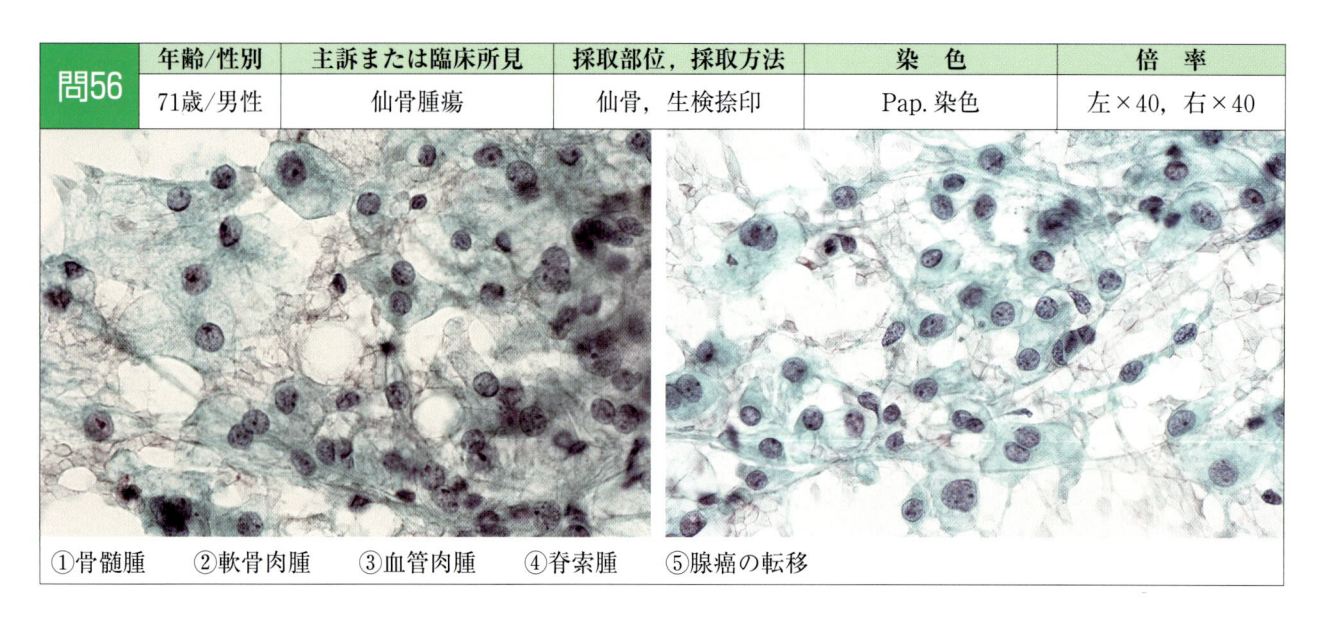

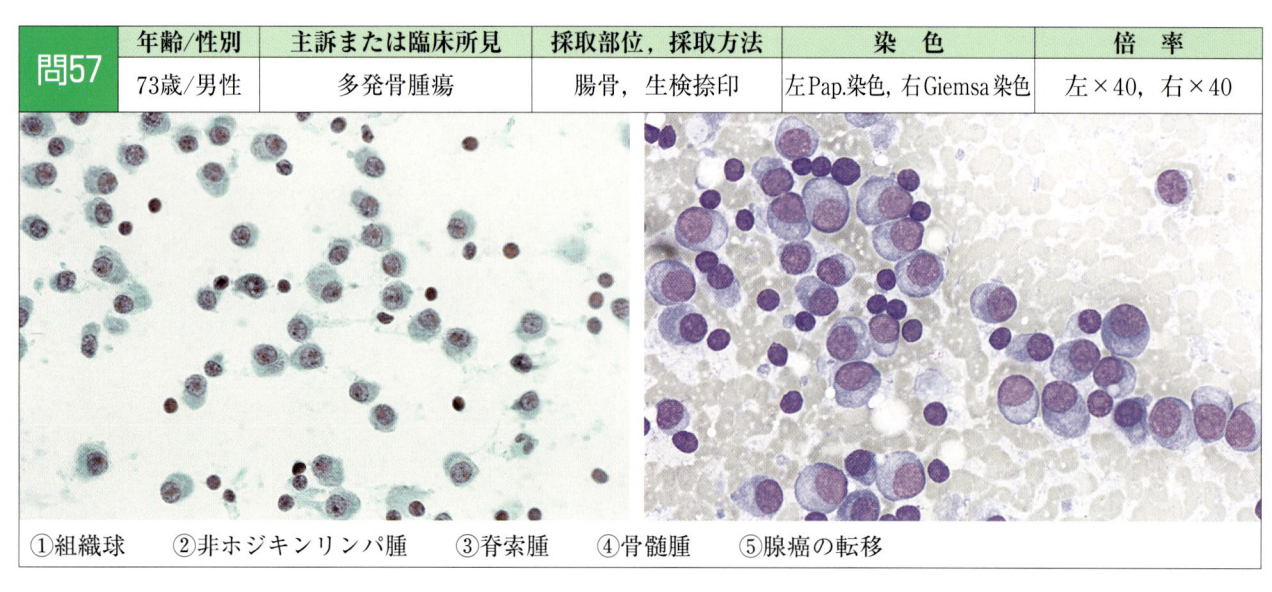

問56

年齢/性別	主訴または臨床所見	採取部位，採取方法	染色	倍率
71歳/男性	仙骨腫瘍	仙骨，生検捺印	Pap.染色	左×40，右×40

①骨髄腫　②軟骨肉腫　③血管肉腫　④脊索腫　⑤腺癌の転移

問57

年齢/性別	主訴または臨床所見	採取部位，採取方法	染色	倍率
73歳/男性	多発骨腫瘍	腸骨，生検捺印	左Pap.染色，右Giemsa染色	左×40，右×40

①組織球　②非ホジキンリンパ腫　③脊索腫　④骨髄腫　⑤腺癌の転移

問58	年齢/性別	主訴または臨床所見	採取部位，採取方法	染　色	倍　率
	69歳/女性	前縦隔腫瘍	前縦隔，手術材料捺印	Pap. 染色	左×10，右×20

①胸腺嚢胞　②胸腺過形成　③胸腺腫　④神経線維腫　⑤神経鞘腫

問59	年齢/性別	主訴または臨床所見	採取部位，採取方法	染　色	倍　率
	79歳/女性	下腿軟部腫瘍疑い（直径80×50 mm 大）	下腿，穿刺吸引	Pap. 染色	左×20，右×40

①神経鞘腫　②脂肪腫　③脂肪肉腫（分化型）　④悪性線維性組織球腫（通常型）　⑤胞巣状軟部肉腫

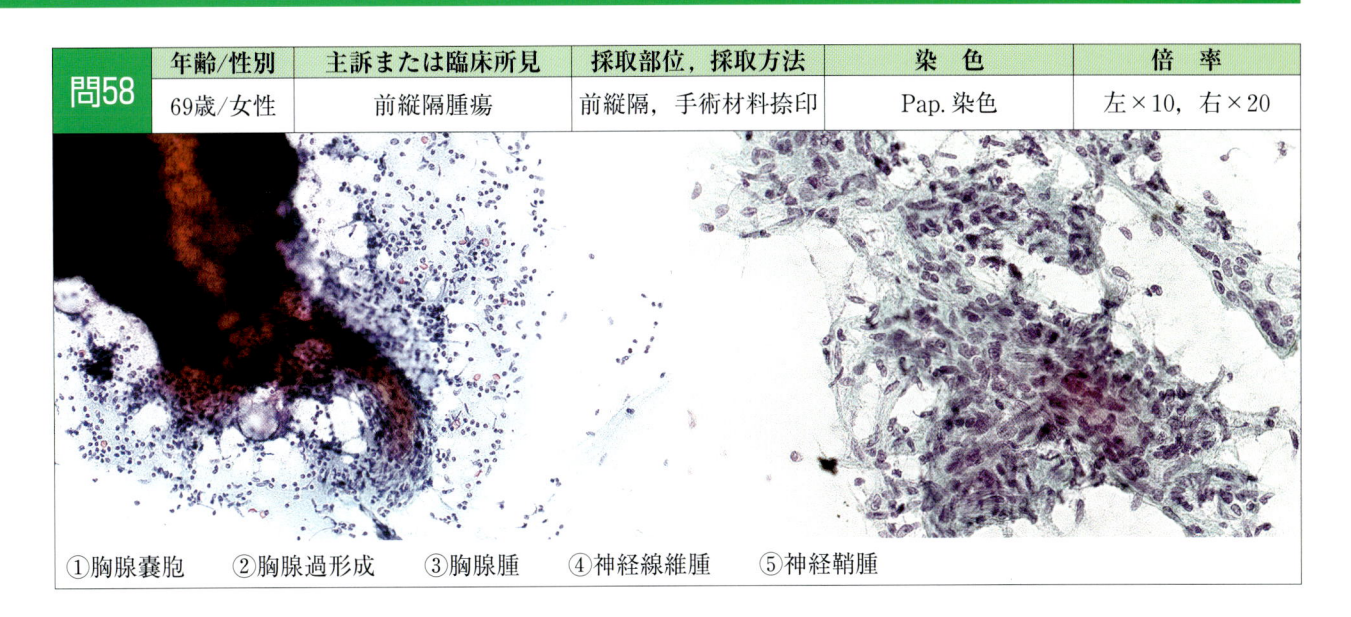

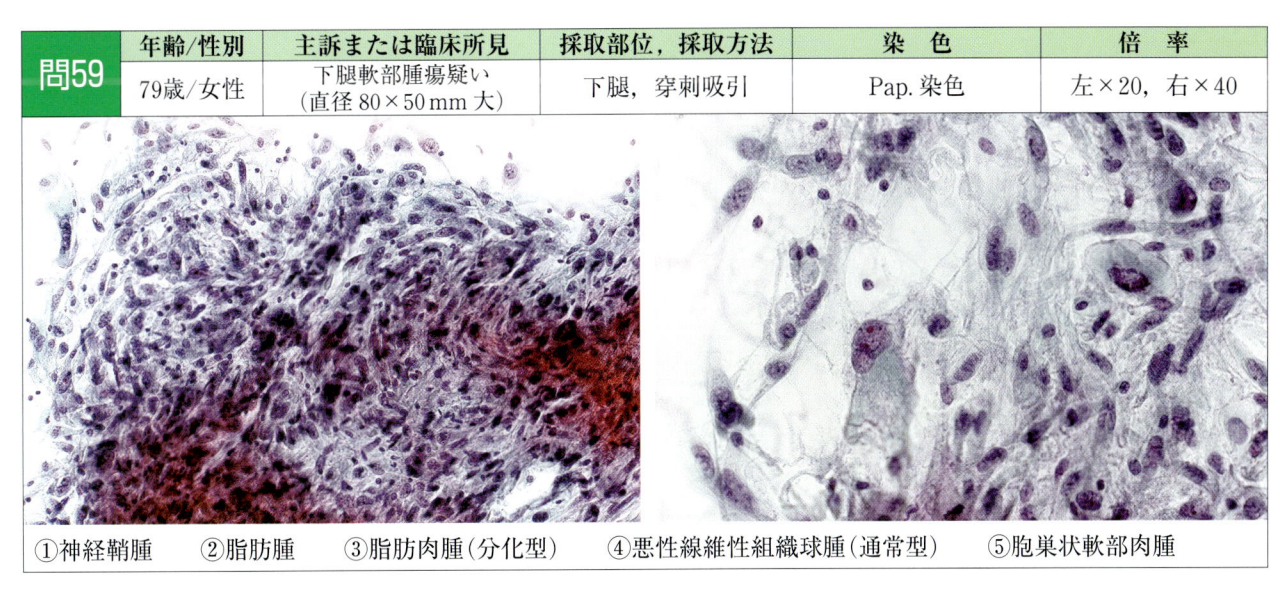

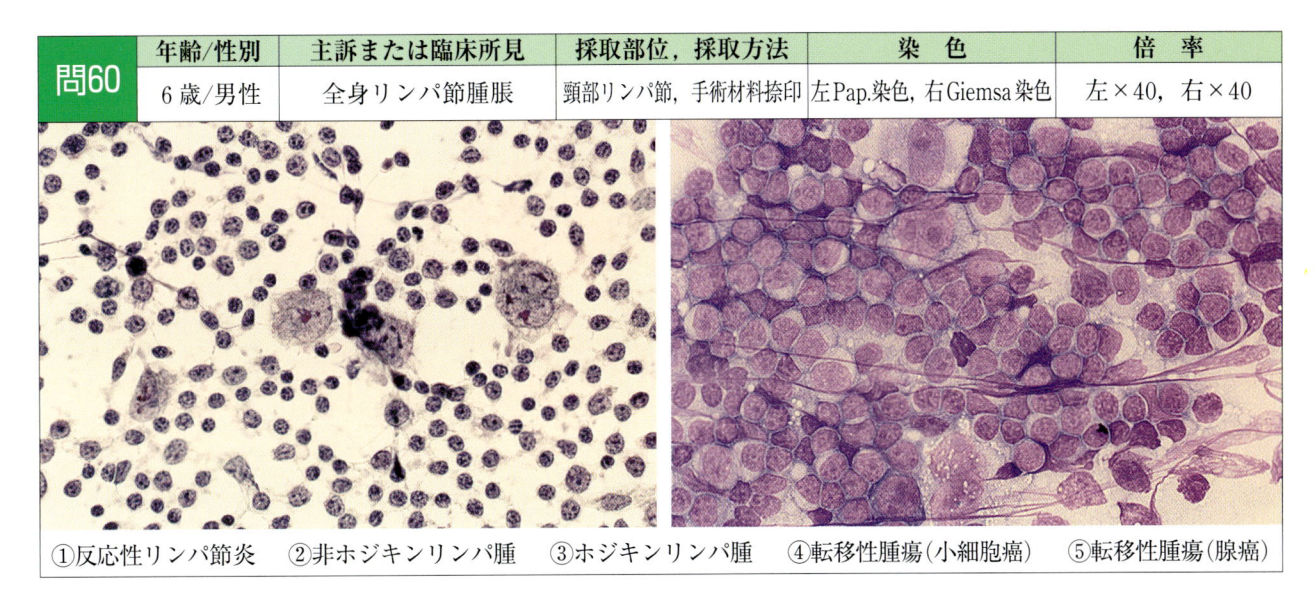

問60	年齢/性別	主訴または臨床所見	採取部位，採取方法	染　色	倍　率
	6歳/男性	全身リンパ節腫脹	頸部リンパ節，手術材料捺印	左Pap.染色，右Giemsa染色	左×40，右×40

①反応性リンパ節炎　②非ホジキンリンパ腫　③ホジキンリンパ腫　④転移性腫瘍（小細胞癌）　⑤転移性腫瘍（腺癌）

ZOOM-3

画像をみて，最も考えられるものを選択肢から選びなさい

問1

年齢/性別	主訴または臨床所見	採取部位	採取方法，染色	倍率
31歳/女性	がん検診	子宮頸管	ブラシ擦過，Pap.染色	左×40，右×100

①扁平上皮化生細胞　②中等度異形成　③高度異形成　④上皮内癌　⑤角化型扁平上皮癌

問2

年齢/性別	主訴または臨床所見	採取部位	採取方法，染色	倍率
39歳/女性	がん検診	子宮頸管	ブラシ擦過，Pap.染色	左×20，右×100

①修復細胞　②中等度異形成　③高度異形成　④頸部腺癌(内頸部型粘液性腺癌)　⑤非角化型扁平上皮癌

問3

年齢/性別	主訴または臨床所見	採取部位	採取方法，染色	倍率
69歳/女性	不正出血	子宮頸管	ブラシ擦過，Pap.染色	左×40，右×40

①ヘルペス感染細胞　②扁平上皮化生細胞　③非角化型扁平上皮癌　④正常頸管腺細胞　⑤頸部腺癌(内頸部型粘液性腺癌)

問4	年齢/性別	主訴または臨床所見	採取部位	採取方法, 染色	倍率
	42歳/女性	卵巣腫瘍	卵巣	手術材料捺印, Pap.染色	左×20, 右×40

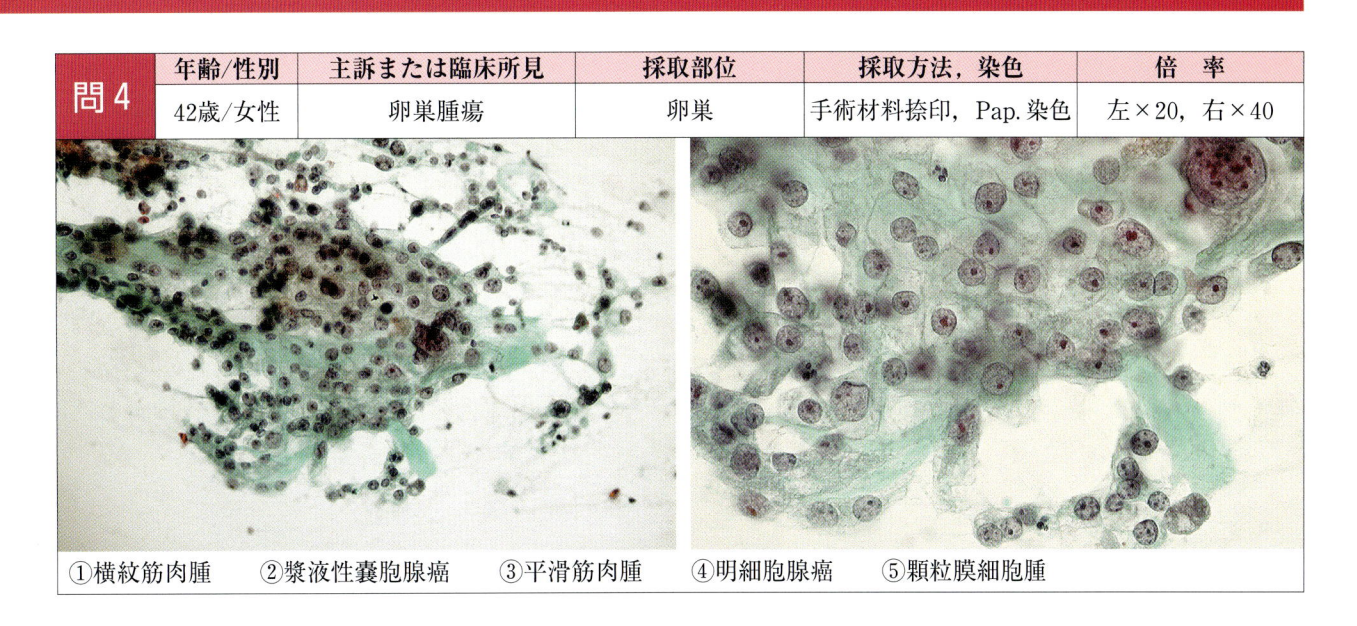

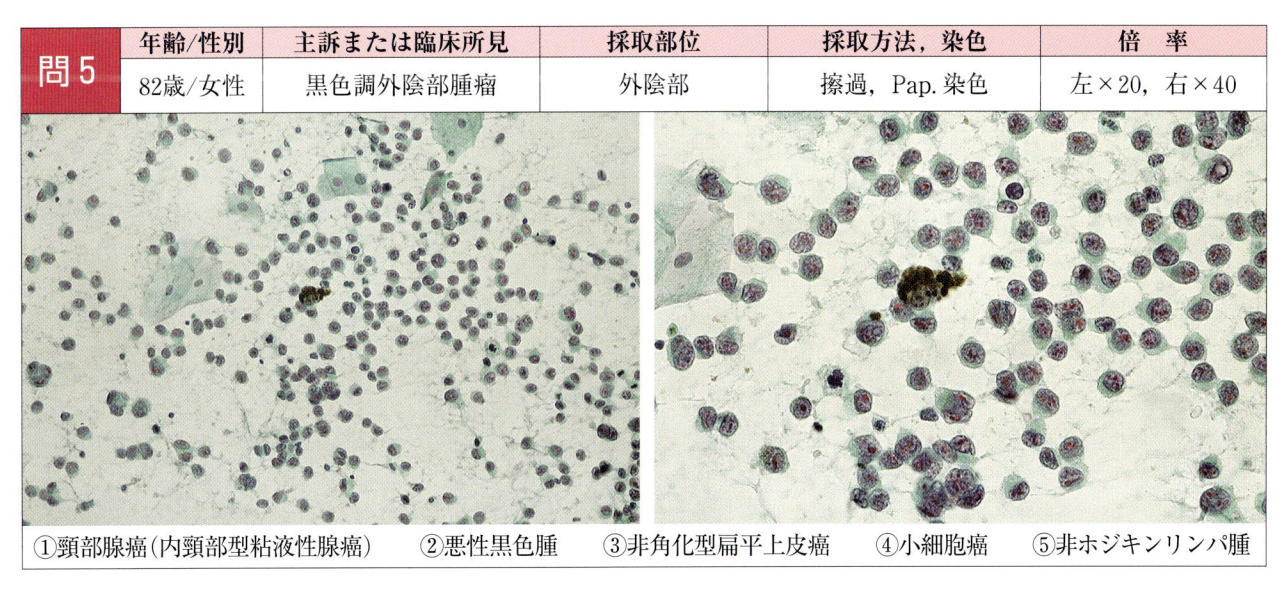

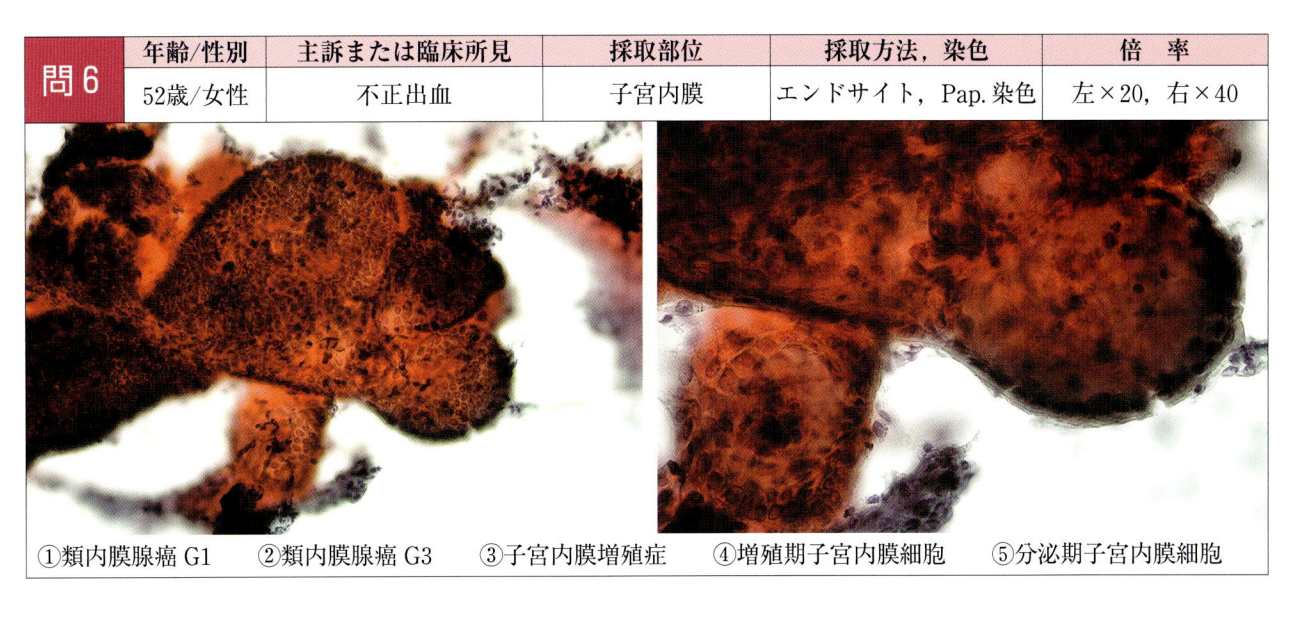

①横紋筋肉腫　②漿液性嚢胞腺癌　③平滑筋肉腫　④明細胞腺癌　⑤顆粒膜細胞腫

問5	年齢/性別	主訴または臨床所見	採取部位	採取方法, 染色	倍率
	82歳/女性	黒色調外陰部腫瘤	外陰部	擦過, Pap.染色	左×20, 右×40

①頸部腺癌(内頸部型粘液性腺癌)　②悪性黒色腫　③非角化型扁平上皮癌　④小細胞癌　⑤非ホジキンリンパ腫

問6	年齢/性別	主訴または臨床所見	採取部位	採取方法, 染色	倍率
	52歳/女性	不正出血	子宮内膜	エンドサイト, Pap.染色	左×20, 右×40

①類内膜腺癌 G1　②類内膜腺癌 G3　③子宮内膜増殖症　④増殖期子宮内膜細胞　⑤分泌期子宮内膜細胞

画像をみて，最も考えられるものを選択肢から選びなさい

問7	年齢/性別	主訴または臨床所見	採取部位	採取方法，染色	倍率
	33歳/女性	検診	子宮頸部	綿棒擦過，Pap.染色	左×20，右×40

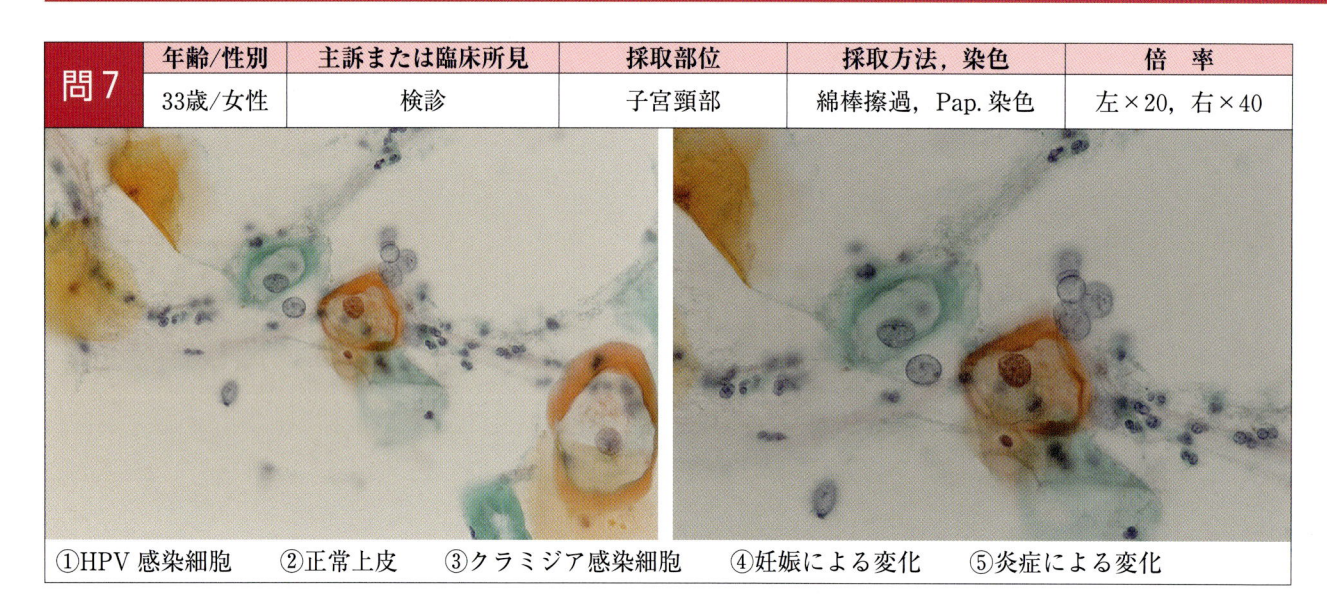

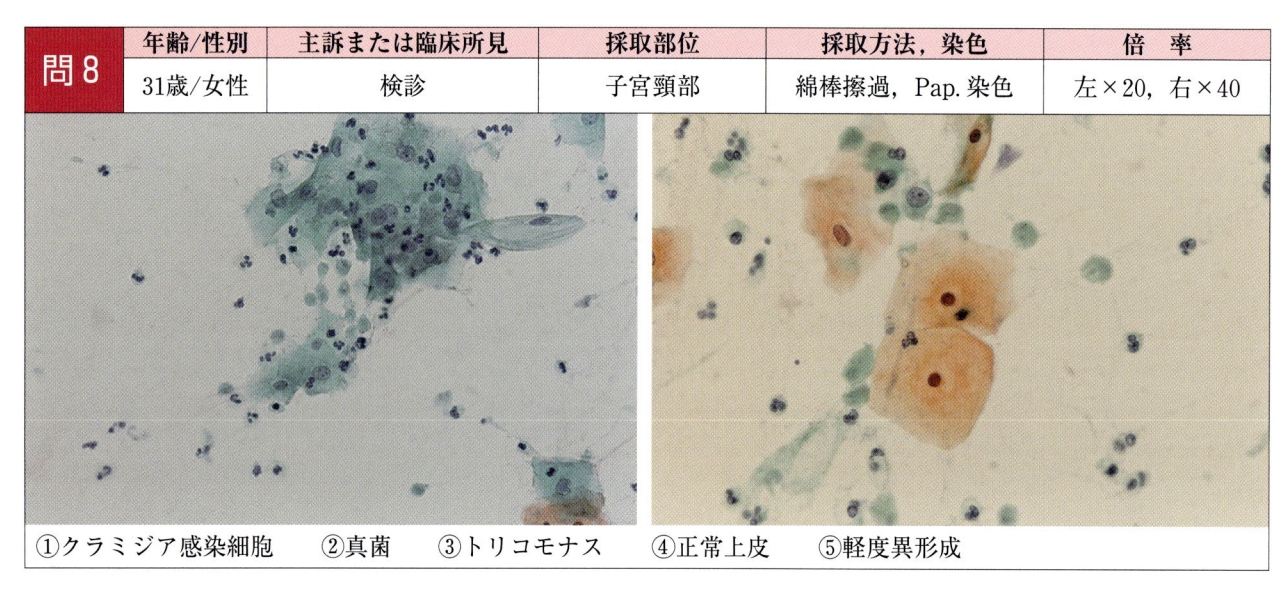

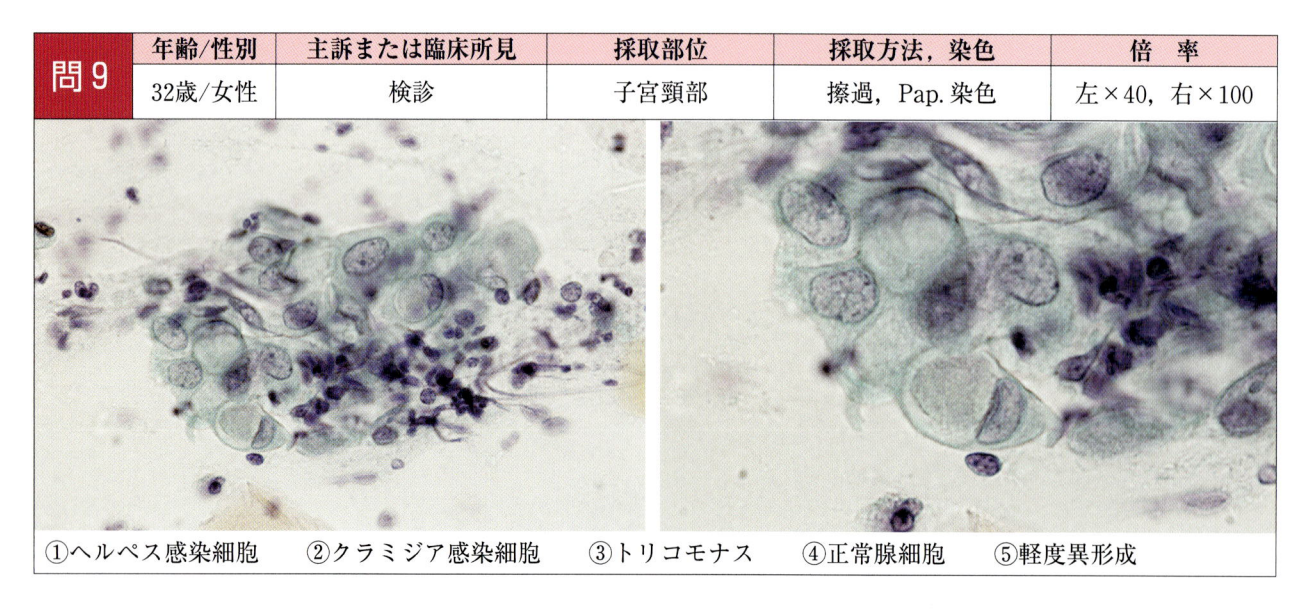

①HPV感染細胞　②正常上皮　③クラミジア感染細胞　④妊娠による変化　⑤炎症による変化

問8	年齢/性別	主訴または臨床所見	採取部位	採取方法，染色	倍率
	31歳/女性	検診	子宮頸部	綿棒擦過，Pap.染色	左×20，右×40

①クラミジア感染細胞　②真菌　③トリコモナス　④正常上皮　⑤軽度異形成

問9	年齢/性別	主訴または臨床所見	採取部位	採取方法，染色	倍率
	32歳/女性	検診	子宮頸部	擦過，Pap.染色	左×40，右×100

①ヘルペス感染細胞　②クラミジア感染細胞　③トリコモナス　④正常腺細胞　⑤軽度異形成

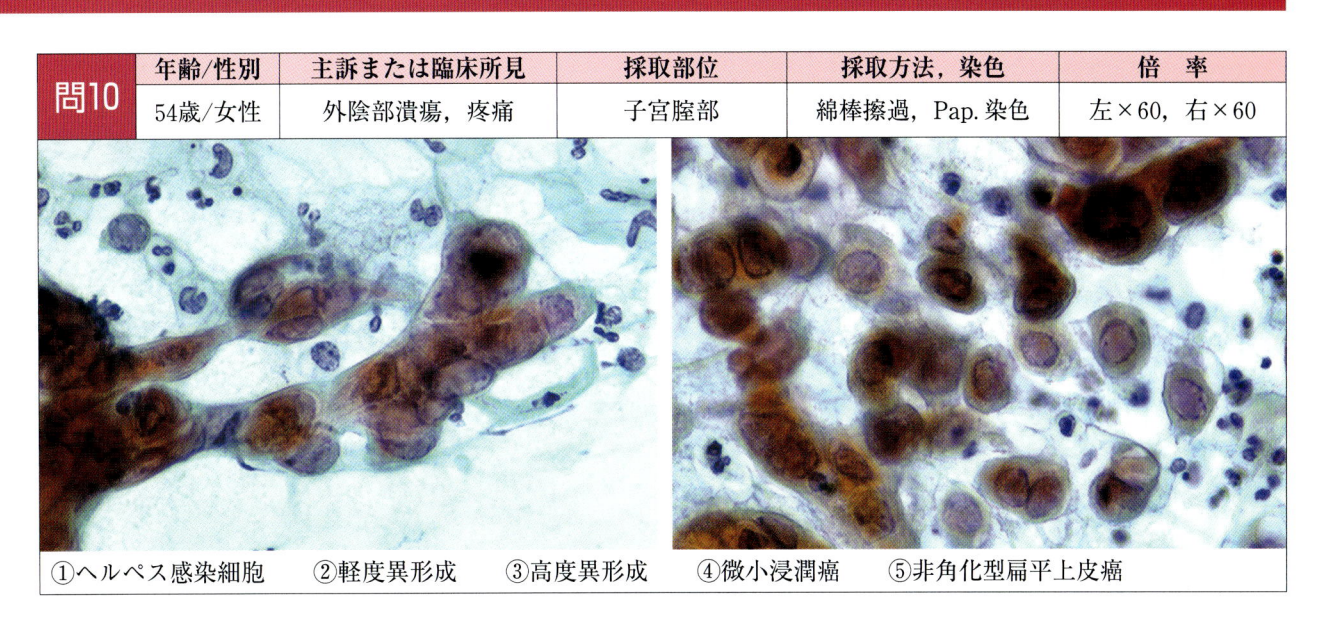

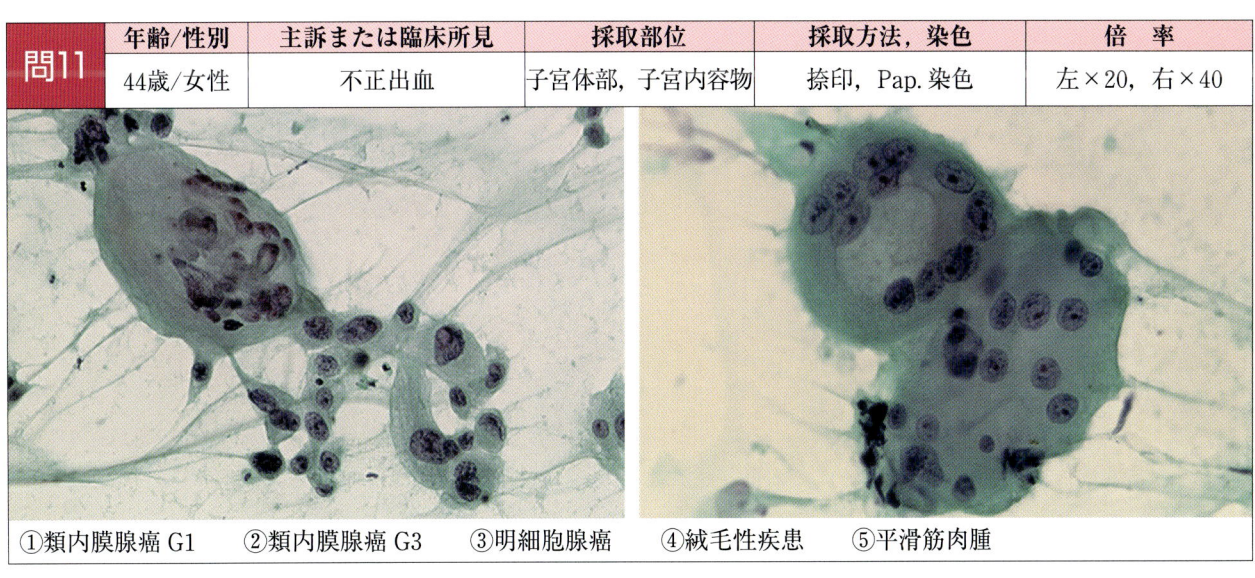

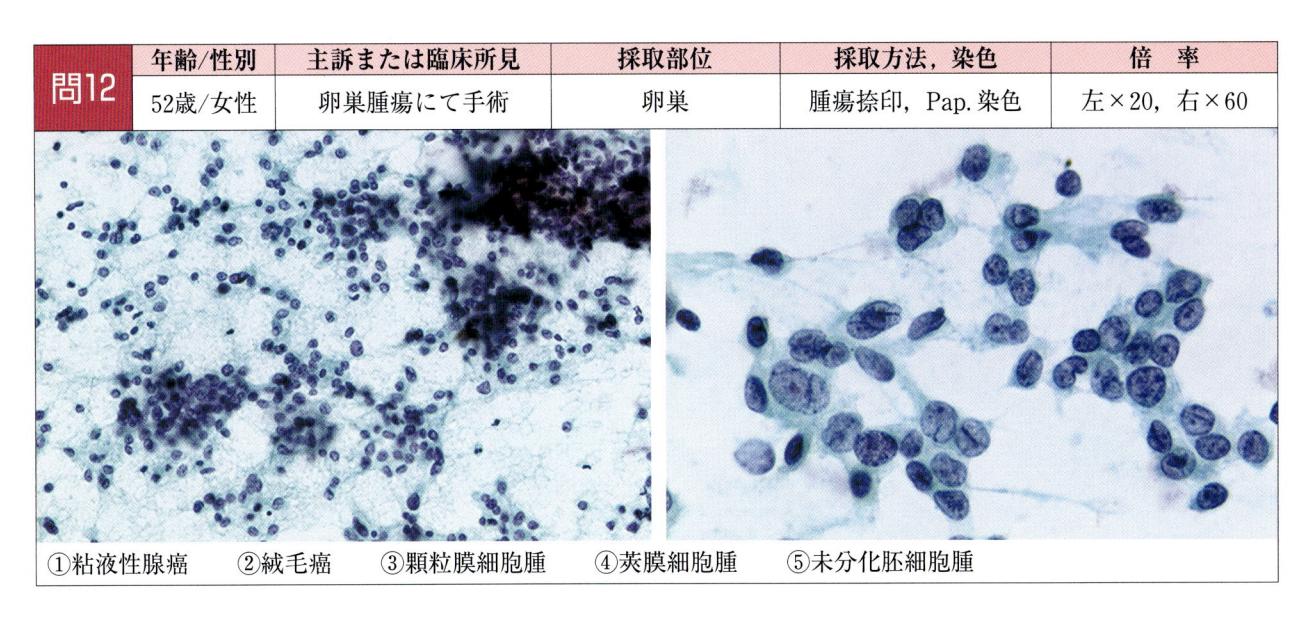

問10	年齢/性別	主訴または臨床所見	採取部位	採取方法,染色	倍率
	54歳/女性	外陰部潰瘍,疼痛	子宮腟部	綿棒擦過,Pap.染色	左×60,右×60

①ヘルペス感染細胞　②軽度異形成　③高度異形成　④微小浸潤癌　⑤非角化型扁平上皮癌

問11	年齢/性別	主訴または臨床所見	採取部位	採取方法,染色	倍率
	44歳/女性	不正出血	子宮体部,子宮内容物	捺印,Pap.染色	左×20,右×40

①類内膜腺癌 G1　②類内膜腺癌 G3　③明細胞腺癌　④絨毛性疾患　⑤平滑筋肉腫

問12	年齢/性別	主訴または臨床所見	採取部位	採取方法,染色	倍率
	52歳/女性	卵巣腫瘍にて手術	卵巣	腫瘍捺印,Pap.染色	左×20,右×60

①粘液性腺癌　②絨毛癌　③顆粒膜細胞腫　④莢膜細胞腫　⑤未分化胚細胞腫

画像をみて，最も考えられるものを選択肢から選びなさい

問13	年齢/性別	主訴または臨床所見	採取部位	採取方法，染色	倍率
	15歳/女性	黄色帯下	子宮頸部	綿棒擦過，Pap.染色	左×20，右×40

①クラミジア感染細胞　②転移性腺癌　③ヘルペス感染細胞　④扁平上皮癌　⑤修復細胞

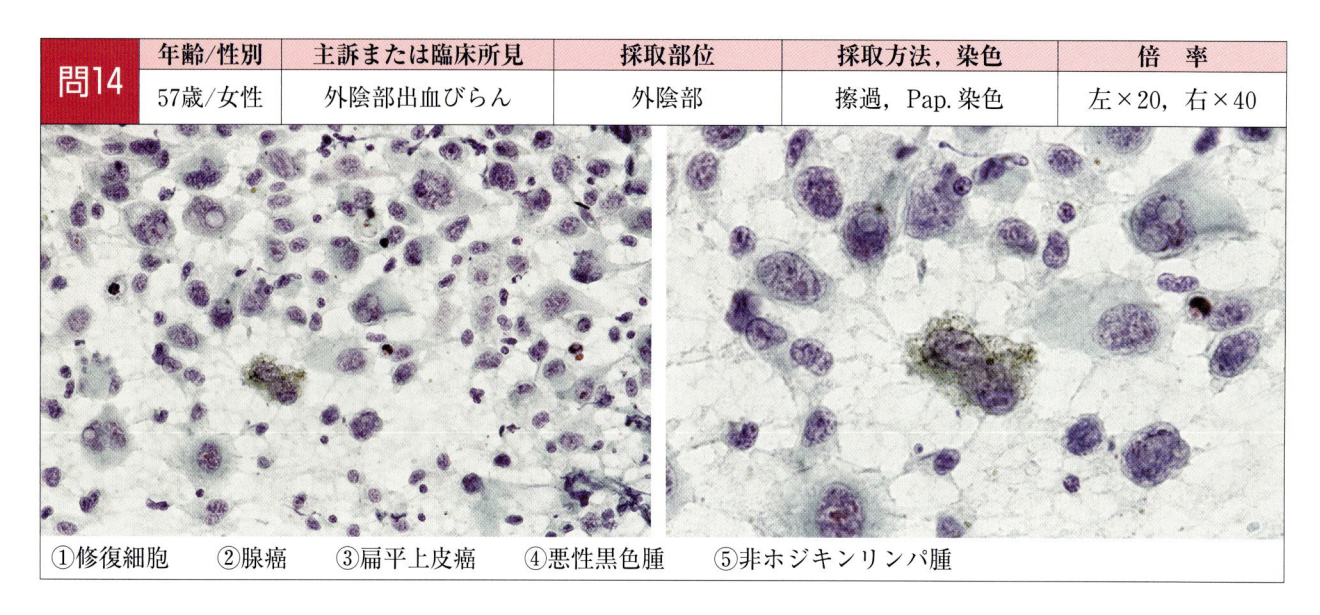

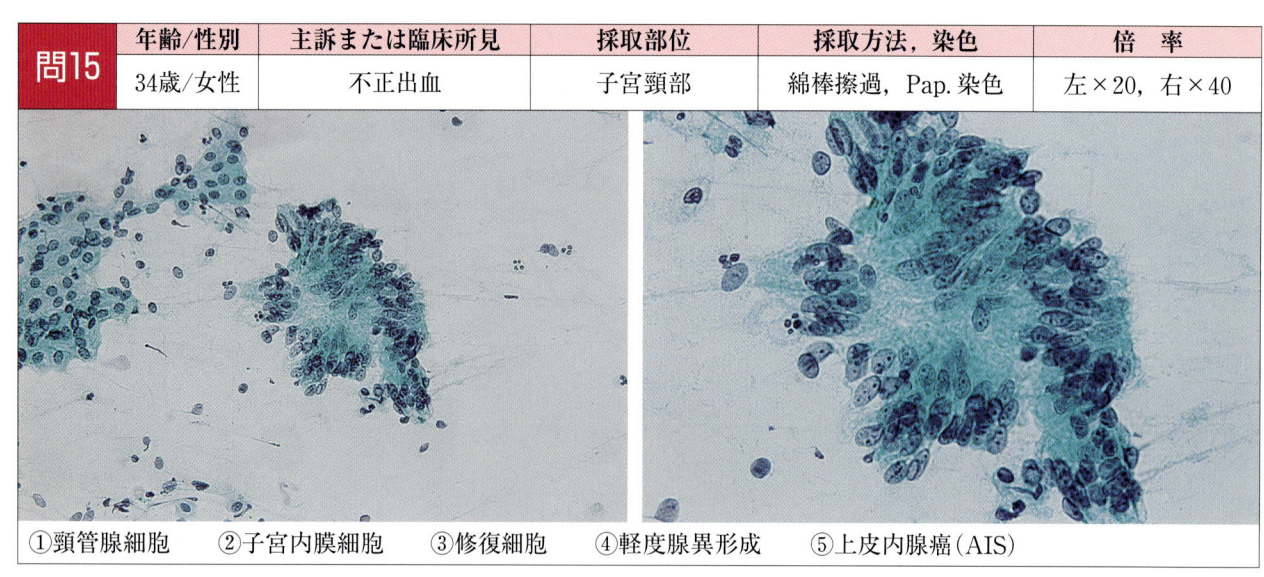

問14	年齢/性別	主訴または臨床所見	採取部位	採取方法，染色	倍率
	57歳/女性	外陰部出血びらん	外陰部	擦過，Pap.染色	左×20，右×40

①修復細胞　②腺癌　③扁平上皮癌　④悪性黒色腫　⑤非ホジキンリンパ腫

問15	年齢/性別	主訴または臨床所見	採取部位	採取方法，染色	倍率
	34歳/女性	不正出血	子宮頸部	綿棒擦過，Pap.染色	左×20，右×40

①頸管腺細胞　②子宮内膜細胞　③修復細胞　④軽度腺異形成　⑤上皮内腺癌（AIS）

問16	年齢/性別	主訴または臨床所見	採取部位	採取方法, 染色	倍率
	64歳/女性	閉経後不正出血	子宮内膜	エンドサイト, Pap.染色	左×20, 右×40

①分泌期子宮内膜細胞　②増殖期子宮内膜細胞　③萎縮内膜細胞　④子宮内膜異型増殖症　⑤類内膜腺癌 G1

問17	年齢/性別	主訴または臨床所見	採取部位	採取方法, 染色	倍率
	28歳/女性	特記なし	子宮頸部	綿棒擦過, Pap.染色	左×20, 右×40

①子宮内膜細胞　②HSIL：高度扁平上皮内病変　③リンパ球　④頸部腺癌(内頸部型粘液性腺癌)　⑤頸管腺細胞

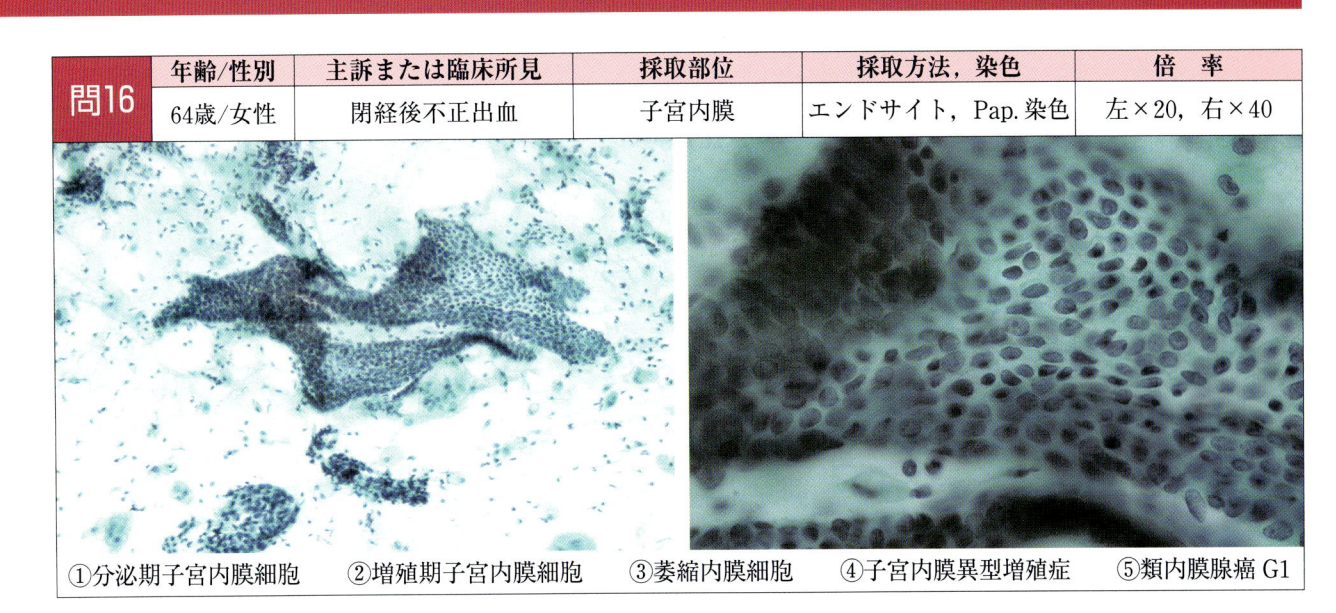

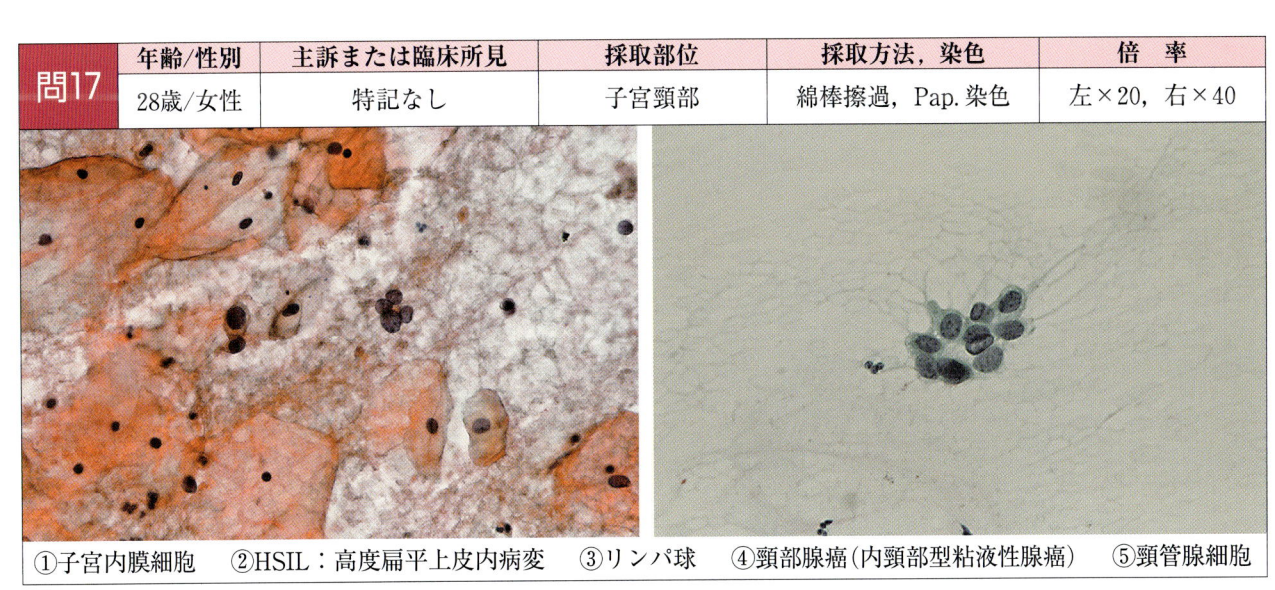

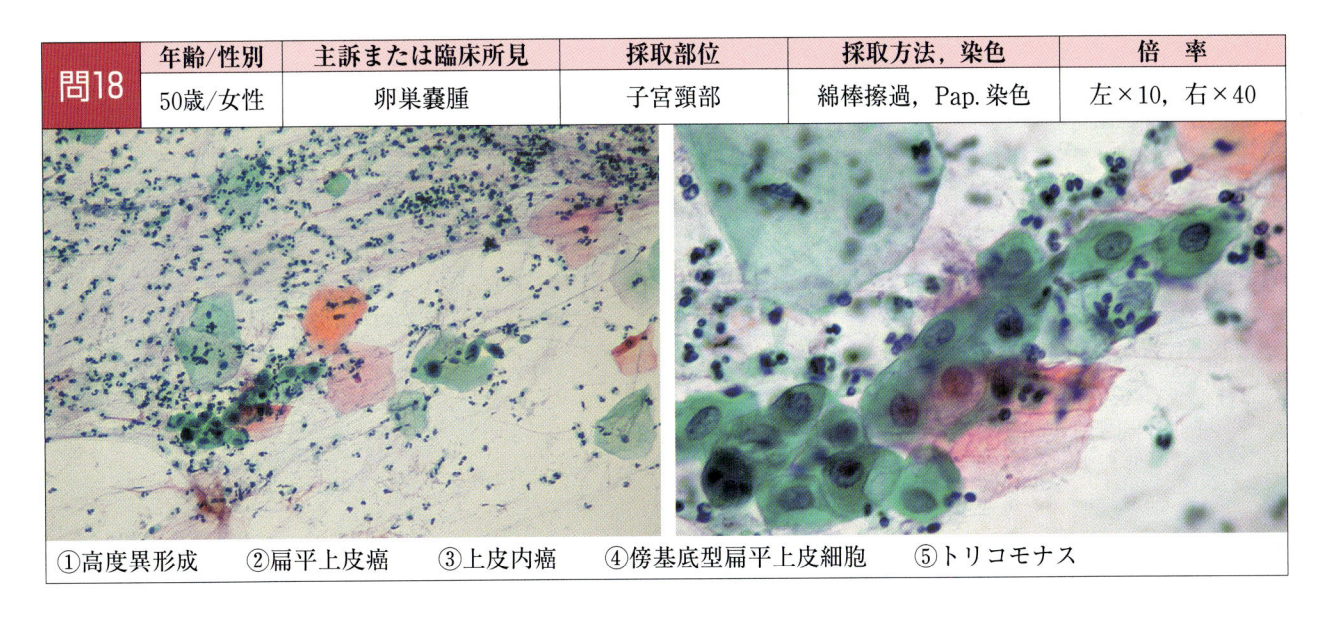

問18	年齢/性別	主訴または臨床所見	採取部位	採取方法, 染色	倍率
	50歳/女性	卵巣嚢腫	子宮頸部	綿棒擦過, Pap.染色	左×10, 右×40

①高度異形成　②扁平上皮癌　③上皮内癌　④傍基底型扁平上皮細胞　⑤トリコモナス

画像をみて，最も考えられるものを選択肢から選びなさい

問19

年齢/性別	主訴または臨床所見	採取部位	採取方法，染色	倍率
38歳/女性	卵巣腫瘍	卵巣	腫瘍捺印，Pap.染色	左×20，右×40

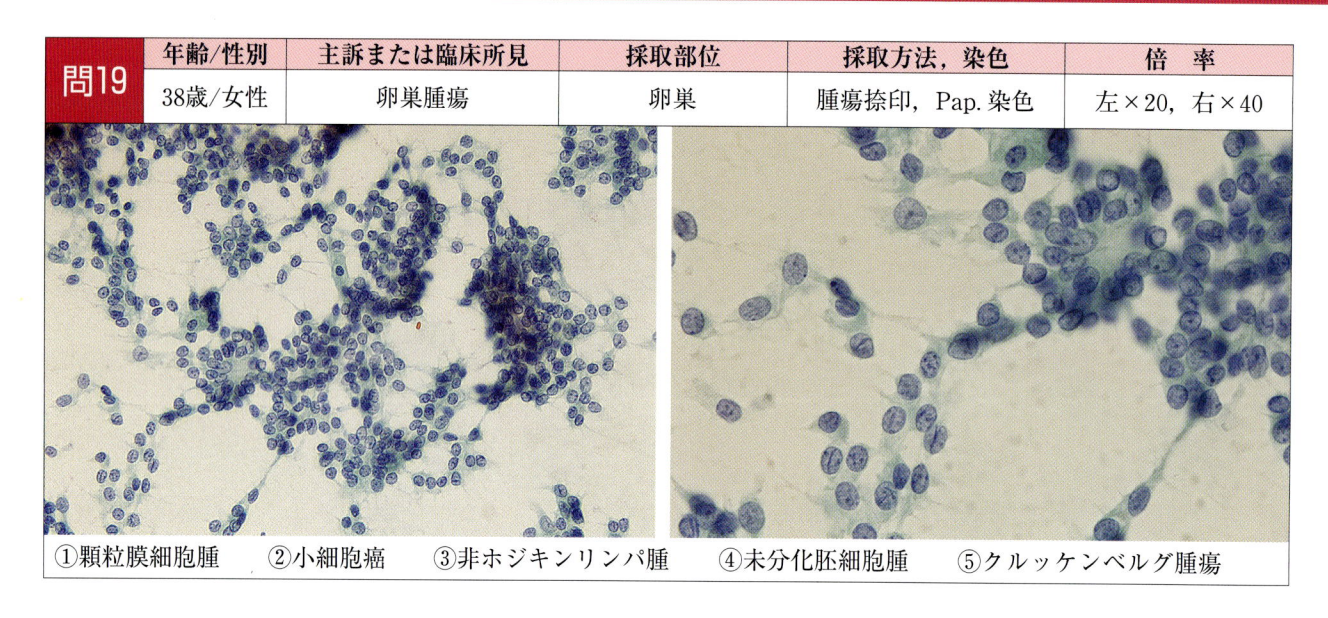

①顆粒膜細胞腫　②小細胞癌　③非ホジキンリンパ腫　④未分化胚細胞腫　⑤クルッケンベルグ腫瘍

問20

年齢/性別	主訴または臨床所見	採取部位	採取方法，染色	倍率
49歳/女性	卵巣腫瘍	卵巣	腫瘍捺印，Pap.染色	左×20，右×40

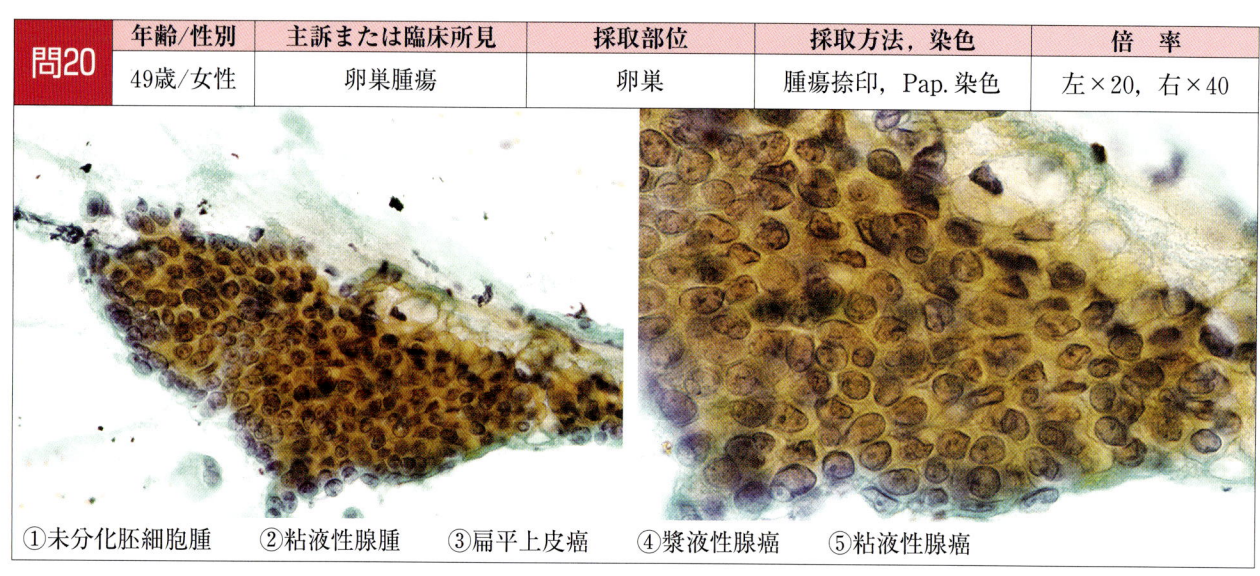

①未分化胚細胞腫　②粘液性腺腫　③扁平上皮癌　④漿液性腺癌　⑤粘液性腺癌

問21

年齢/性別	主訴または臨床所見	採取方法，染色	倍率
79歳/男性	左肺異常陰影	気管支擦過，Pap.染色	左×40，右×60

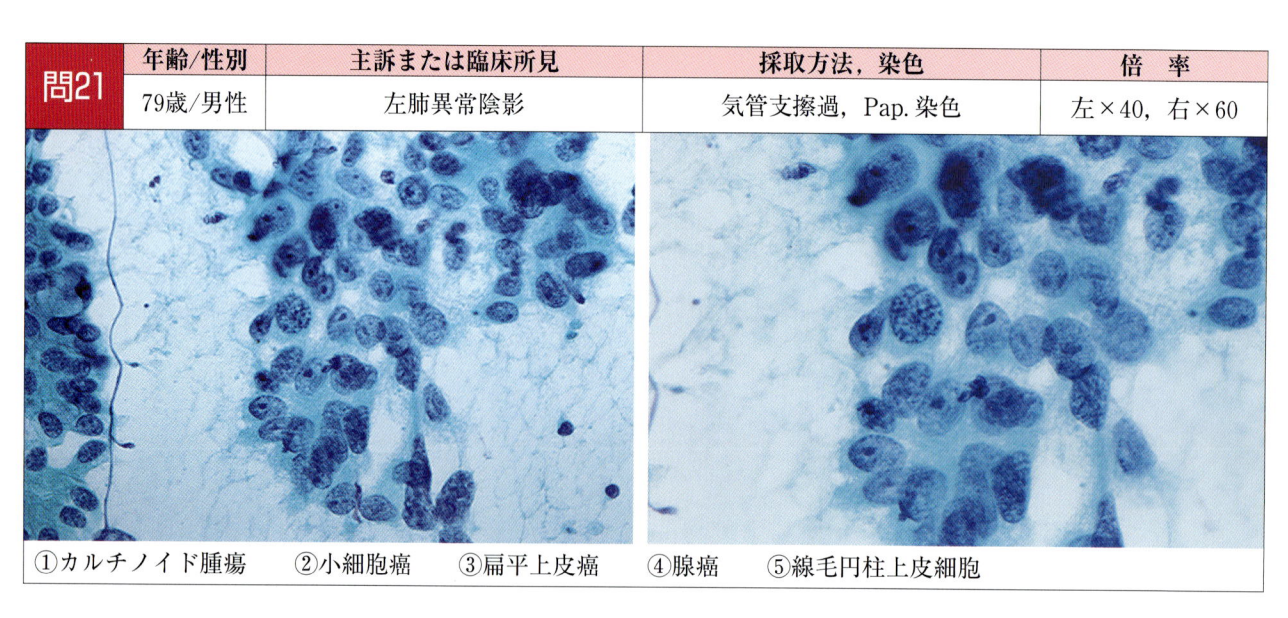

①カルチノイド腫瘍　②小細胞癌　③扁平上皮癌　④腺癌　⑤線毛円柱上皮細胞

問22	年齢/性別	主訴または臨床所見	採取方法，染色	倍　率
	49歳/男性	右肺異常陰影	肺腫瘍捺印，左Pap.染色，右Giemsa染色	左×20，右×40

①線毛円柱上皮細胞　②腺様嚢胞癌　③腺癌　④扁平上皮癌　⑤小細胞癌

問23	年齢/性別	主訴または臨床所見	採取方法，染色	倍　率
	82歳/男性	左肺異常陰影	気管支擦過，Pap.染色	左×40，右×60

①腺癌　②小細胞癌　③粘表皮癌　④扁平上皮癌　⑤扁平上皮細胞

問24	年齢/性別	主訴または臨床所見	採取方法，染色	倍　率
	66歳/男性	右肺異常陰影	気管支擦過，Pap.染色	左×20，右×40

①腺癌　②扁平上皮癌　③大細胞神経内分泌癌　④小細胞癌　⑤リンパ球

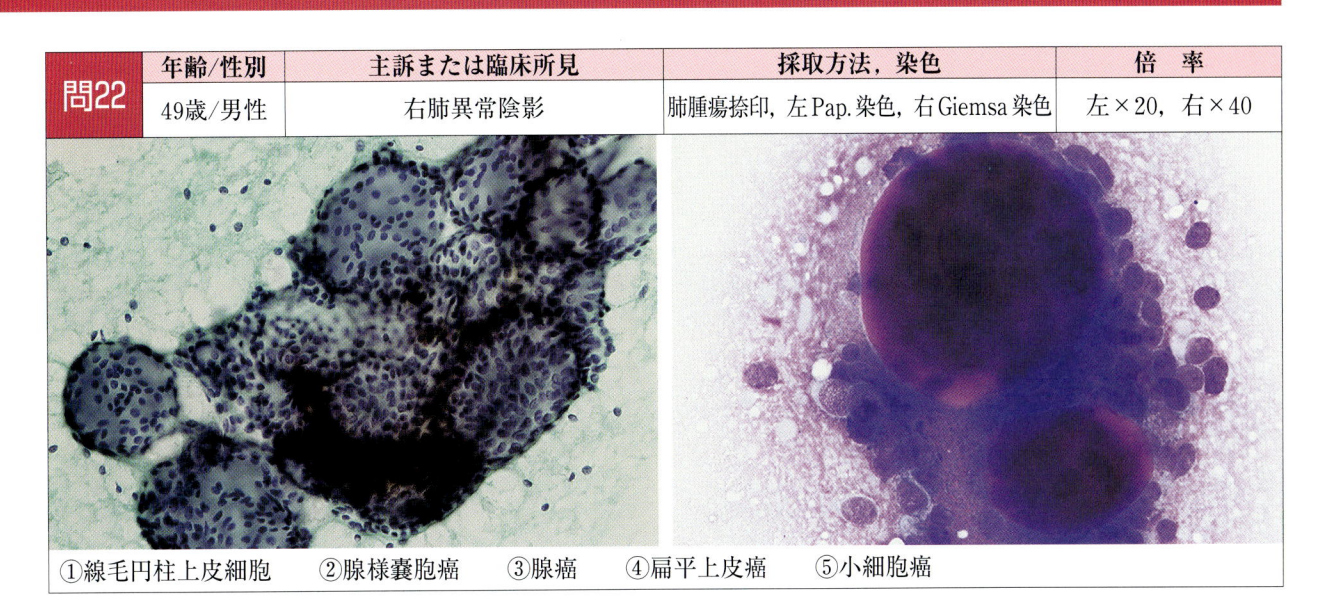

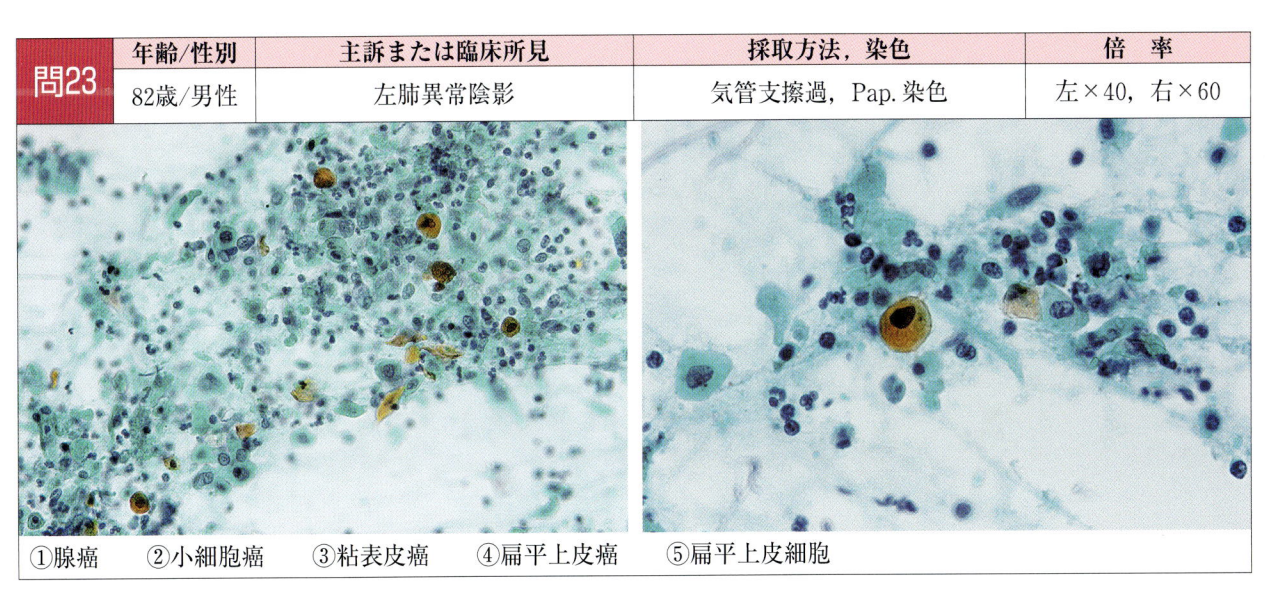

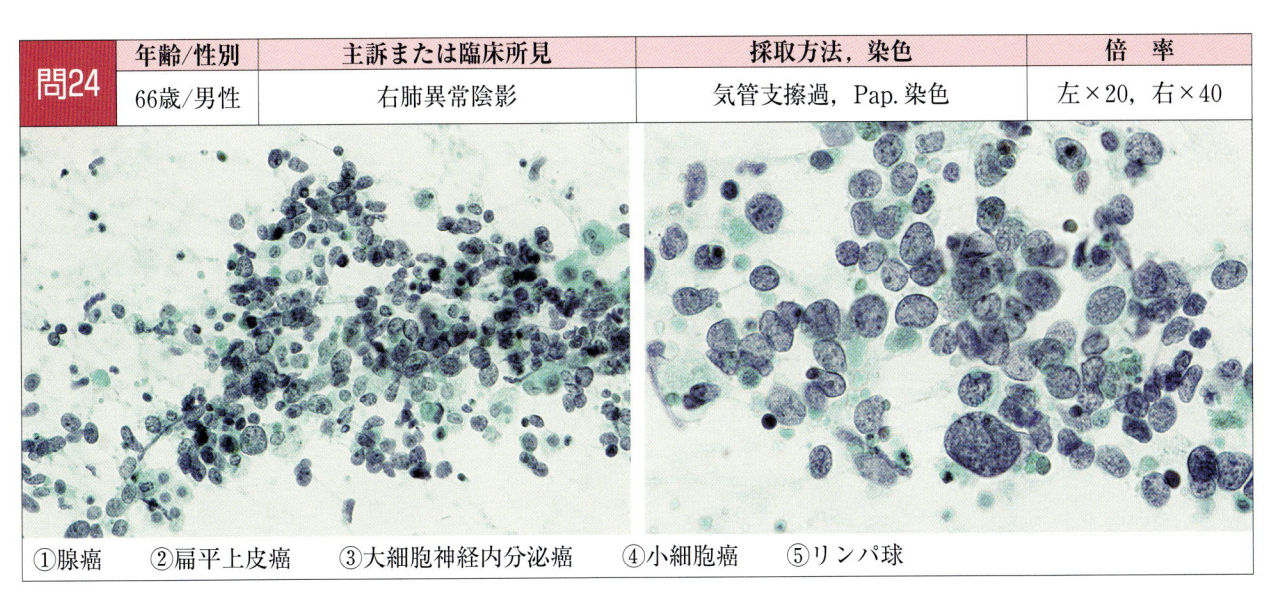

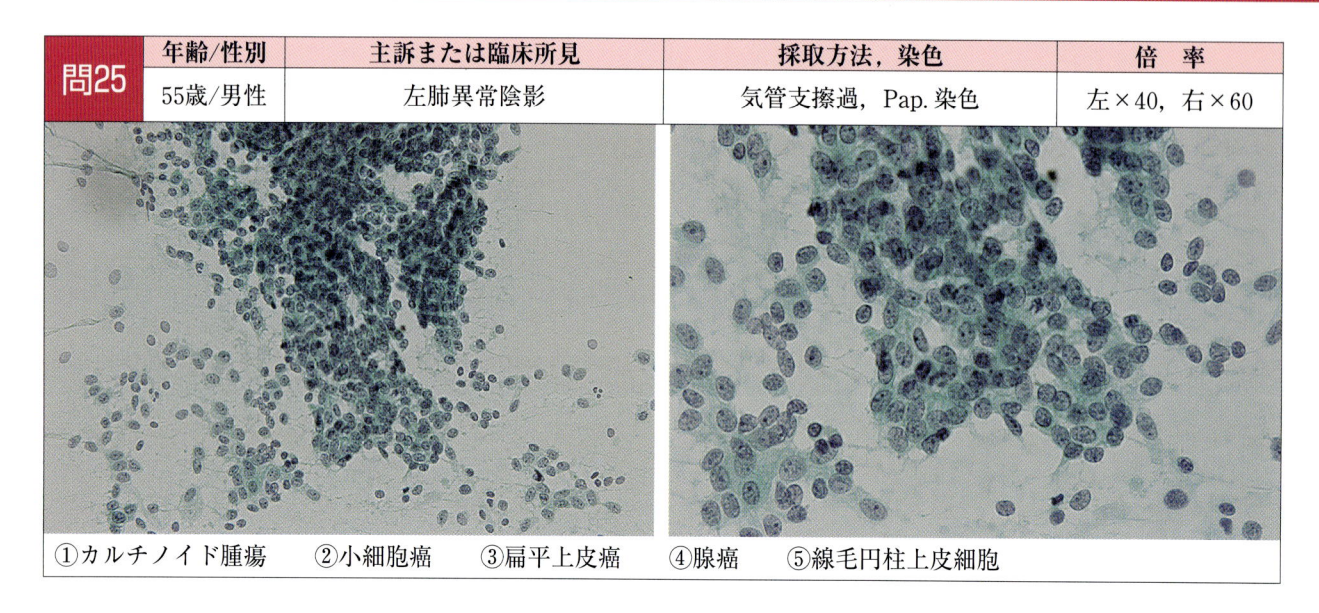

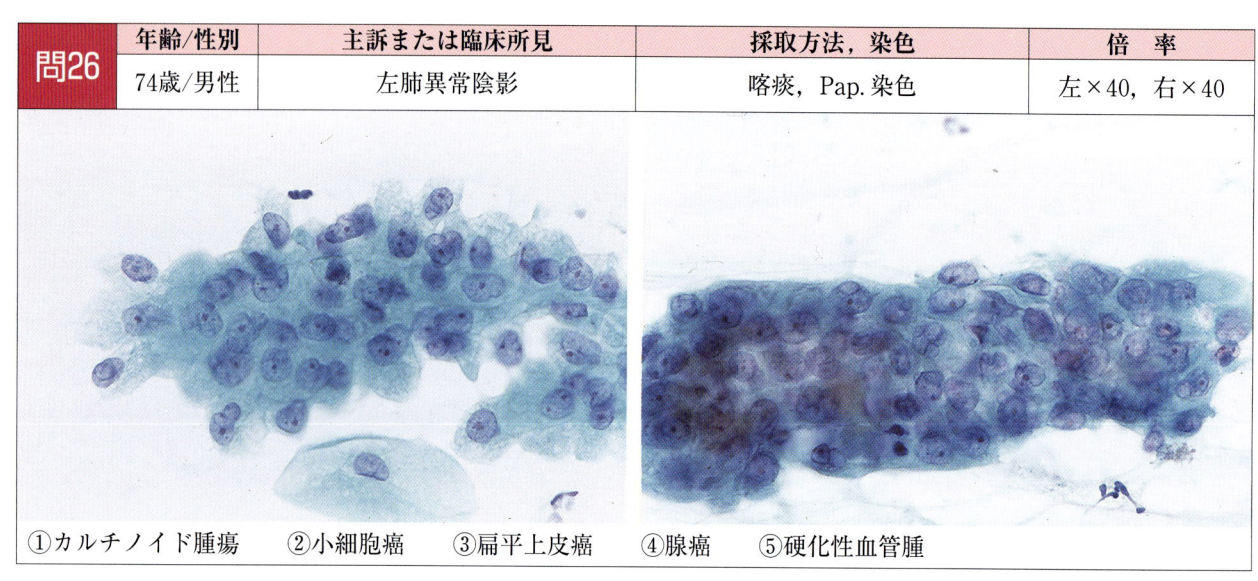

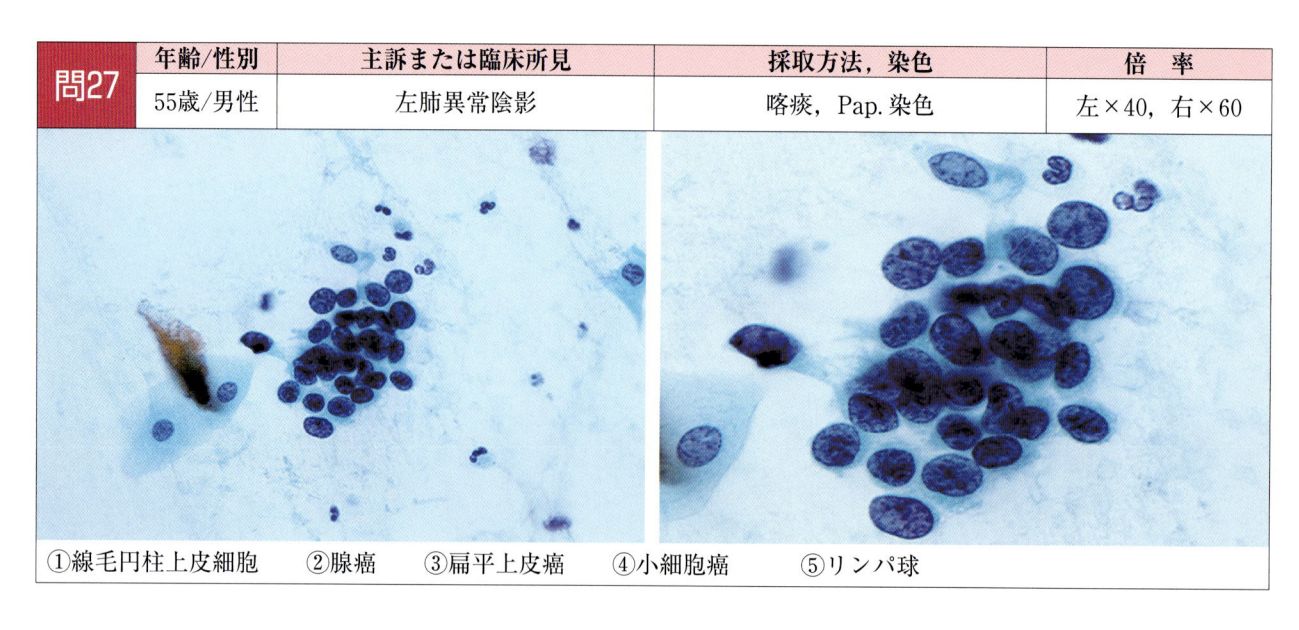

画像をみて，最も考えられるものを選択肢から選びなさい

問25	年齢/性別	主訴または臨床所見	採取方法，染色	倍　率
	55歳/男性	左肺異常陰影	気管支擦過, Pap. 染色	左×40，右×60

①カルチノイド腫瘍　②小細胞癌　③扁平上皮癌　④腺癌　⑤線毛円柱上皮細胞

問26	年齢/性別	主訴または臨床所見	採取方法，染色	倍　率
	74歳/男性	左肺異常陰影	喀痰, Pap. 染色	左×40，右×40

①カルチノイド腫瘍　②小細胞癌　③扁平上皮癌　④腺癌　⑤硬化性血管腫

問27	年齢/性別	主訴または臨床所見	採取方法，染色	倍　率
	55歳/男性	左肺異常陰影	喀痰, Pap. 染色	左×40，右×60

①線毛円柱上皮細胞　②腺癌　③扁平上皮癌　④小細胞癌　⑤リンパ球

問28	年齢/性別	主訴または臨床所見	採取方法，染色	倍率
	76歳/男性	胸部異常陰影，ヘビースモーカー	喀痰，Pap. 染色	左×40，右×100

①小細胞癌　②ニューモシスチス・ジロヴェチ(カリニ)　③細気管支肺胞上皮癌　④カルチノイド腫瘍　⑤非ホジキンリンパ腫

問29	年齢/性別	主訴または臨床所見	採取方法，染色	倍率
	30歳/男性	ツベルクリン反応陽性	気管支擦過，Pap. 染色	左×20，右×100

①アスペルギルス　②肺結核症　③腺癌　④巨細胞癌　⑤転移性肺腫瘍(尿路上皮癌)

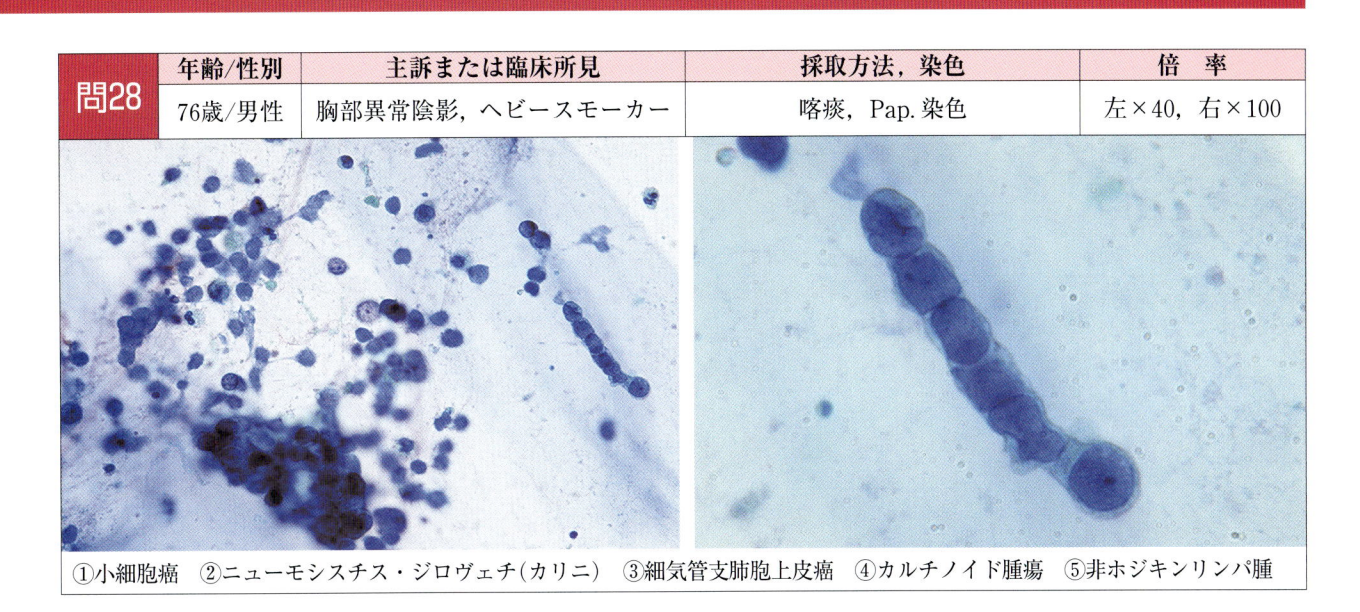

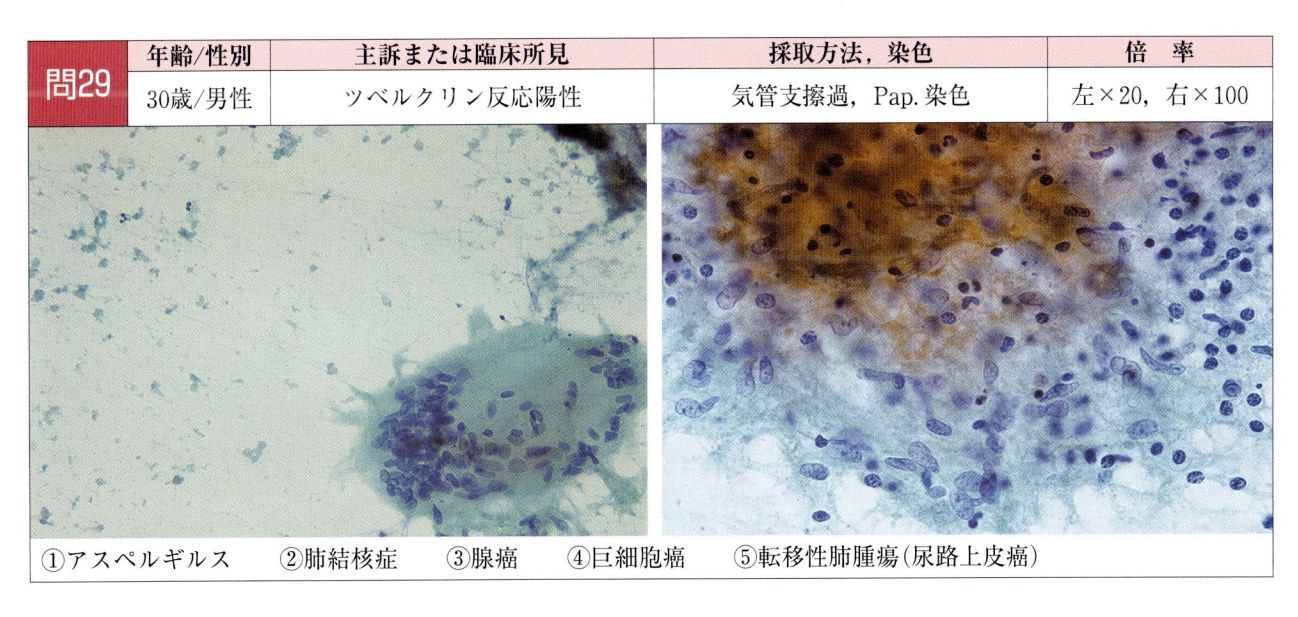

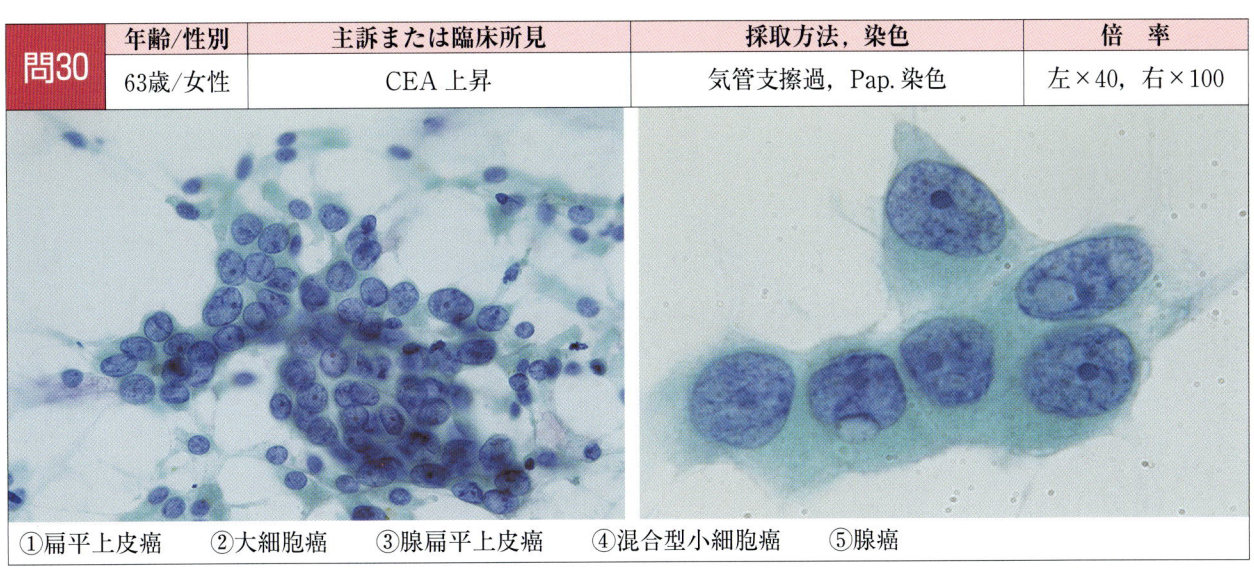

問30	年齢/性別	主訴または臨床所見	採取方法，染色	倍率
	63歳/女性	CEA 上昇	気管支擦過，Pap. 染色	左×40，右×100

①扁平上皮癌　②大細胞癌　③腺扁平上皮癌　④混合型小細胞癌　⑤腺癌

画像をみて，最も考えられるものを選択肢から選びなさい

問31	年齢/性別	主訴または臨床所見	採取方法，染色	倍率
	67歳/男性	胸部異常陰影	喀痰，Pap.染色	左×20，右×60

①リンパ球　②基底細胞増生　③腺癌　④小細胞癌　⑤カルチノイド腫瘍

問32	年齢/性別	主訴または臨床所見	採取方法，染色	倍率
	56歳/男性	間質性肺炎疑い	肺胞洗浄液，Pap.染色	左×20，右×60

①クルシュマン螺旋体　②シャルコ・ライデン結晶　③アスペルギルス　④カンジダ　⑤アスベスト小体(含鉄小体)

問33	年齢/性別	主訴または臨床所見	採取方法，染色	倍率
	78歳/男性	胸部異常陰影	気管支擦過，Pap.染色	左×20，右×60

①正常線毛円柱上皮細胞　②扁平上皮癌　③腺癌　④細気管支肺胞上皮癌　⑤カルチノイド腫瘍

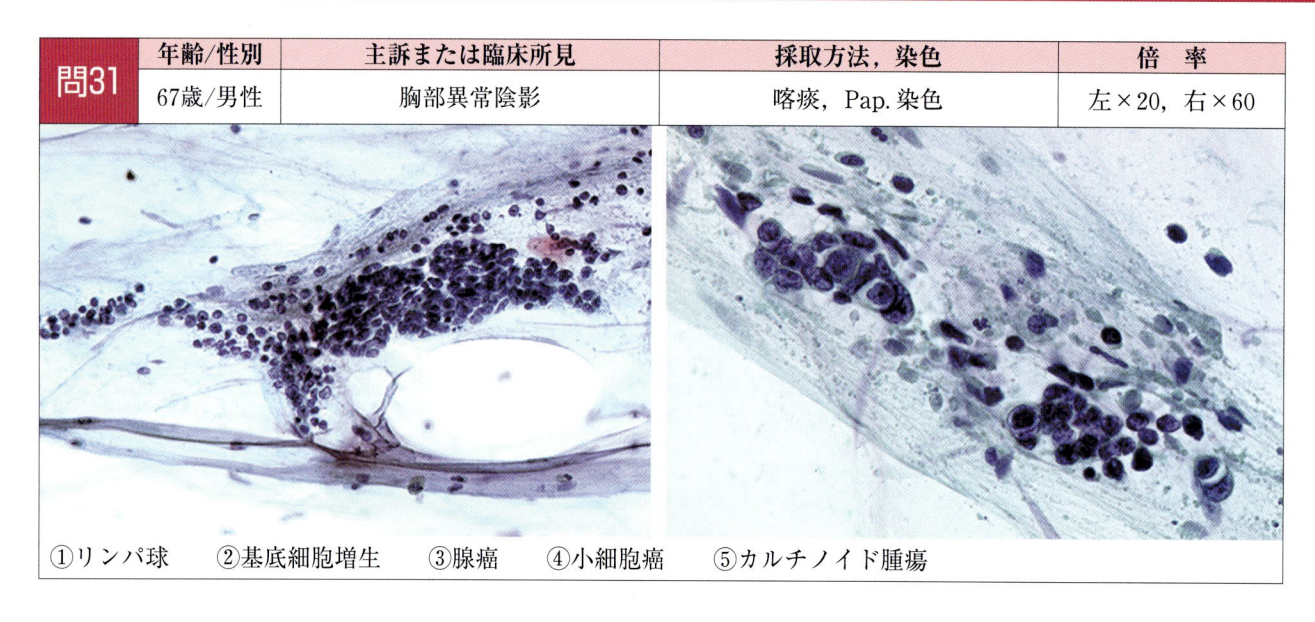

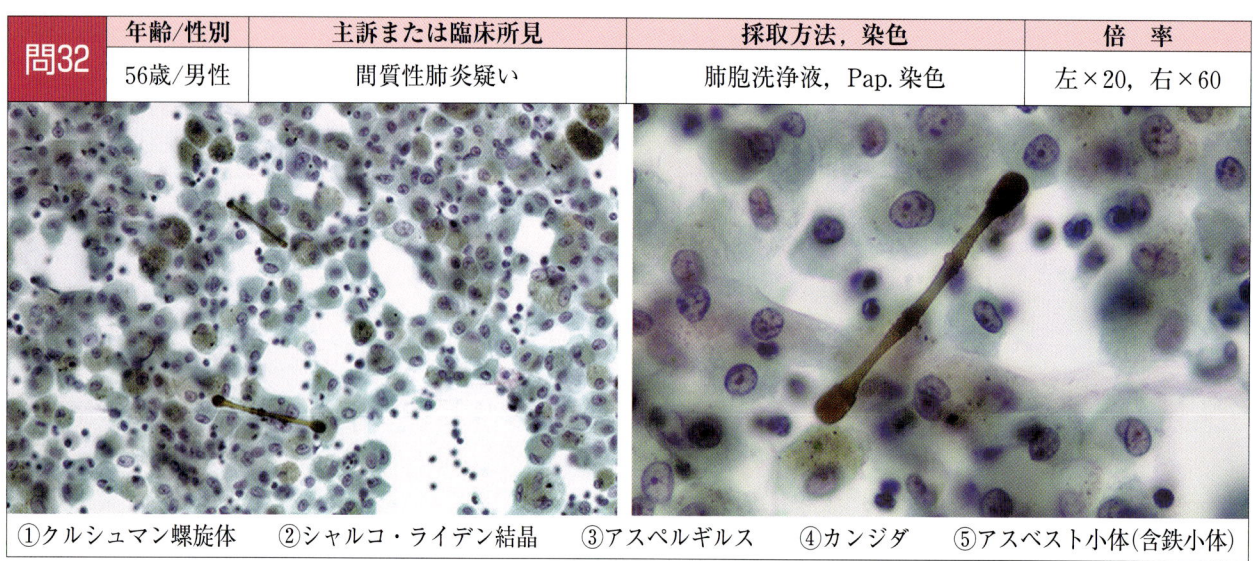

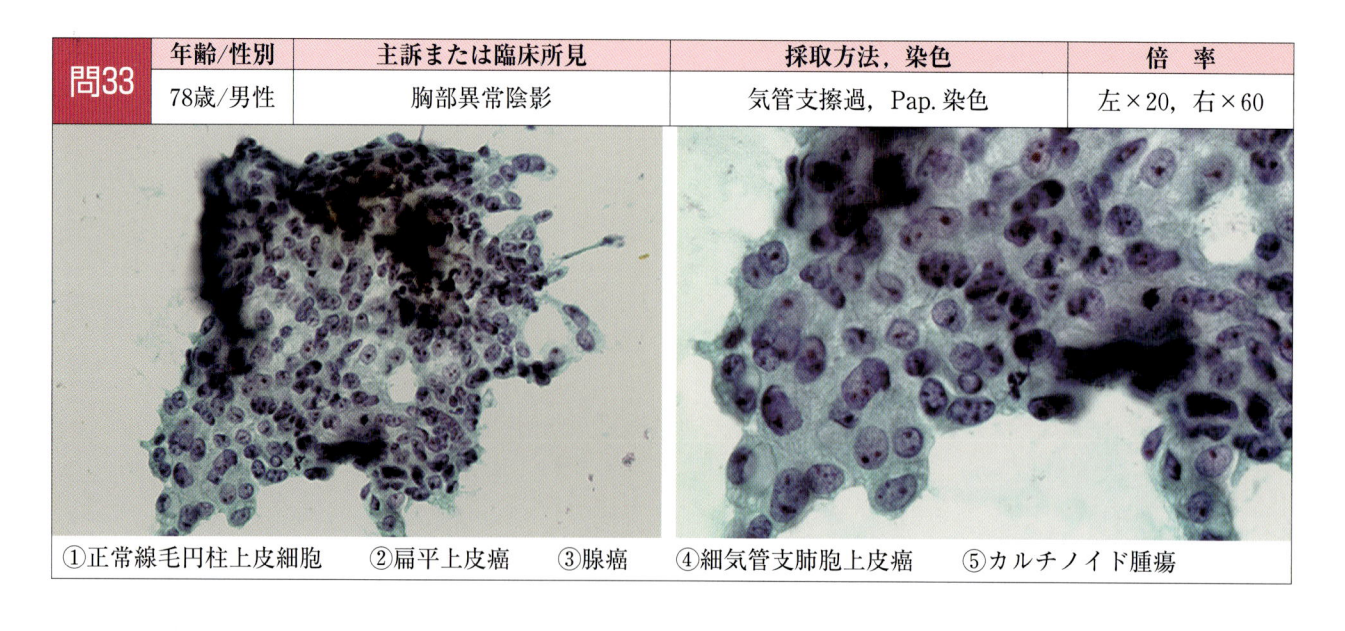

問34	年齢/性別	主訴または臨床所見	採取部位, 採取方法	染 色	倍 率
	69歳/男性	HCV抗体陽性, 肝腫瘍	肝臓, 腫瘍捺印	Pap.染色	左×40, 右×100

①正常肝細胞　②肝内胆管癌(高分化型腺癌)　③高分化型肝細胞癌　④低分化型肝細胞癌　⑤未分化癌

問35	年齢/性別	主訴または臨床所見	採取部位, 採取方法	染 色	倍 率
	80歳/男性	難治性肝膿瘍	肝臓, 膿瘍穿刺	左 Pap. 右 PAS反応	左×100, 右×100

①赤痢アメーバ　②組織球　③エキノコッカス　④腺癌　⑤低分化型肝細胞癌

問36	年齢/性別	主訴または臨床所見	採取部位, 採取方法	染 色	倍 率
	58歳/男性	全身倦怠感	肝臓, 穿刺吸引	Pap.染色	左×40, 右×100

①正常肝細胞　②転移性肝腫瘍(扁平上皮癌)　③肝細胞癌　④転移性肝腫瘍(腺癌)　⑤胆管癌

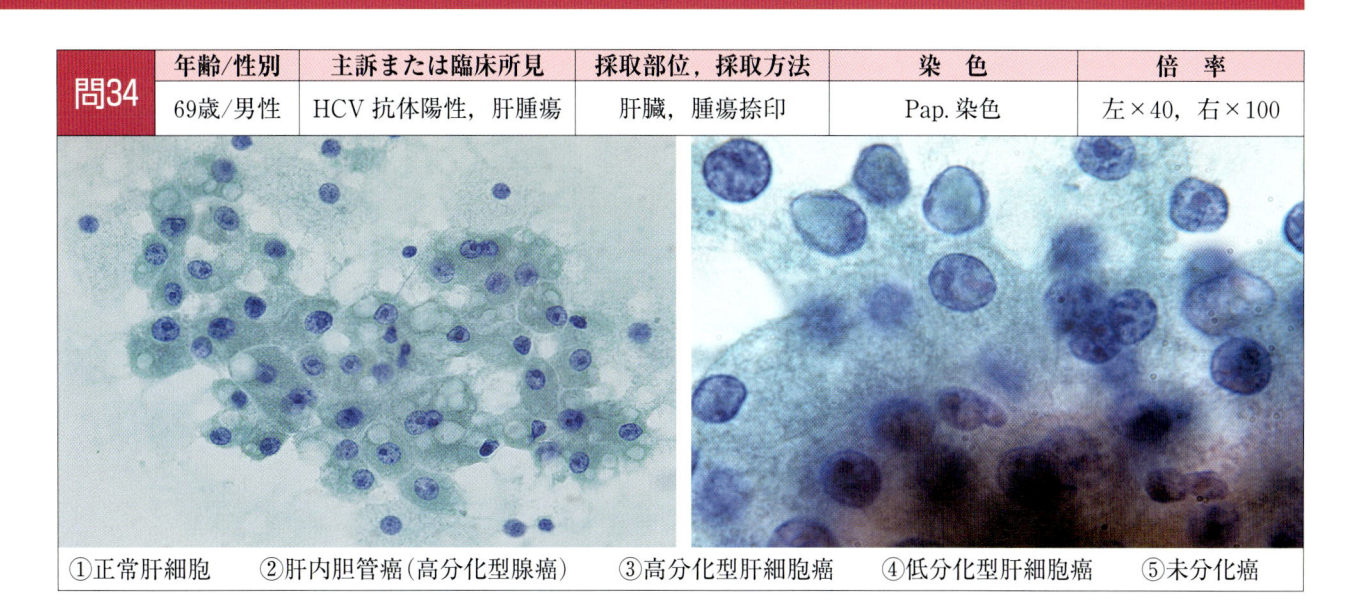

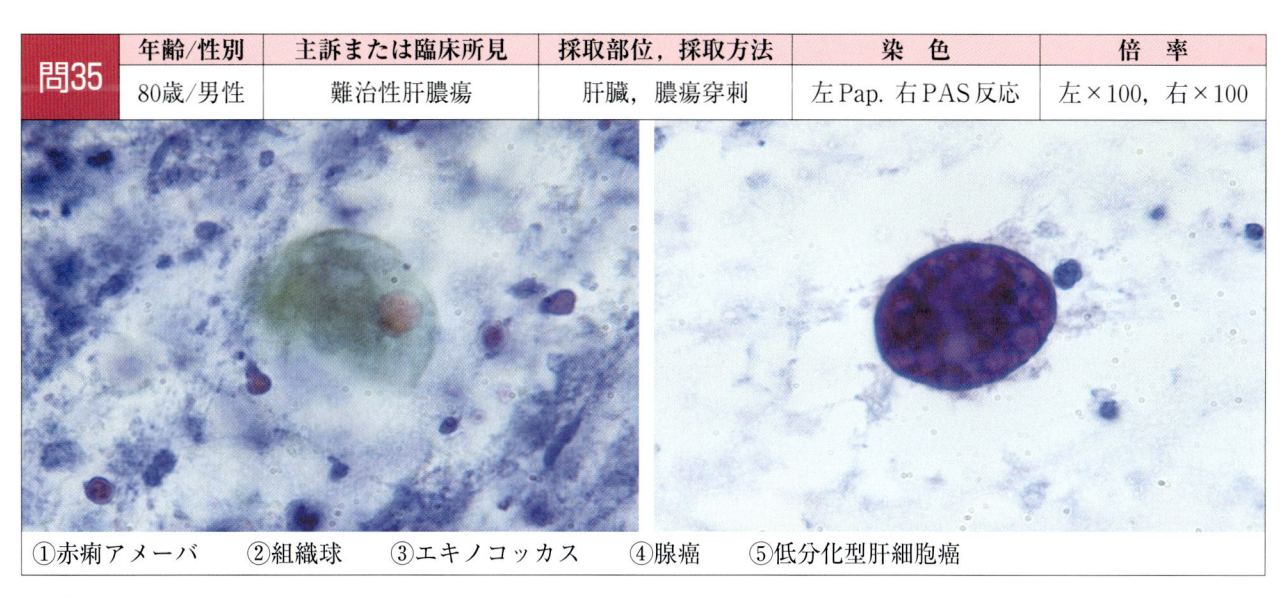

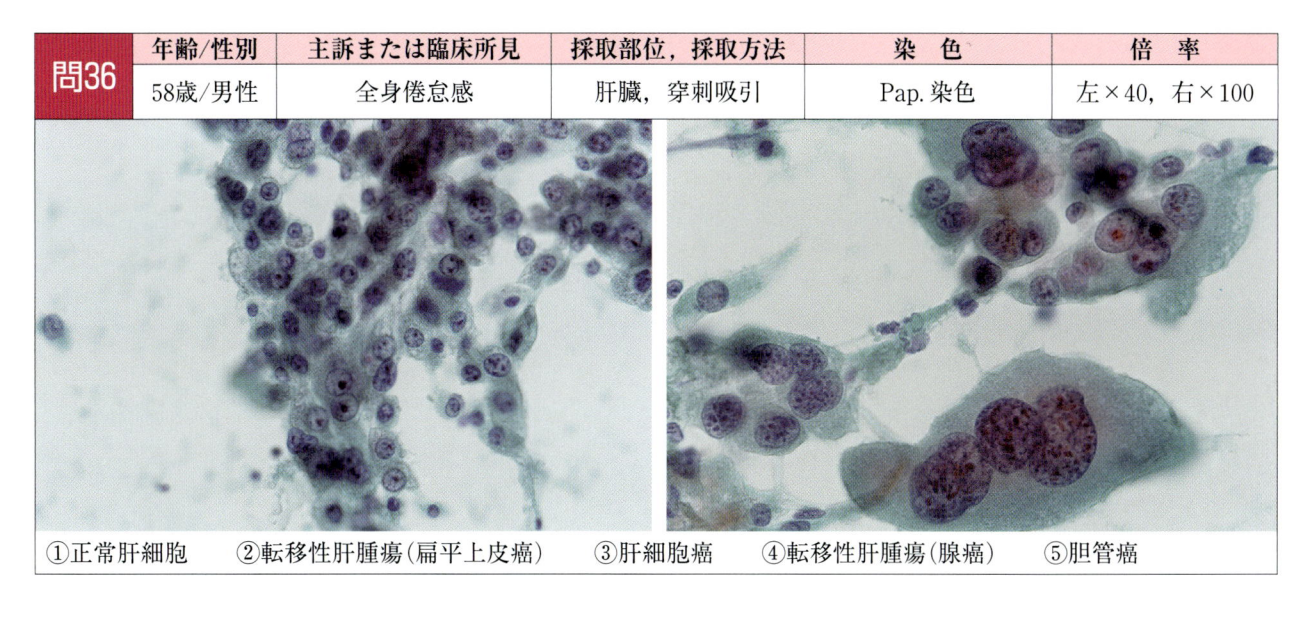

画像をみて，最も考えられるものを選択肢から選びなさい

問37	年齢/性別	主訴または臨床所見	採取部位，採取方法	染色	倍率
	69歳/女性	上腹部痛	胆管，擦過	Pap.染色	左×20，右×40

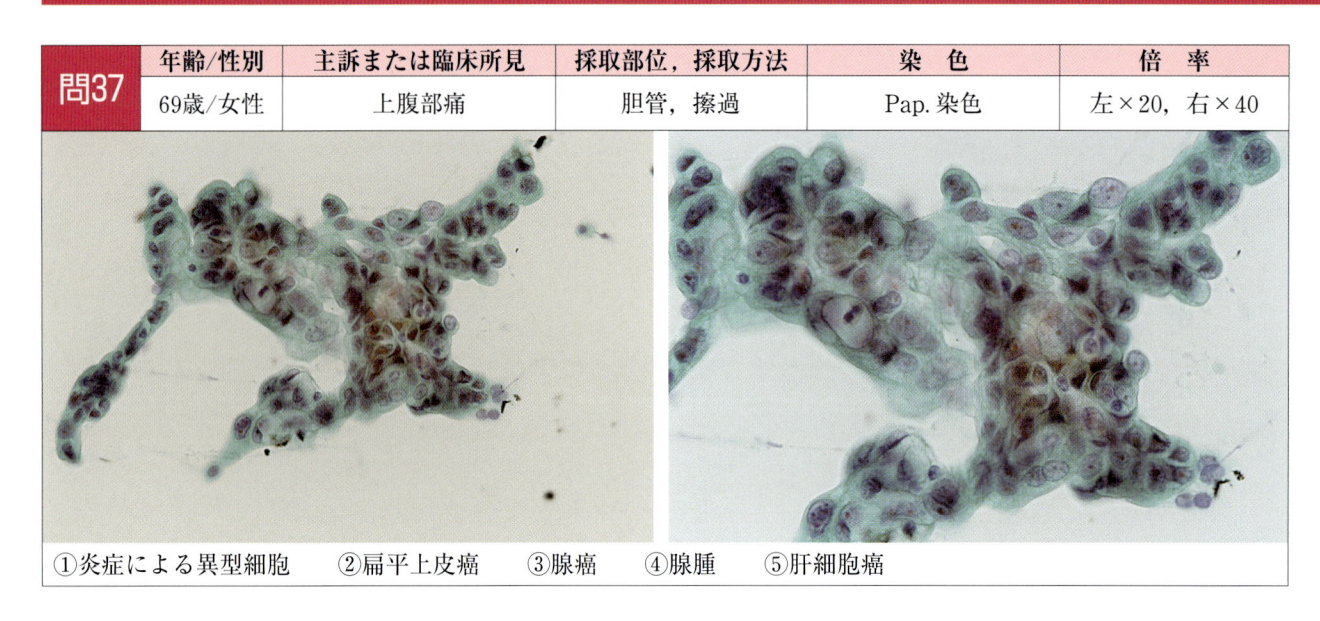

①炎症による異型細胞　②扁平上皮癌　③腺癌　④腺腫　⑤肝細胞癌

問38	年齢/性別	主訴または臨床所見	採取部位，採取方法	染色	倍率
	58歳/男性	舌辺縁の潰瘍	舌，擦過	Pap.染色	左×20，右×40

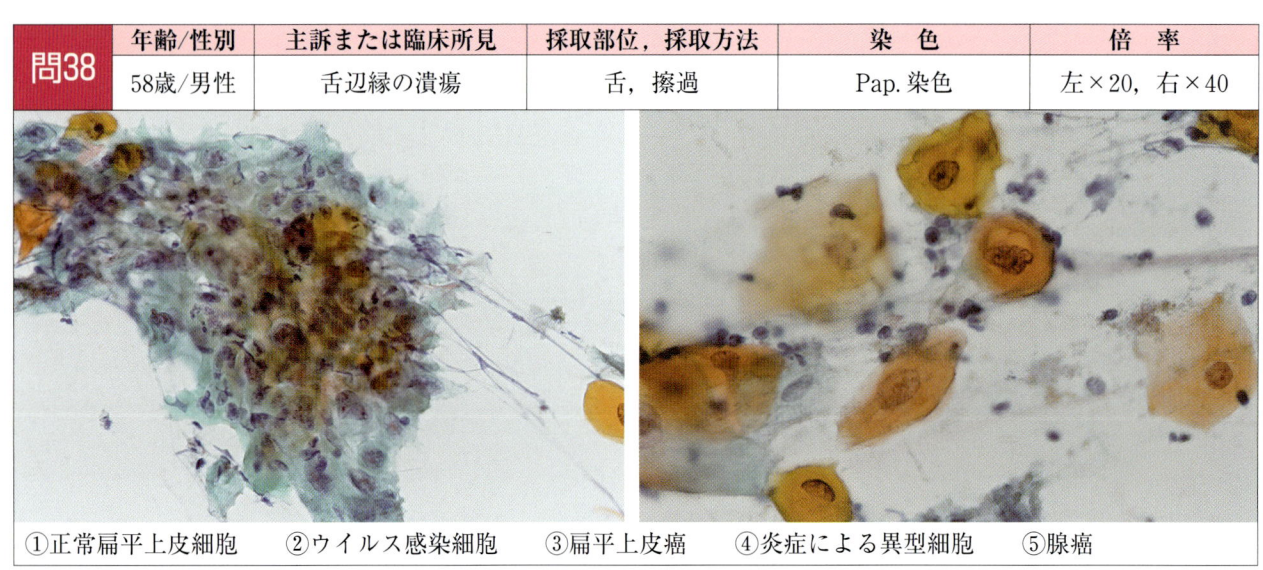

①正常扁平上皮細胞　②ウイルス感染細胞　③扁平上皮癌　④炎症による異型細胞　⑤腺癌

問39	年齢/性別	主訴または臨床所見	採取部位，採取方法	染色	倍率
	56歳/女性	食欲不振	胃，手術材料捺印	Pap.染色	左×40，右×40

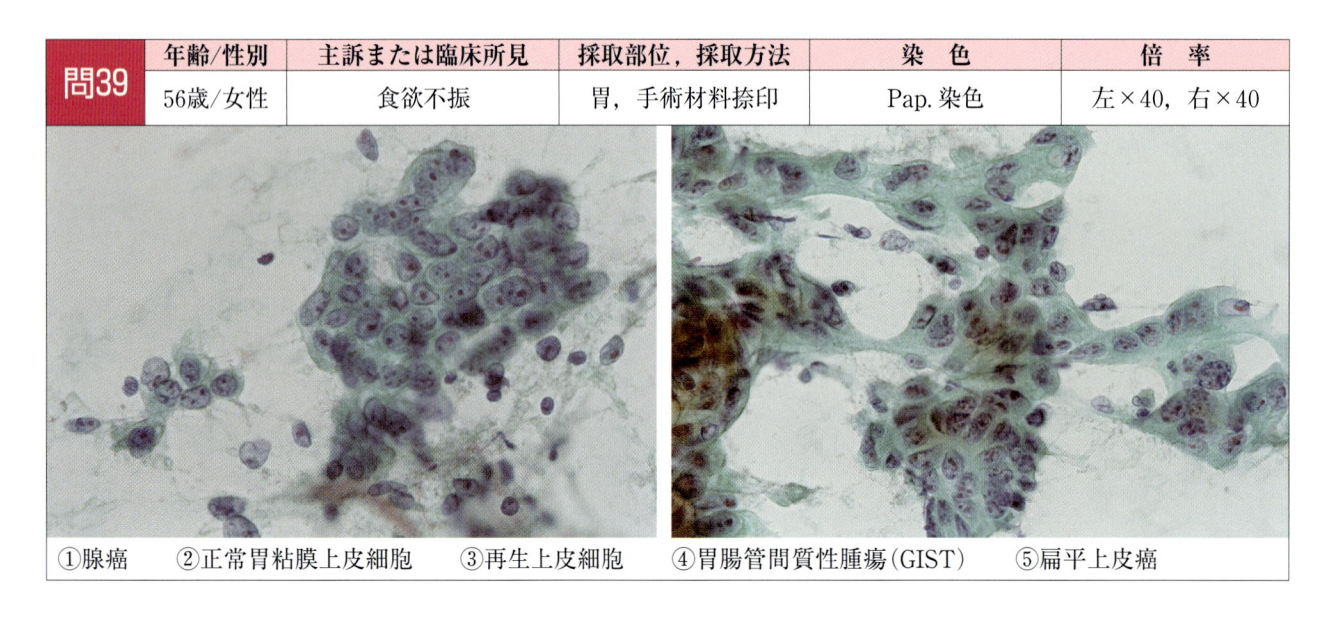

①腺癌　②正常胃粘膜上皮細胞　③再生上皮細胞　④胃腸管間質性腫瘍（GIST）　⑤扁平上皮癌

問40	年齢/性別	主訴または臨床所見	採取部位，採取方法	染 色	倍 率
	43歳/男性	腹部膨満感	胃，粘膜下腫瘍捺印	Pap. 染色	左×20, 右×40

①腺癌　②正常胃粘膜上皮細胞　③再生上皮細胞　④胃腸管間質性腫瘍(GIST)　⑤扁平上皮癌

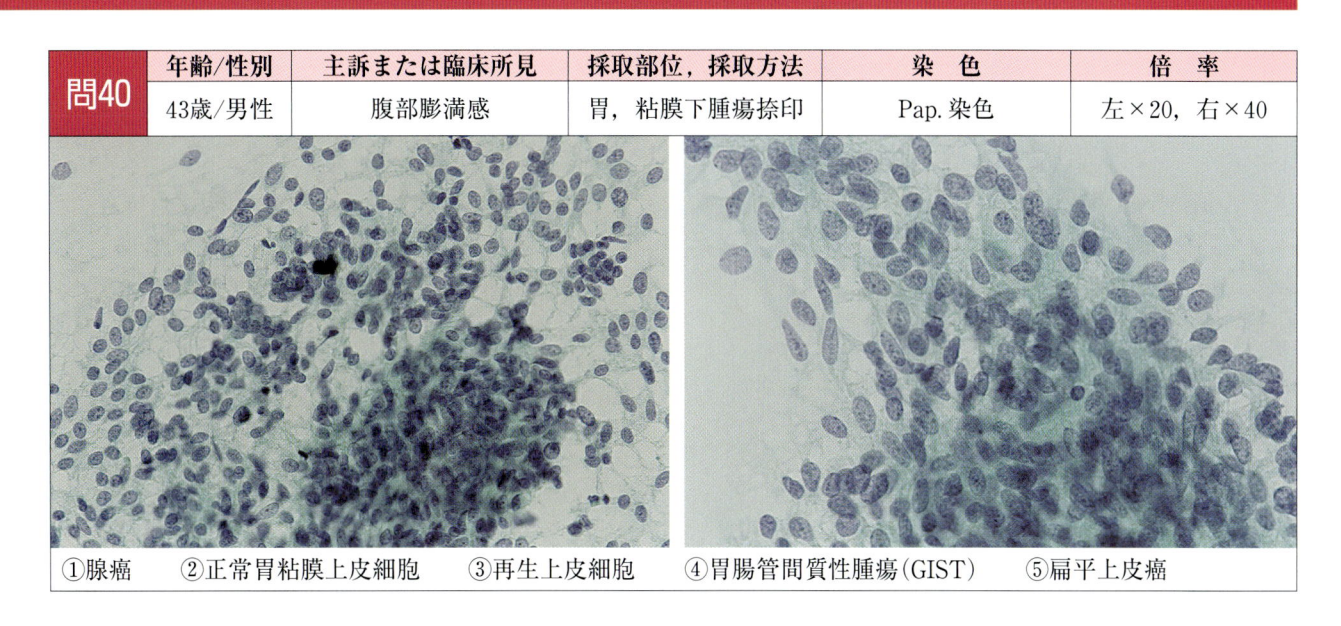

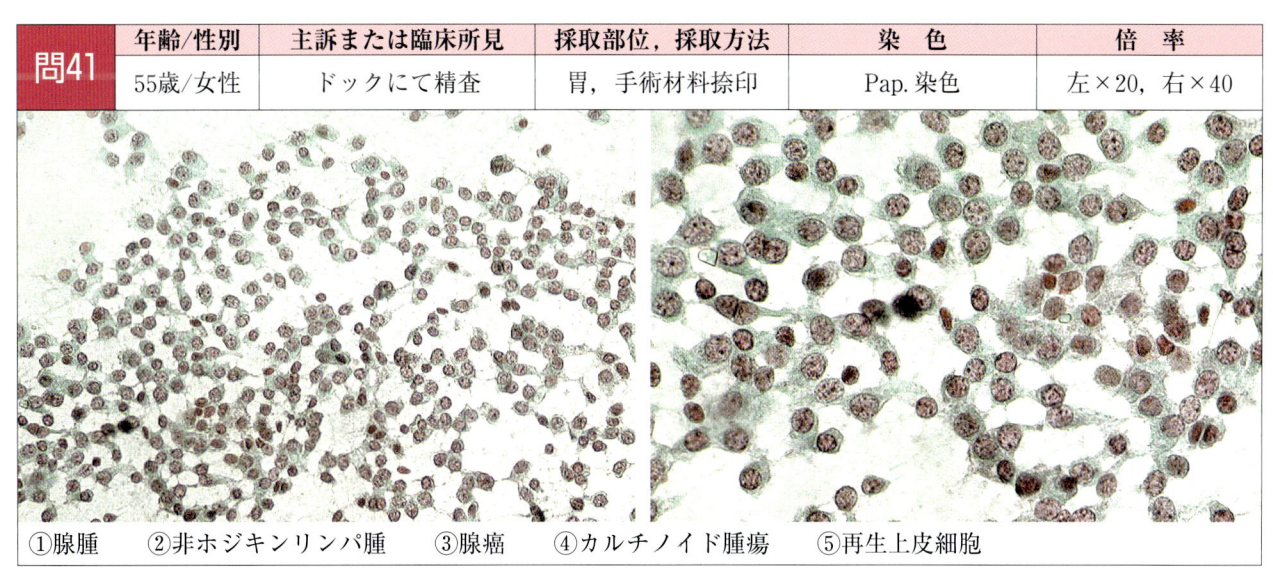

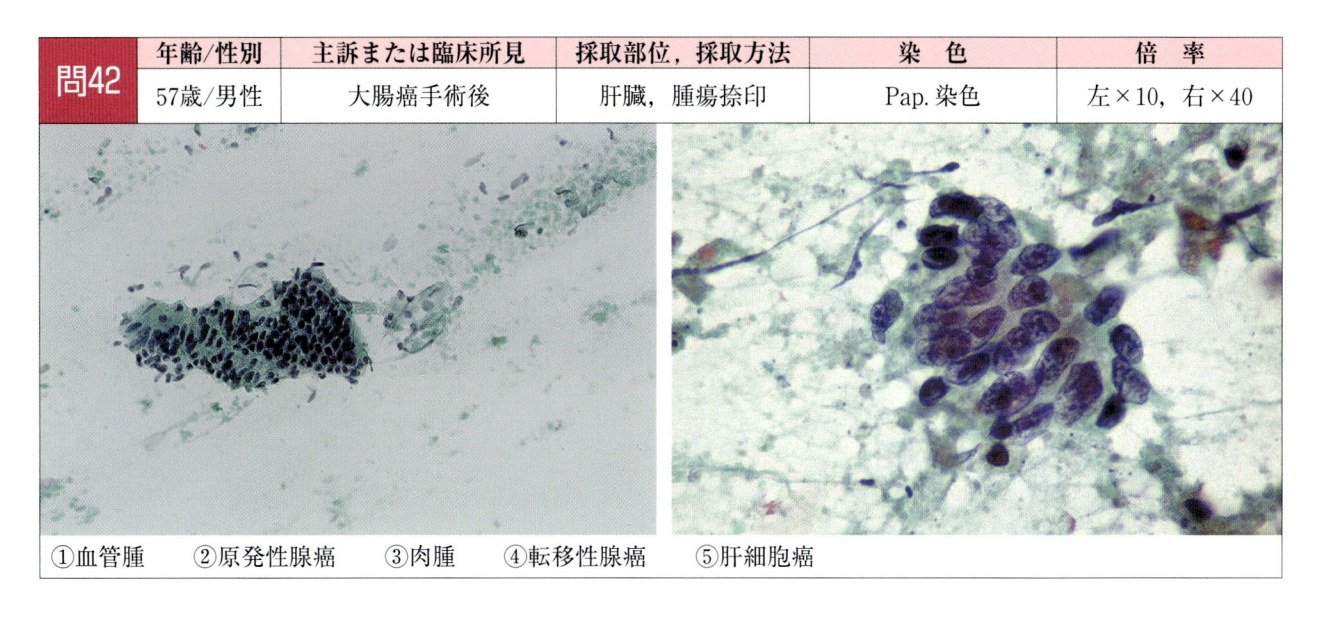

問41	年齢/性別	主訴または臨床所見	採取部位，採取方法	染 色	倍 率
	55歳/女性	ドックにて精査	胃，手術材料捺印	Pap. 染色	左×20, 右×40

①腺腫　②非ホジキンリンパ腫　③腺癌　④カルチノイド腫瘍　⑤再生上皮細胞

問42	年齢/性別	主訴または臨床所見	採取部位，採取方法	染 色	倍 率
	57歳/男性	大腸癌手術後	肝臓，腫瘍捺印	Pap. 染色	左×10, 右×40

①血管腫　②原発性腺癌　③肉腫　④転移性腺癌　⑤肝細胞癌

画像をみて，最も考えられるものを選択肢から選びなさい

問43	年齢/性別	主訴または臨床所見	採取部位，採取方法	染色	倍率
	50歳/男性	胆嚢結石	胆嚢，捺印	Pap.染色	左×10，右×40

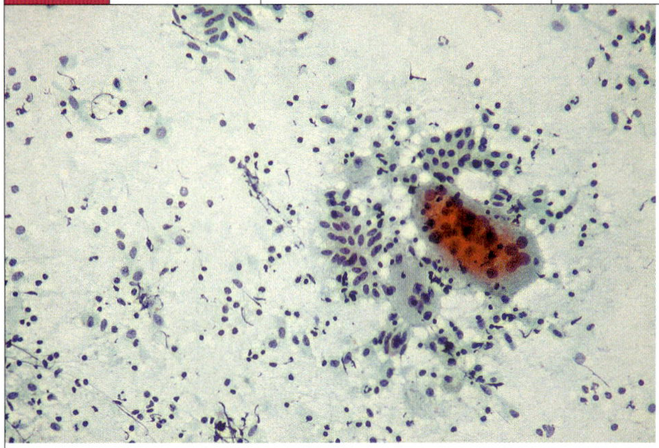

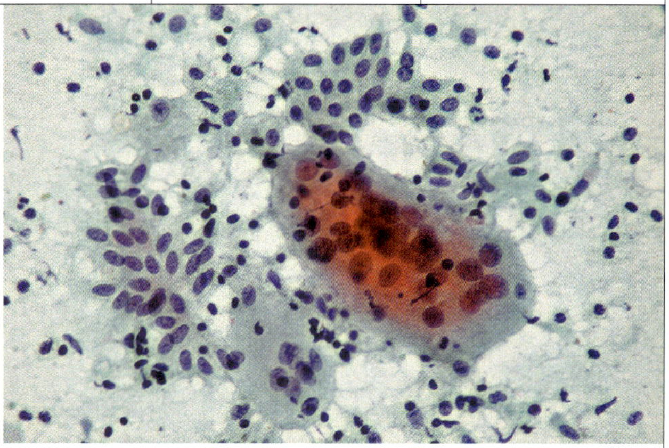

①慢性炎症　②非ホジキンリンパ腫　③腺癌　④腺腫　⑤肝細胞癌

問44	年齢/性別	主訴または臨床所見	採取部位，採取方法	染色	倍率
	64歳/男性	小腸粘膜下腫瘍	小腸，腫瘍捺印	Pap.染色	左×10，右×40

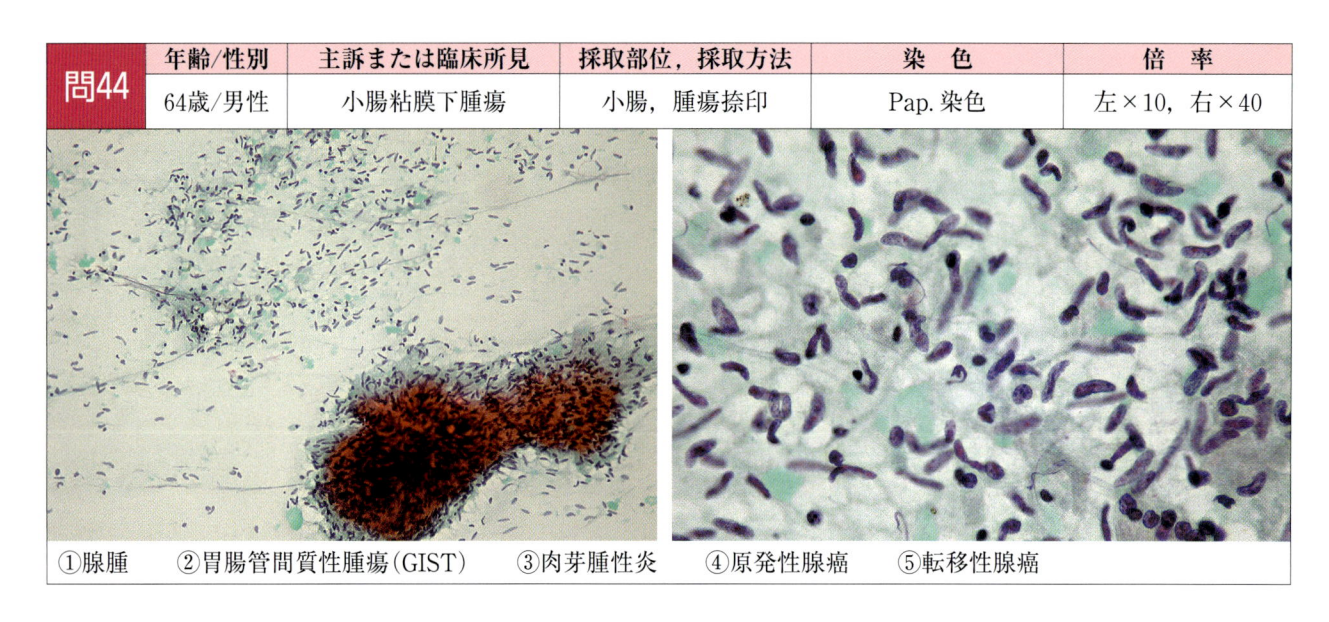

①腺腫　②胃腸管間質性腫瘍(GIST)　③肉芽腫性炎　④原発性腺癌　⑤転移性腺癌

問45	年齢/性別	主訴または臨床所見	採取部位，採取方法	染色	倍率
	66歳/男性	両側耳下腺腫瘍にて手術	左耳下腺，腫瘍捺印	Pap.染色	左×20，右×60

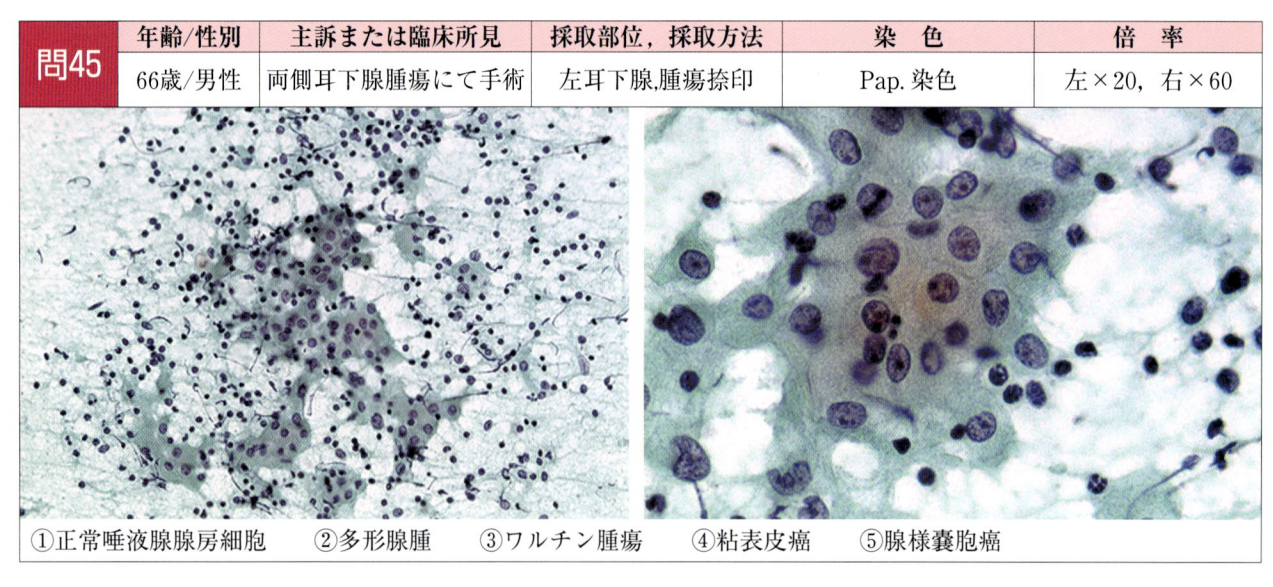

①正常唾液腺腺房細胞　②多形腺腫　③ワルチン腫瘍　④粘表皮癌　⑤腺様嚢胞癌

問46	年齢/性別	主訴または臨床所見	採取部位，採取方法	染色	倍率
	79歳/女性	口腔底部（舌下腺）腫瘍疑い	口腔底部，穿刺吸引	Pap.染色	左×20，右×60

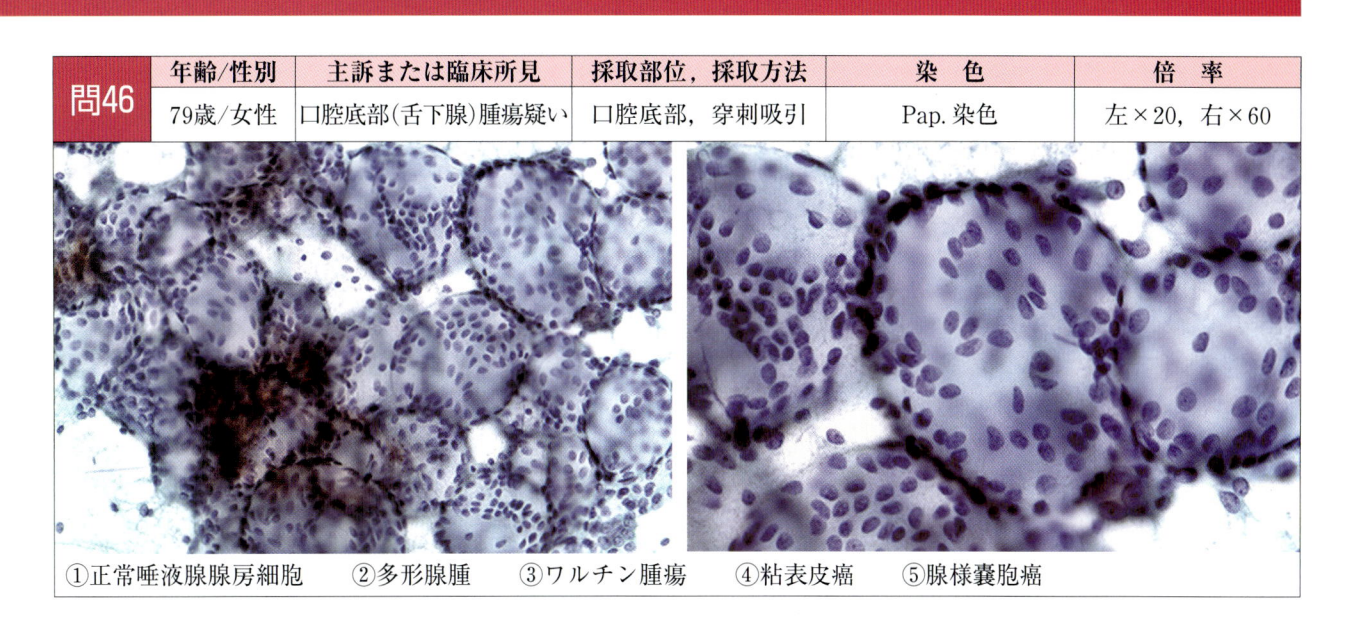

①正常唾液腺腺房細胞　②多形腺腫　③ワルチン腫瘍　④粘表皮癌　⑤腺様嚢胞癌

問47	年齢/性別	主訴または臨床所見	採取部位，採取方法	染色	倍率
	70歳/女性	甲状腺腫瘤，1年前より	甲状腺，穿刺吸引	Pap.染色	左×20，右×60

①腺腫様甲状腺腫　②濾胞性腫瘍　③乳頭癌　④未分化癌　⑤髄様癌

問48	年齢/性別	主訴または臨床所見	採取部位，採取方法	染色	倍率
	62歳/男性	甲状腺腫瘤，急速に増大	甲状腺，穿刺吸引	Pap.染色	左×20，右×40

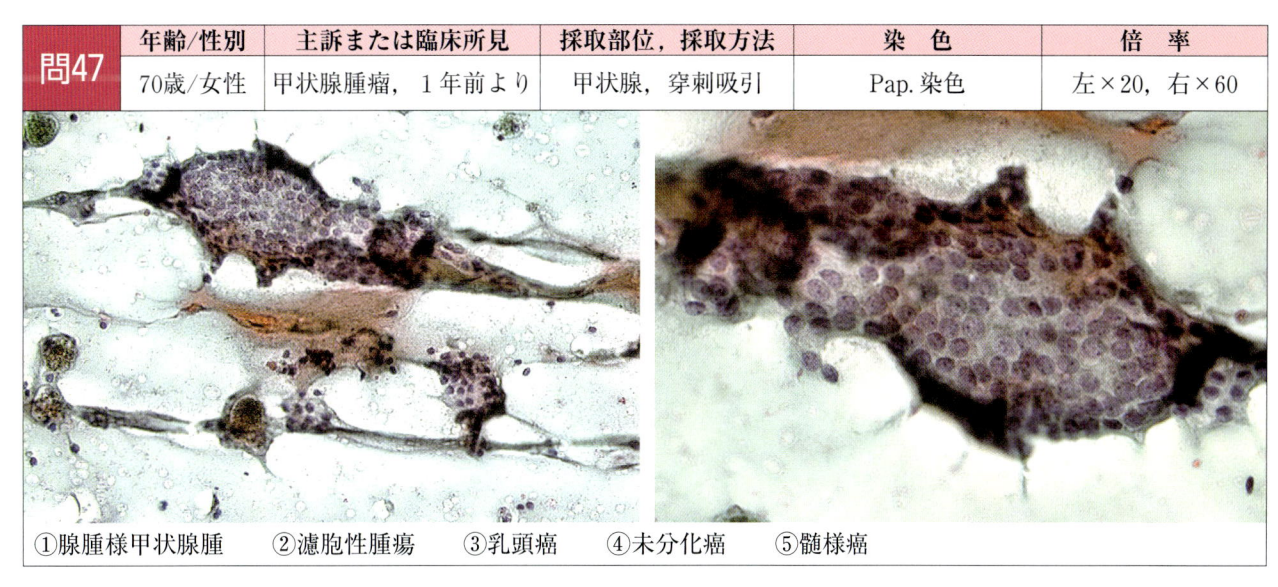

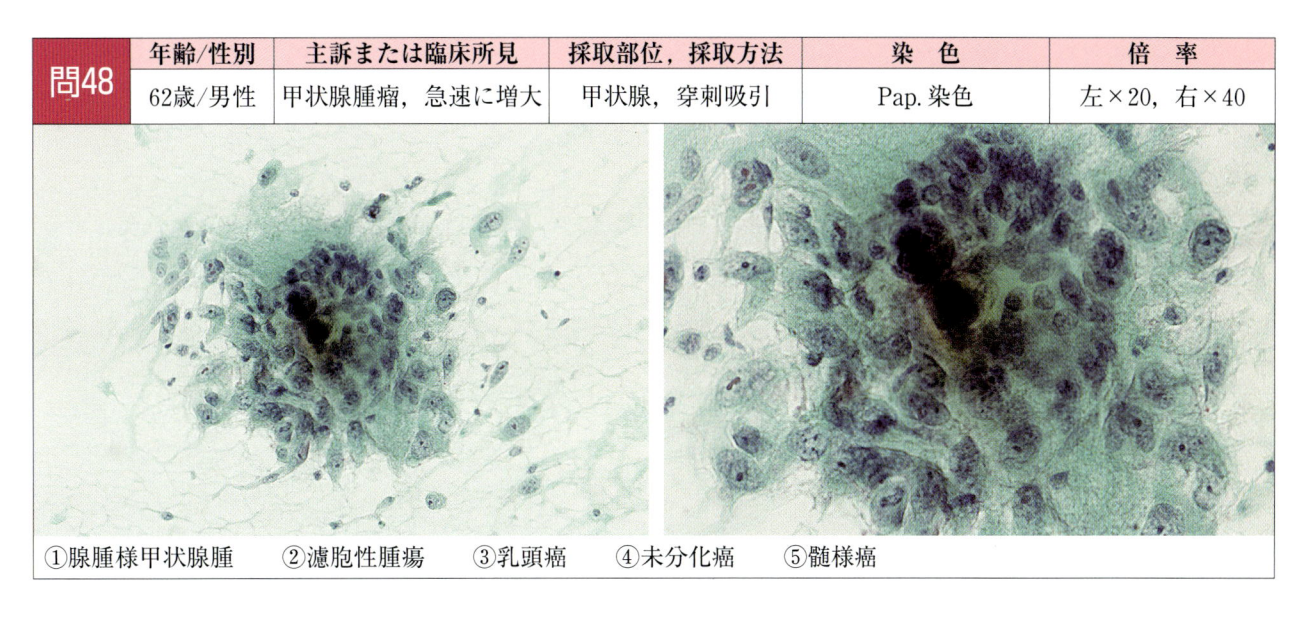

①腺腫様甲状腺腫　②濾胞性腫瘍　③乳頭癌　④未分化癌　⑤髄様癌

画像をみて，最も考えられるものを選択肢から選びなさい

	年齢/性別	主訴または臨床所見	検 体	染 色	倍 率
問49	46歳/男	食道癌	胸水	Pap.染色	左×20, 右×40

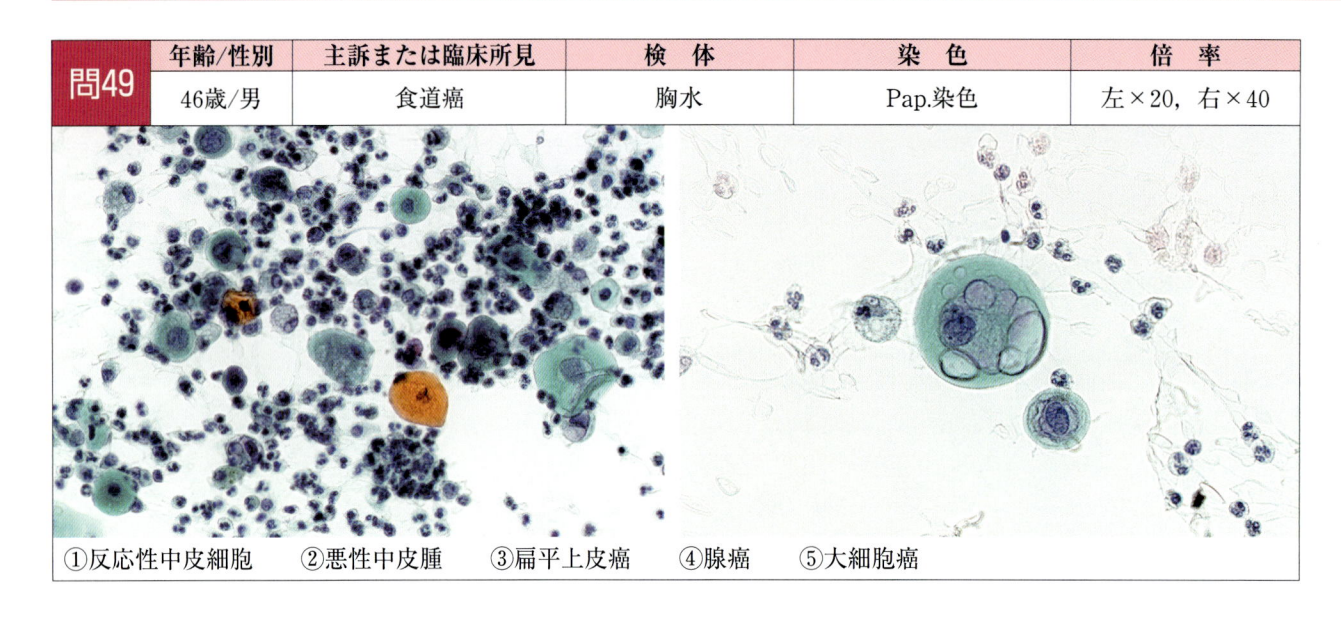

①反応性中皮細胞　②悪性中皮腫　③扁平上皮癌　④腺癌　⑤大細胞癌

	年齢/性別	主訴または臨床所見	検 体	染 色	倍 率
問50	56歳/男性	直腸癌	ダグラス洗浄液	左Pap.染色, 右Geimsa染色	左×40, 右×40

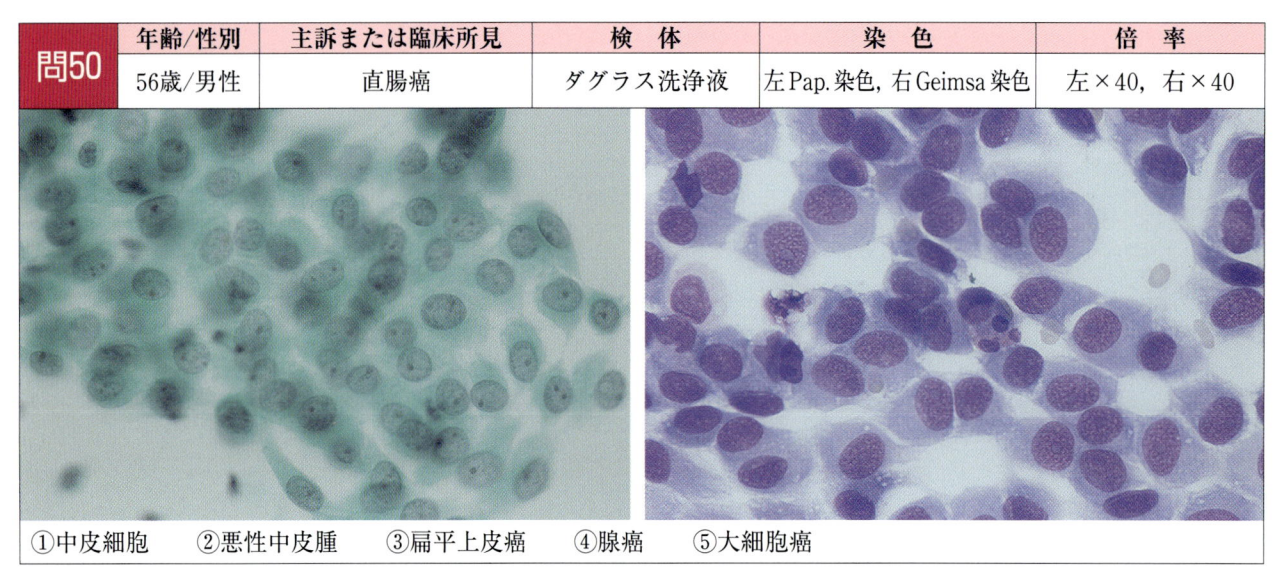

①中皮細胞　②悪性中皮腫　③扁平上皮癌　④腺癌　⑤大細胞癌

	年齢/性別	主訴または臨床所見	検 体	染 色	倍 率
問51	53歳/女性	腎盂尿管移行部狭窄	腎盂尿	Pap.染色	左×20, 右×60

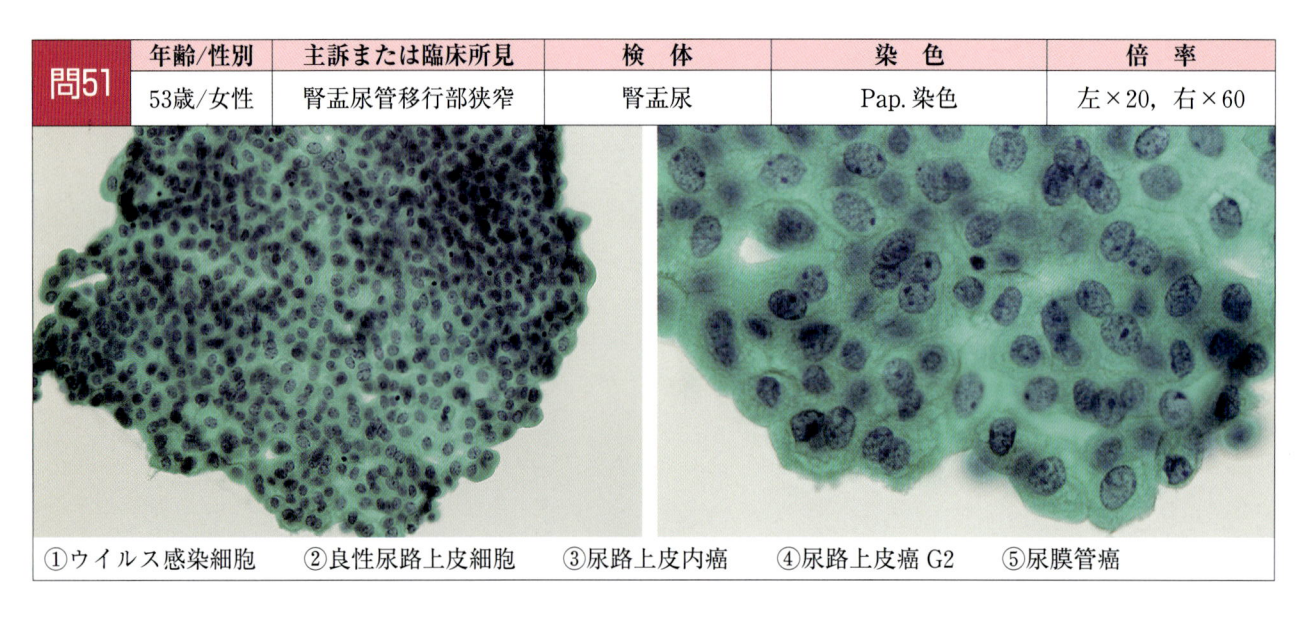

①ウイルス感染細胞　②良性尿路上皮細胞　③尿路上皮内癌　④尿路上皮癌 G2　⑤尿膜管癌

問52	年齢/性別	主訴または臨床所見	検体	染色	倍率
	66歳/男性	腎盂癌	カテーテル尿	Pap.染色	左×20, 右×40

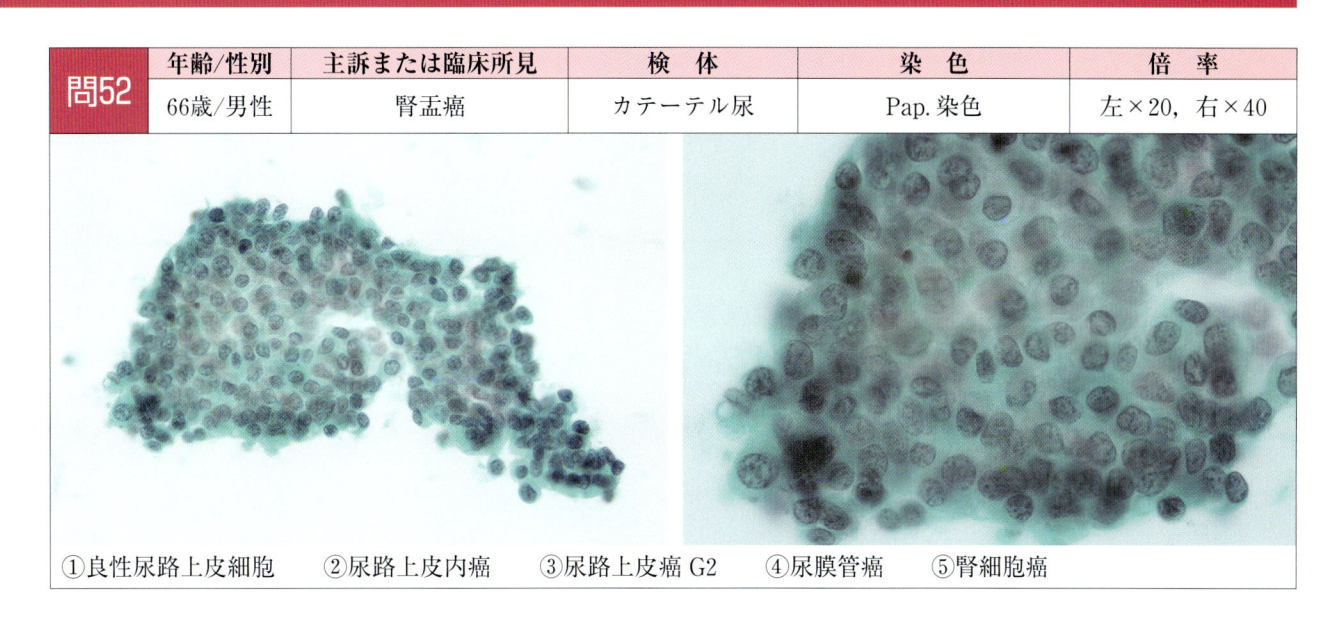

①良性尿路上皮細胞　②尿路上皮内癌　③尿路上皮癌 G2　④尿膜管癌　⑤腎細胞癌

問53	年齢/性別	主訴または臨床所見	採取部位, 採取方法	染色	倍率
	39歳/女性	左乳腺腫瘤	左乳腺, 穿刺吸引	Pap.染色	左×20, 右×40

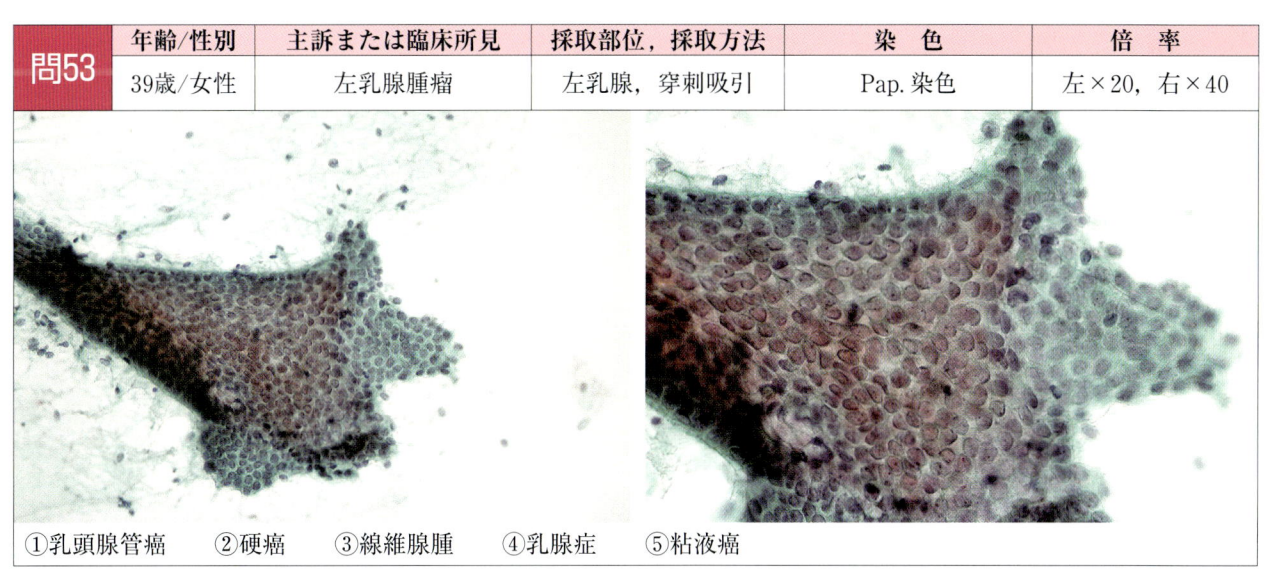

①乳頭腺管癌　②硬癌　③線維腺腫　④乳腺症　⑤粘液癌

問54	年齢/性別	主訴または臨床所見	採取部位, 採取方法	染色	倍率
	44歳/女性	右乳腺腫瘤	右乳腺, 穿刺吸引	Pap.染色	左×20, 右×40

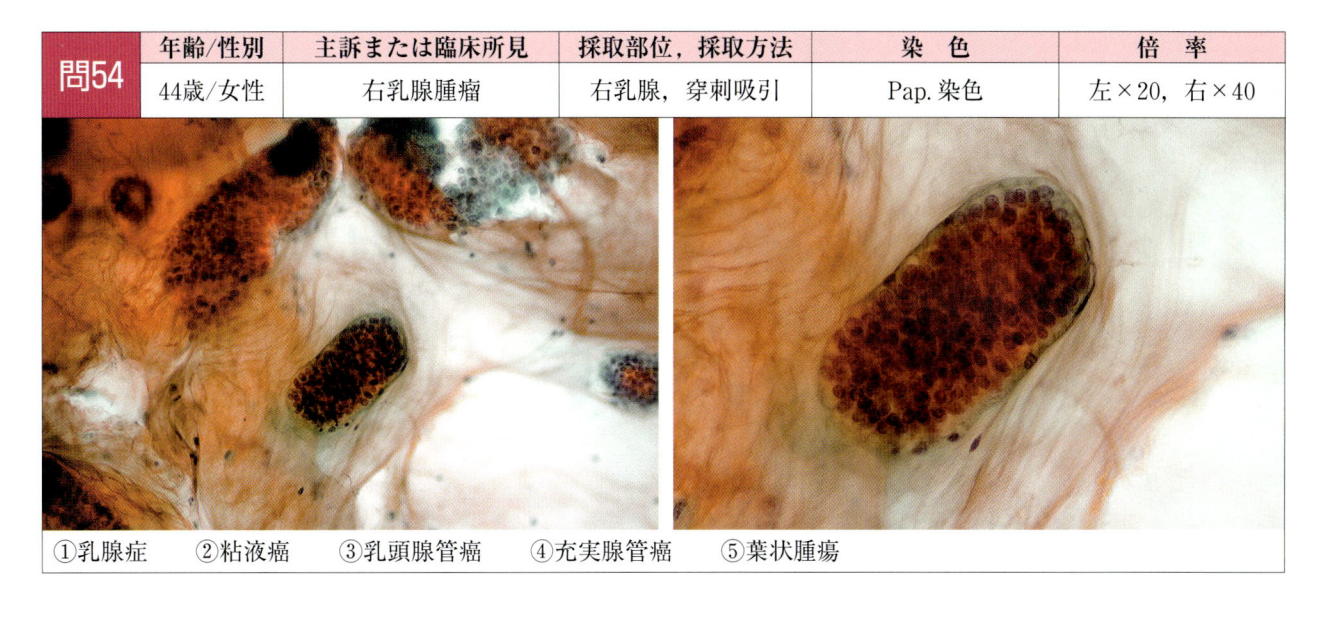

①乳腺症　②粘液癌　③乳頭腺管癌　④充実腺管癌　⑤葉状腫瘍

画像をみて，最も考えられるものを選択肢から選びなさい

問55

年齢/性別	主訴または臨床所見	採取部位，採取方法	染色	倍率
33歳/男性	右精巣腫瘍	精巣，腫瘍捺印	Pap. 染色	左×40，右×60

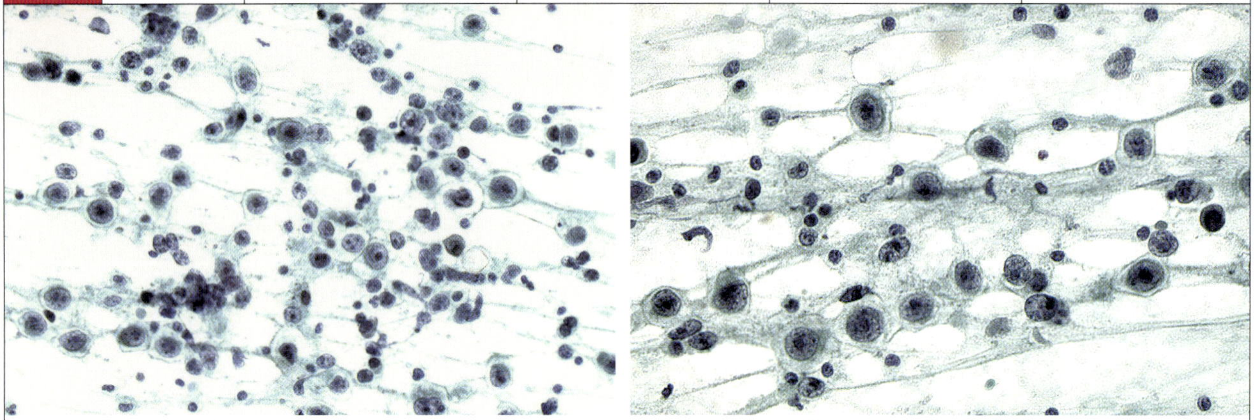

①尿路上皮癌　　②非ホジキンリンパ腫　　③腎細胞癌　　④奇形腫　　⑤セミノーマ(精上皮腫)

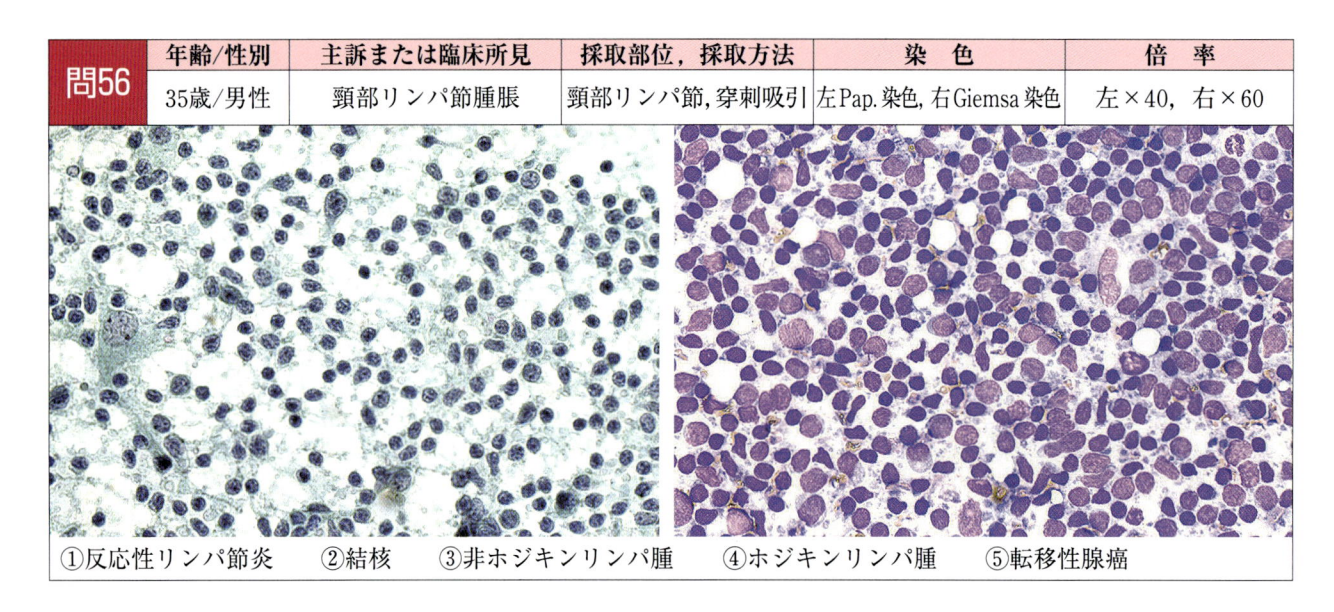

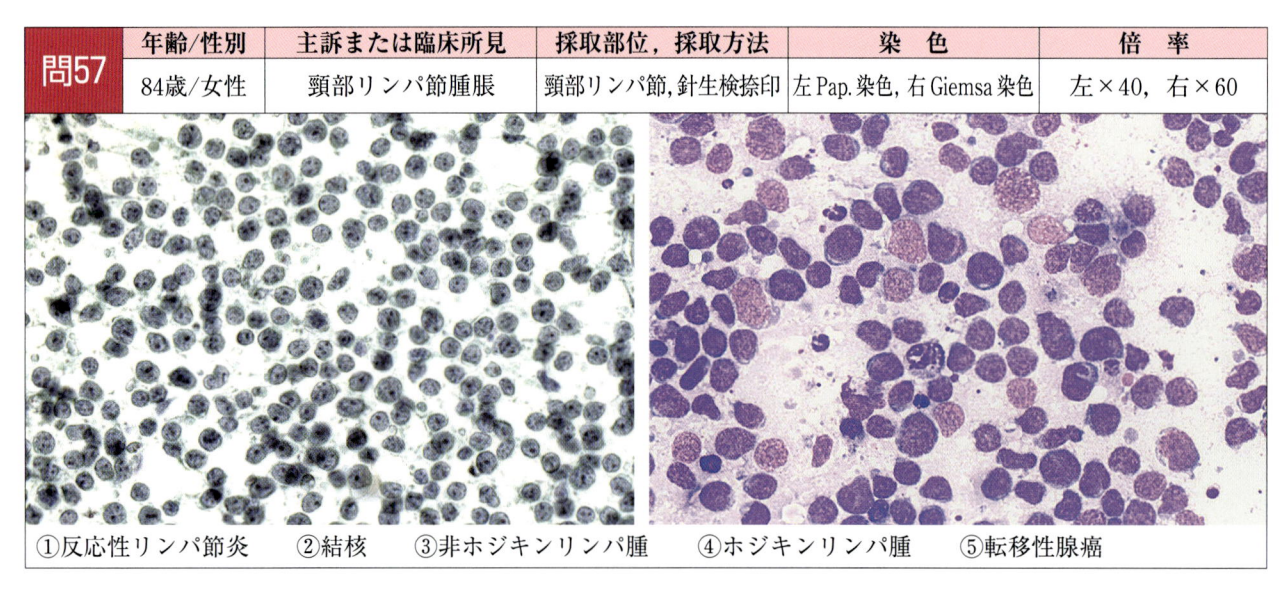

問56

年齢/性別	主訴または臨床所見	採取部位，採取方法	染色	倍率
35歳/男性	頸部リンパ節腫脹	頸部リンパ節，穿刺吸引	左Pap. 染色，右Giemsa 染色	左×40，右×60

①反応性リンパ節炎　　②結核　　③非ホジキンリンパ腫　　④ホジキンリンパ腫　　⑤転移性腺癌

問57

年齢/性別	主訴または臨床所見	採取部位，採取方法	染色	倍率
84歳/女性	頸部リンパ節腫脹	頸部リンパ節，針生検捺印	左Pap. 染色，右Giemsa 染色	左×40，右×60

①反応性リンパ節炎　　②結核　　③非ホジキンリンパ腫　　④ホジキンリンパ腫　　⑤転移性腺癌

問58	年齢/性別	主訴または臨床所見	採取部位，採取方法	染　色	倍　率
	78歳/女性	1ヶ月前より股関節痛	坐骨，針生検捺印	Pap.染色	左×20，右×60

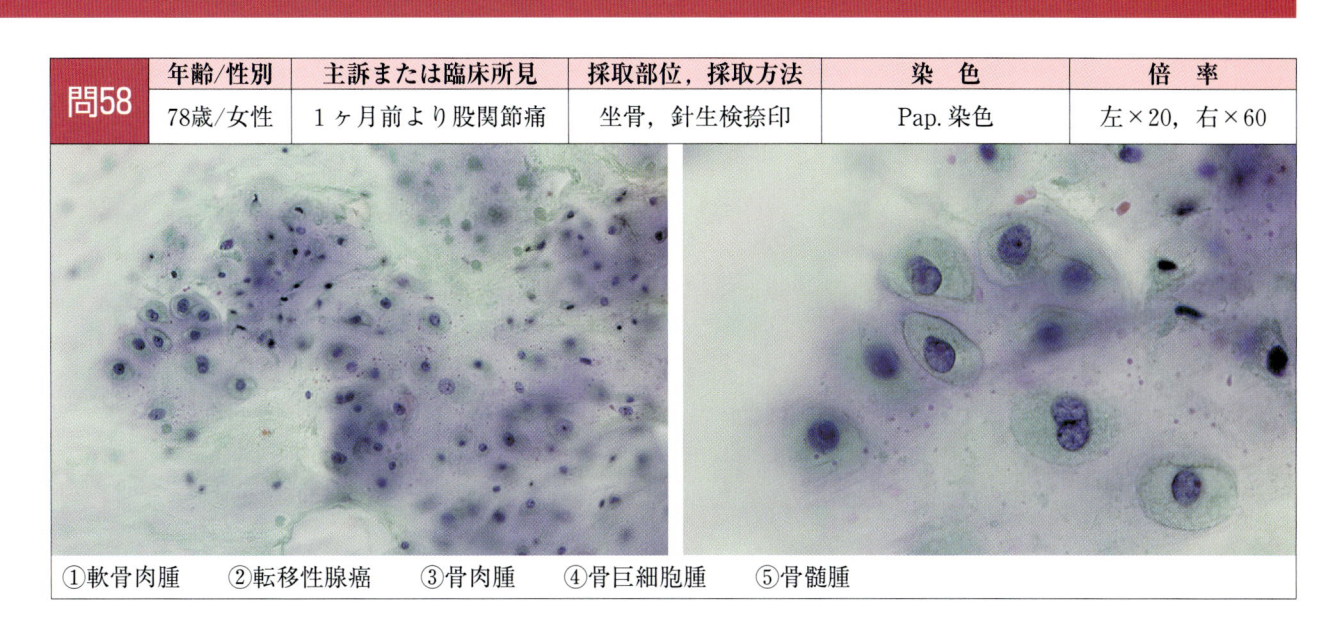

①軟骨肉腫　②転移性腺癌　③骨肉腫　④骨巨細胞腫　⑤骨髄腫

問59	年齢/性別	主訴または臨床所見	採取部位，採取方法	染　色	倍　率
	69歳/女性	左大腿部軟部腫瘍（直径40×30mm大）	左大腿，穿刺吸引	Pap.染色	左×20，右×40

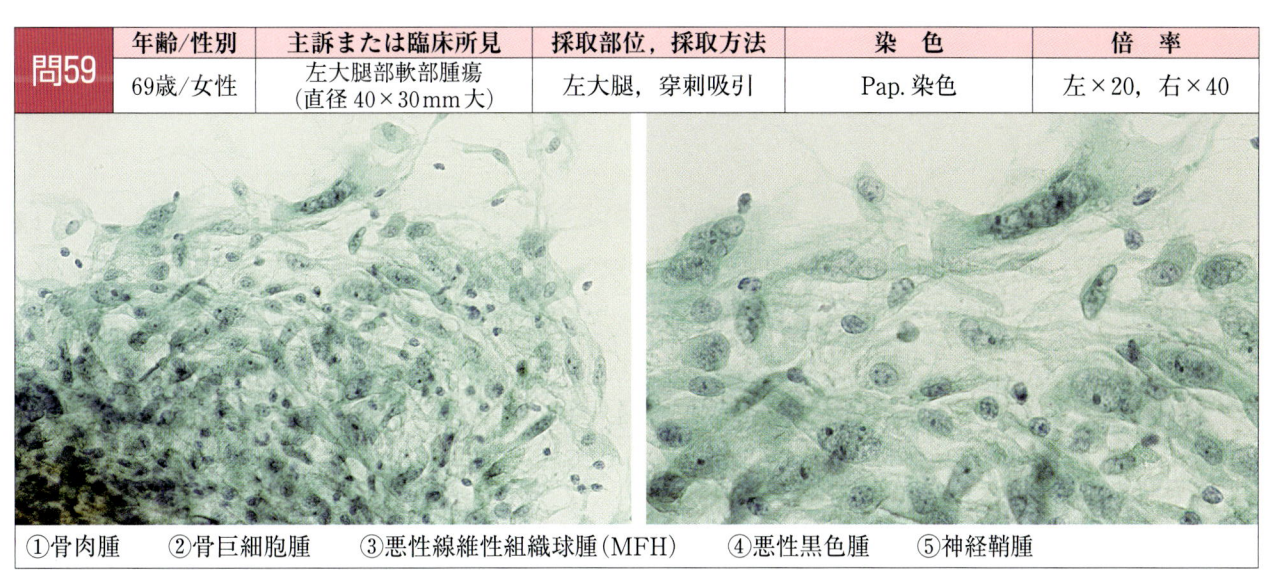

①骨肉腫　②骨巨細胞腫　③悪性線維性組織球腫(MFH)　④悪性黒色腫　⑤神経鞘腫

問60	年齢/性別	主訴または臨床所見	採取部位，採取方法	染　色	倍　率
	66歳/男性	仙骨骨腫瘍	仙骨，針生検捺印	Pap.染色	左×20，右×40

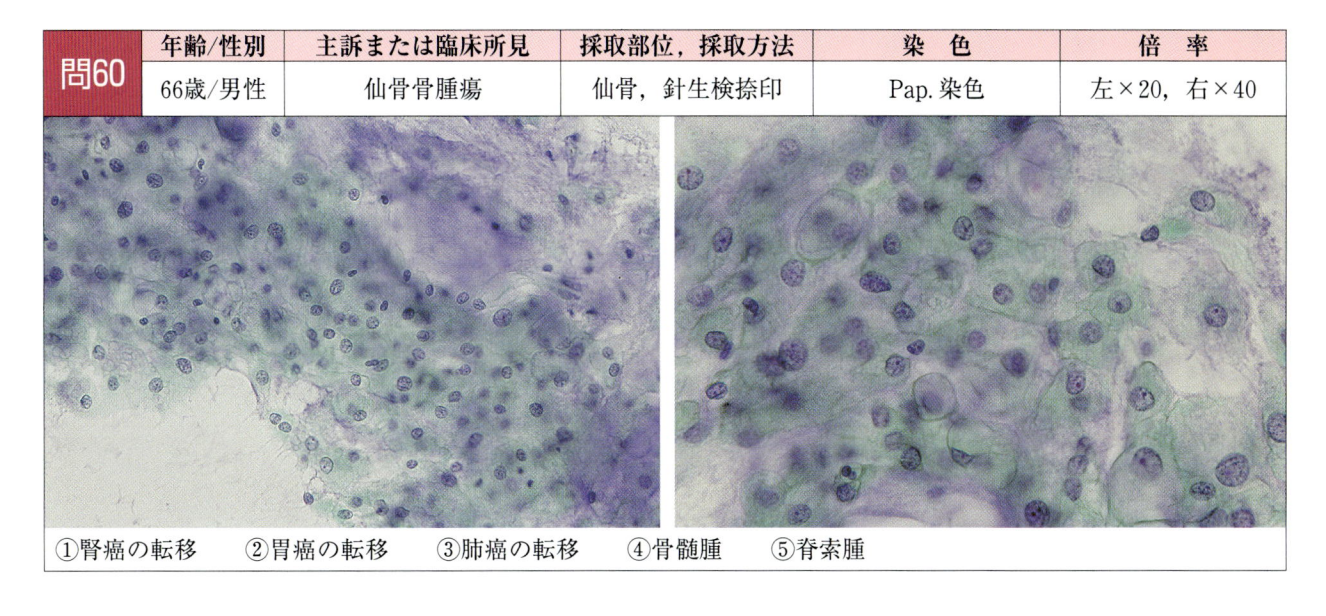

①腎癌の転移　②胃癌の転移　③肺癌の転移　④骨髄腫　⑤脊索腫

ZOOM-4

画像をみて，最も考えられるものを選択肢から選びなさい

問1

年齢/性別	主訴または臨床所見	採取部位	採取方法，染色	倍率
39歳/女性	不正性器出血	子宮頸部	ブラシ擦過，Pap. 染色	左×40，右×40

①頸内膜細胞　②非角化型扁平上皮癌　③上皮内癌　④頸部腺癌（内頸部型粘液性腺癌）　⑤腺扁平上皮癌

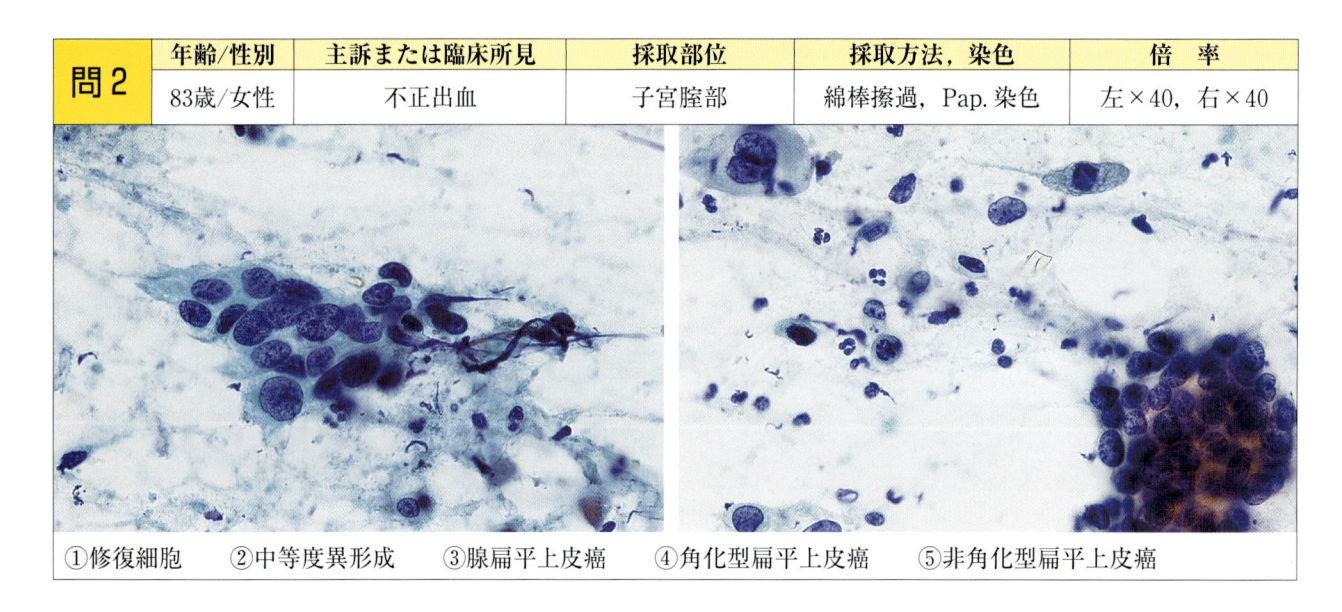

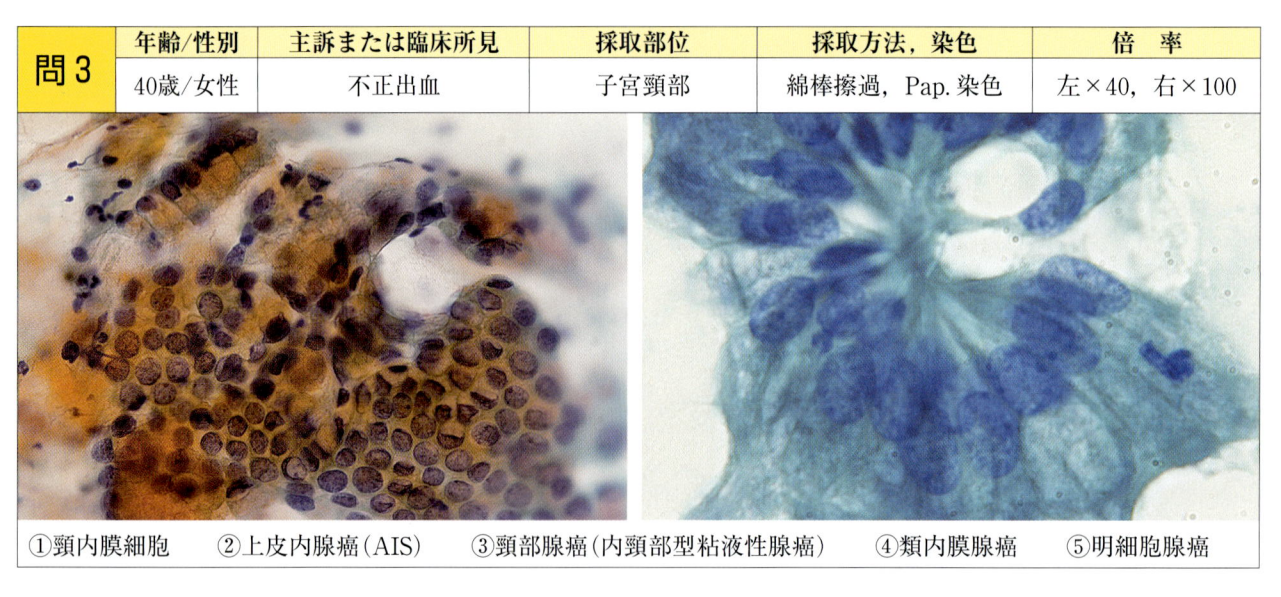

問2

年齢/性別	主訴または臨床所見	採取部位	採取方法，染色	倍率
83歳/女性	不正出血	子宮腟部	綿棒擦過，Pap. 染色	左×40，右×40

①修復細胞　②中等度異形成　③腺扁平上皮癌　④角化型扁平上皮癌　⑤非角化型扁平上皮癌

問3

年齢/性別	主訴または臨床所見	採取部位	採取方法，染色	倍率
40歳/女性	不正出血	子宮頸部	綿棒擦過，Pap. 染色	左×40，右×100

①頸内膜細胞　②上皮内腺癌（AIS）　③頸部腺癌（内頸部型粘液性腺癌）　④類内膜腺癌　⑤明細胞腺癌

問4	年齢/性別	主訴または臨床所見	採取部位	採取方法，染色	倍率
	23歳/女性	不正出血	子宮内膜	エンドサイト，Pap. 染色	左×40，右×40

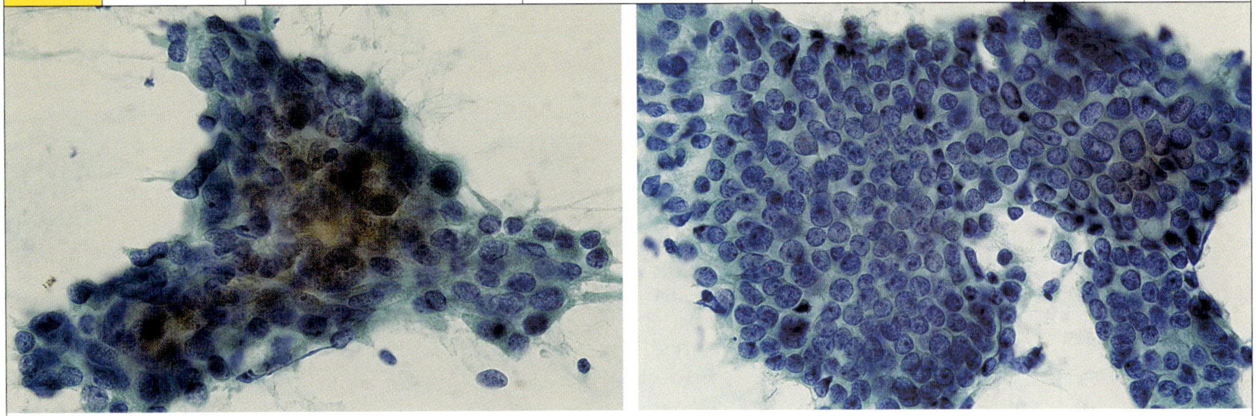

①増殖期子宮内膜細胞　②分泌期子宮内膜細胞　③子宮内膜異型増殖症　④萎縮内膜細胞　⑤類内膜腺癌 G3

問5	年齢/性別	主訴または臨床所見	採取部位	採取方法，染色	倍率
	18歳/女性	卵巣腫瘍，AFP 高値	卵巣	腫瘍捺印，Pap. 染色	左×40，右×40

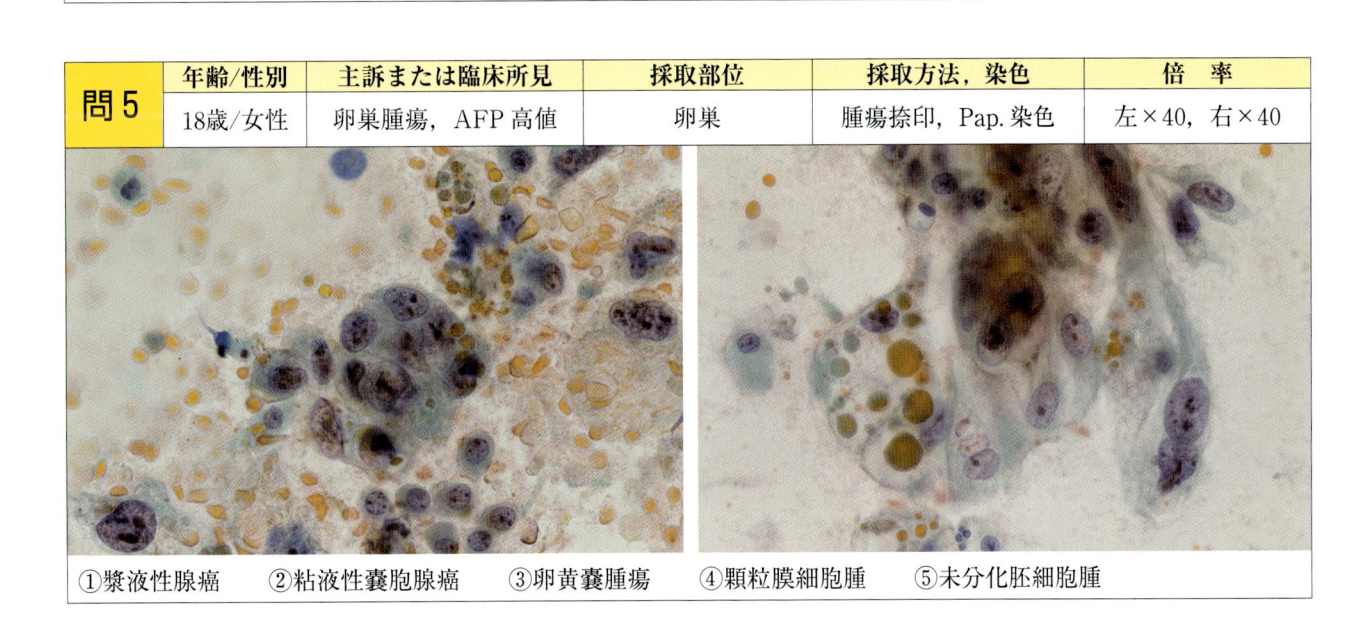

①漿液性腺癌　②粘液性囊胞腺癌　③卵黄囊腫瘍　④顆粒膜細胞腫　⑤未分化胚細胞腫

問6	年齢/性別	主訴または臨床所見	採取部位	採取方法，染色	倍率
	47歳/女性	白色帯下	子宮腟部	綿棒擦過，Pap. 染色	左×40，右×40

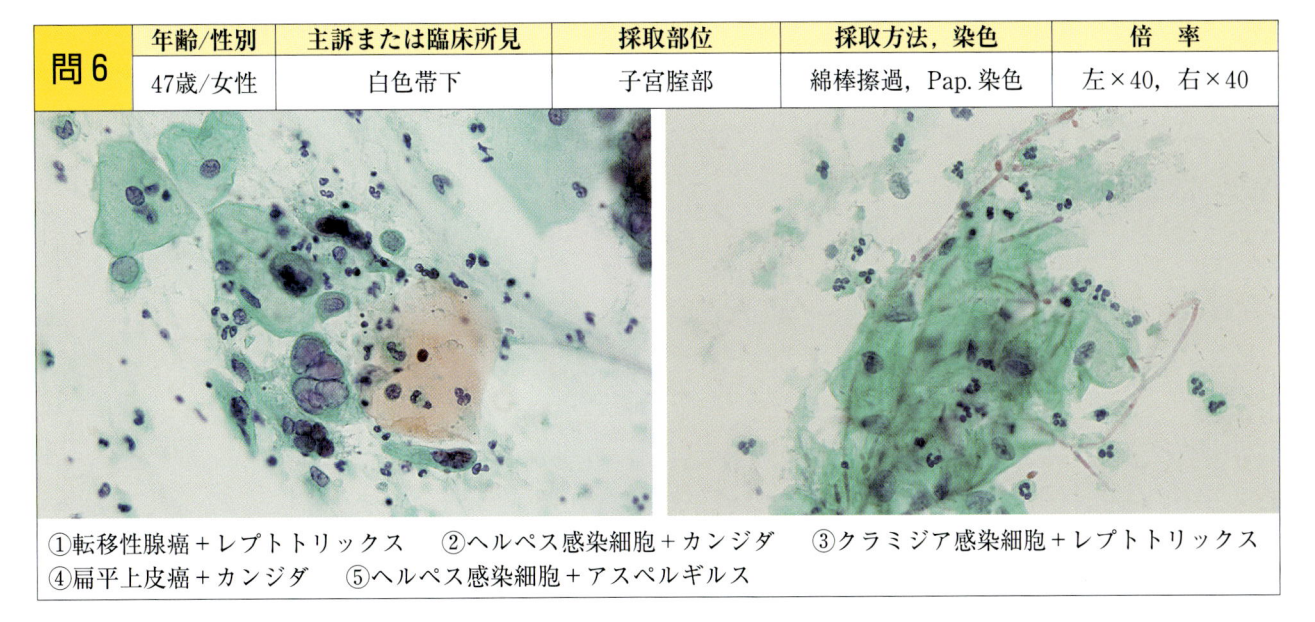

①転移性腺癌＋レプトトリックス　②ヘルペス感染細胞＋カンジダ　③クラミジア感染細胞＋レプトトリックス
④扁平上皮癌＋カンジダ　⑤ヘルペス感染細胞＋アスペルギルス

画像をみて，最も考えられるものを選択肢から選びなさい

問7	年齢/性別	主訴または臨床所見	採取部位	採取方法，染色	倍率
	79歳/女性	不正出血	子宮腟部	綿棒擦過，Pap.染色	左×20，右×40

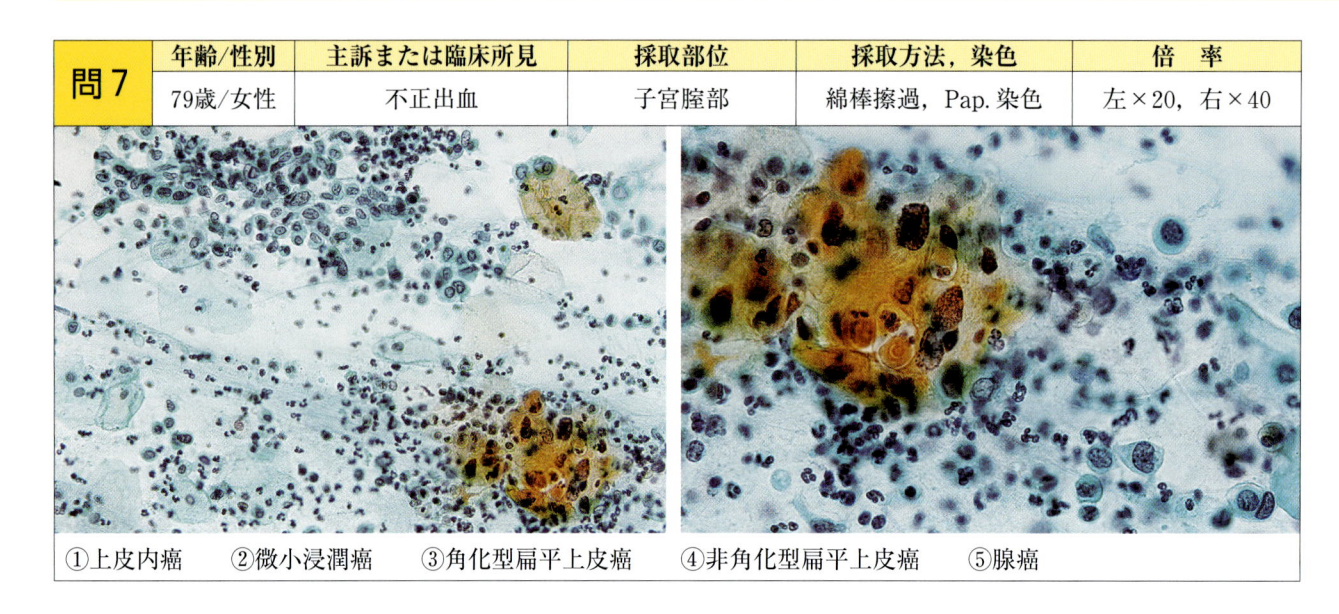

①上皮内癌　②微小浸潤癌　③角化型扁平上皮癌　④非角化型扁平上皮癌　⑤腺癌

問8	年齢/性別	主訴または臨床所見	採取部位	採取方法，染色	倍率
	46歳/女性	不正出血	子宮腟部	綿棒擦過，Pap.染色	左×20，右×40

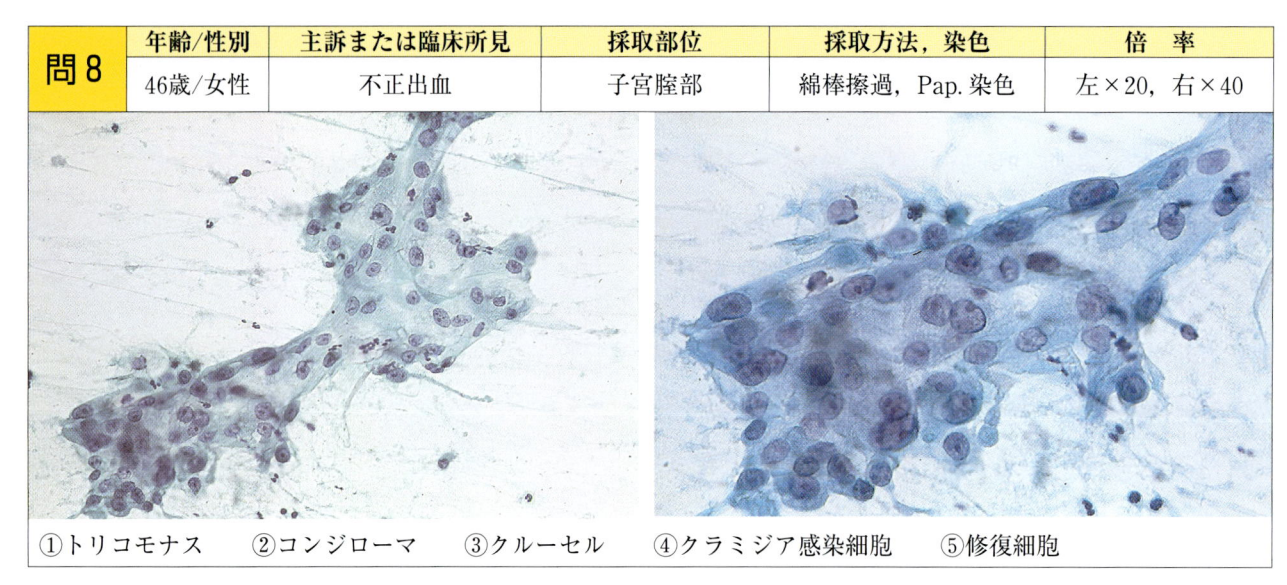

①トリコモナス　②コンジローマ　③クルーセル　④クラミジア感染細胞　⑤修復細胞

問9	年齢/性別	主訴または臨床所見	採取部位	採取方法，染色	倍率
	50歳/女性	集団検診	子宮腟部	綿棒擦過，Pap.染色	左×40，右×40

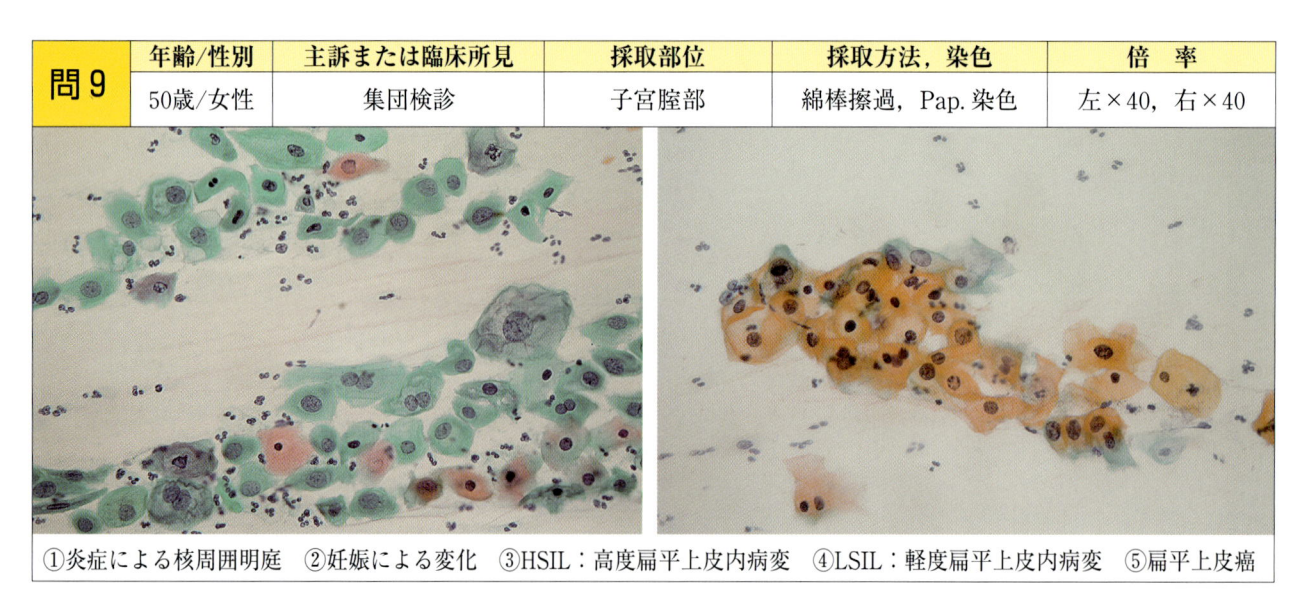

①炎症による核周囲明庭　②妊娠による変化　③HSIL：高度扁平上皮内病変　④LSIL：軽度扁平上皮内病変　⑤扁平上皮癌

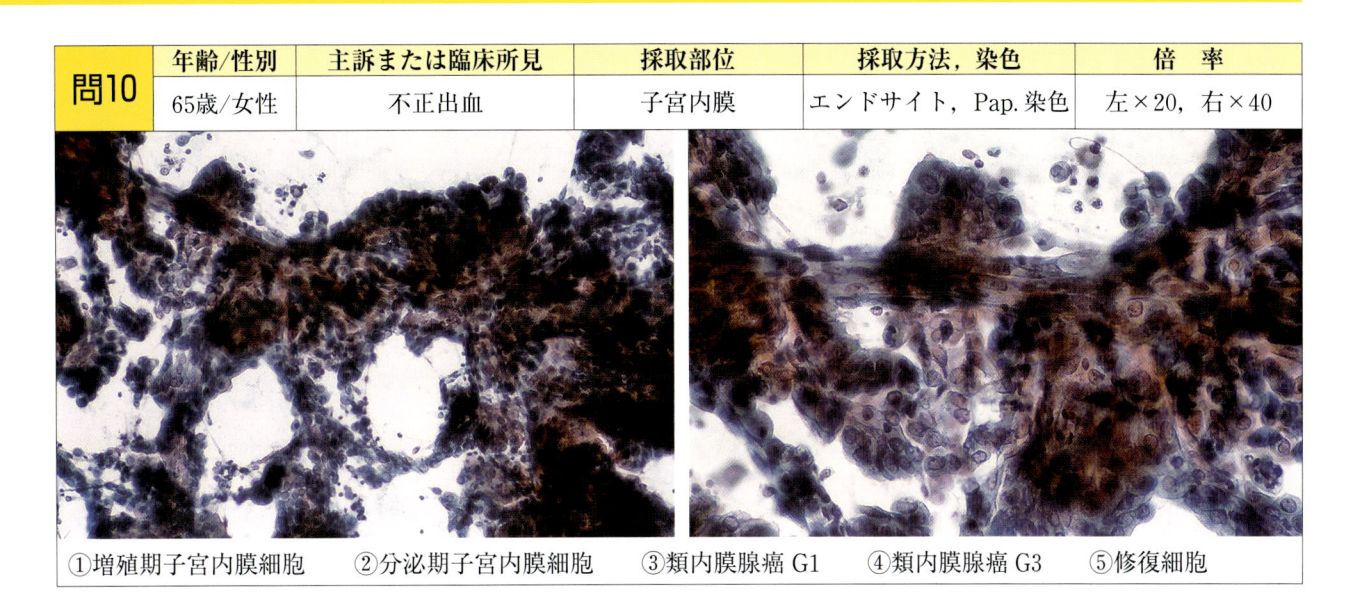

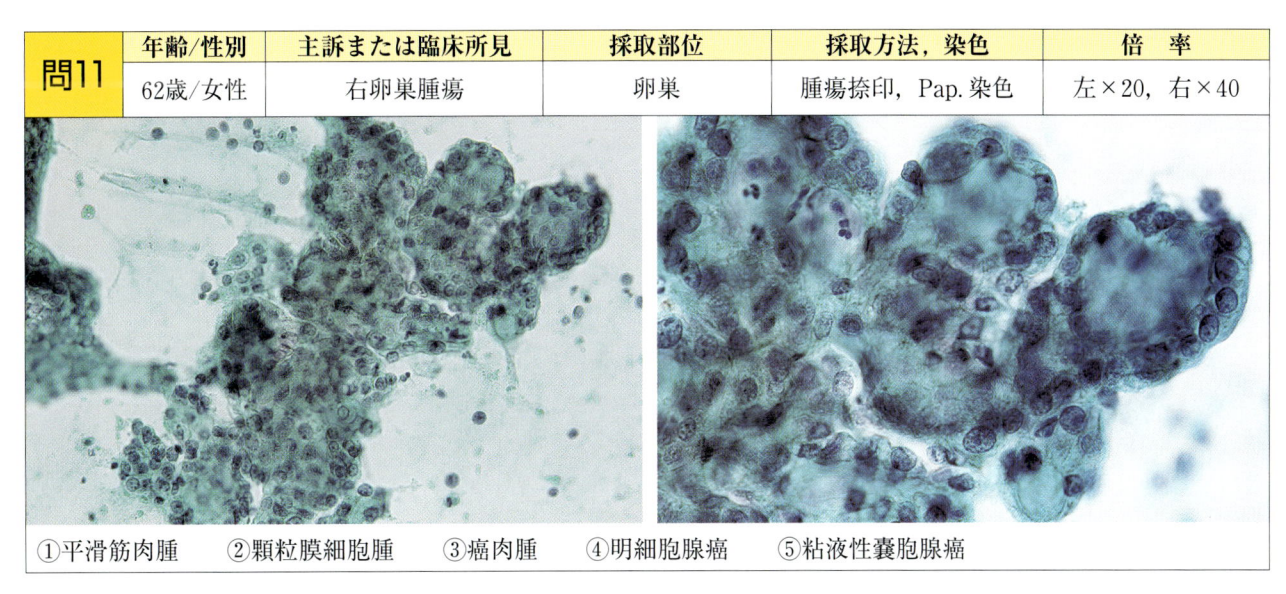

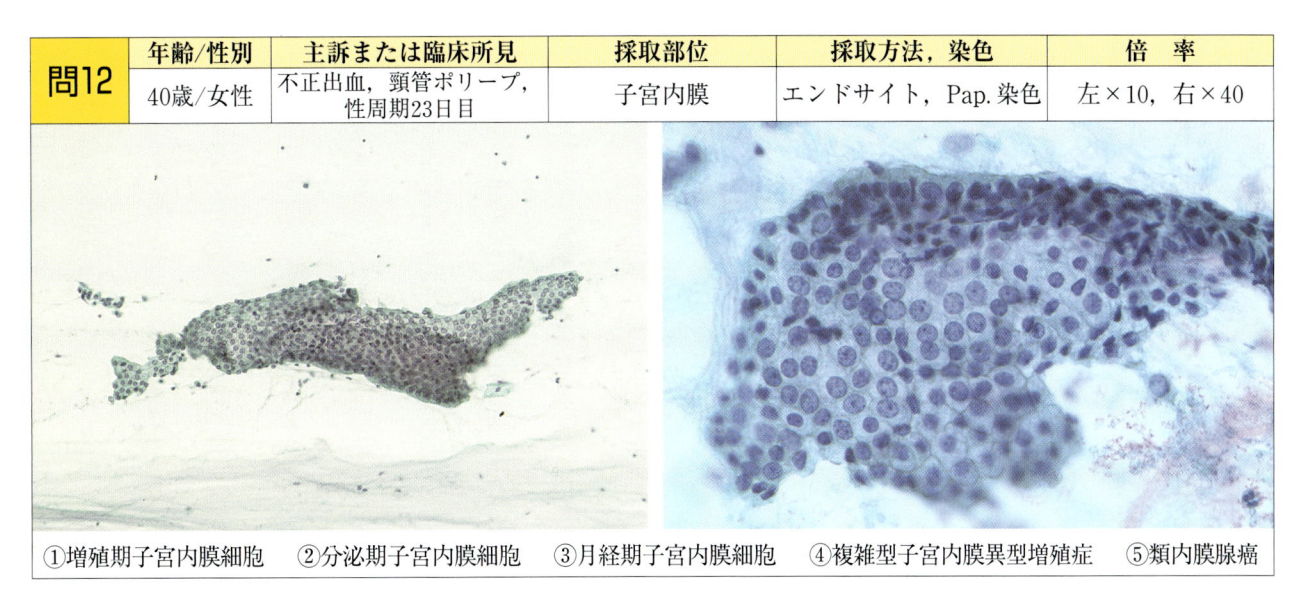

問10	年齢/性別	主訴または臨床所見	採取部位	採取方法，染色	倍　率
	65歳/女性	不正出血	子宮内膜	エンドサイト，Pap. 染色	左×20，右×40

①増殖期子宮内膜細胞　②分泌期子宮内膜細胞　③類内膜腺癌 G1　④類内膜腺癌 G3　⑤修復細胞

問11	年齢/性別	主訴または臨床所見	採取部位	採取方法，染色	倍　率
	62歳/女性	右卵巣腫瘍	卵巣	腫瘍捺印，Pap. 染色	左×20，右×40

①平滑筋肉腫　②顆粒膜細胞腫　③癌肉腫　④明細胞腺癌　⑤粘液性嚢胞腺癌

問12	年齢/性別	主訴または臨床所見	採取部位	採取方法，染色	倍　率
	40歳/女性	不正出血，頸管ポリープ，性周期23日目	子宮内膜	エンドサイト，Pap. 染色	左×10，右×40

①増殖期子宮内膜細胞　②分泌期子宮内膜細胞　③月経期子宮内膜細胞　④複雑型子宮内膜異型増殖症　⑤類内膜腺癌

画像をみて，最も考えられるものを選択肢から選びなさい

問13	年齢/性別	主訴または臨床所見	採取部位	採取方法，染色	倍率
	58歳/女性	不正出血，閉経50歳	子宮内膜	エンドサイト，Pap.染色	左×20，右×40

①子宮内膜細胞　②複雑型子宮内膜異型増殖症　③類内膜腺癌　④扁平上皮癌　⑤癌肉腫

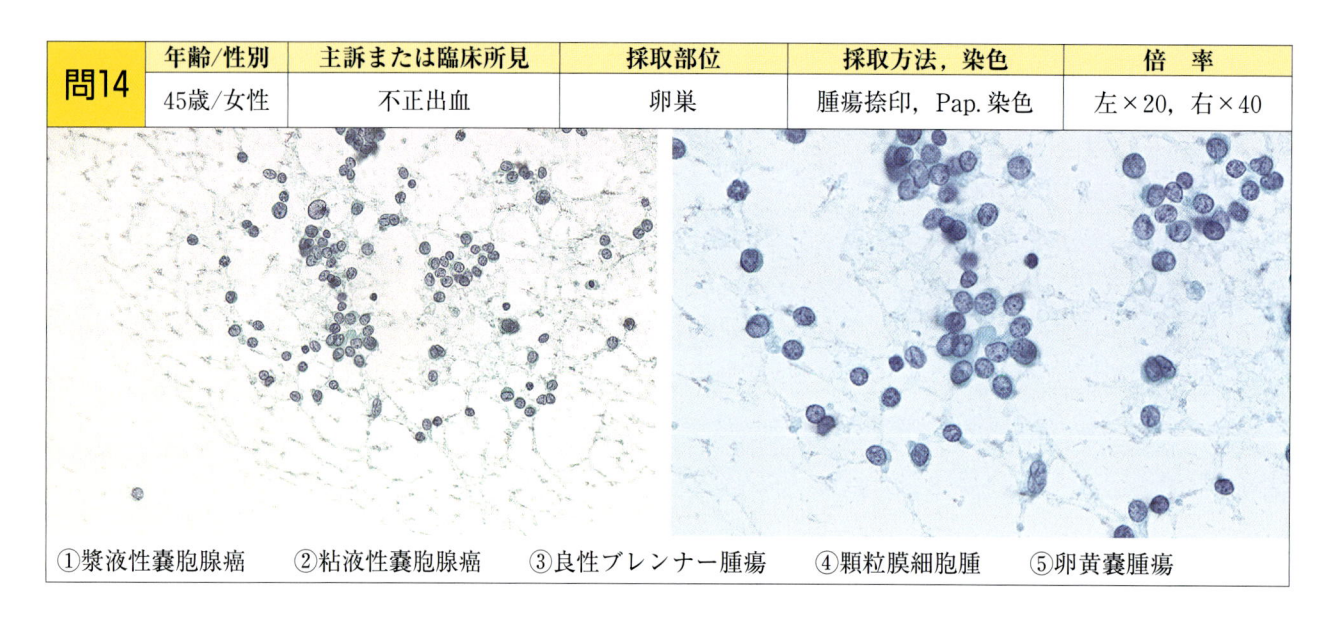

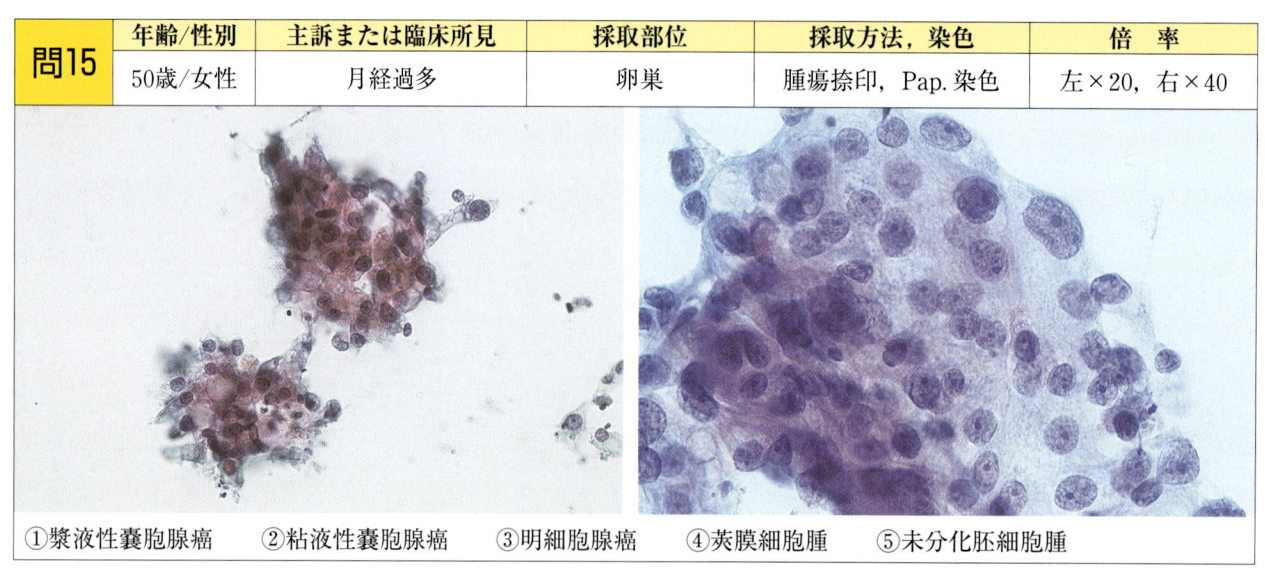

問14	年齢/性別	主訴または臨床所見	採取部位	採取方法，染色	倍率
	45歳/女性	不正出血	卵巣	腫瘍捺印，Pap.染色	左×20，右×40

①漿液性嚢胞腺癌　②粘液性嚢胞腺癌　③良性ブレンナー腫瘍　④顆粒膜細胞腫　⑤卵黄嚢腫瘍

問15	年齢/性別	主訴または臨床所見	採取部位	採取方法，染色	倍率
	50歳/女性	月経過多	卵巣	腫瘍捺印，Pap.染色	左×20，右×40

①漿液性嚢胞腺癌　②粘液性嚢胞腺癌　③明細胞腺癌　④莢膜細胞腫　⑤未分化胚細胞腫

問16	年齢/性別	主訴または臨床所見	採取部位	採取方法, 染色	倍 率
	35歳/女性	帯下	子宮頸部	綿棒擦過, Pap. 染色	左×20, 右×40

①クラミジア感染細胞　②ヘルペス感染細胞　③上皮内癌　④非ホジキンリンパ腫　⑤頸部腺癌(内頸部型粘液性腺癌)

問17	年齢/性別	主訴または臨床所見	採取部位	採取方法, 染色	倍 率
	16歳/女性	びらん	子宮頸部	綿棒擦過, Pap. 染色	左×20, 右×40

①トリコモナス　②レプトトリックス　③クリプトコッカス　④アスペルギルス　⑤カンジダ

問18	年齢/性別	主訴または臨床所見	採取部位	採取方法, 染色	倍 率
	33歳/女性	褐色帯下	子宮頸部	綿棒擦過, Pap. 染色	左×20, 右×40

①コンジローマ　②トリコモナス　③クルーセル　④ヘルペス感染細胞　⑤クラミジア感染細胞

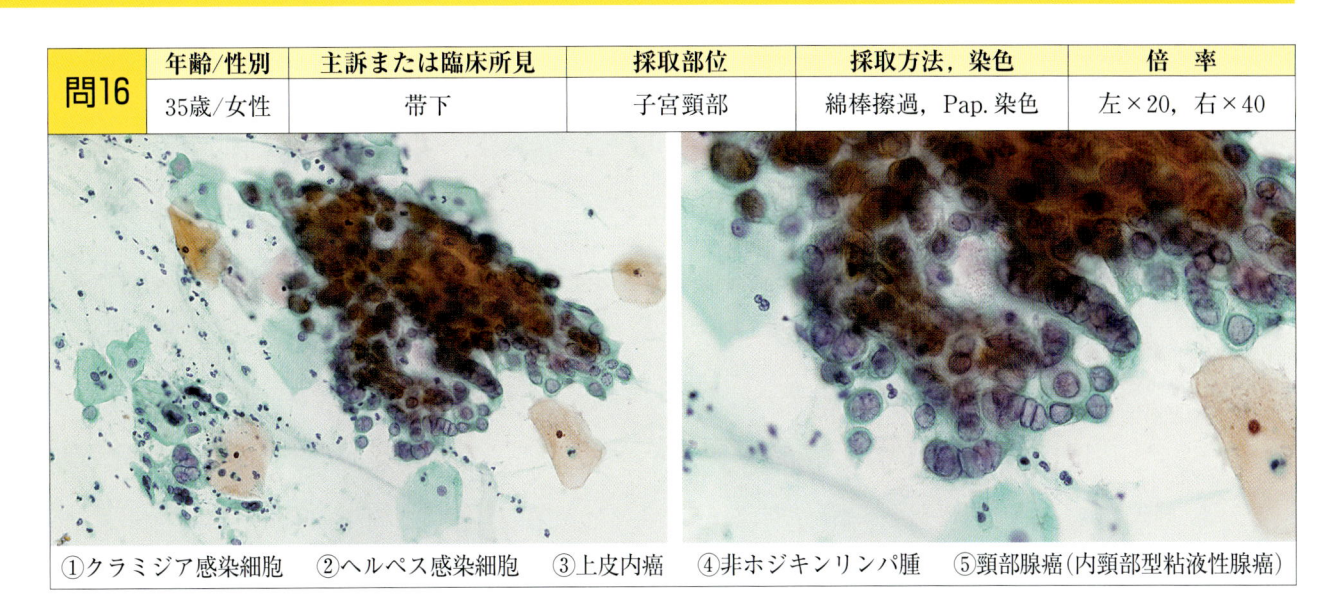

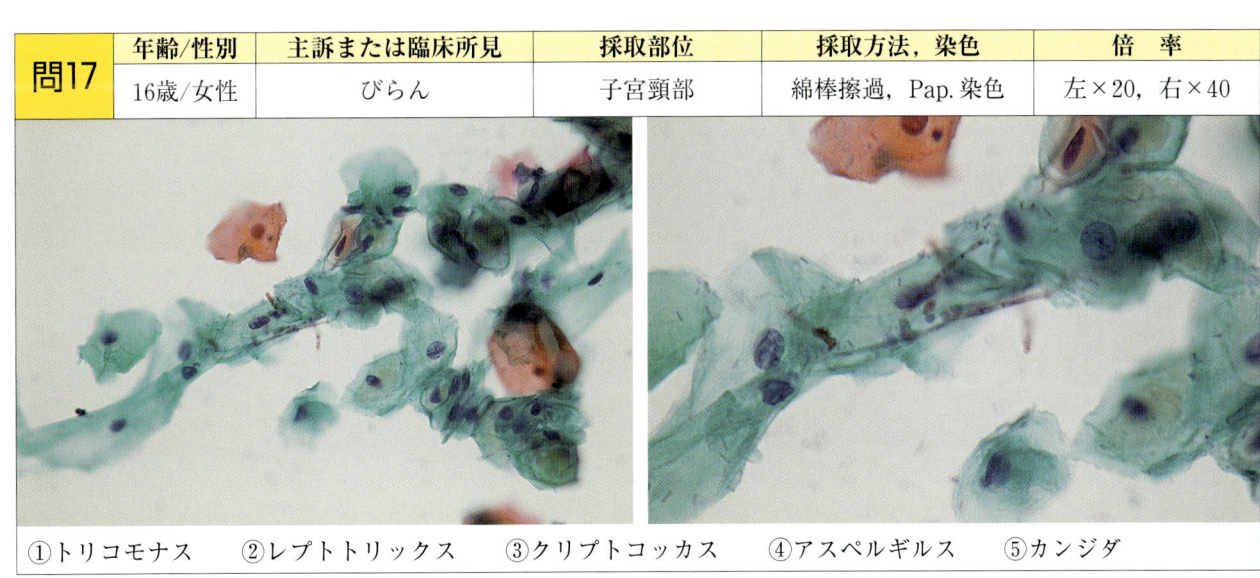

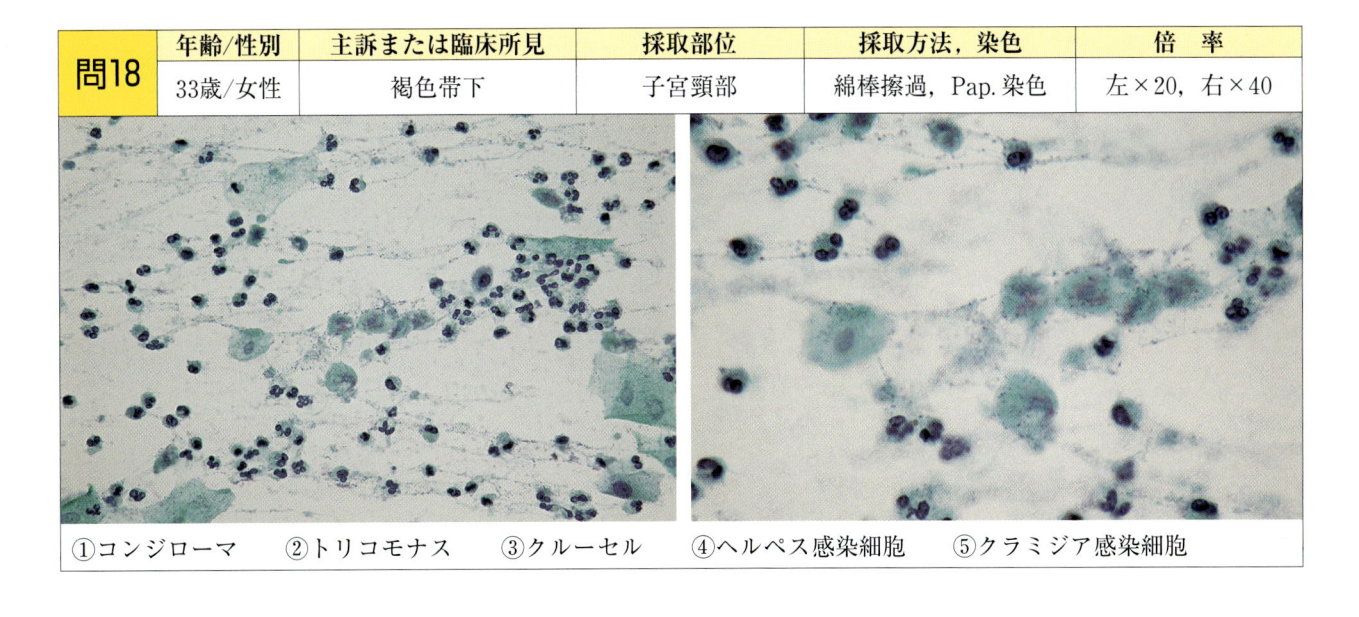

ZOOM—4

画像をみて，最も考えられるものを選択肢から選びなさい

問19

年齢/性別	主訴または臨床所見	採取部位	採取方法，染色	倍率
58歳/女性	不正出血	子宮内膜	エンドサイト，Pap.染色	左×4，右×20

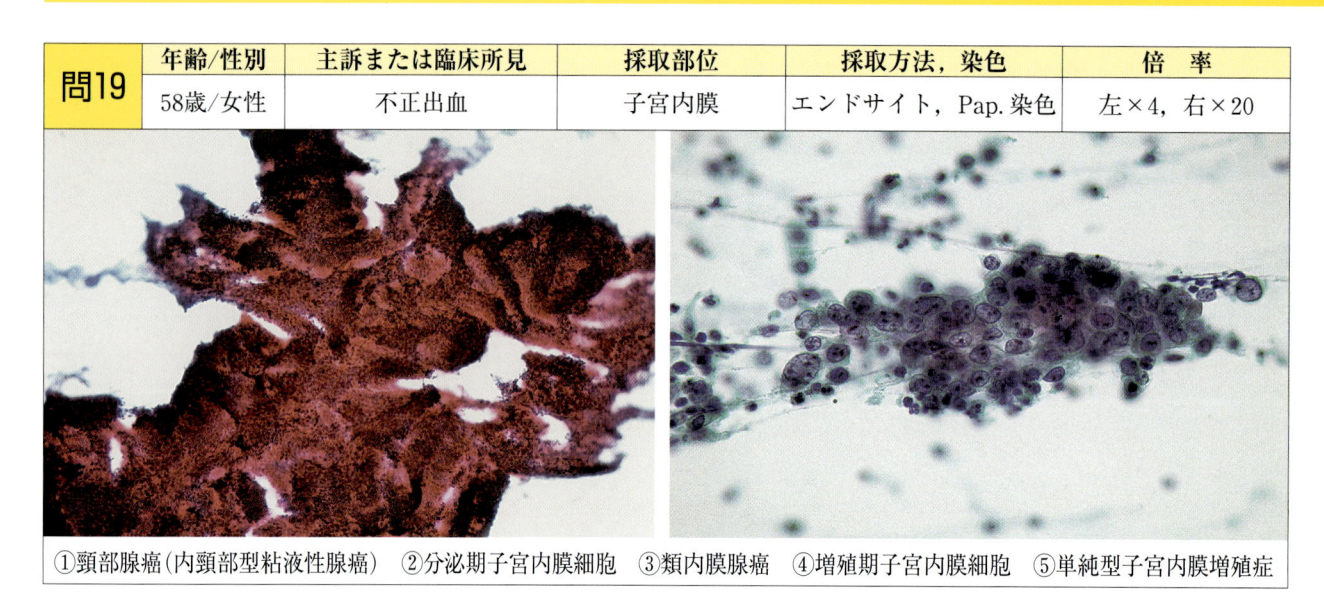

①頸部腺癌（内頸部型粘液性腺癌）　②分泌期子宮内膜細胞　③類内膜腺癌　④増殖期子宮内膜細胞　⑤単純型子宮内膜増殖症

問20

年齢/性別	主訴または臨床所見	採取部位	採取方法，染色	倍率
66歳/女性	卵巣腫瘍	卵巣	腫瘍内容液，Pap.染色	左×20，右×40

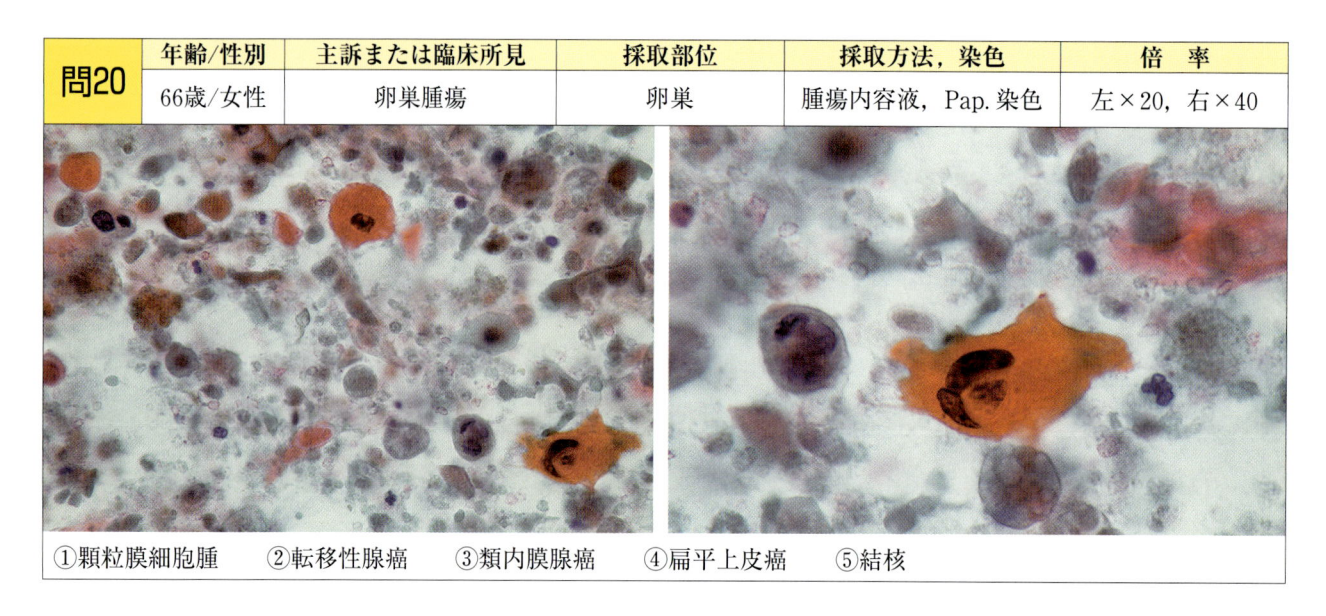

①顆粒膜細胞腫　②転移性腺癌　③類内膜腺癌　④扁平上皮癌　⑤結核

問21

年齢/性別	主訴または臨床所見	採取方法，染色	倍率
70歳/男性	咳，痰	経気管支針穿刺吸引，Pap.染色	左×40，右×100

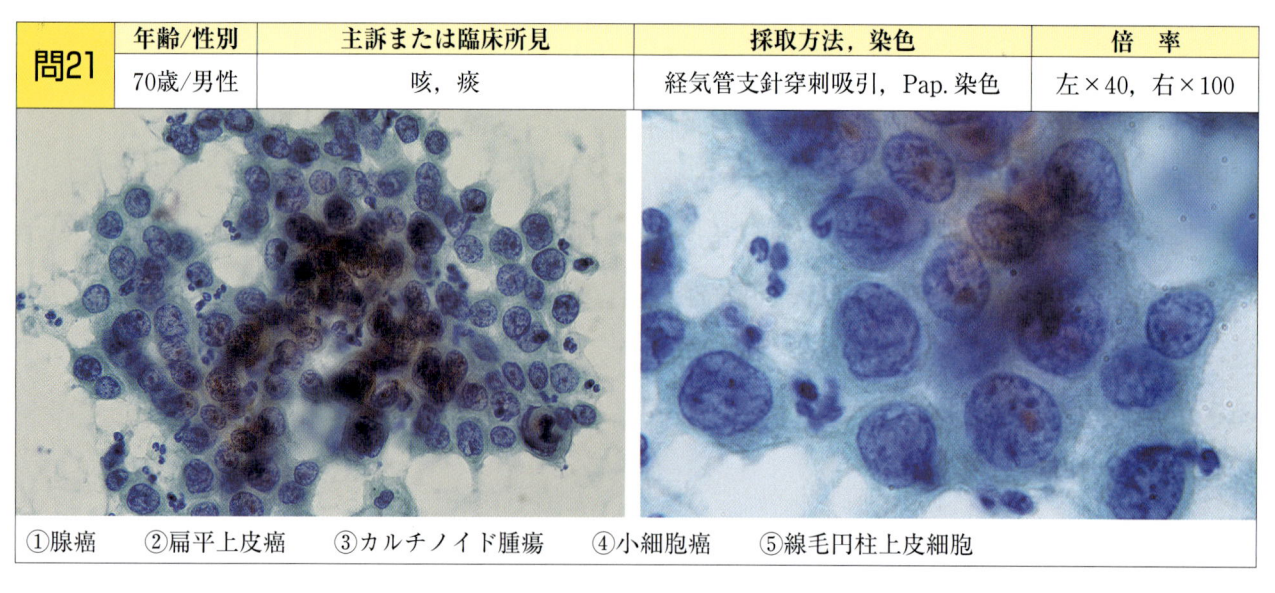

①腺癌　②扁平上皮癌　③カルチノイド腫瘍　④小細胞癌　⑤線毛円柱上皮細胞

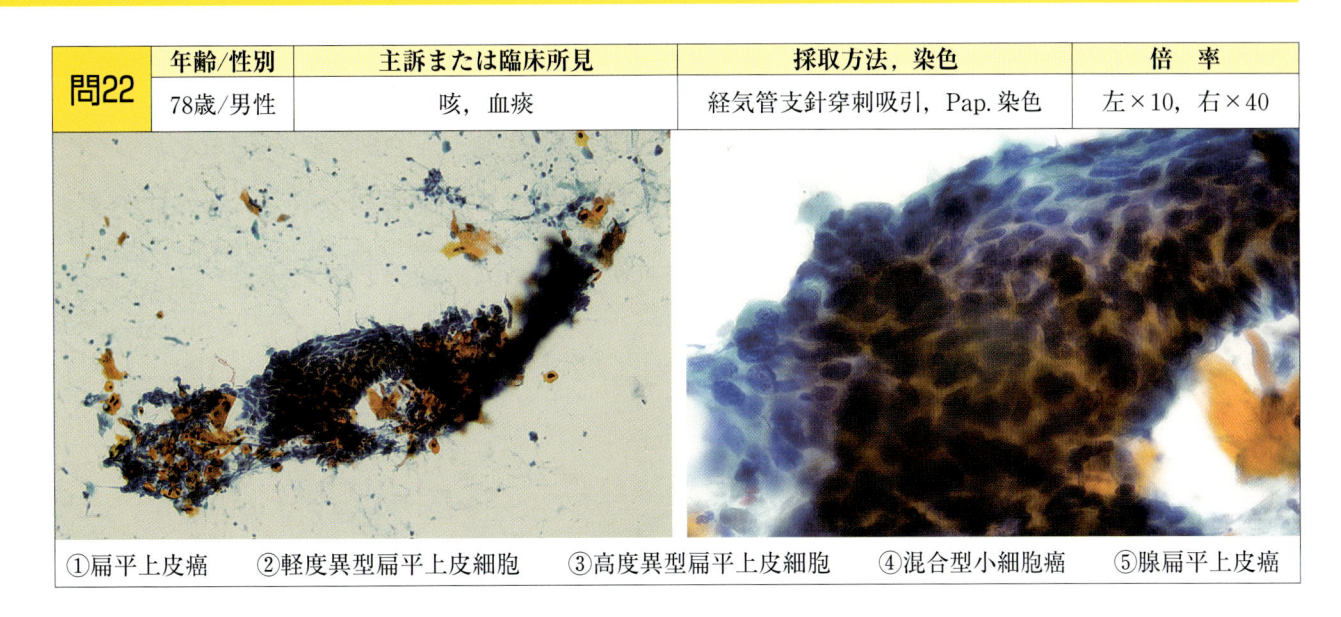

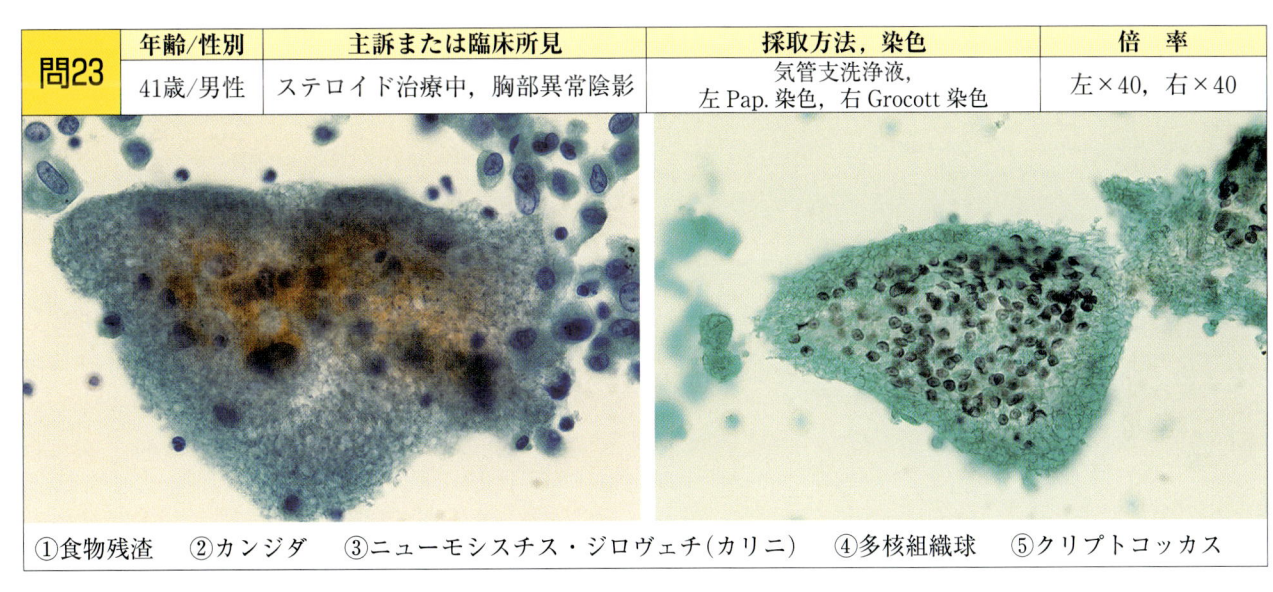

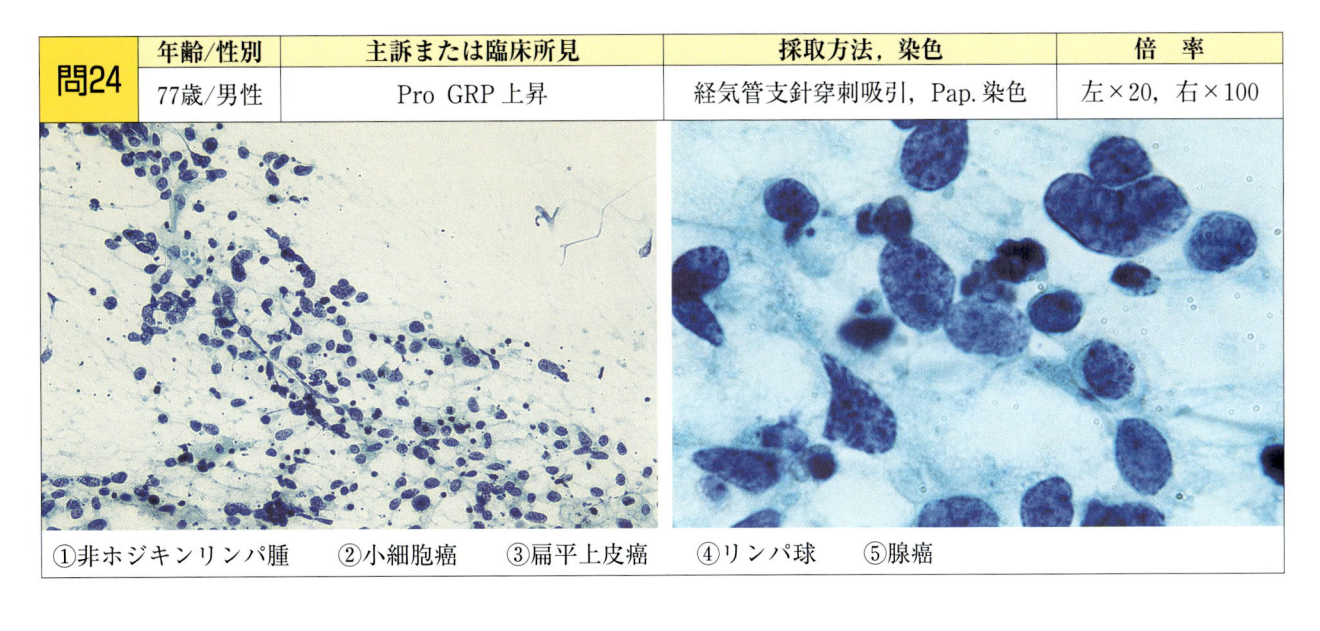

問22	年齢/性別	主訴または臨床所見	採取方法，染色	倍率
	78歳/男性	咳，血痰	経気管支針穿刺吸引，Pap. 染色	左×10，右×40

①扁平上皮癌　②軽度異型扁平上皮細胞　③高度異型扁平上皮細胞　④混合型小細胞癌　⑤腺扁平上皮癌

問23	年齢/性別	主訴または臨床所見	採取方法，染色	倍率
	41歳/男性	ステロイド治療中，胸部異常陰影	気管支洗浄液，左 Pap. 染色，右 Grocott 染色	左×40，右×40

①食物残渣　②カンジダ　③ニューモシスチス・ジロヴェチ(カリニ)　④多核組織球　⑤クリプトコッカス

問24	年齢/性別	主訴または臨床所見	採取方法，染色	倍率
	77歳/男性	Pro GRP 上昇	経気管支針穿刺吸引，Pap. 染色	左×20，右×100

①非ホジキンリンパ腫　②小細胞癌　③扁平上皮癌　④リンパ球　⑤腺癌

画像をみて，最も考えられるものを選択肢から選びなさい

問25	年齢/性別	主訴または臨床所見	採取方法，染色	倍率
	56歳/女性	咳，痰	喀痰，Pap.染色	左×40，右×100

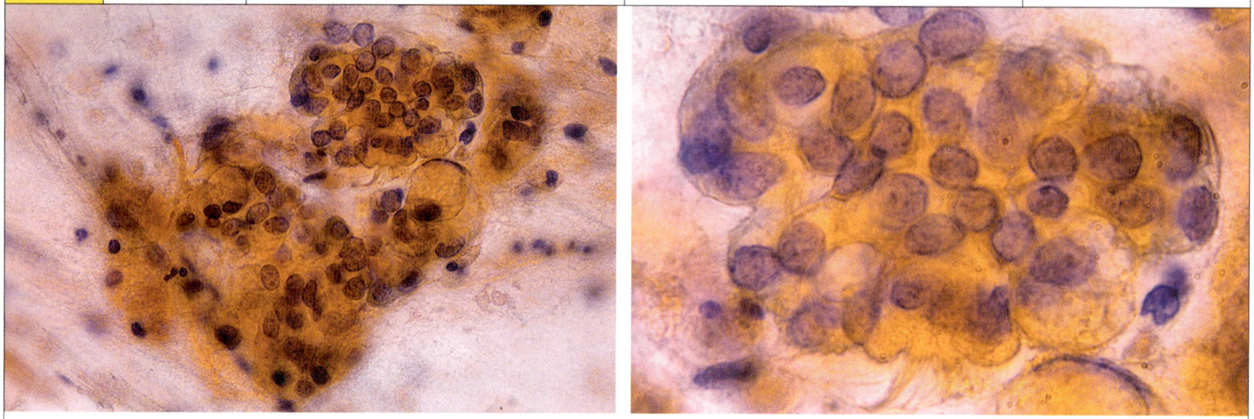

①細気管支肺胞上皮癌　②腎癌の転移　③大腸癌の転移　④円柱上皮細胞　⑤腺様嚢胞癌

問26	年齢/性別	主訴または臨床所見	採取方法，染色	倍率
	64歳/男性	肺異常陰影	喀痰，Pap.染色	左×40，右×100

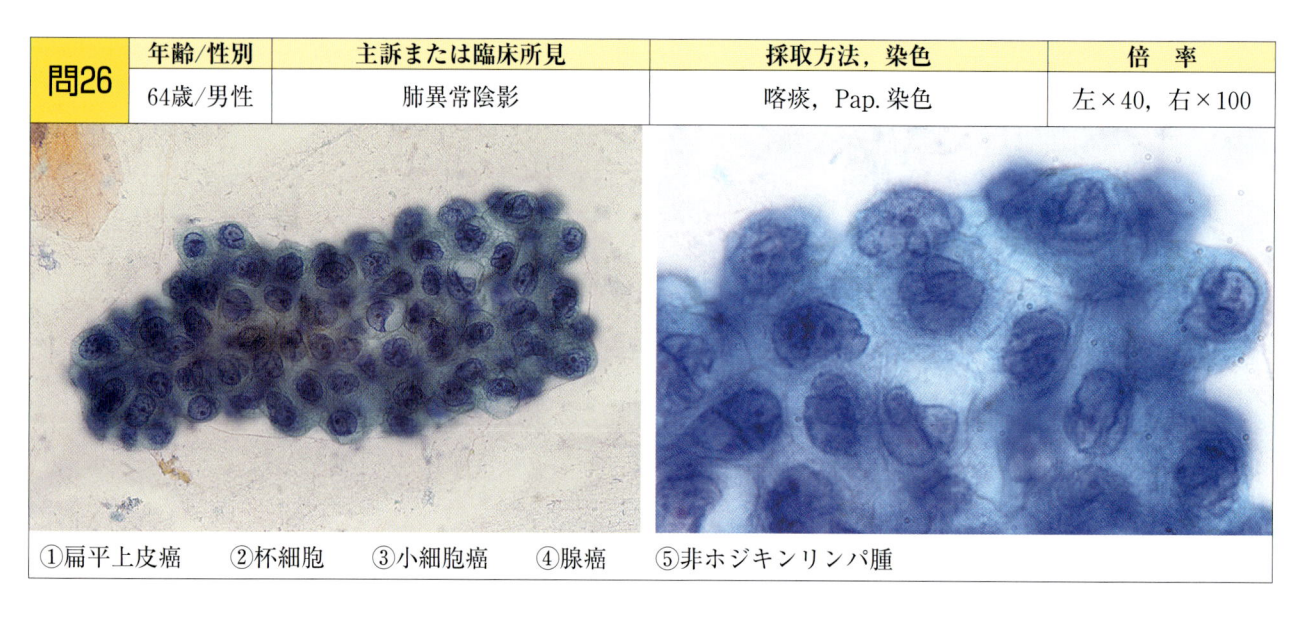

①扁平上皮癌　②杯細胞　③小細胞癌　④腺癌　⑤非ホジキンリンパ腫

問27	年齢/性別	主訴または臨床所見	採取方法，染色	倍率
	54歳/女性	肺異常陰影	気管支擦過，Pap.染色	左×20，右×40

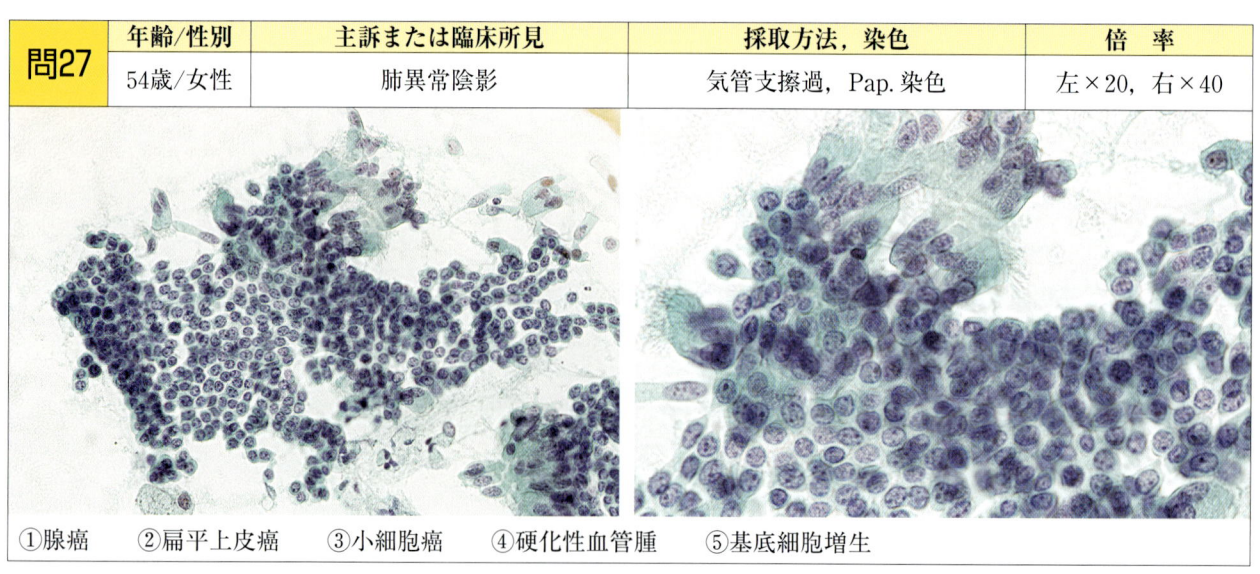

①腺癌　②扁平上皮癌　③小細胞癌　④硬化性血管腫　⑤基底細胞増生

問28	年齢/性別	主訴または臨床所見	採取方法，染色	倍　率
	72歳/男性	肺異常陰影	気管支擦過，Pap.染色	左×20，右×40

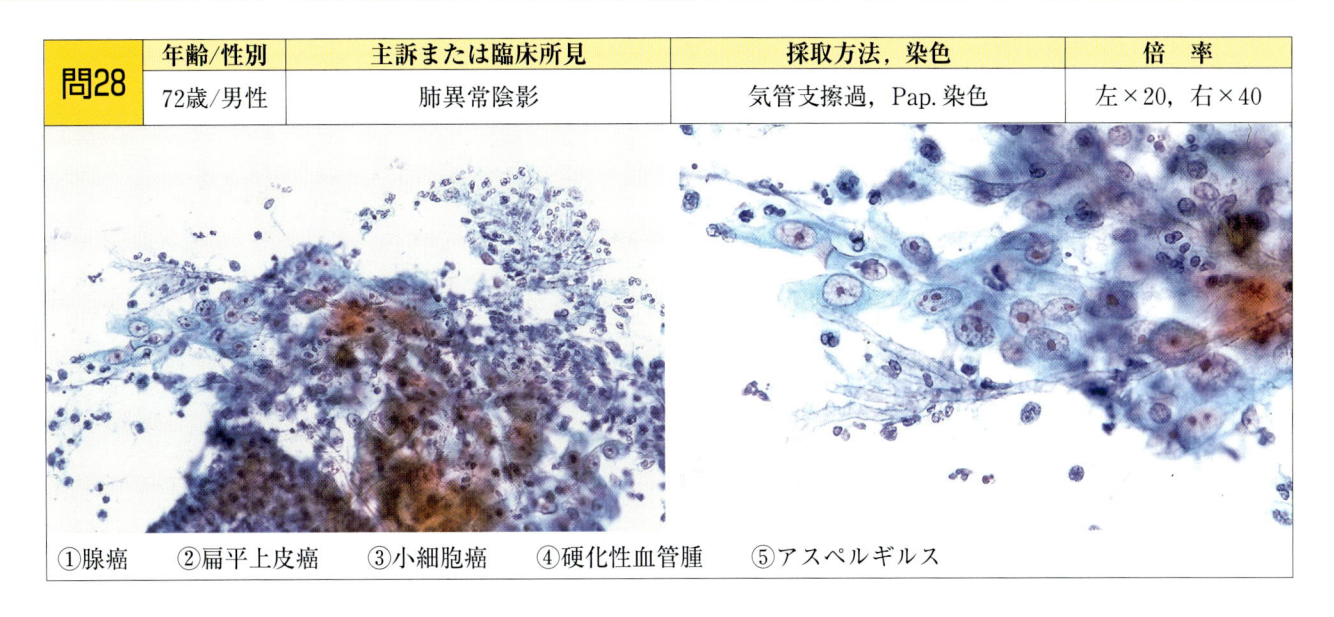

①腺癌　②扁平上皮癌　③小細胞癌　④硬化性血管腫　⑤アスペルギルス

問29	年齢/性別	主訴または臨床所見	採取方法，染色	倍　率
	70歳/男性	肺異常陰影	気管支擦過，Pap.染色	左×10，右×40

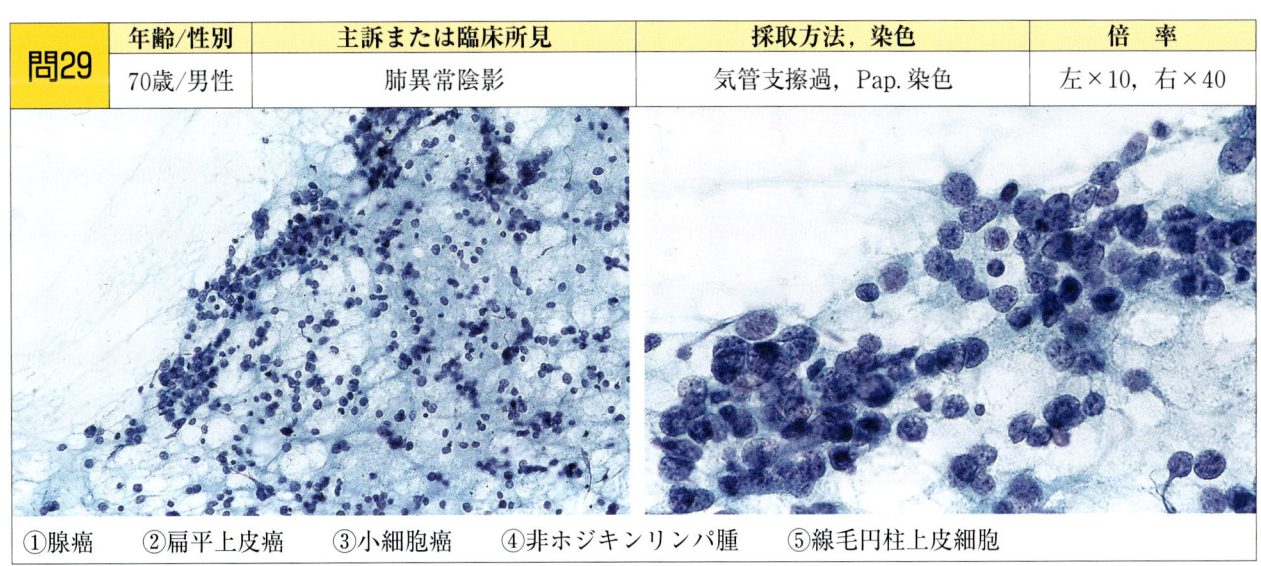

①腺癌　②扁平上皮癌　③小細胞癌　④非ホジキンリンパ腫　⑤線毛円柱上皮細胞

問30	年齢/性別	主訴または臨床所見	採取方法，染色	倍　率
	67歳/男性	肺異常陰影	気管支擦過，Pap.染色	左×40，右×60

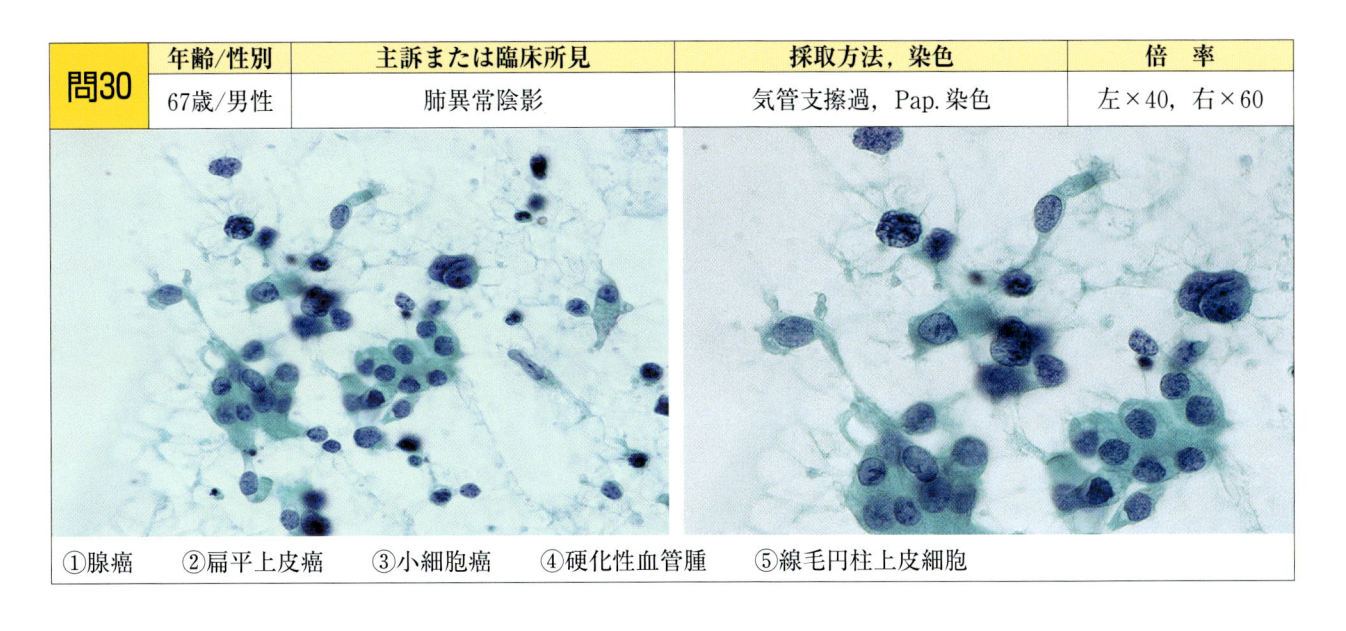

①腺癌　②扁平上皮癌　③小細胞癌　④硬化性血管腫　⑤線毛円柱上皮細胞

画像をみて，最も考えられるものを選択肢から選びなさい

	年齢/性別	主訴または臨床所見	採取方法，染色	倍率
問31	65歳/男性	肺異常陰影	気管支擦過，Pap.染色	左×10，右×40

①腺癌　②扁平上皮癌　③小細胞癌　④硬化性血管腫　⑤線毛円柱上皮細胞

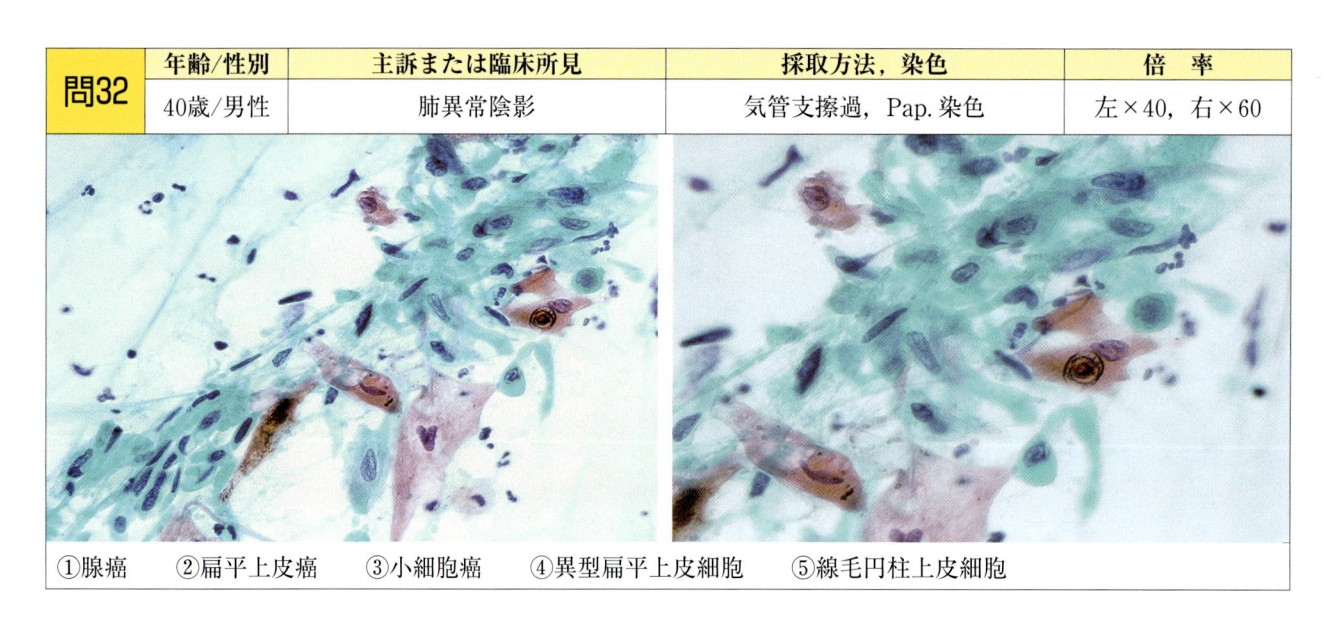

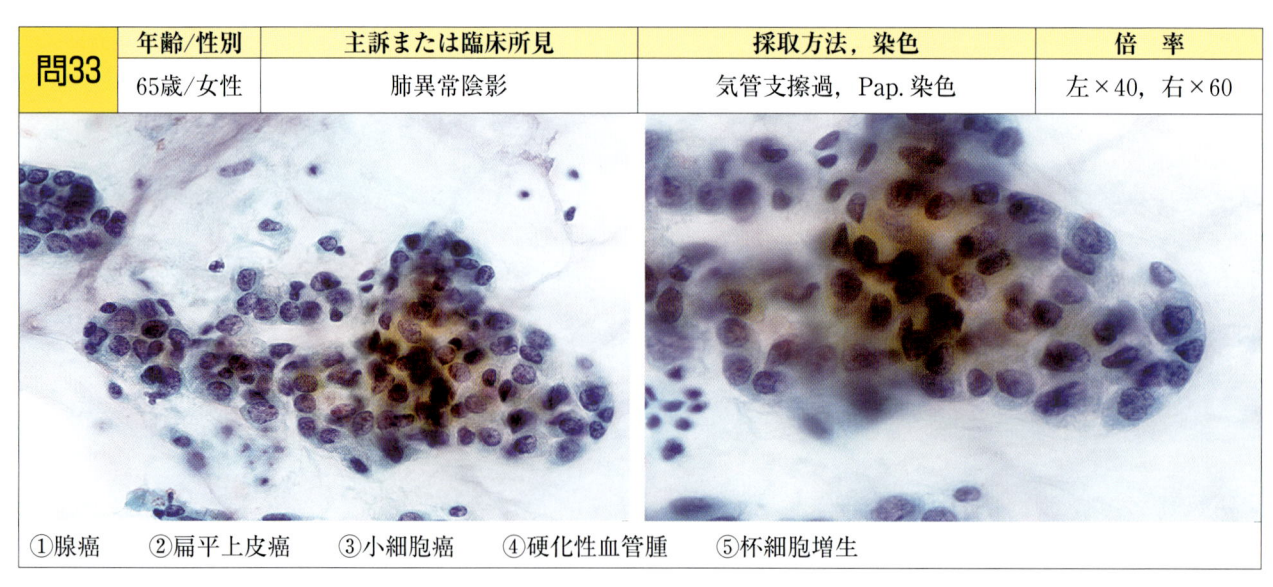

	年齢/性別	主訴または臨床所見	採取方法，染色	倍率
問32	40歳/男性	肺異常陰影	気管支擦過，Pap.染色	左×40，右×60

①腺癌　②扁平上皮癌　③小細胞癌　④異型扁平上皮細胞　⑤線毛円柱上皮細胞

	年齢/性別	主訴または臨床所見	採取方法，染色	倍率
問33	65歳/女性	肺異常陰影	気管支擦過，Pap.染色	左×40，右×60

①腺癌　②扁平上皮癌　③小細胞癌　④硬化性血管腫　⑤杯細胞増生

問34	年齢/性別	主訴または臨床所見	採取部位，採取方法	染　色	倍　率
	68歳/男性	黄疸	胆汁，PTCD	Pap.染色	左×20，右×40

①良性異型細胞　②胆嚢炎　③腺癌　④扁平上皮癌　⑤肝細胞癌

問35	年齢/性別	主訴または臨床所見	採取部位，採取方法	染　色	倍　率
	57歳/男性	肝細胞癌疑い	肝臓，穿刺	Pap.染色	左×20，右×40

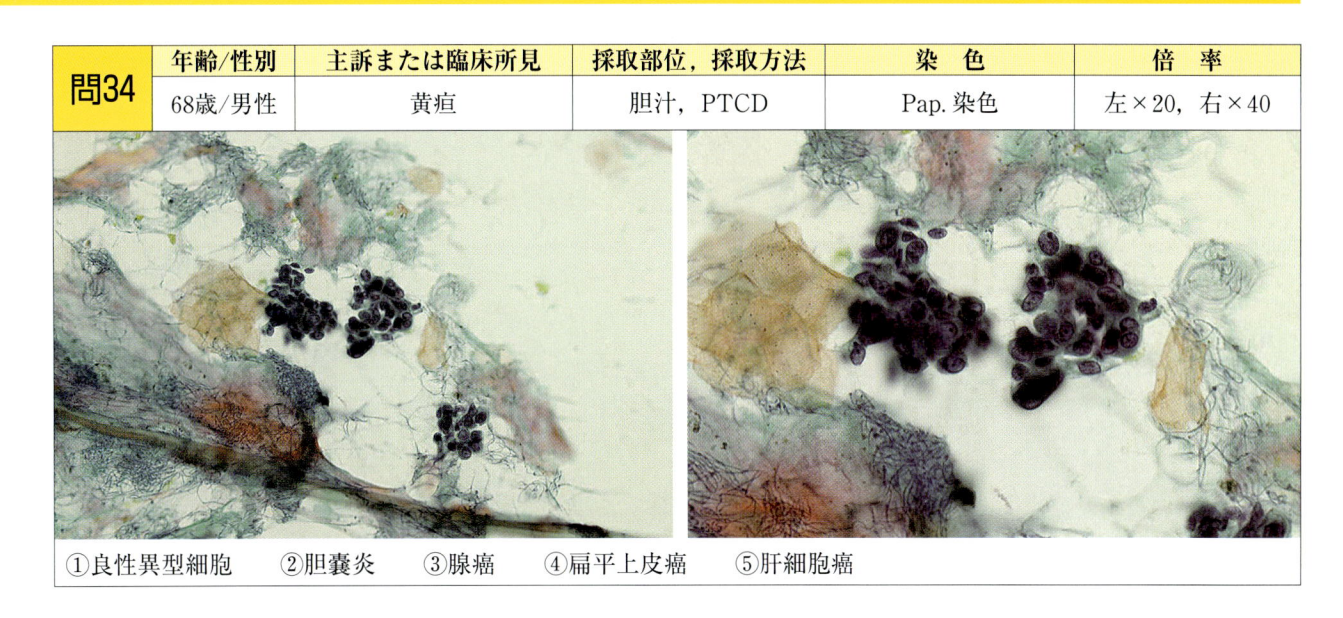

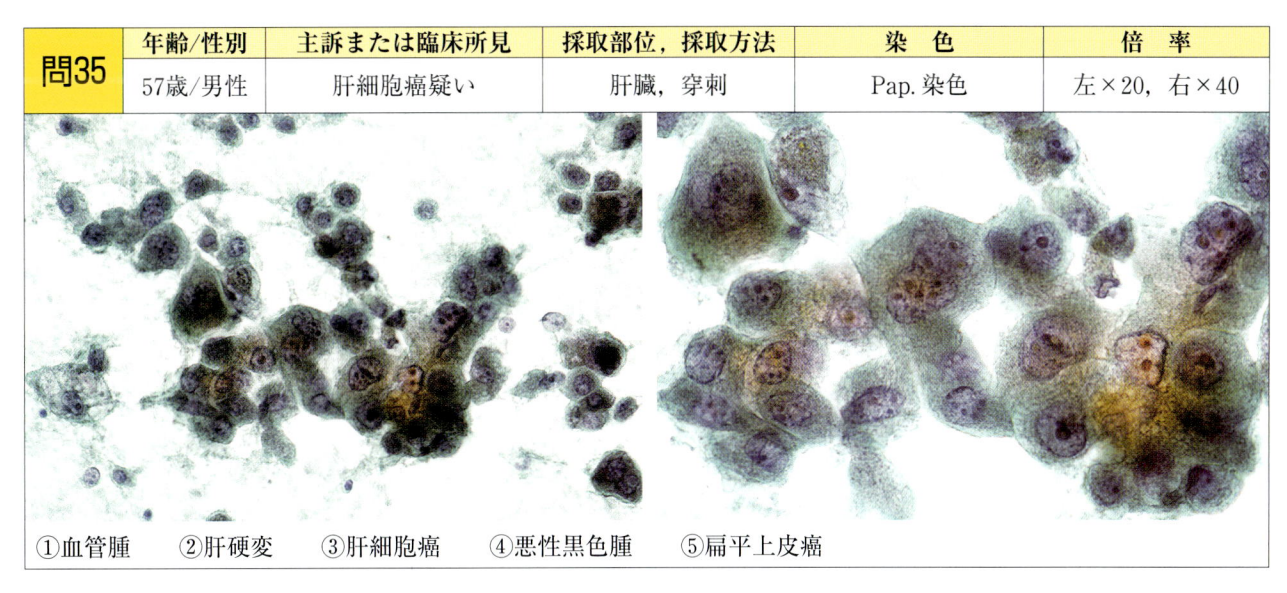

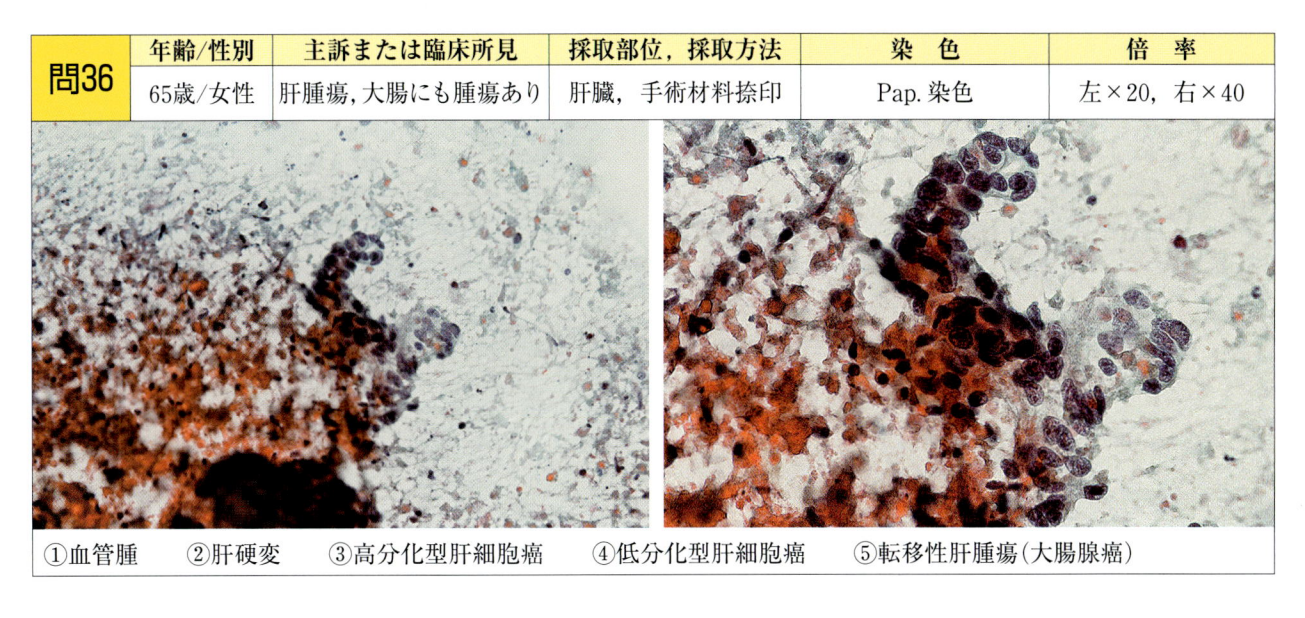

①血管腫　②肝硬変　③肝細胞癌　④悪性黒色腫　⑤扁平上皮癌

問36	年齢/性別	主訴または臨床所見	採取部位，採取方法	染　色	倍　率
	65歳/女性	肝腫瘍，大腸にも腫瘍あり	肝臓，手術材料捺印	Pap.染色	左×20，右×40

①血管腫　②肝硬変　③高分化型肝細胞癌　④低分化型肝細胞癌　⑤転移性肝腫瘍（大腸腺癌）

ZOOM—4

画像をみて，最も考えられるものを選択肢から選びなさい

問37	年齢/性別	主訴または臨床所見	採取部位，採取方法	染色	倍率
	38歳/男性	血糖値異常	膵臓，手術材料捺印	Pap. 染色	左×20，右×40

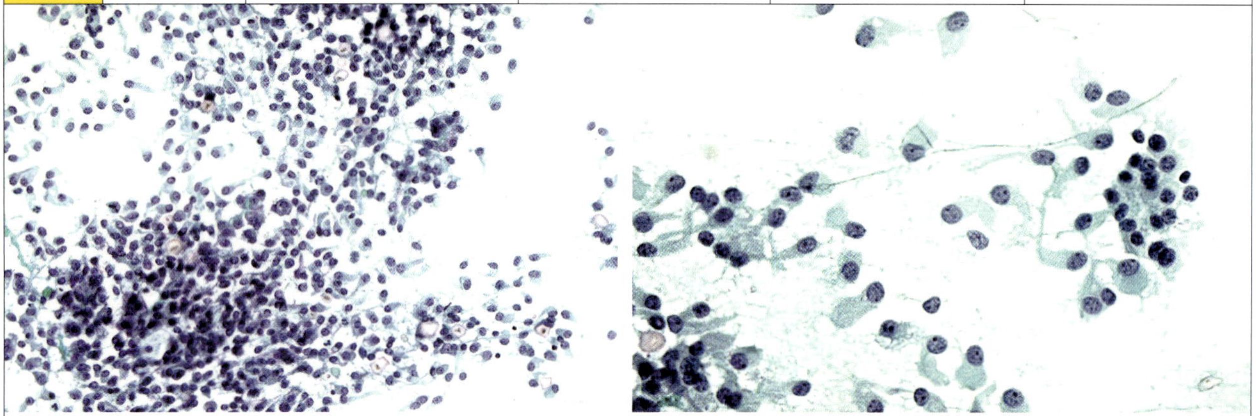

①膵管上皮細胞　　②内分泌腫瘍　　③管内乳頭粘液性腫瘍（IPMT）　　④腺癌　　⑤腺房細胞癌

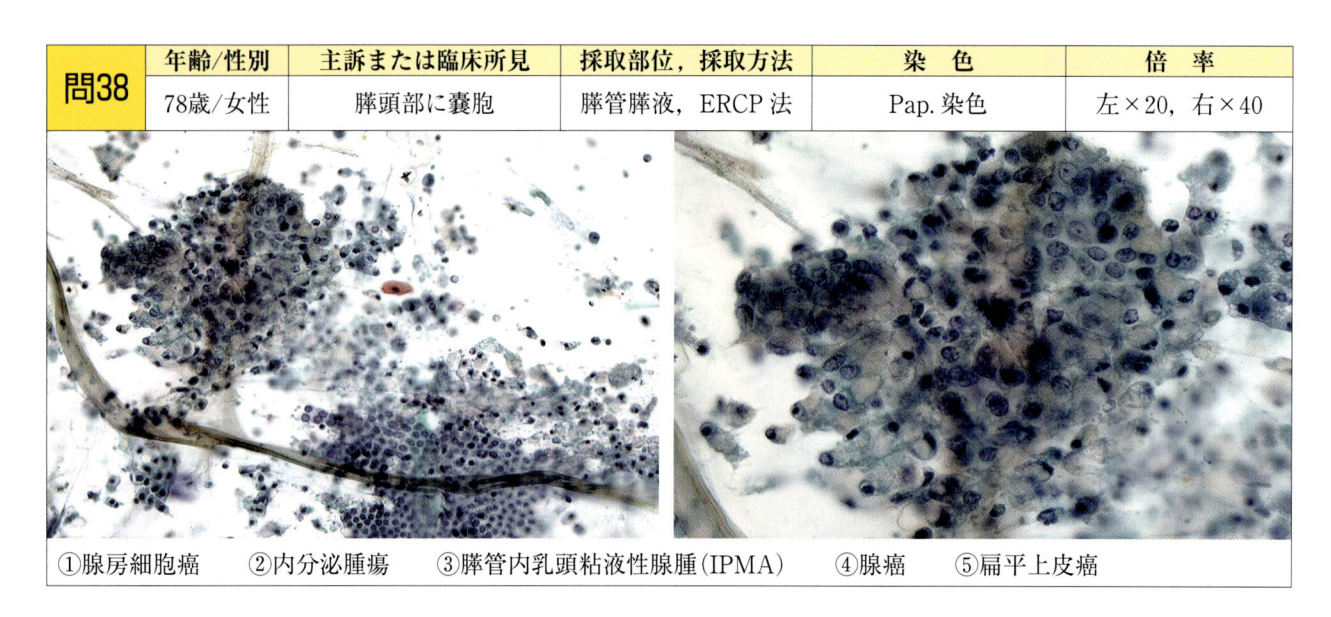

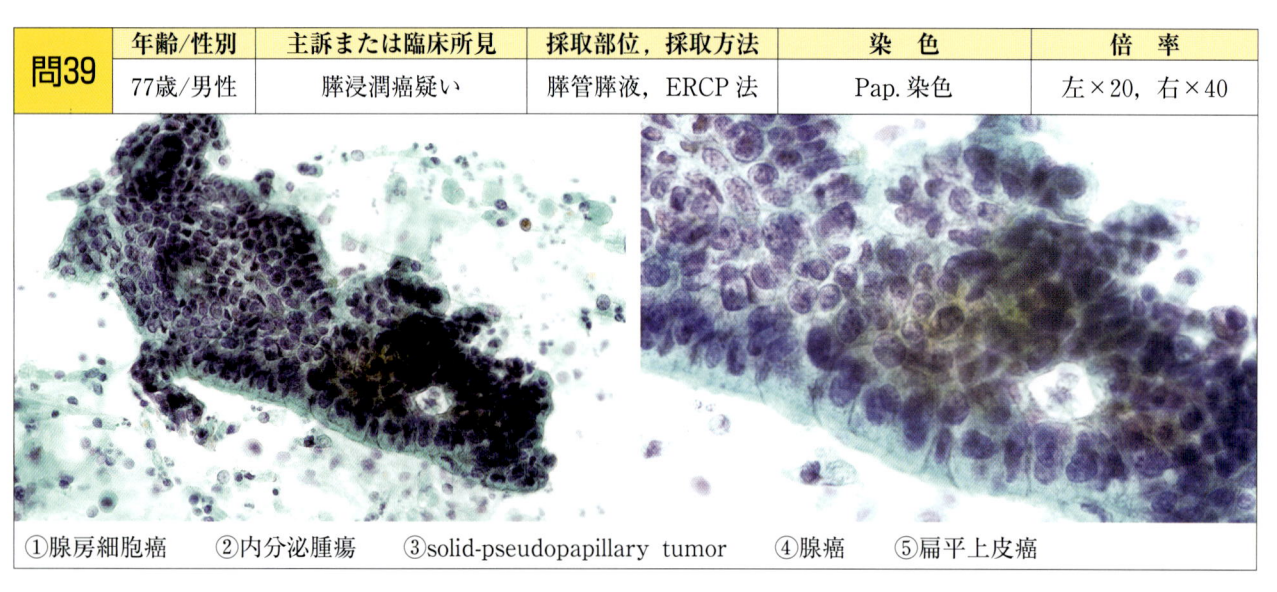

問38	年齢/性別	主訴または臨床所見	採取部位，採取方法	染色	倍率
	78歳/女性	膵頭部に囊胞	膵管膵液，ERCP法	Pap. 染色	左×20，右×40

①腺房細胞癌　　②内分泌腫瘍　　③膵管内乳頭粘液性腺腫（IPMA）　　④腺癌　　⑤扁平上皮癌

問39	年齢/性別	主訴または臨床所見	採取部位，採取方法	染色	倍率
	77歳/男性	膵浸潤癌疑い	膵管膵液，ERCP法	Pap. 染色	左×20，右×40

①腺房細胞癌　　②内分泌腫瘍　　③solid-pseudopapillary tumor　　④腺癌　　⑤扁平上皮癌

問40	年齢/性別	主訴または臨床所見	採取部位，採取方法	染　色	倍　率
	69歳/女性	粘膜下腫瘍	胃，手術材料捺印	Pap. 染色	左×20，右×40

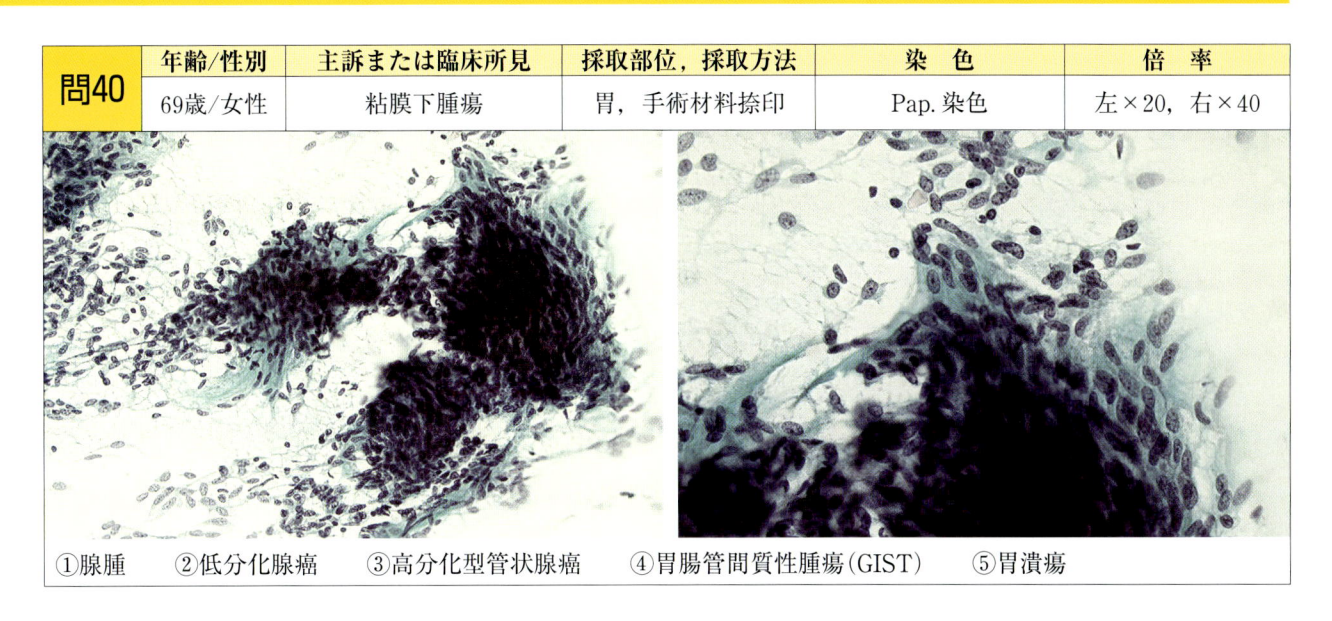

①腺腫　　②低分化腺癌　　③高分化型管状腺癌　　④胃腸管間質性腫瘍（GIST）　　⑤胃潰瘍

問41	年齢/性別	主訴または臨床所見	採取部位，採取方法	染　色	倍　率
	66歳/女性	胃腫瘍	胃，生検材料捺印	左 Pap. 染色，右 Giemsa 染色	左×60，右×40

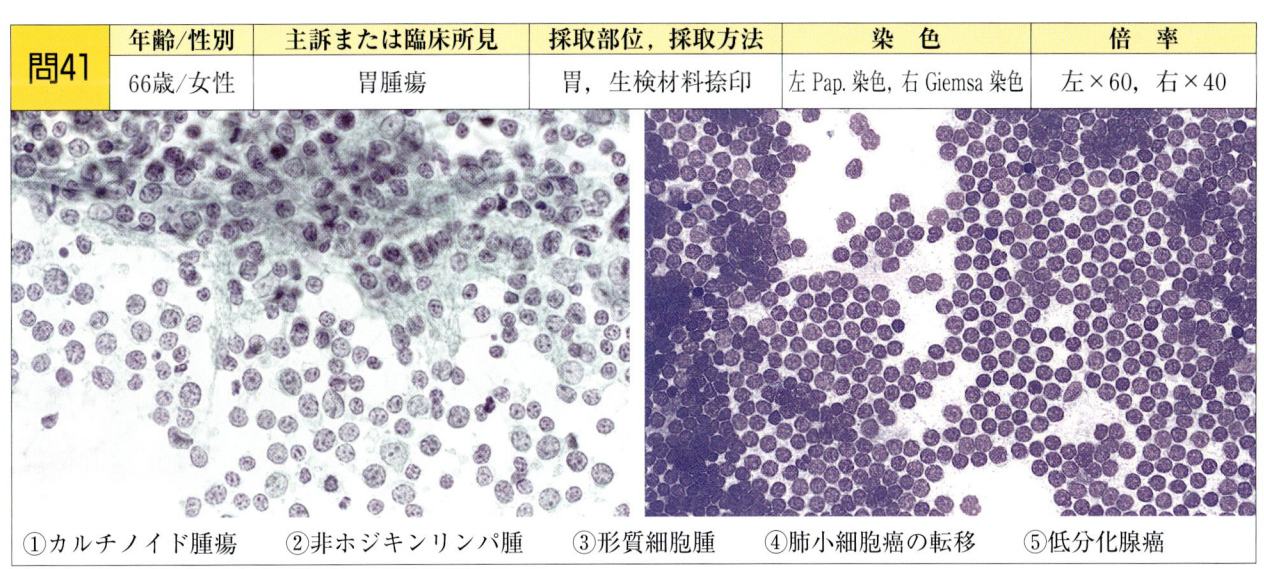

①カルチノイド腫瘍　　②非ホジキンリンパ腫　　③形質細胞腫　　④肺小細胞癌の転移　　⑤低分化腺癌

問42	年齢/性別	主訴または臨床所見	採取部位，採取方法	染　色	倍　率
	51歳/女性	大腸腫瘍	大腸，手術材料捺印	Pap. 染色	左×20，右×40

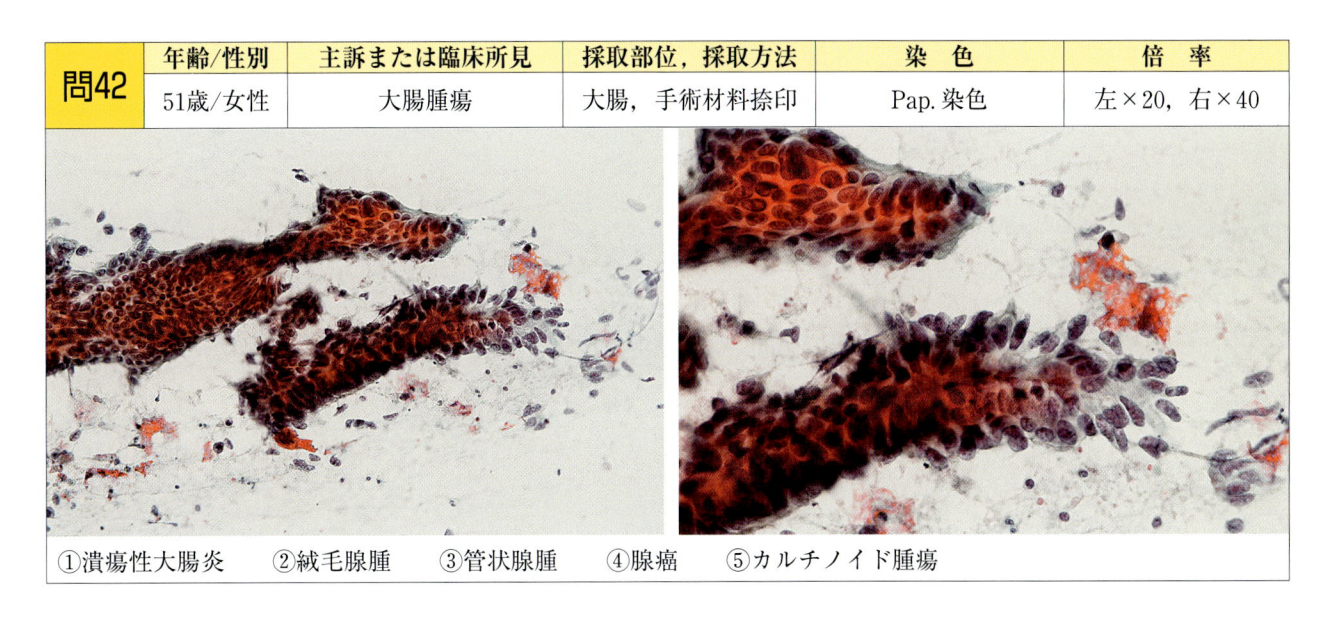

①潰瘍性大腸炎　　②絨毛腺腫　　③管状腺腫　　④腺癌　　⑤カルチノイド腫瘍

画像をみて，最も考えられるものを選択肢から選びなさい

問43

年齢/性別	主訴または臨床所見	採取部位，採取方法	染色	倍率
51歳/女性	小腸腫瘍	小腸，手術材料捺印	Pap. 染色	左×20，右×40

①正常腸管粘膜上皮　②再生上皮細胞　③潰瘍性大腸炎　④低分化腺癌　⑤粘液癌

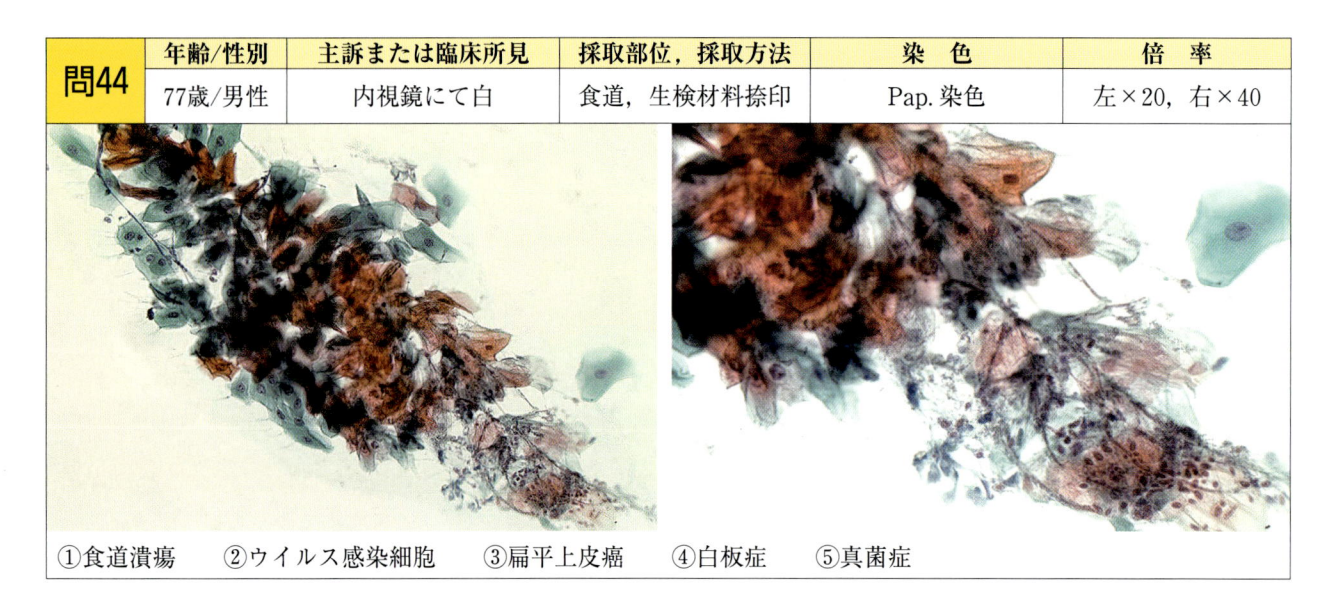

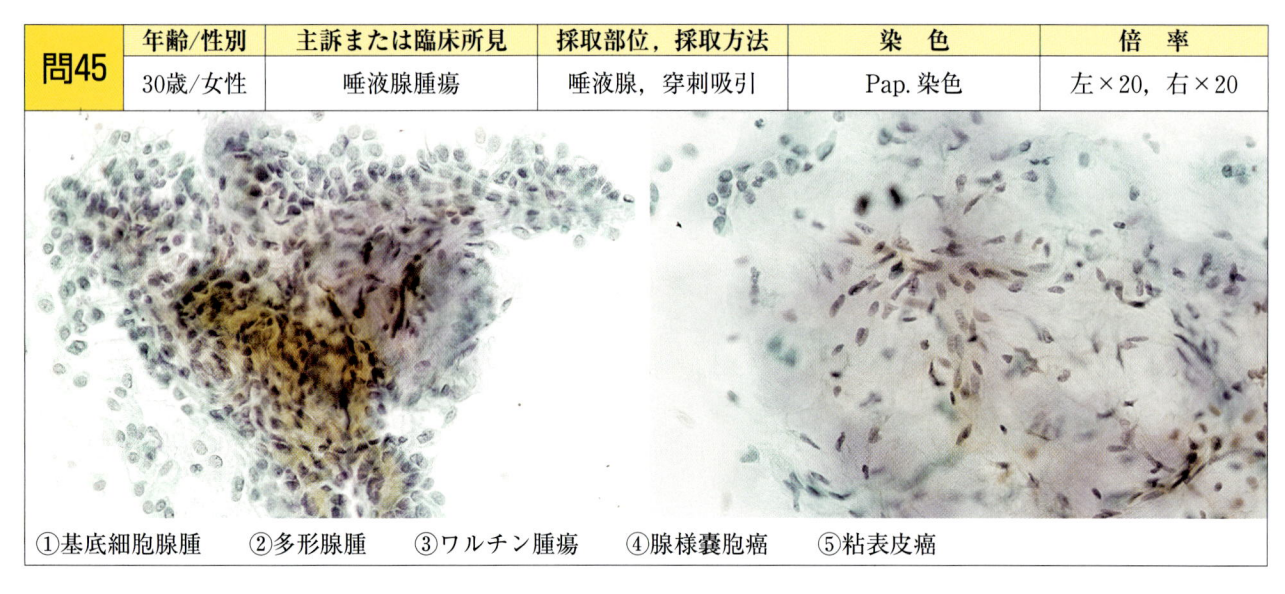

問44

年齢/性別	主訴または臨床所見	採取部位，採取方法	染色	倍率
77歳/男性	内視鏡にて白	食道，生検材料捺印	Pap. 染色	左×20，右×40

①食道潰瘍　②ウイルス感染細胞　③扁平上皮癌　④白板症　⑤真菌症

問45

年齢/性別	主訴または臨床所見	採取部位，採取方法	染色	倍率
30歳/女性	唾液腺腫瘍	唾液腺，穿刺吸引	Pap. 染色	左×20，右×20

①基底細胞腺腫　②多形腺腫　③ワルチン腫瘍　④腺様嚢胞癌　⑤粘表皮癌

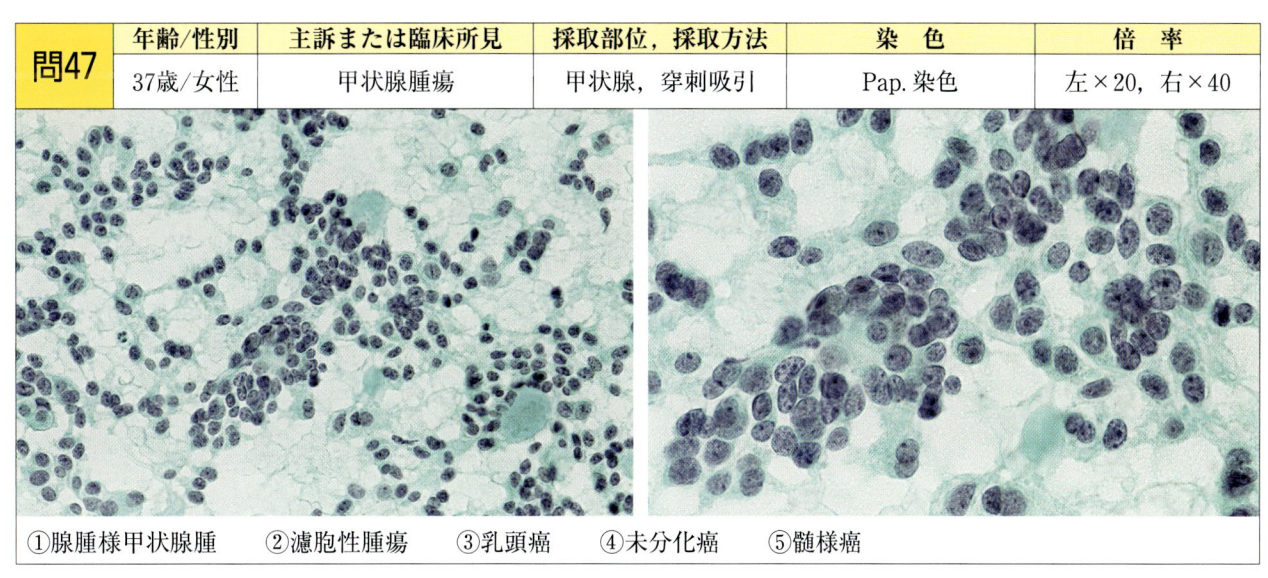

問46	年齢/性別	主訴または臨床所見	採取部位，採取方法	染　色	倍　率
	53歳/男性	唾液腺腫瘍	唾液腺，穿刺吸引	Pap. 染色	左×20，右×40

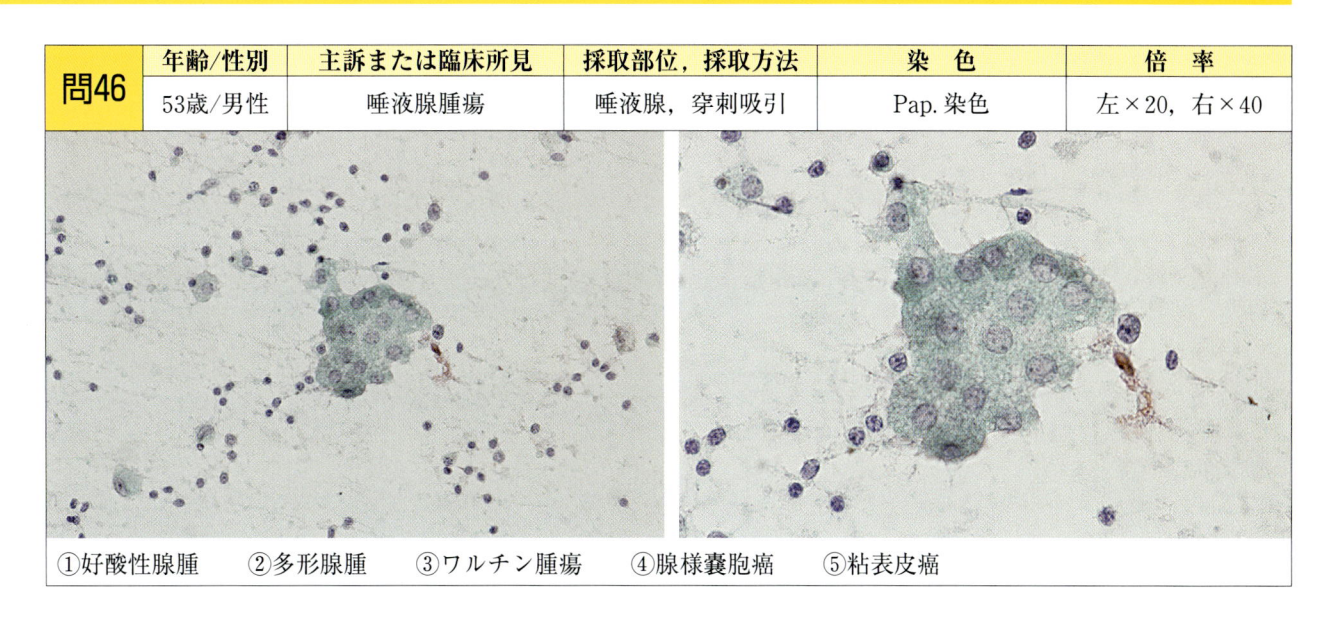

①好酸性腺腫　②多形腺腫　③ワルチン腫瘍　④腺様嚢胞癌　⑤粘表皮癌

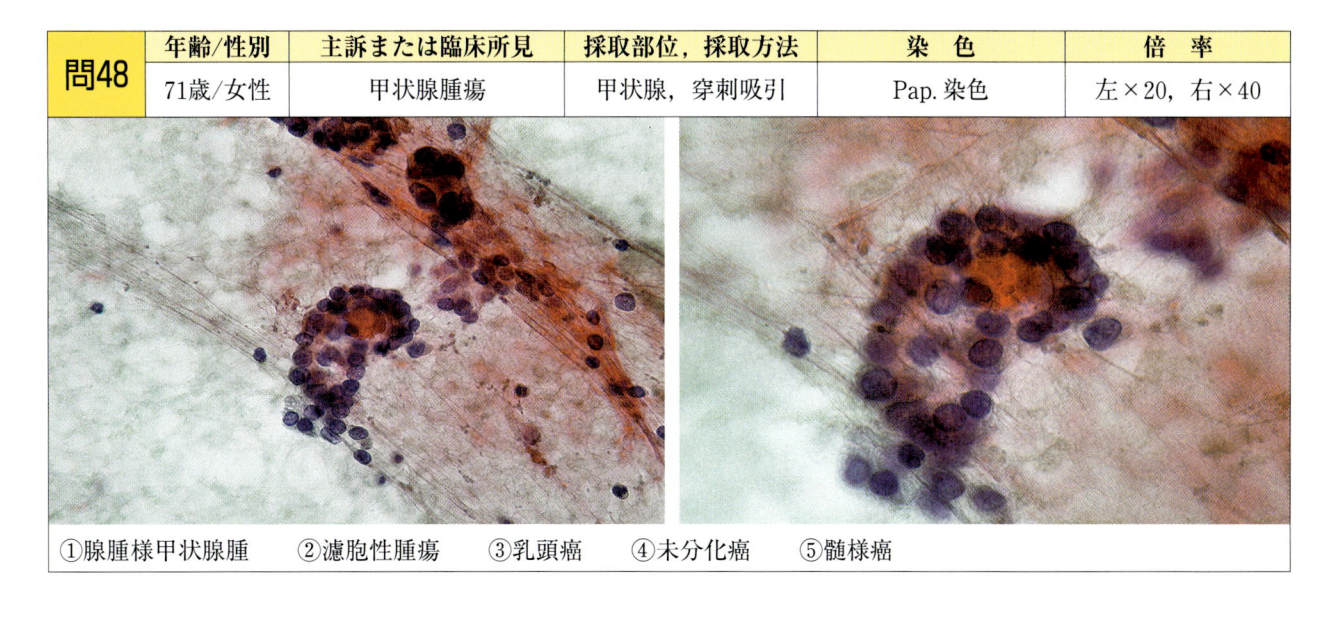

問47	年齢/性別	主訴または臨床所見	採取部位，採取方法	染　色	倍　率
	37歳/女性	甲状腺腫瘍	甲状腺，穿刺吸引	Pap. 染色	左×20，右×40

①腺腫様甲状腺腫　②濾胞性腫瘍　③乳頭癌　④未分化癌　⑤髄様癌

問48	年齢/性別	主訴または臨床所見	採取部位，採取方法	染　色	倍　率
	71歳/女性	甲状腺腫瘍	甲状腺，穿刺吸引	Pap. 染色	左×20，右×40

①腺腫様甲状腺腫　②濾胞性腫瘍　③乳頭癌　④未分化癌　⑤髄様癌

画像をみて，最も考えられるものを選択肢から選びなさい

問49	年齢／性別	主訴または臨床所見	検体	染色	倍率
	69歳／男性	腹水貯留，腹部膨満	腹水	Pap.染色	左×40，右×60

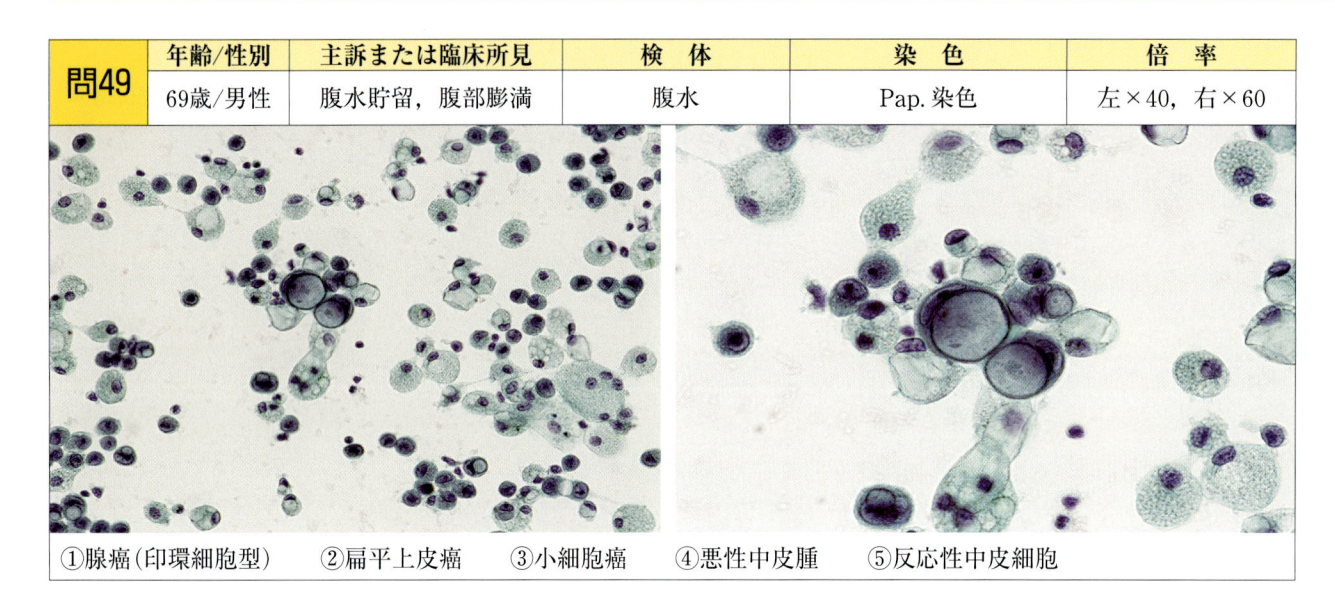

①腺癌（印環細胞型）　②扁平上皮癌　③小細胞癌　④悪性中皮腫　⑤反応性中皮細胞

問50	年齢／性別	主訴または臨床所見	検体	染色	倍率
	56歳／男性	胸水貯留	胸水	Pap.染色	左×40，右×60

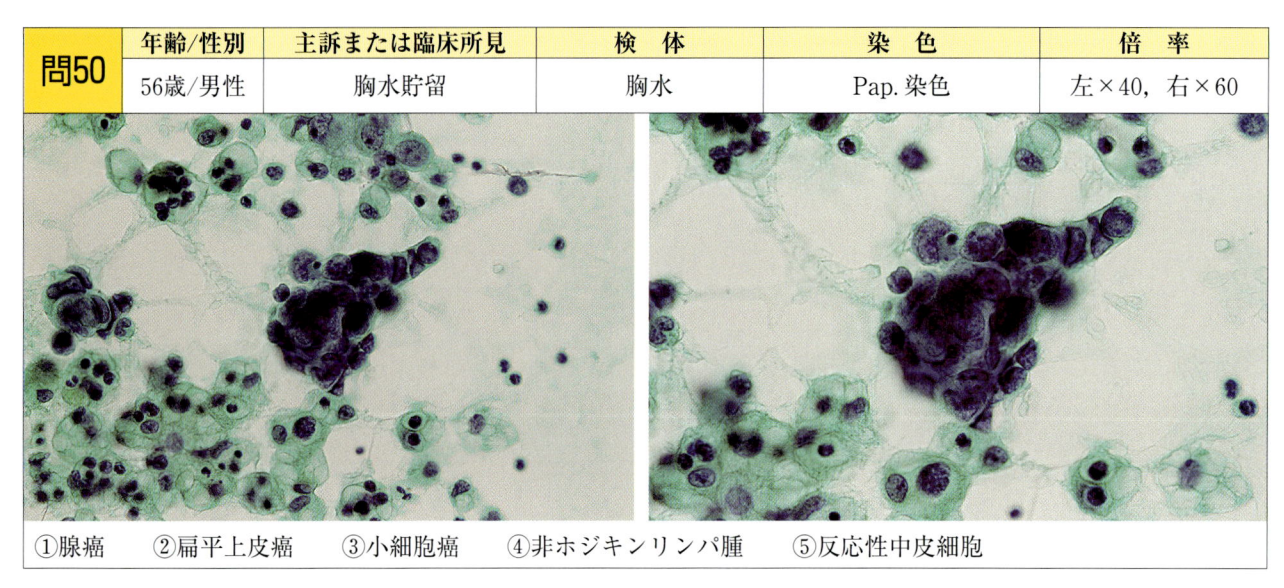

①腺癌　②扁平上皮癌　③小細胞癌　④非ホジキンリンパ腫　⑤反応性中皮細胞

問51	年齢／性別	主訴または臨床所見	採取部位，採取方法	染色	倍率
	39歳／女性	左D領域に42×42×22mmの腫瘤	乳腺，穿刺吸引	Pap.染色	左×20，右×40

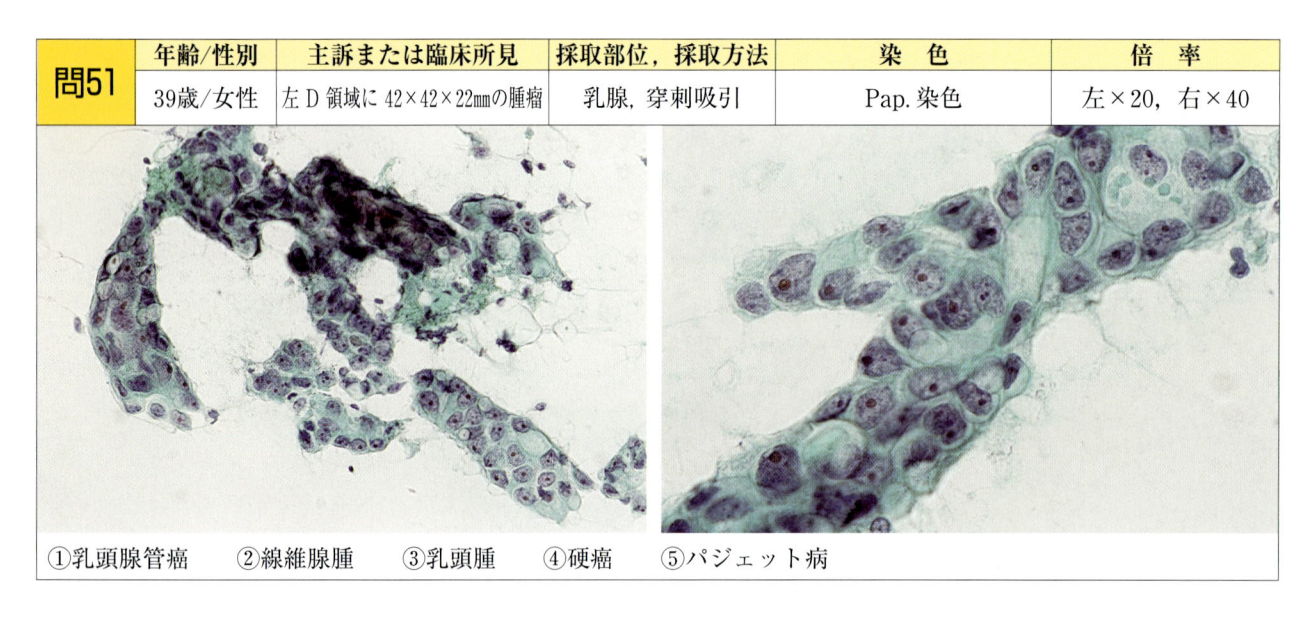

①乳頭腺管癌　②線維腺腫　③乳頭腫　④硬癌　⑤パジェット病

問52	年齢/性別	主訴または臨床所見	採取部位, 採取方法	染色	倍率
	44歳/女性	右DBC領域に5.4×1.8cmの腫瘤	乳腺穿刺, 穿刺吸引	Pap.染色	左×20, 右×40

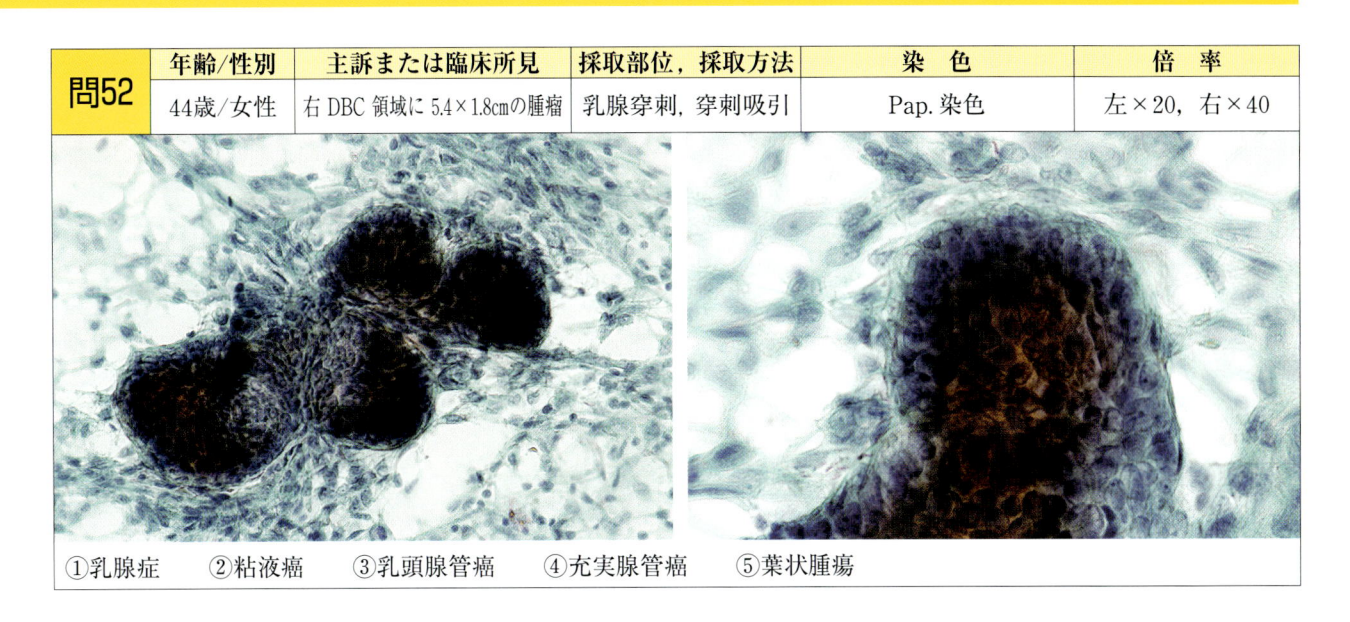

①乳腺症　②粘液癌　③乳頭腺管癌　④充実腺管癌　⑤葉状腫瘍

問53	年齢/性別	主訴または臨床所見	検体	染色	倍率
	70歳/男性	血尿	自然尿	Pap.染色	左×20, 右×40

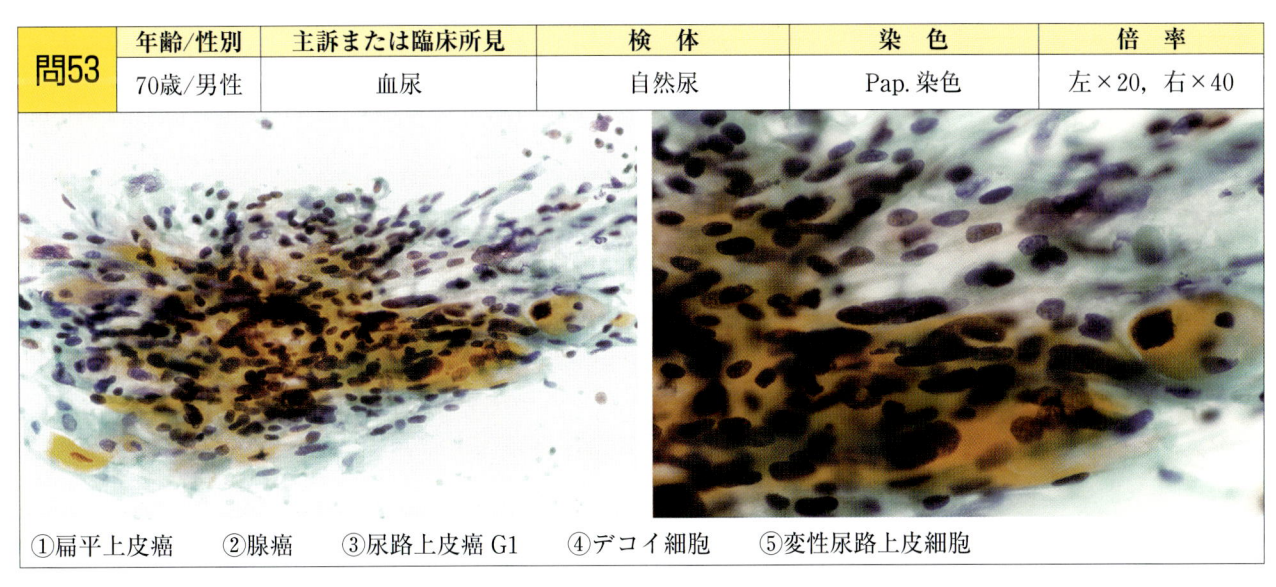

①扁平上皮癌　②腺癌　③尿路上皮癌G1　④デコイ細胞　⑤変性尿路上皮細胞

問54	年齢/性別	主訴または臨床所見	検体	染色	倍率
	75歳/男性	血尿	自然尿	Pap.染色	左×20, 右×40

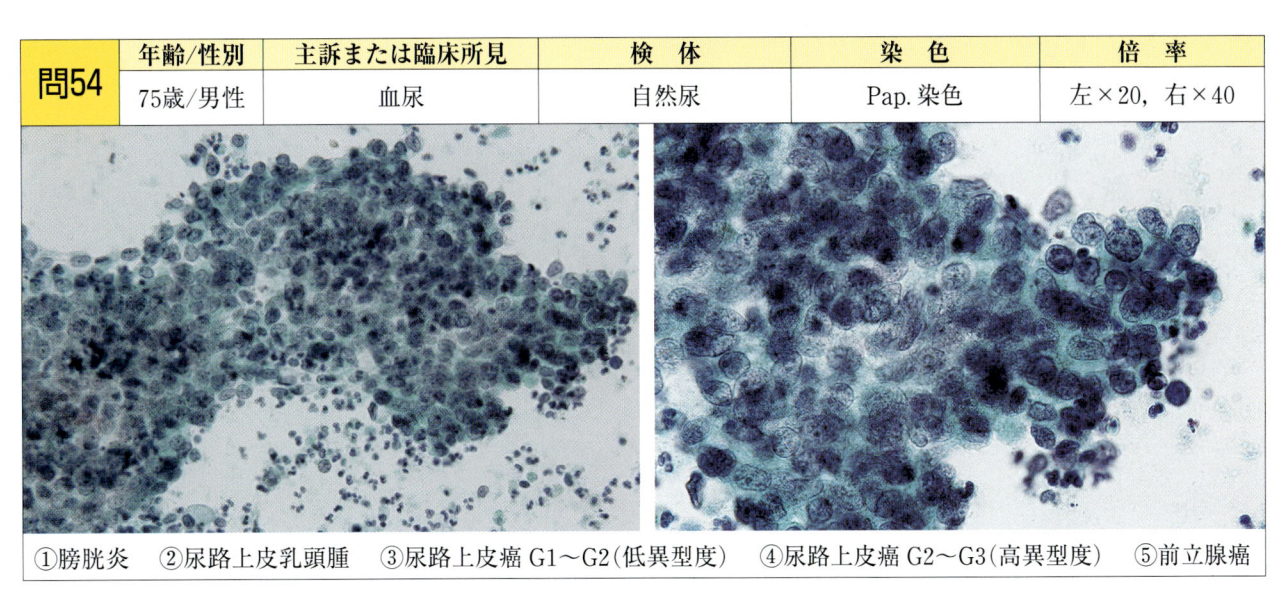

①膀胱炎　②尿路上皮乳頭腫　③尿路上皮癌G1〜G2（低異型度）　④尿路上皮癌G2〜G3（高異型度）　⑤前立腺癌

画像をみて，最も考えられるものを選択肢から選びなさい

問55	年齢/性別	主訴または臨床所見	採取部位，採取方法	染色	倍率
	67歳/男性	1ヶ月前より頸部リンパ節腫脹	頸部リンパ節，穿刺吸引	左 Pap. 染色，右 Giemsa 染色	左×40，右×40

①反応性リンパ節炎　②結核性リンパ節炎　③ホジキンリンパ腫　④非ホジキンリンパ腫　⑤転移性腺癌

問56	年齢/性別	主訴または臨床所見	採取部位，採取方法	染色	倍率
	62歳/女性	鼠径リンパ節の急激な増大	右鼠径部リンパ節，捺印	左 Pap. 染色，右 Giemsa 染色	左×40，右×40

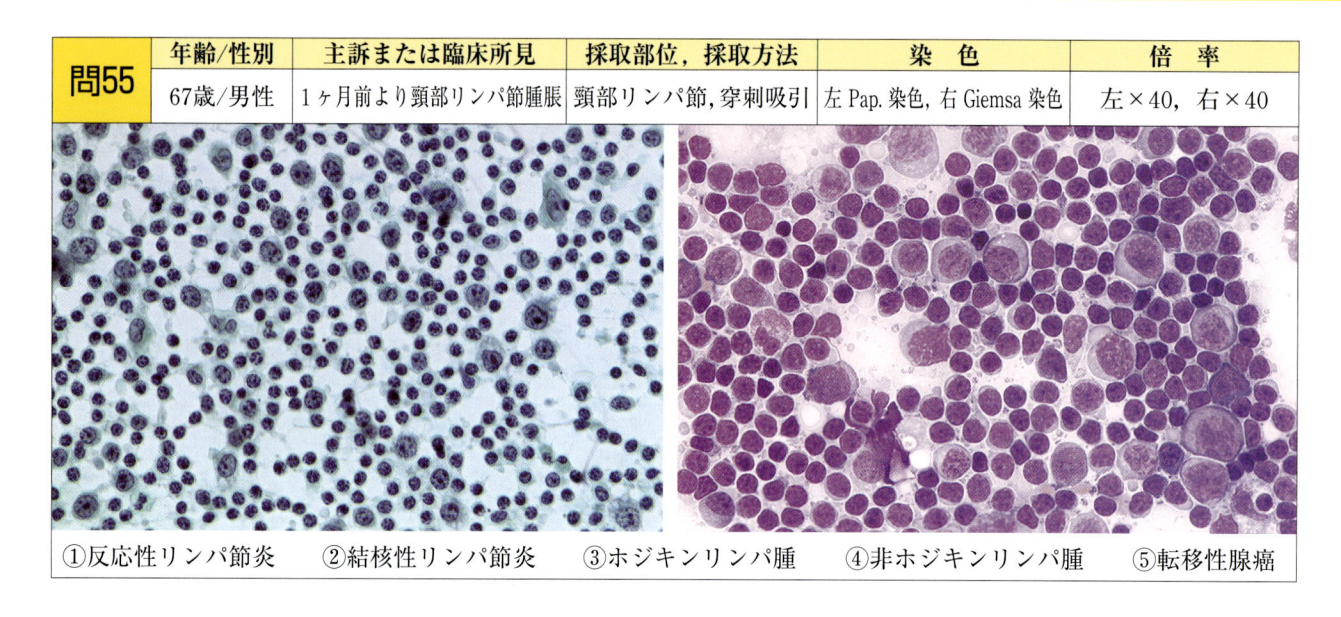

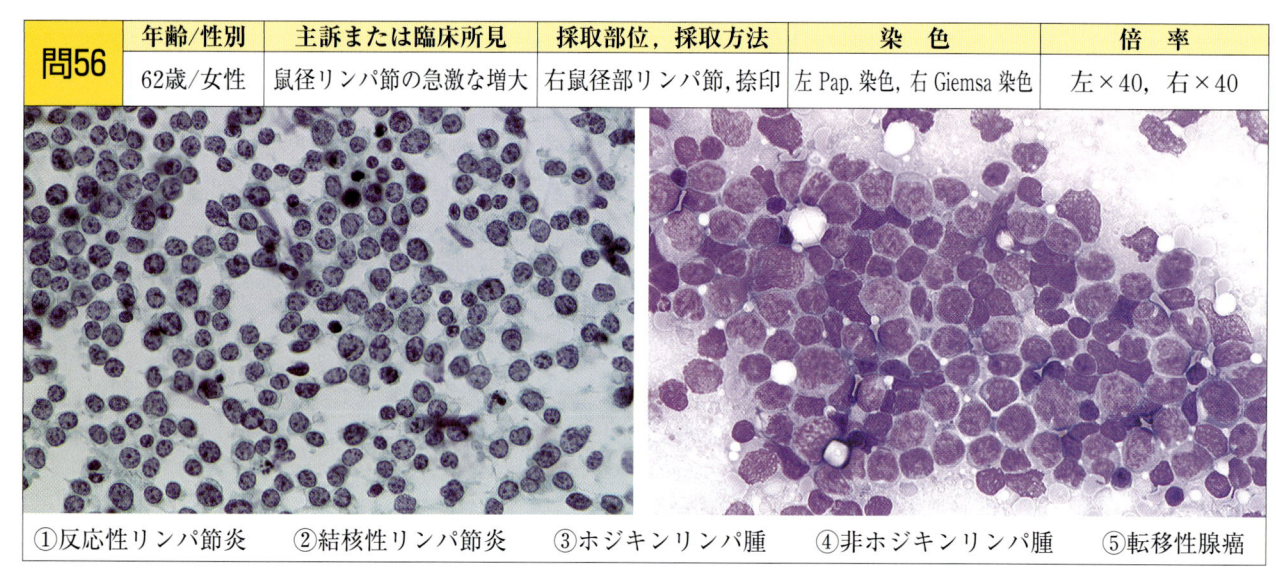

①反応性リンパ節炎　②結核性リンパ節炎　③ホジキンリンパ腫　④非ホジキンリンパ腫　⑤転移性腺癌

問57	年齢/性別	主訴または臨床所見	採取部位，採取方法	染色	倍率
	75歳/女性	知覚障害	頭蓋内，腫瘍捺印	Pap. 染色	左×10，右×40

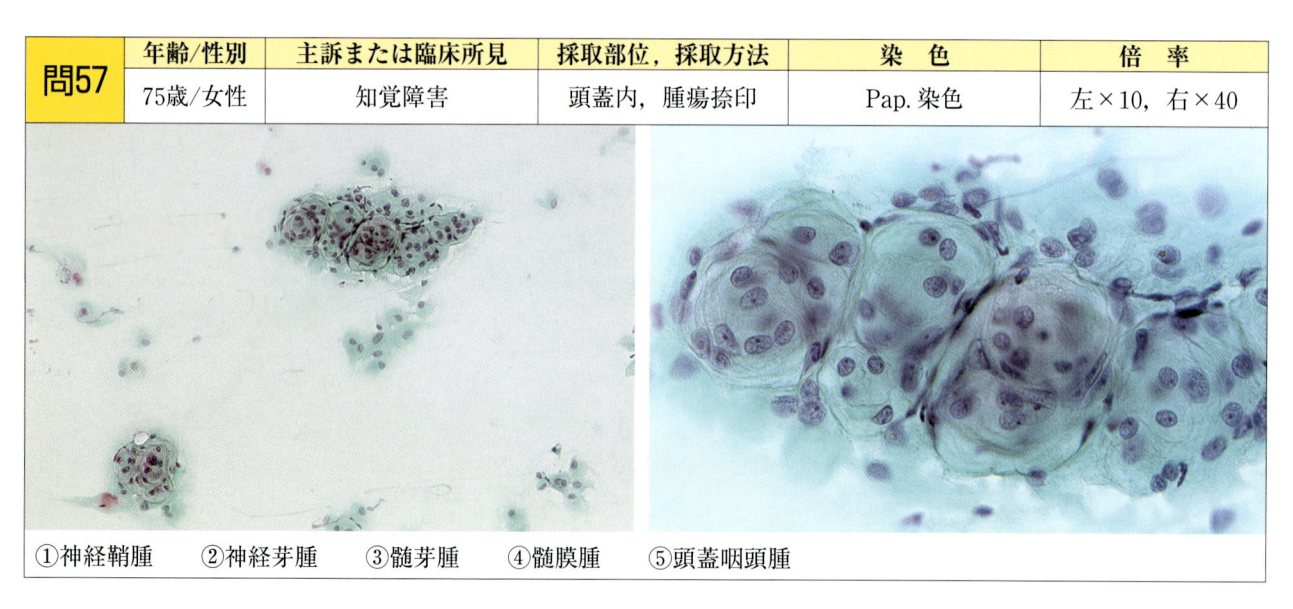

①神経鞘腫　②神経芽腫　③髄芽腫　④髄膜腫　⑤頭蓋咽頭腫

問58	年齢/性別	主訴または臨床所見	採取部位,採取方法	染色	倍率
	72歳/女性	3年前,乳癌の既往	脳,腫瘍捺印	Pap.染色	左×20,右×60

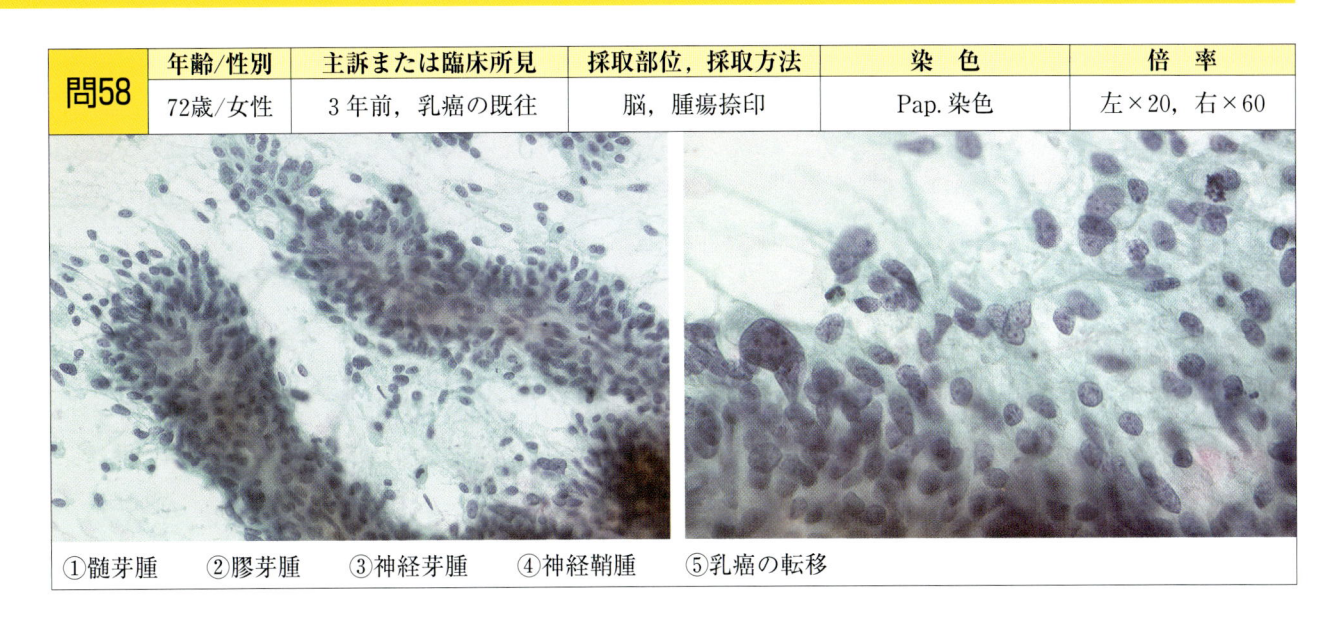

①髄芽腫　②膠芽腫　③神経芽腫　④神経鞘腫　⑤乳癌の転移

問59	年齢/性別	主訴または臨床所見	採取部位,採取方法	染色	倍率
	50歳/男性	大腿骨腫瘍	大腿骨,腫瘍捺印	Pap.染色	左×20,右×60

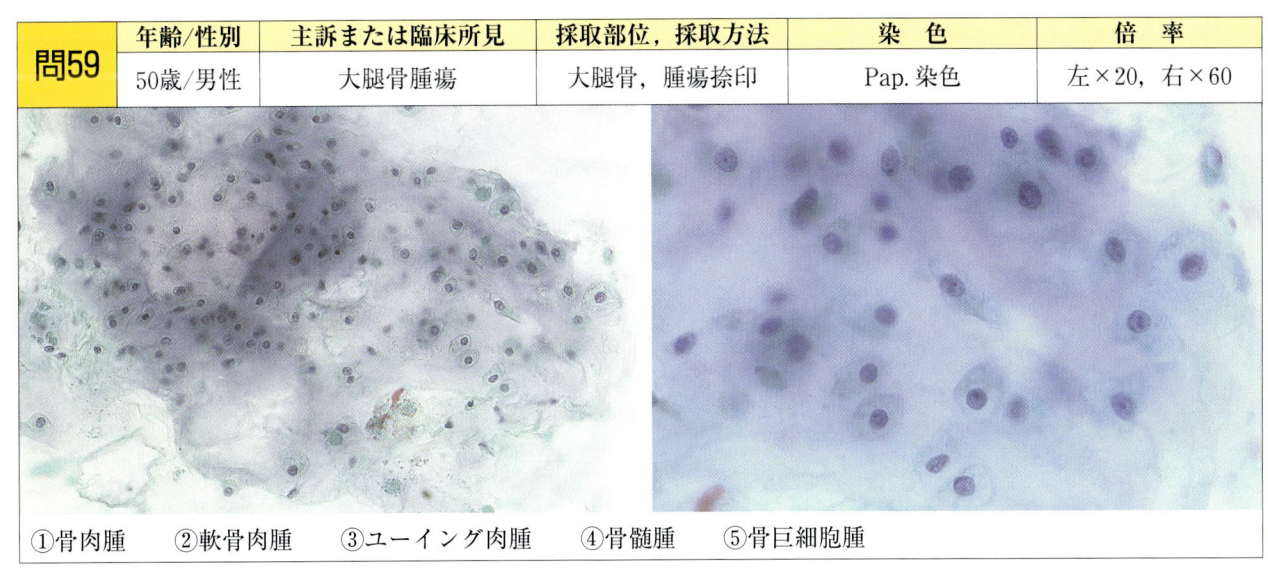

①骨肉腫　②軟骨肉腫　③ユーイング肉腫　④骨髄腫　⑤骨巨細胞腫

問60	年齢/性別	主訴または臨床所見	採取部位,採取方法	染色	倍率
	2歳/男性	眼球腫瘍	眼球,腫瘍捺印	Pap.染色	左×20,右×60

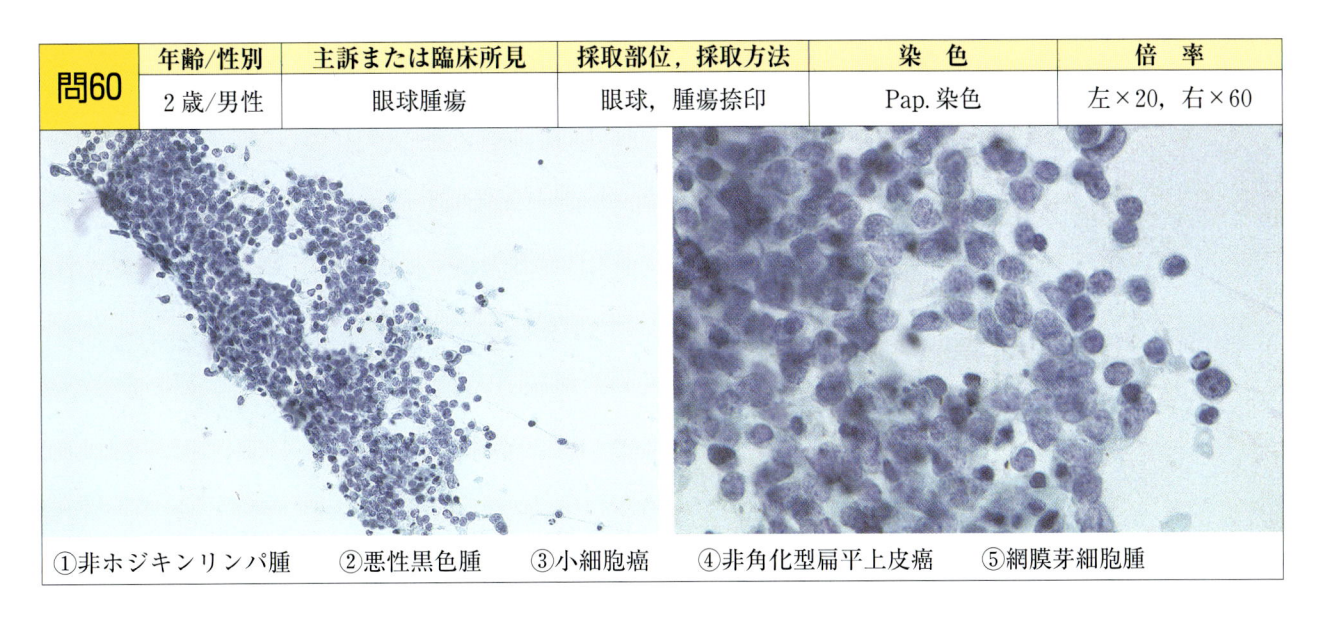

①非ホジキンリンパ腫　②悪性黒色腫　③小細胞癌　④非角化型扁平上皮癌　⑤網膜芽細胞腫

ZOOM-4

ZOOM-5

画像をみて，最も考えられるものを選択肢から選びなさい

問1

年齢/性別	主訴または臨床所見	採取部位	採取方法，染色	倍率
28歳/女性	検診	子宮腟部	綿棒擦過，Pap. 染色	左×20, 右×40

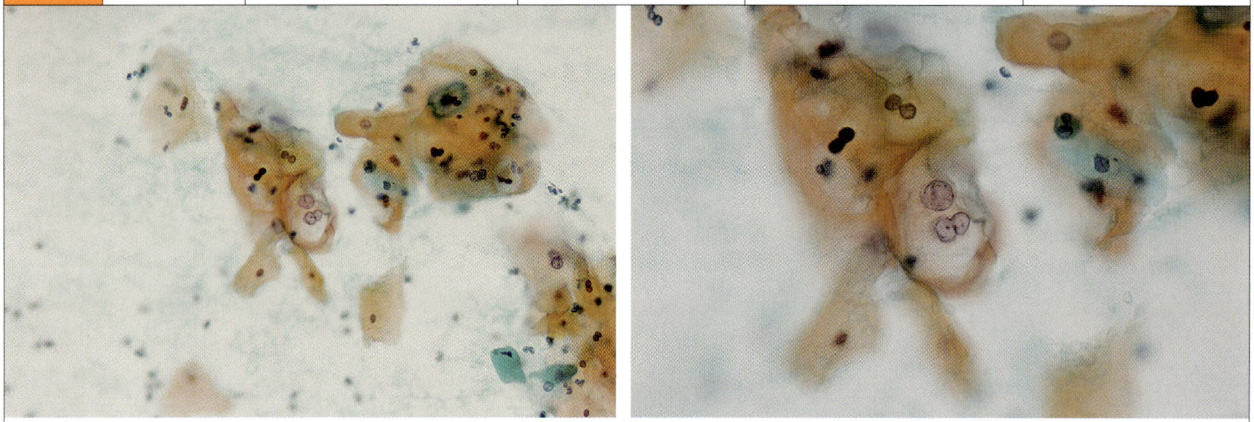

①カンジダ　②軽度異形成　③高度異形成　④上皮内癌　⑤扁平上皮癌

問2

年齢/性別	主訴または臨床所見	採取部位	採取方法，染色	倍率
55歳/女性	不正出血	子宮頸部	綿棒擦過，Pap. 染色	左×20, 右×40

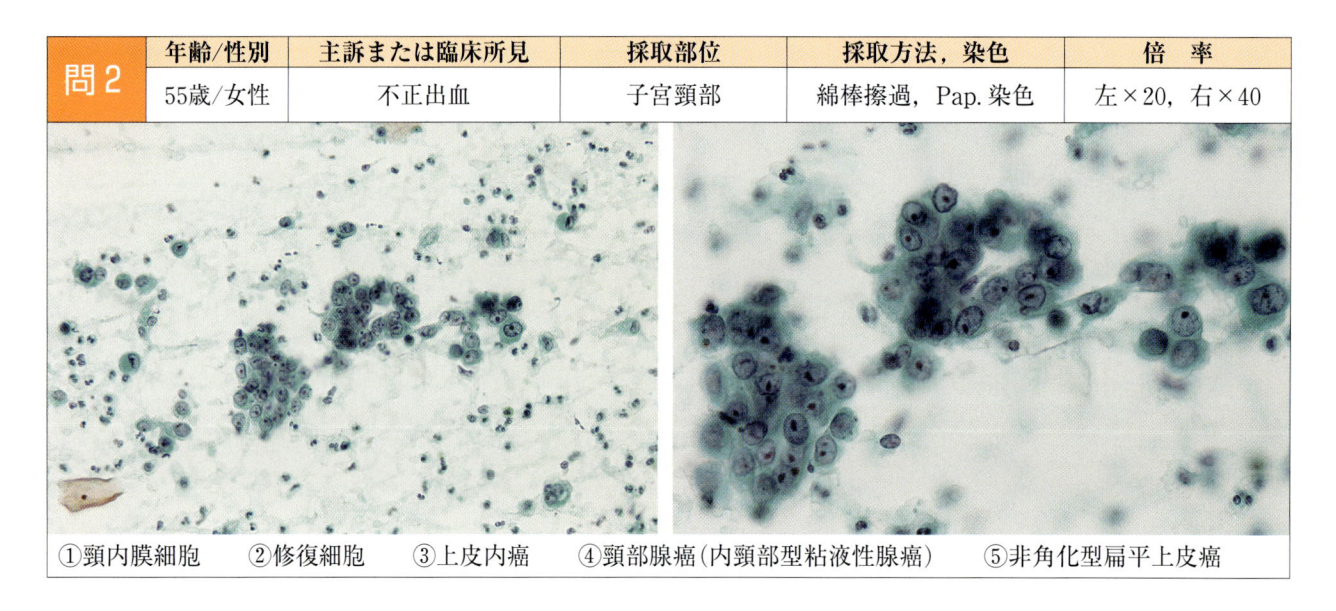

①頸内膜細胞　②修復細胞　③上皮内癌　④頸部腺癌（内頸部型粘液性腺癌）　⑤非角化型扁平上皮癌

問3

年齢/性別	主訴または臨床所見	採取部位	採取方法，染色	倍率
40歳/女性	子宮腟部びらん	子宮頸部	綿棒擦過，Pap. 染色	左×20, 右×40

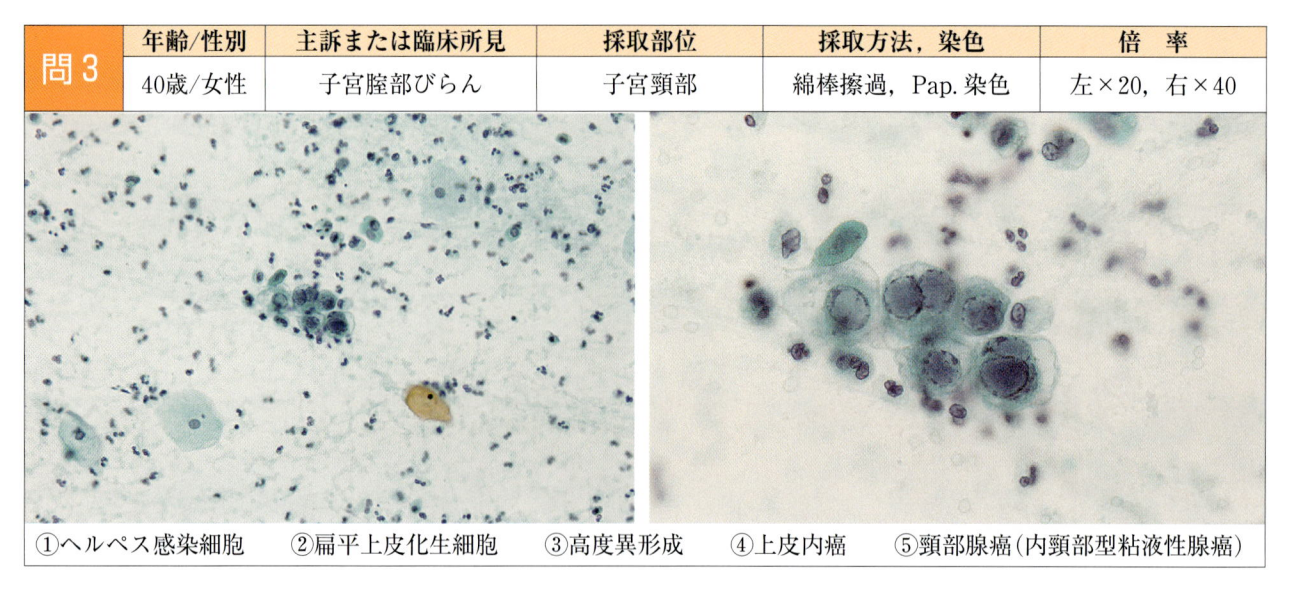

①ヘルペス感染細胞　②扁平上皮化生細胞　③高度異形成　④上皮内癌　⑤頸部腺癌（内頸部型粘液性腺癌）

問4	年齢/性別	主訴または臨床所見	採取部位	採取方法，染色	倍　率
	30歳/女性	帯下	子宮腟部	綿棒擦過，Pap. 染色	左×20，右×40

①カンジダ　②トリコモナス　③ヘルペス感染細胞　④HPV 感染細胞　⑤クラミジア感染細胞

問5	年齢/性別	主訴または臨床所見	採取部位	採取方法，染色	倍　率
	49歳/女性	不正出血	子宮頸部	綿棒擦過，Pap. 染色	左×20，右×40

①頸内膜腺細胞　②軽度異形成　③高度異形成　④上皮内癌　⑤非角化型扁平上皮癌

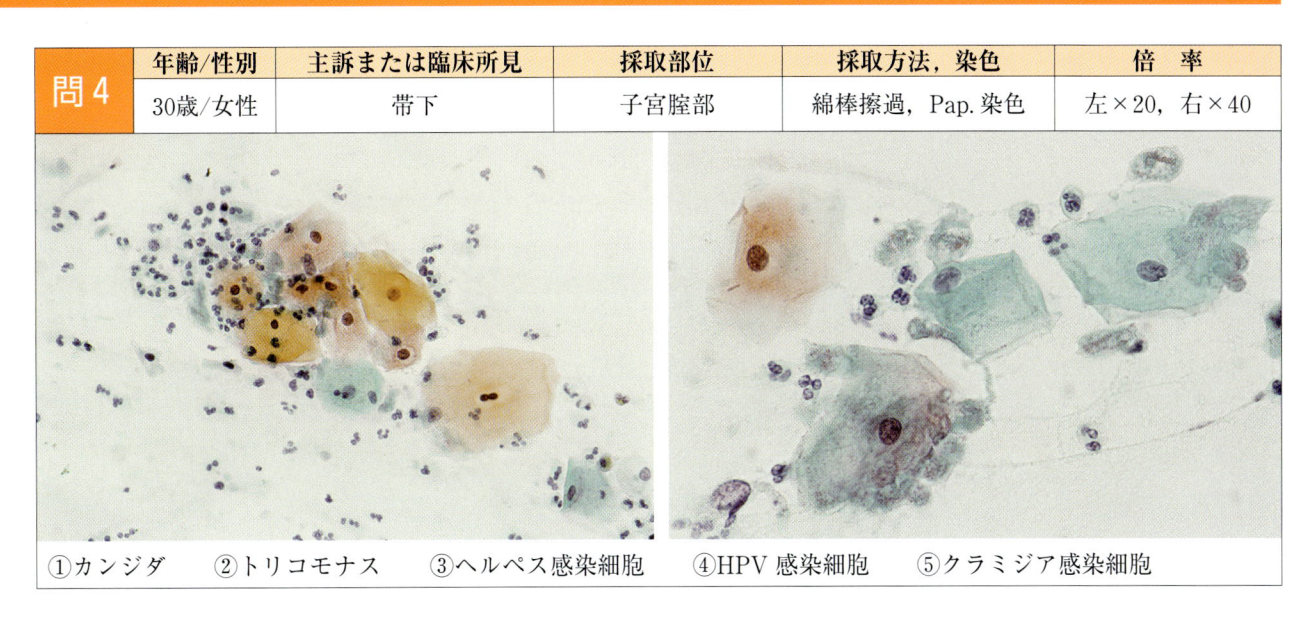

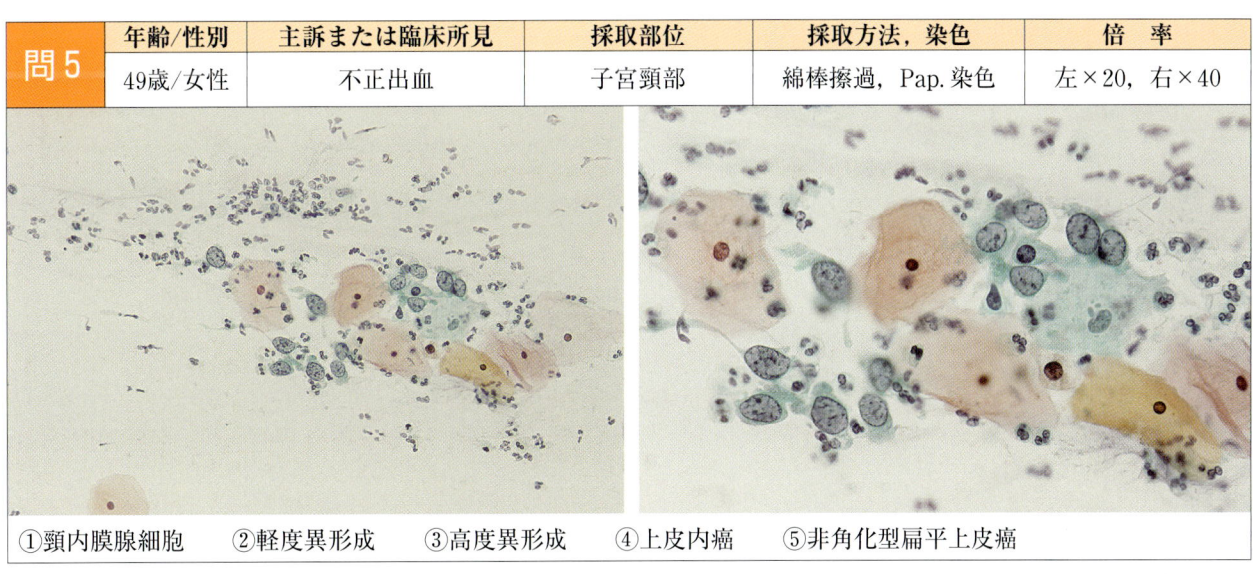

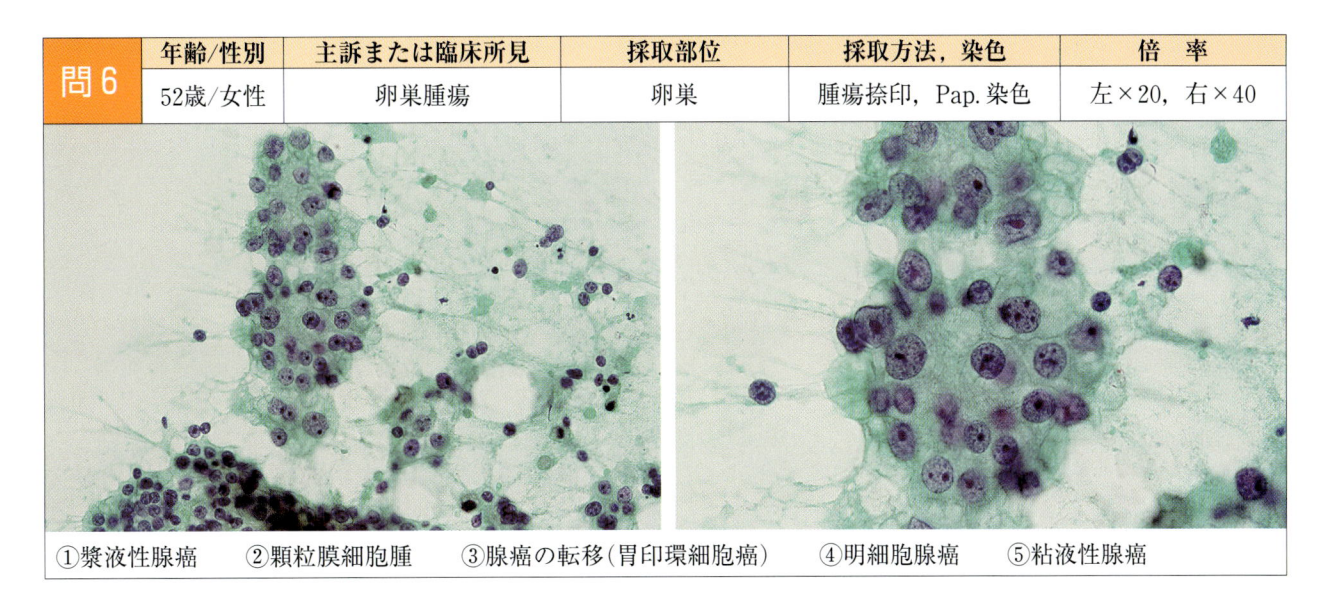

問6	年齢/性別	主訴または臨床所見	採取部位	採取方法，染色	倍　率
	52歳/女性	卵巣腫瘍	卵巣	腫瘍捺印，Pap. 染色	左×20，右×40

①漿液性腺癌　②顆粒膜細胞腫　③腺癌の転移（胃印環細胞癌）　④明細胞腺癌　⑤粘液性腺癌

画像をみて，最も考えられるものを選択肢から選びなさい

問7	年齢/性別	主訴または臨床所見	採取部位	採取方法，染色	倍率
	51歳/女性	婦人科がん検診	子宮内膜	エンドサイト，Pap.染色	左×20，右×40

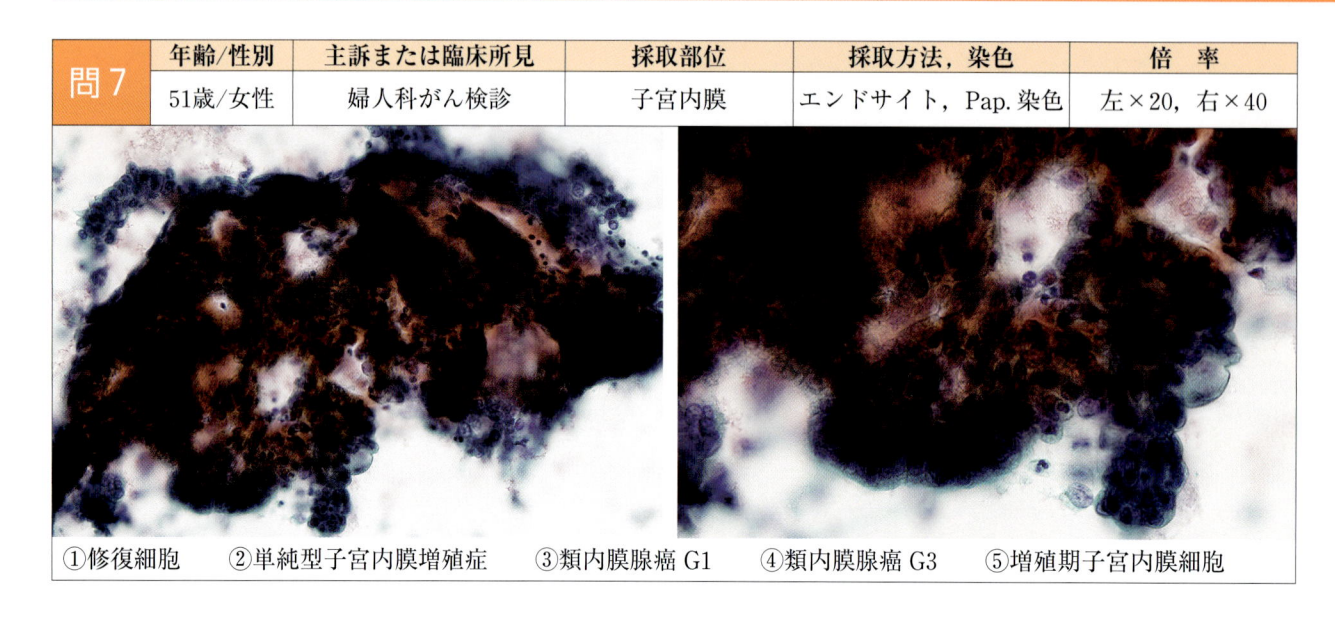

①修復細胞　②単純型子宮内膜増殖症　③類内膜腺癌 G1　④類内膜腺癌 G3　⑤増殖期子宮内膜細胞

問8	年齢/性別	主訴または臨床所見	採取部位	採取方法，染色	倍率
	33歳/女性	びらん	子宮頸部	綿棒擦過，Pap.染色	左×40，右×60

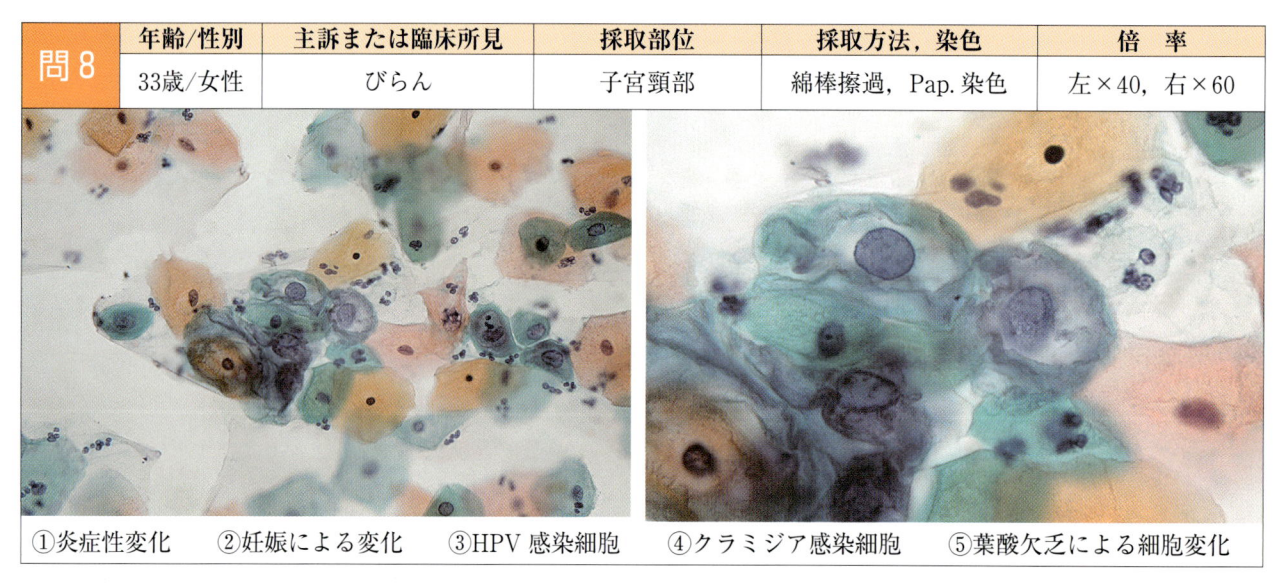

①炎症性変化　②妊娠による変化　③HPV 感染細胞　④クラミジア感染細胞　⑤葉酸欠乏による細胞変化

問9	年齢/性別	主訴または臨床所見	採取部位	採取方法，染色	倍率
	30歳/女性	婦人科がん検診	子宮頸部	綿棒擦過，Pap.染色	左×20，右×40

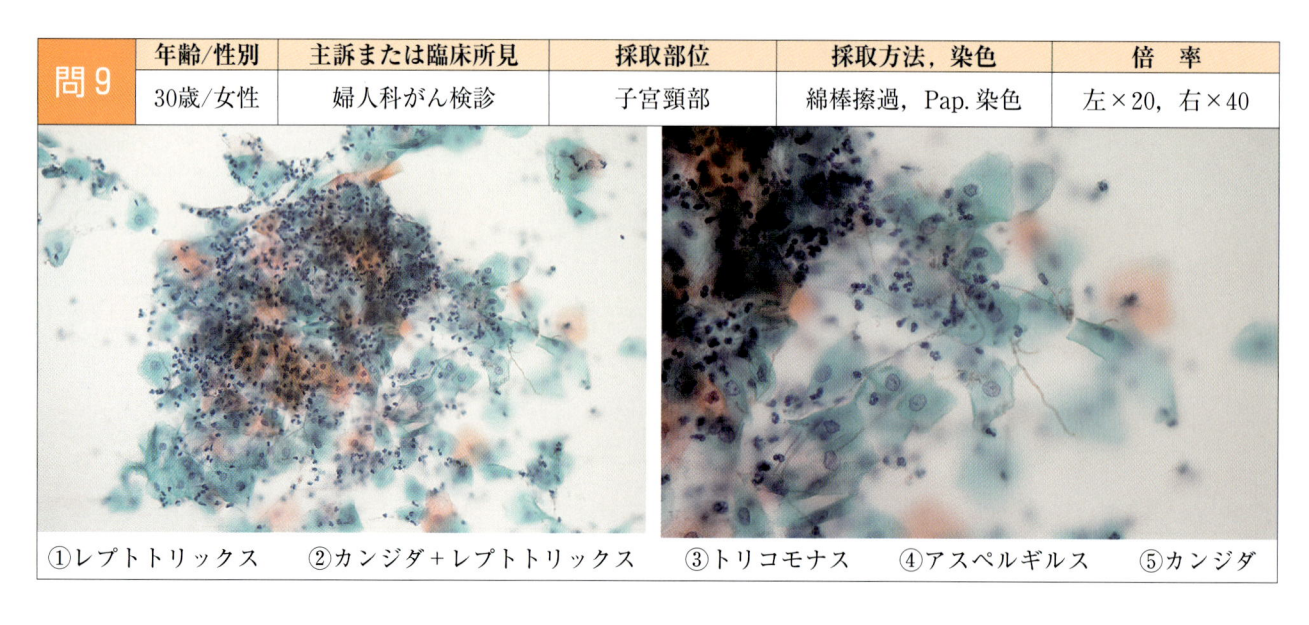

①レプトトリックス　②カンジダ＋レプトトリックス　③トリコモナス　④アスペルギルス　⑤カンジダ

問10	年齢/性別	主訴または臨床所見	採取部位	採取方法，染色	倍　率
	51歳/女性	婦人科がん検診	子宮頸部	綿棒擦過，Pap.染色	左×20，右×40

①角化型扁平上皮癌　②萎縮性腟炎　③非角化型扁平上皮癌　④微小浸潤癌　⑤上皮内癌

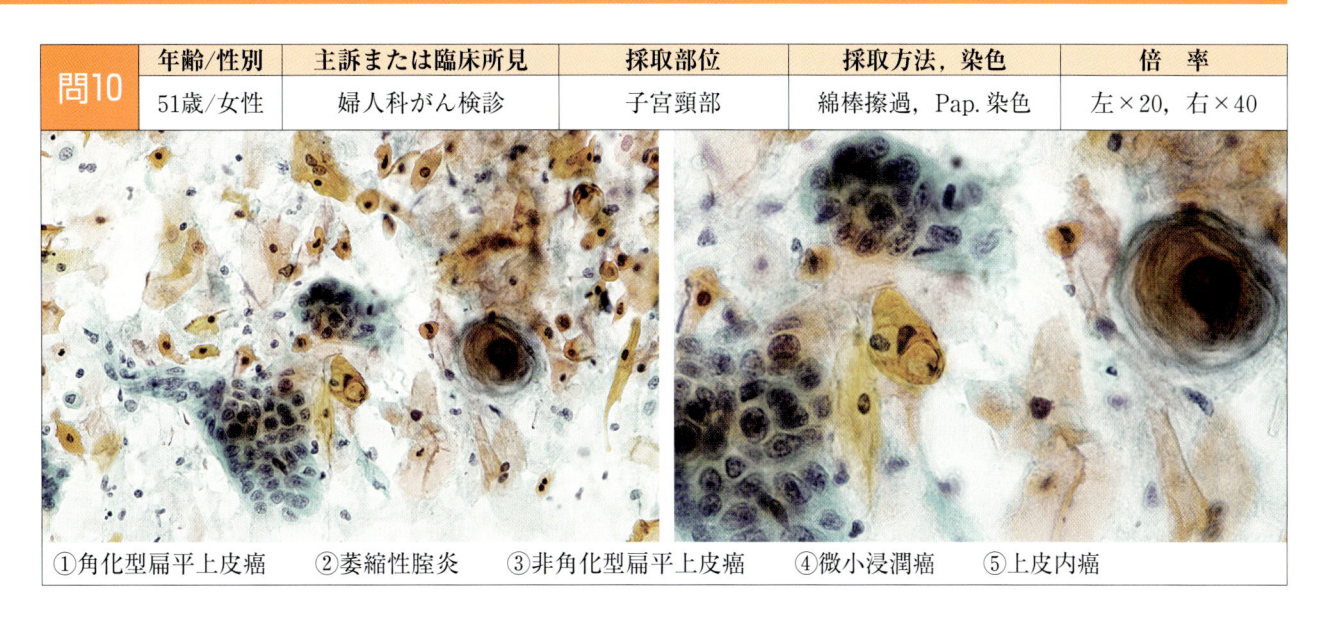

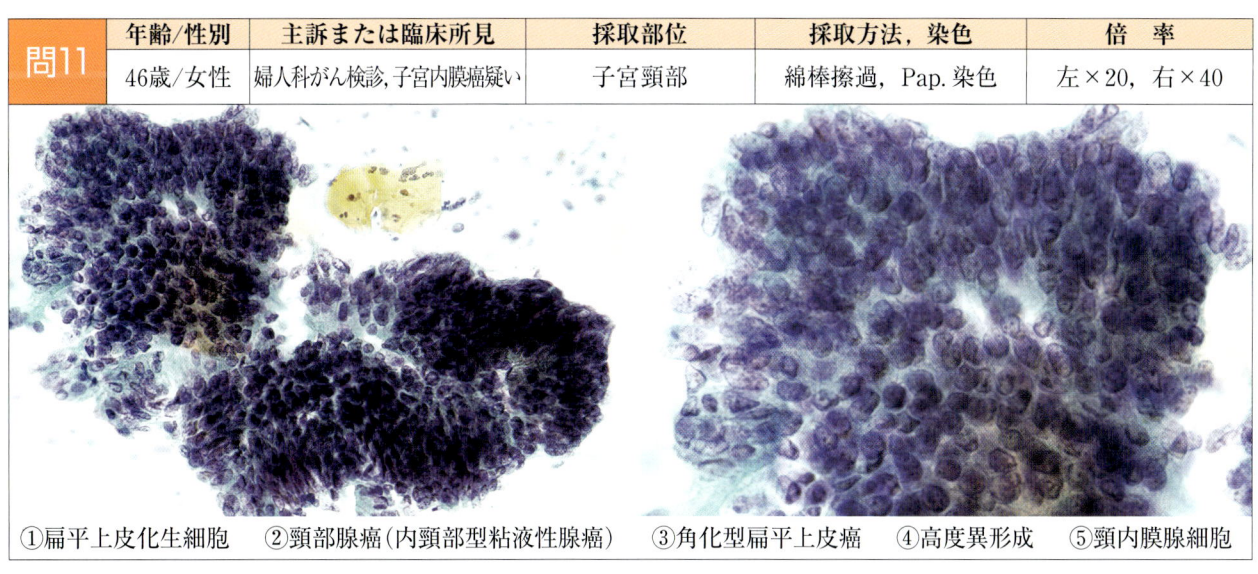

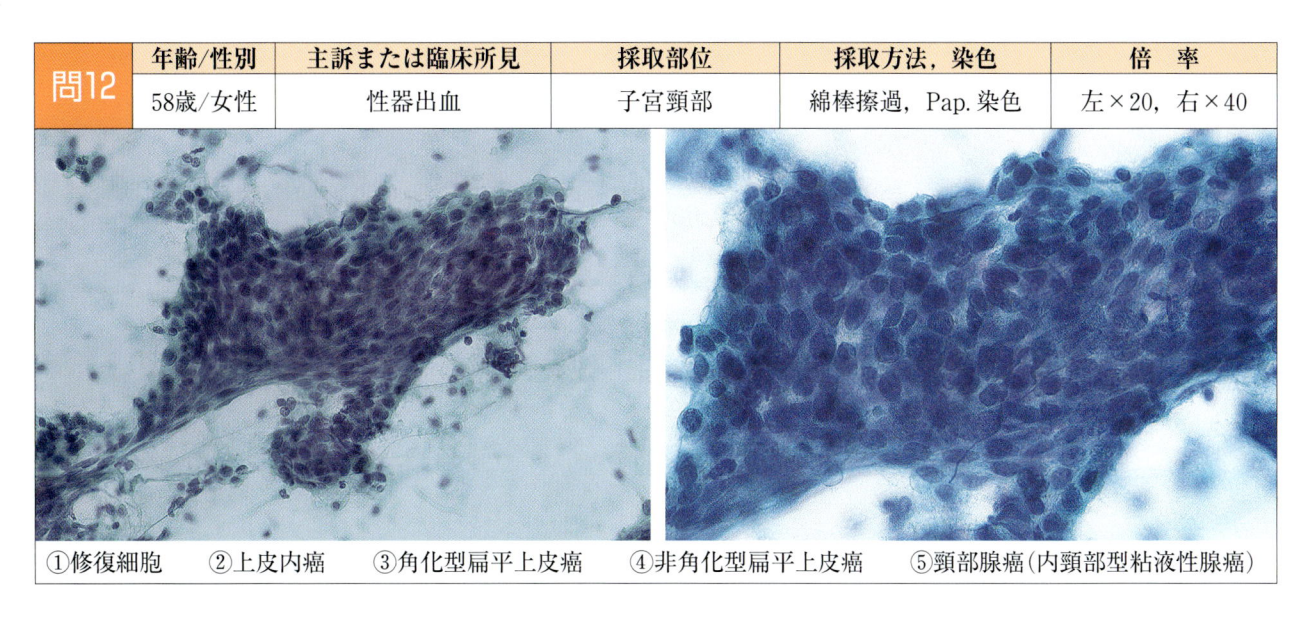

問11	年齢/性別	主訴または臨床所見	採取部位	採取方法，染色	倍　率
	46歳/女性	婦人科がん検診，子宮内膜癌疑い	子宮頸部	綿棒擦過，Pap.染色	左×20，右×40

①扁平上皮化生細胞　②頸部腺癌(内頸部型粘液性腺癌)　③角化型扁平上皮癌　④高度異形成　⑤頸内膜腺細胞

問12	年齢/性別	主訴または臨床所見	採取部位	採取方法，染色	倍　率
	58歳/女性	性器出血	子宮頸部	綿棒擦過，Pap.染色	左×20，右×40

①修復細胞　②上皮内癌　③角化型扁平上皮癌　④非角化型扁平上皮癌　⑤頸部腺癌(内頸部型粘液性腺癌)

問題編　85

画像をみて，最も考えられるものを選択肢から選びなさい

問13	年齢/性別	主訴または臨床所見	採取部位	採取方法，染色	倍 率
	31歳/女性	性器出血	子宮頸部	綿棒擦過，Pap.染色	左×40，右×60

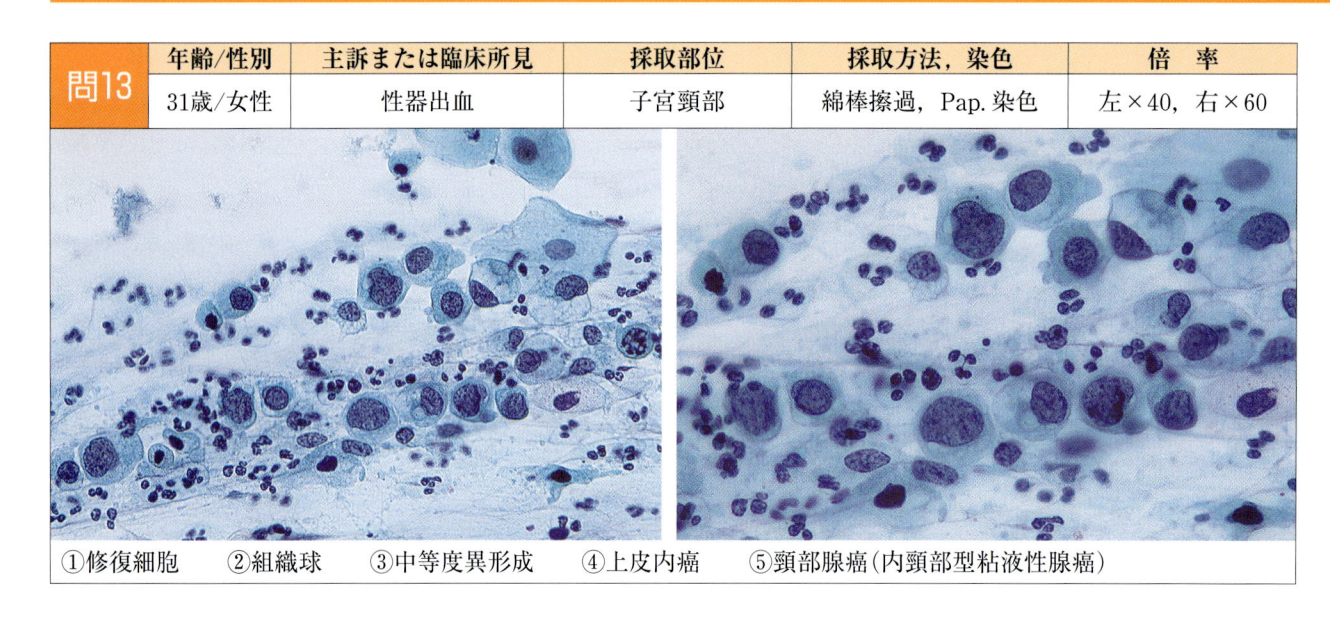

①修復細胞　②組織球　③中等度異形成　④上皮内癌　⑤頸部腺癌（内頸部型粘液性腺癌）

問14	年齢/性別	主訴または臨床所見	採取部位	採取方法，染色	倍 率
	57歳/女性	特になし	子宮内膜	エンドサイト，Pap.染色	左×20，右×60

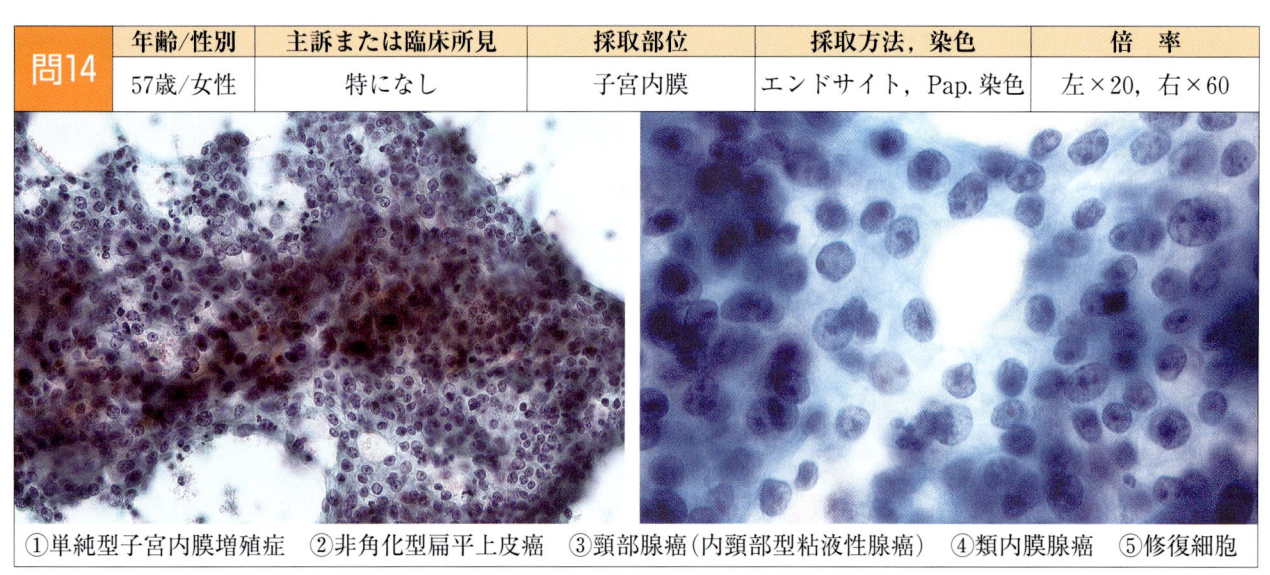

①単純型子宮内膜増殖症　②非角化型扁平上皮癌　③頸部腺癌（内頸部型粘液性腺癌）　④類内膜腺癌　⑤修復細胞

問15	年齢/性別	主訴または臨床所見	採取部位	採取方法，染色	倍 率
	48歳/女性	左卵巣腫瘍	左卵巣	腫瘍捺印，Pap.染色	左×40，右×60

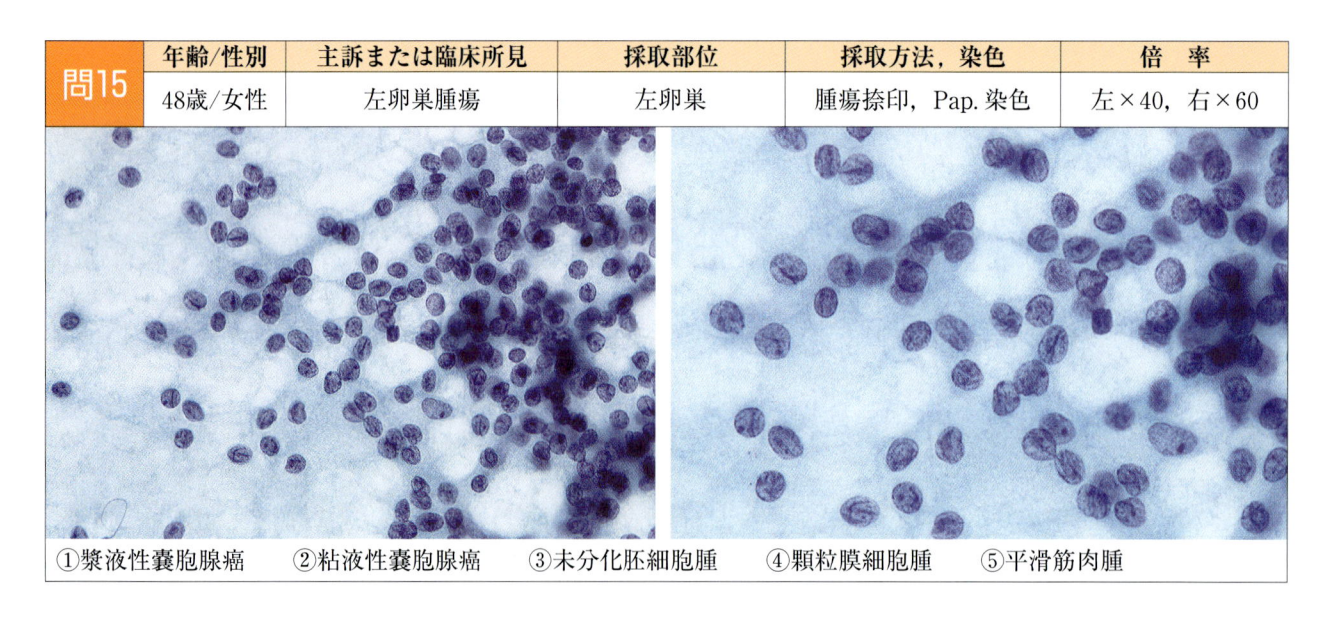

①漿液性嚢胞腺癌　②粘液性嚢胞腺癌　③未分化胚細胞腫　④顆粒膜細胞腫　⑤平滑筋肉腫

問16	年齢/性別	主訴または臨床所見	採取部位	採取方法，染色	倍　率
	50歳/女性	卵巣嚢腫	卵巣	卵巣内容液，Pap.染色	左×20，右×40

①ブレンナー腫瘍　②莢膜細胞腫　③漿液性嚢胞腺癌　④線維腫　⑤チョコレート嚢胞

問17	年齢/性別	主訴または臨床所見	採取部位	採取方法，染色	倍　率
	64歳/女性	血清帯下	子宮頸部	綿棒擦過，Pap.染色	左×20，右×40

①上皮内癌　②角化型扁平上皮癌　③萎縮性腟炎　④修復細胞　⑤扁平上皮化生細胞

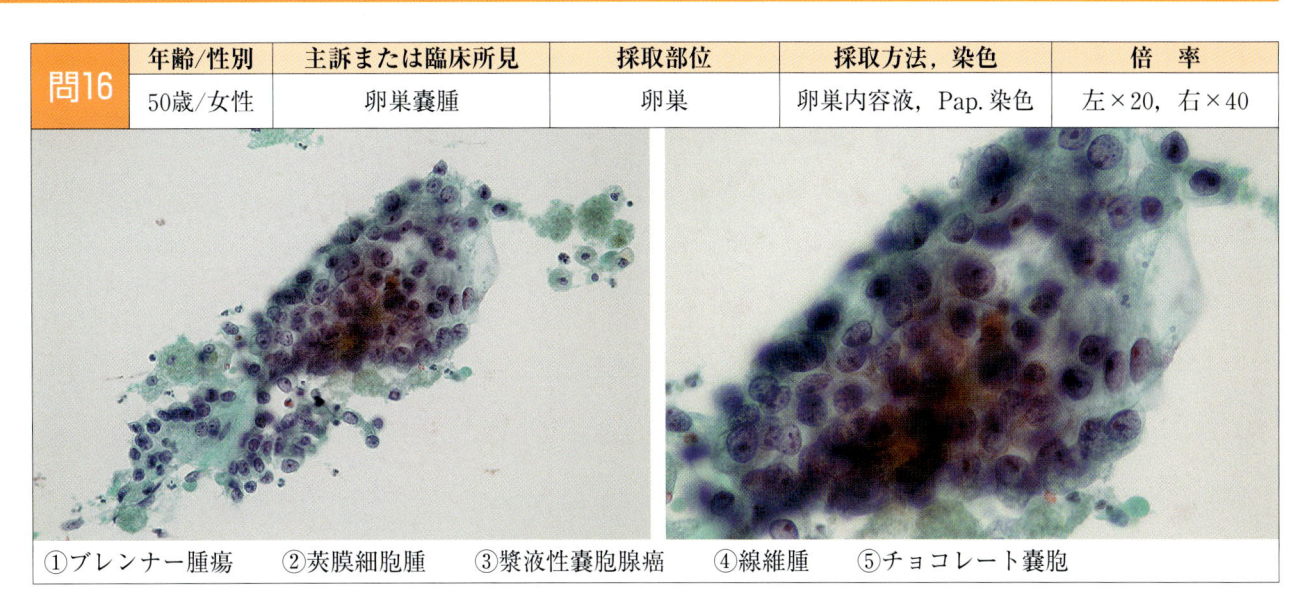

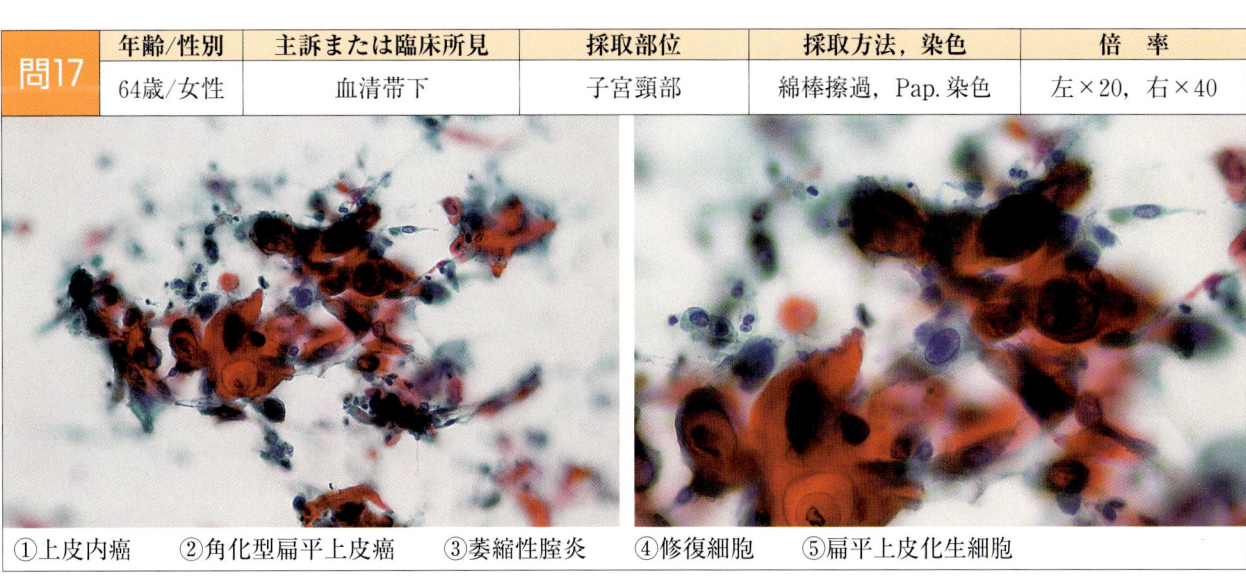

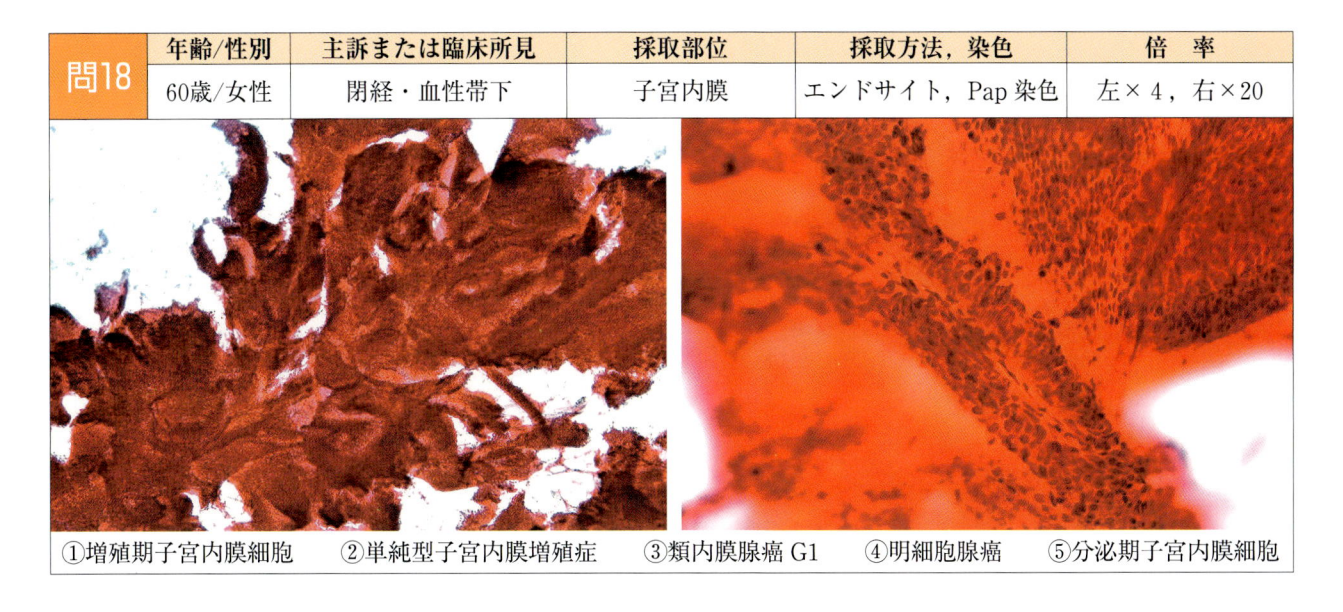

問18	年齢/性別	主訴または臨床所見	採取部位	採取方法，染色	倍　率
	60歳/女性	閉経・血性帯下	子宮内膜	エンドサイト，Pap染色	左×4，右×20

①増殖期子宮内膜細胞　②単純型子宮内膜増殖症　③類内膜腺癌G1　④明細胞腺癌　⑤分泌期子宮内膜細胞

画像をみて，最も考えられるものを選択肢から選びなさい

問19	年齢/性別	主訴または臨床所見	採取部位	採取方法，染色	倍率
	35歳/女性	異形成経過観察	子宮頸部	擦過，Pap.染色	左×20，右×40

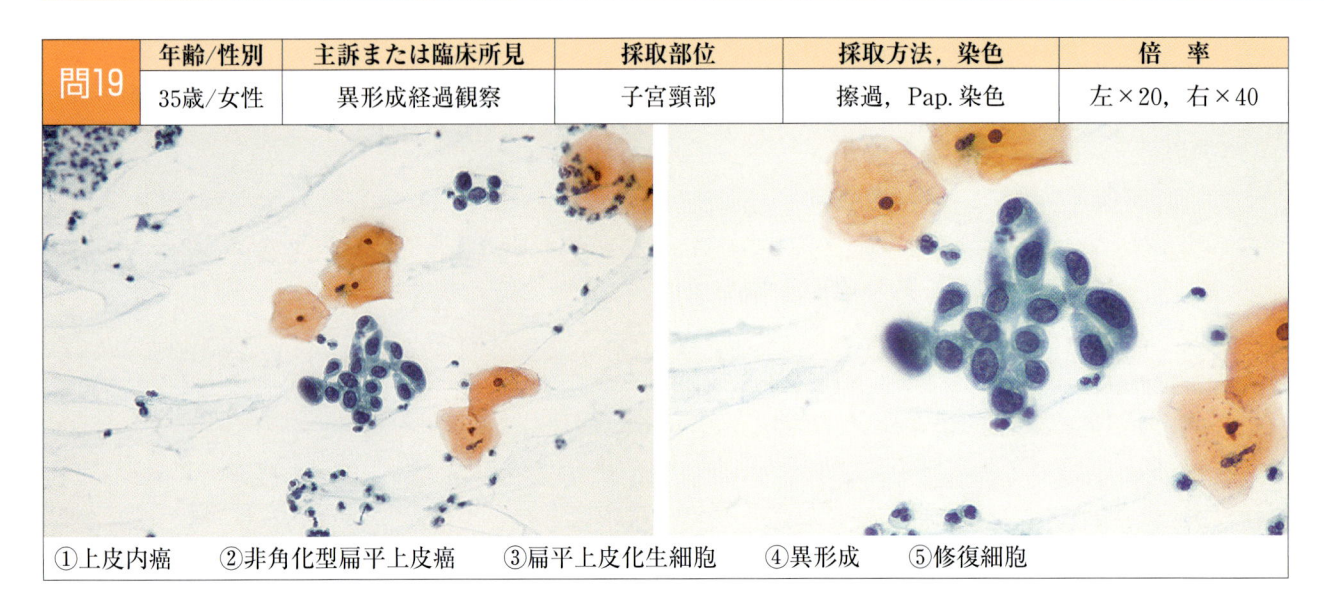

①上皮内癌　②非角化型扁平上皮癌　③扁平上皮化生細胞　④異形成　⑤修復細胞

問20	年齢/性別	主訴または臨床所見	採取部位	採取方法，染色	倍率
	60歳/女性	閉経・血性帯下	子宮内膜	エンドサイト，Pap.染色	左×20，右×40

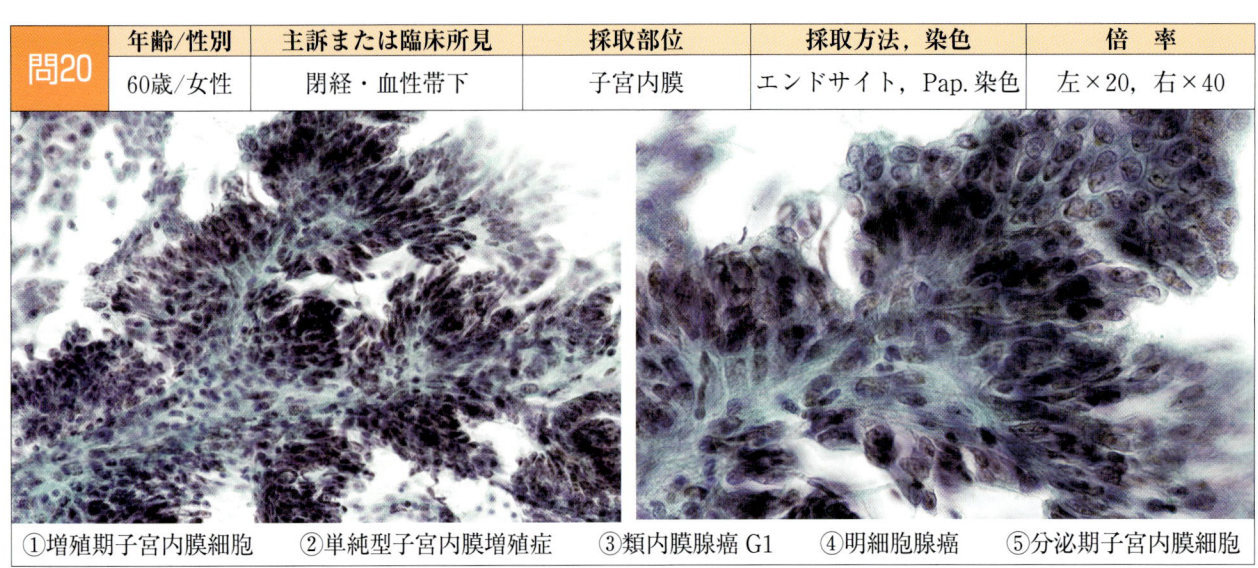

①増殖期子宮内膜細胞　②単純型子宮内膜増殖症　③類内膜腺癌G1　④明細胞腺癌　⑤分泌期子宮内膜細胞

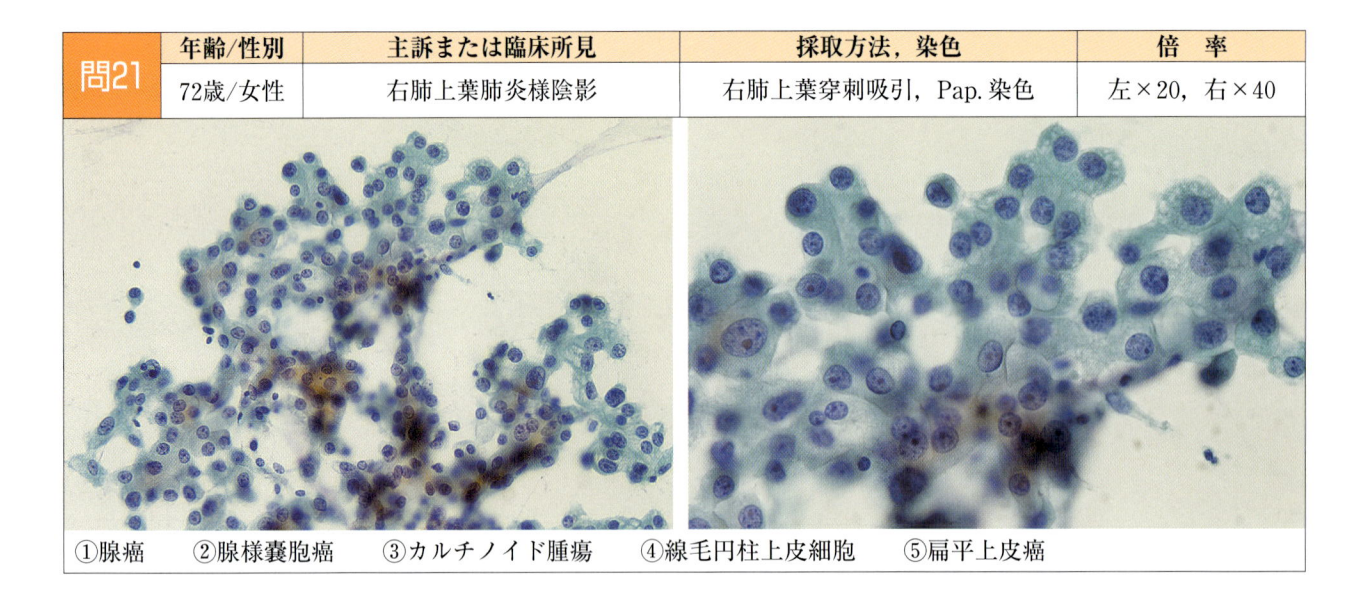

問21	年齢/性別	主訴または臨床所見	採取方法，染色	倍率
	72歳/女性	右肺上葉肺炎様陰影	右肺上葉穿刺吸引，Pap.染色	左×20，右×40

①腺癌　②腺様嚢胞癌　③カルチノイド腫瘍　④線毛円柱上皮細胞　⑤扁平上皮癌

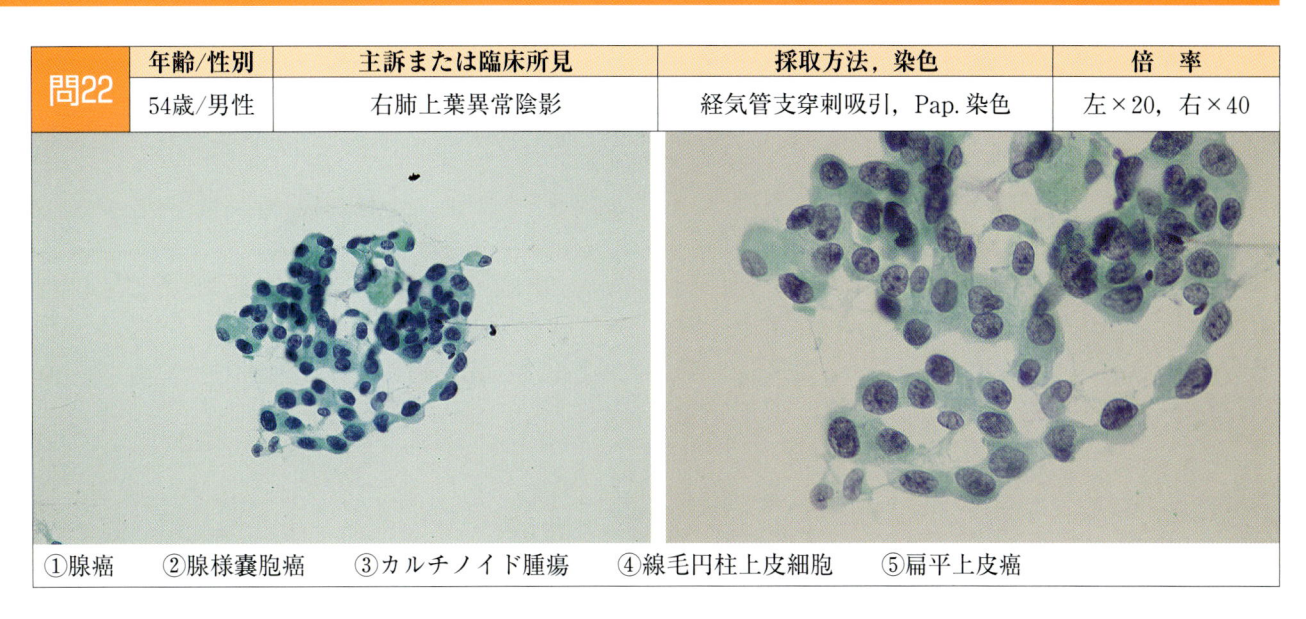

問22	年齢/性別	主訴または臨床所見	採取方法，染色	倍率
	54歳/男性	右肺上葉異常陰影	経気管支穿刺吸引，Pap.染色	左×20，右×40

①腺癌　　②腺様嚢胞癌　　③カルチノイド腫瘍　　④線毛円柱上皮細胞　　⑤扁平上皮癌

問23	年齢/性別	主訴または臨床所見	採取方法，染色	倍率
	77歳/男性	左肺上葉異常陰影	経気管支穿刺吸引，Pap.染色	左×20，右×40

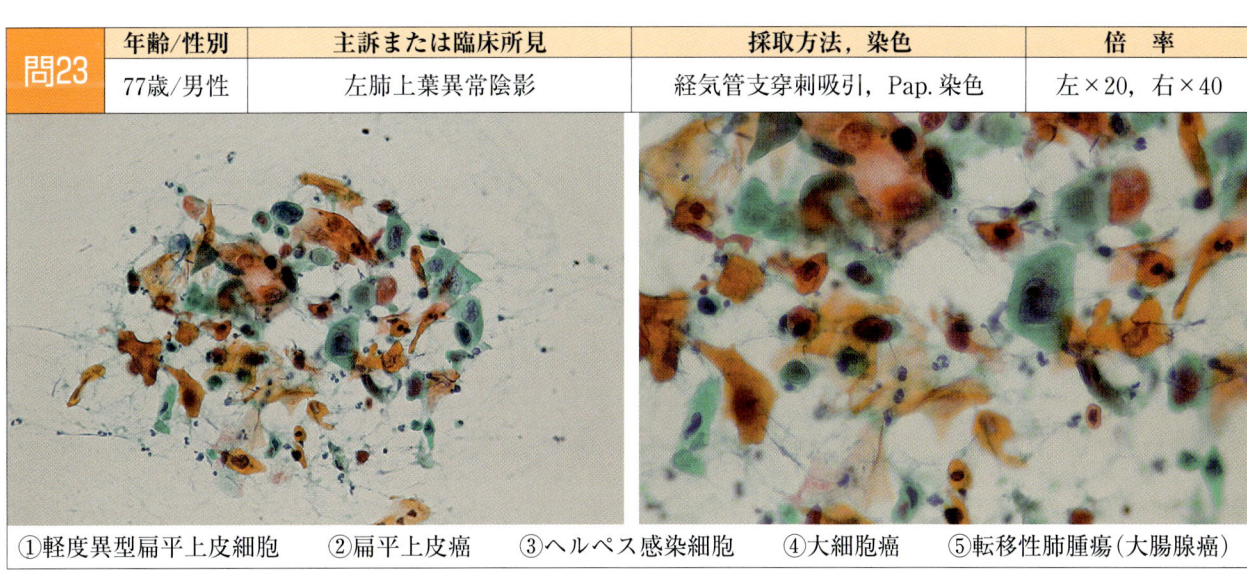

①軽度異型扁平上皮細胞　　②扁平上皮癌　　③ヘルペス感染細胞　　④大細胞癌　　⑤転移性肺腫瘍（大腸腺癌）

問24	年齢/性別	主訴または臨床所見	採取方法，染色	倍率
	81歳/女性	喘息	喀痰，Pap.染色	左×40，右×10

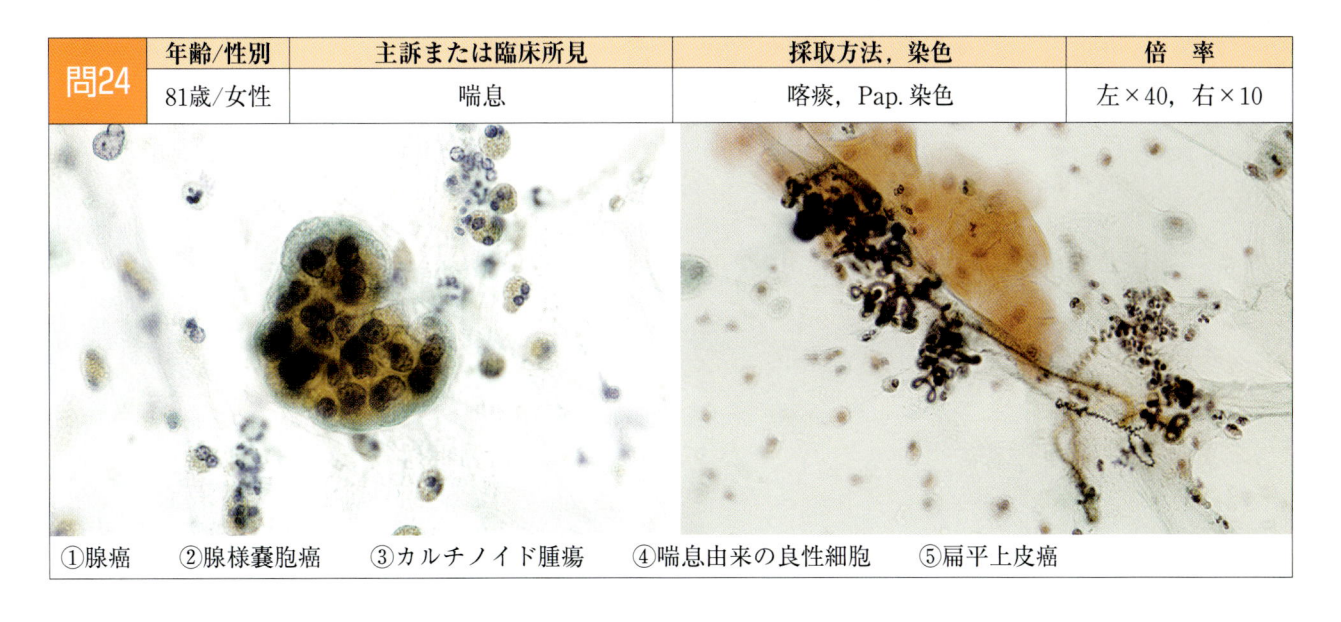

①腺癌　　②腺様嚢胞癌　　③カルチノイド腫瘍　　④喘息由来の良性細胞　　⑤扁平上皮癌

画像をみて，最も考えられるものを選択肢から選びなさい

問25	年齢/性別	主訴または臨床所見	採取方法，染色	倍率
	67歳/男性	左肺上葉異常陰影	喀痰，Pap. 染色	左×40，右×40

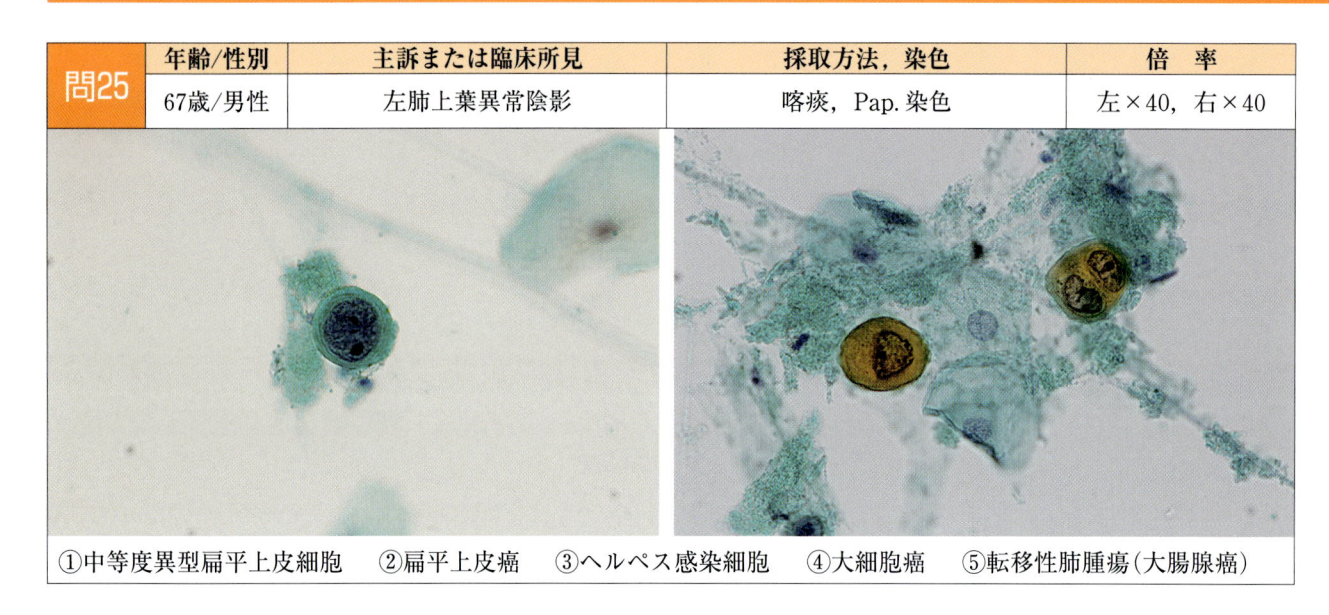

①中等度異型扁平上皮細胞　②扁平上皮癌　③ヘルペス感染細胞　④大細胞癌　⑤転移性肺腫瘍（大腸腺癌）

問26	年齢/性別	主訴または臨床所見	採取方法，染色	倍率
	74歳/女性	血痰	喀痰，Pap. 染色	左×20，右×40

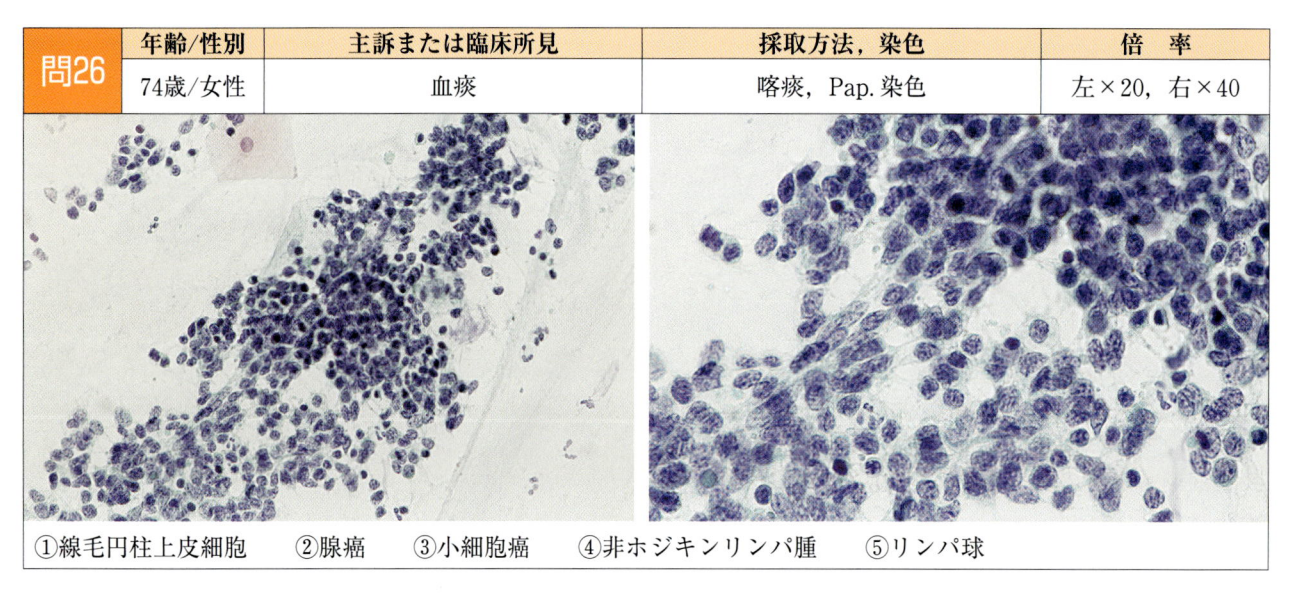

①線毛円柱上皮細胞　②腺癌　③小細胞癌　④非ホジキンリンパ腫　⑤リンパ球

問27	年齢/性別	主訴または臨床所見	採取方法，染色	倍率
	56歳/女性	胸部異常陰影	気管支擦過，Pap. 染色	左×40，右×40

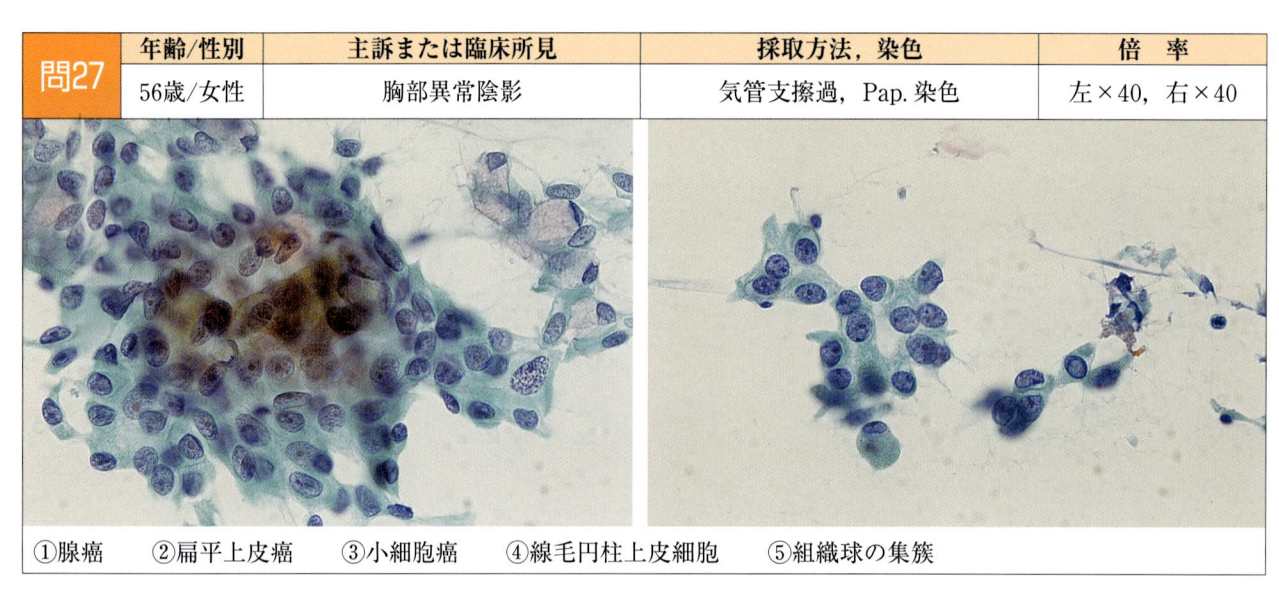

①腺癌　②扁平上皮癌　③小細胞癌　④線毛円柱上皮細胞　⑤組織球の集簇

問28	年齢/性別	主訴または臨床所見	採取方法,染色	倍率
	76歳/男性	胸部異常陰影	気管支擦過,Pap.染色	左×20,右×40

①腺癌　②扁平上皮癌　③小細胞癌　④線毛円柱上皮細胞　⑤好中球の集簇

問29	年齢/性別	主訴または臨床所見	採取方法,染色	倍率
	78歳/男性	胸部異常陰影	気管支擦過,Pap.染色	左×20,右×60

①腺癌　②扁平上皮癌　③小細胞癌　④線毛円柱上皮細胞　⑤再生上皮細胞

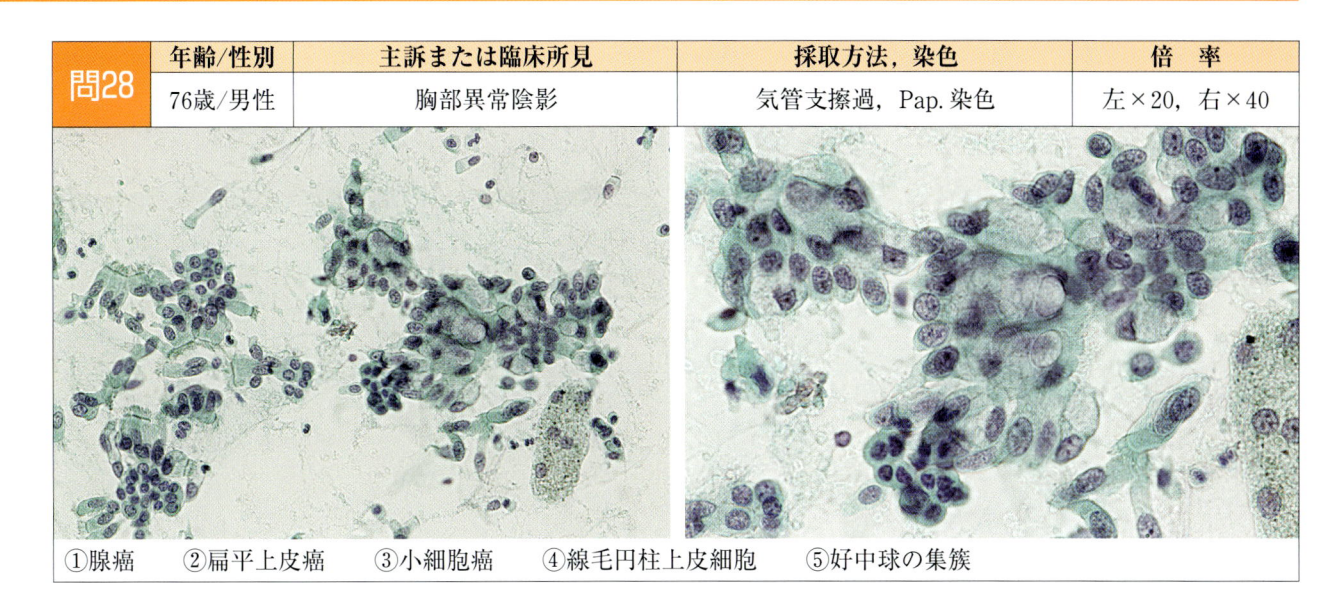

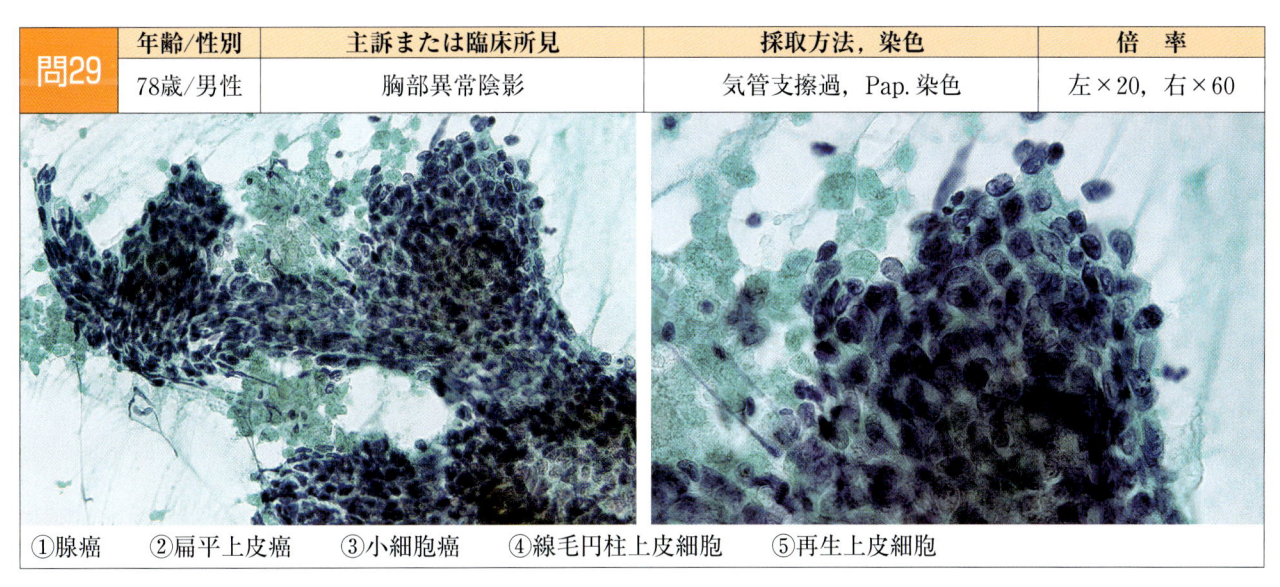

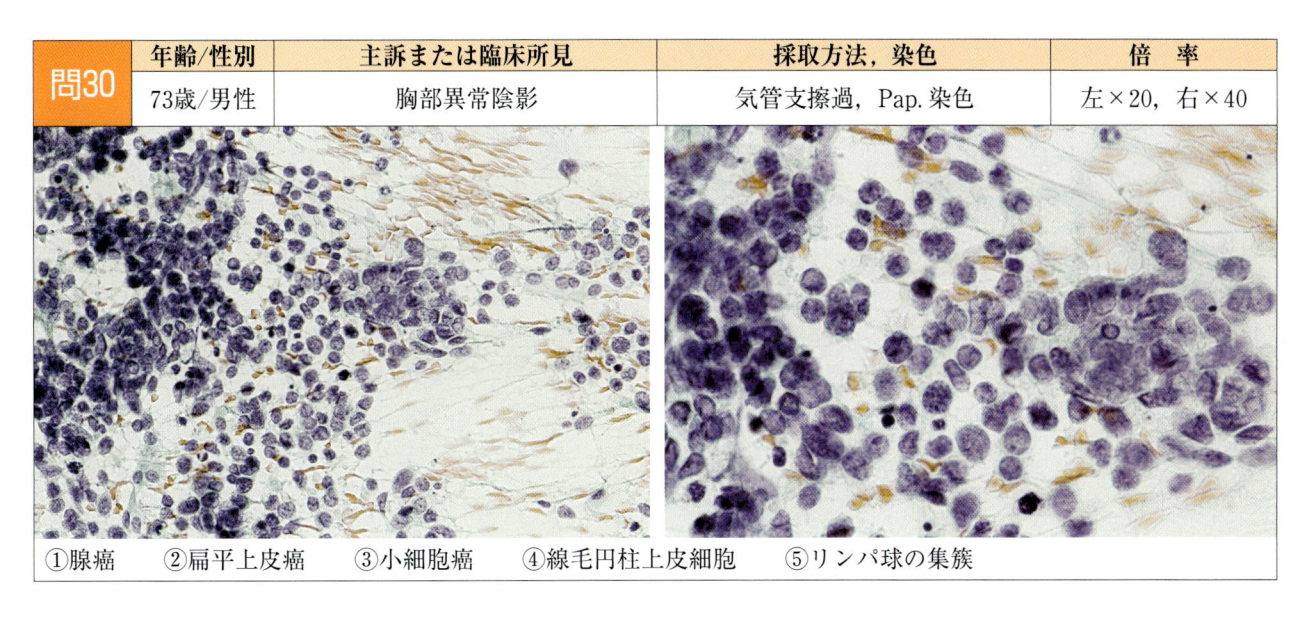

問30	年齢/性別	主訴または臨床所見	採取方法,染色	倍率
	73歳/男性	胸部異常陰影	気管支擦過,Pap.染色	左×20,右×40

①腺癌　②扁平上皮癌　③小細胞癌　④線毛円柱上皮細胞　⑤リンパ球の集簇

画像をみて，最も考えられるものを選択肢から選びなさい

問31

年齢/性別	主訴または臨床所見	採取方法，染色	倍率
75歳/男性	胸部異常陰影	気管支擦過，Pap.染色	左×40，右×60

①腺癌　②扁平上皮癌　③小細胞癌　④線毛円柱上皮細胞　⑤リンパ球の集簇

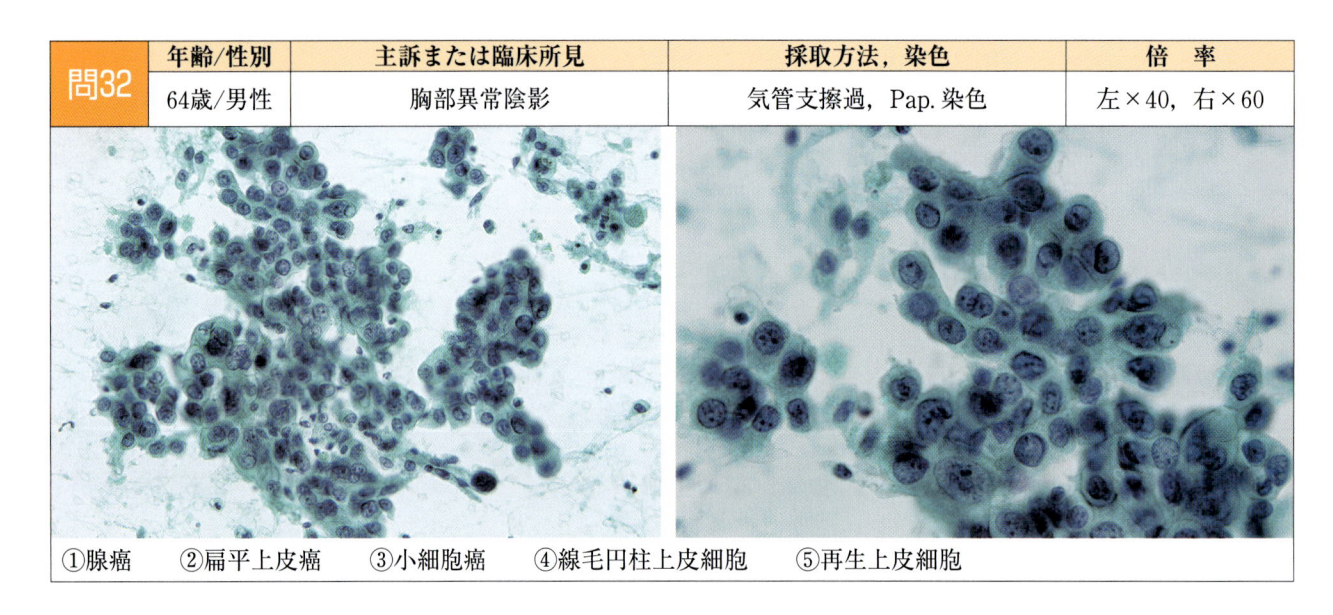

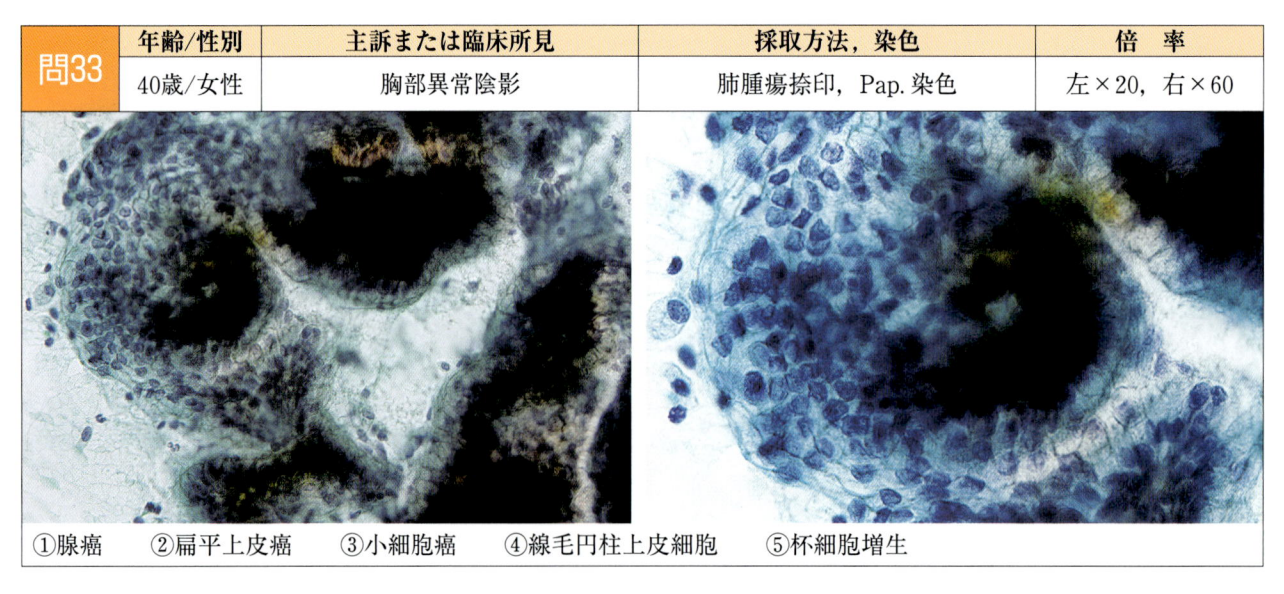

問32

年齢/性別	主訴または臨床所見	採取方法，染色	倍率
64歳/男性	胸部異常陰影	気管支擦過，Pap.染色	左×40，右×60

①腺癌　②扁平上皮癌　③小細胞癌　④線毛円柱上皮細胞　⑤再生上皮細胞

問33

年齢/性別	主訴または臨床所見	採取方法，染色	倍率
40歳/女性	胸部異常陰影	肺腫瘍捺印，Pap.染色	左×20，右×60

①腺癌　②扁平上皮癌　③小細胞癌　④線毛円柱上皮細胞　⑤杯細胞増生

問34	年齢/性別	主訴または臨床所見	採取部位，採取方法	染 色	倍 率
	71歳/男性	胃癌，肝腫瘍	肝臓，腫瘍捺印	Pap.染色	左×40，右×100

①高分化～中分化型肝細胞癌　②低分化型肝細胞癌　③胃癌(高分化型管状腺癌)の転移　④胃癌(印環細胞癌)の転移　⑤肝内胆管癌(腺癌)

問35	年齢/性別	主訴または臨床所見	採取部位，採取方法	染 色	倍 率
	74歳/男性	直腸癌術後1年，肝腫瘍	肝臓，腫瘍捺印	Pap.染色	左×40，右×100

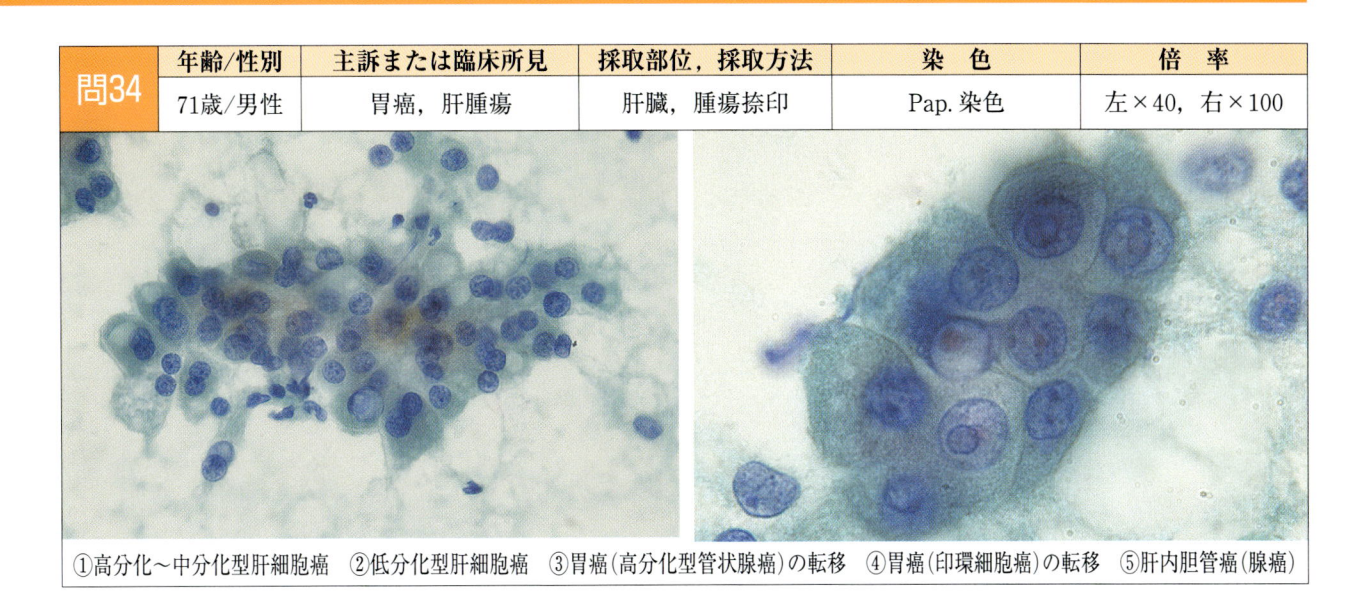

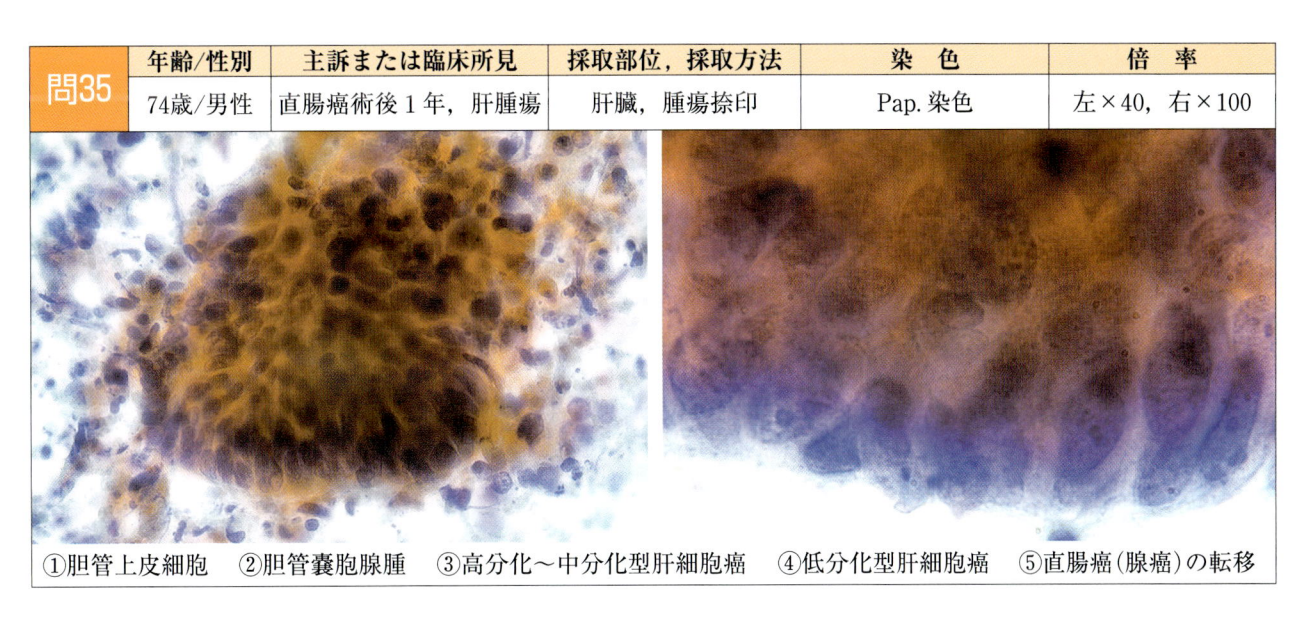

①胆管上皮細胞　②胆管嚢胞腺腫　③高分化～中分化型肝細胞癌　④低分化型肝細胞癌　⑤直腸癌(腺癌)の転移

問36	年齢/性別	主訴または臨床所見	採取部位，採取方法	染 色	倍 率
	58歳/女性	肝腫瘍	肝臓，腫瘍捺印	Pap.染色	左×40，右×100

①高分化～中分化型肝細胞癌　②低分化型肝細胞癌　③未分化型細胞癌　④異型腺腫様過形成　⑤混合型肝癌

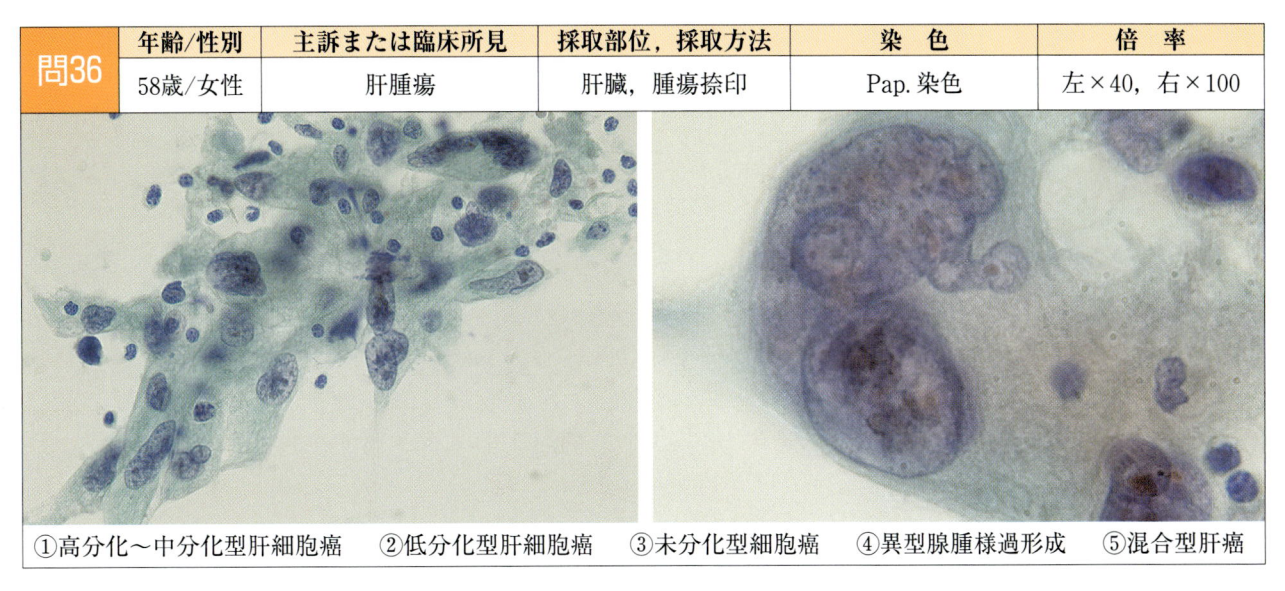

画像をみて，最も考えられるものを選択肢から選びなさい

問37	年齢/性別	主訴または臨床所見	採取部位，採取方法	染色	倍率
	63歳/女性	胆石，総胆管結石	胆汁，PTCD	Pap. 染色	左×20，右×100

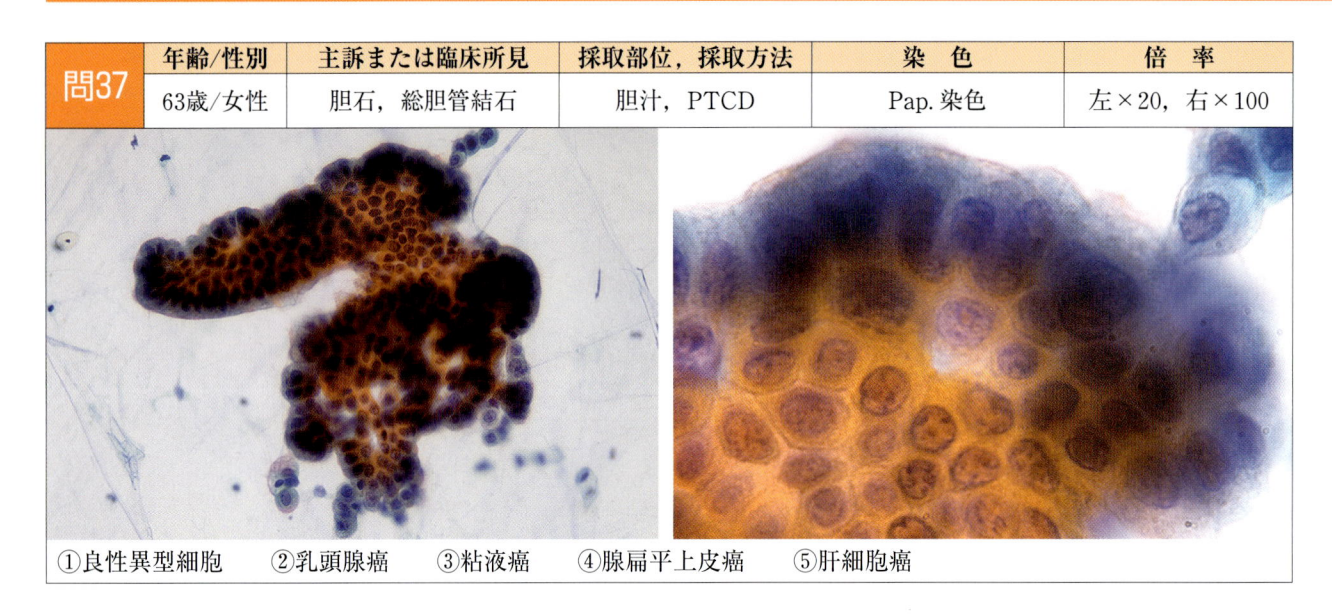

①良性異型細胞　②乳頭腺癌　③粘液癌　④腺扁平上皮癌　⑤肝細胞癌

問38	年齢/性別	主訴または臨床所見	採取部位，採取方法	染色	倍率
	73歳/男性	総胆管狭搾	胆汁	Pap. 染色	左×40，右×100

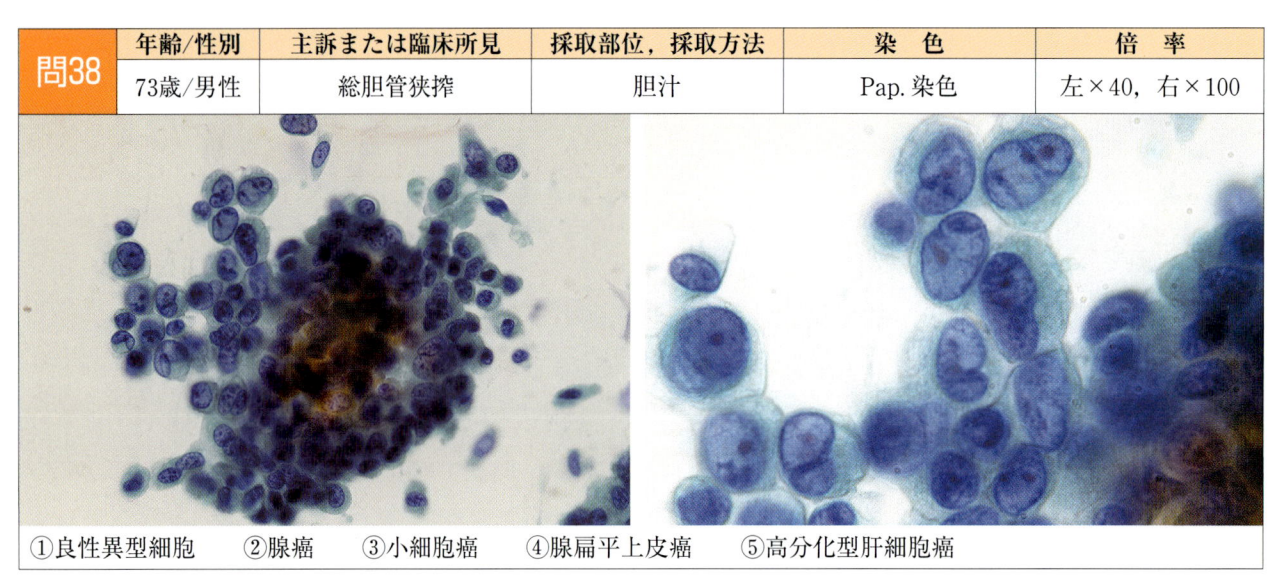

①良性異型細胞　②腺癌　③小細胞癌　④腺扁平上皮癌　⑤高分化型肝細胞癌

問39	年齢/性別	主訴または臨床所見	採取部位，採取方法	染色	倍率
	68歳/女性	膵頭部腫大	総胆管，擦過	Pap. 染色	左×40，右×100

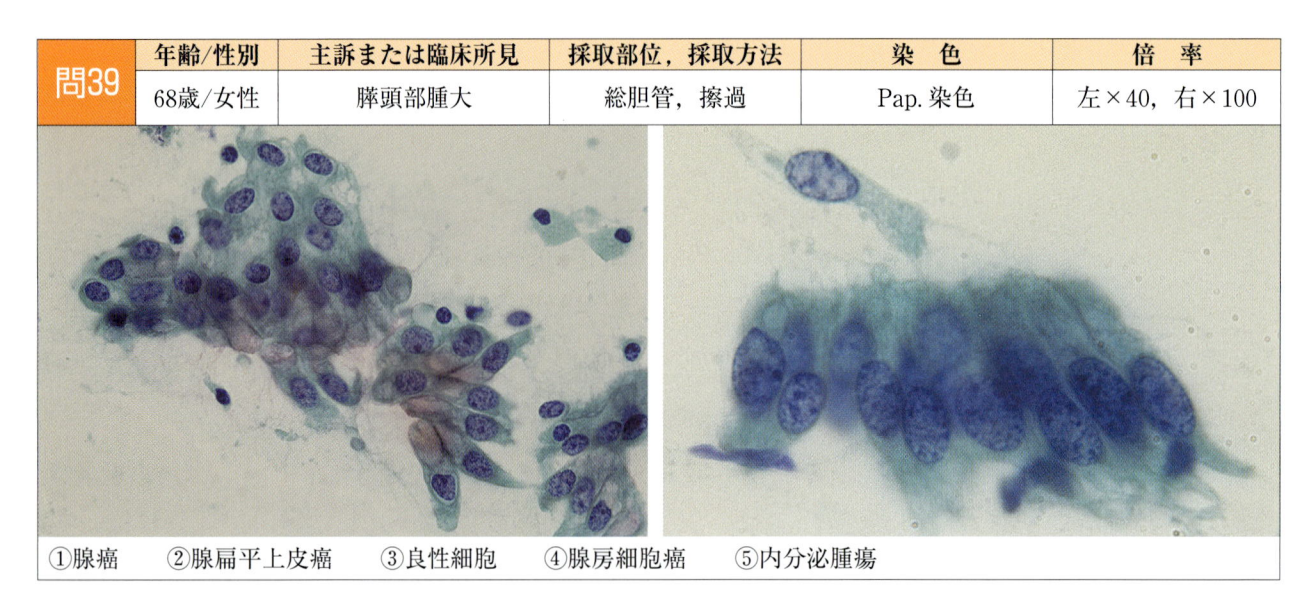

①腺癌　②腺扁平上皮癌　③良性細胞　④腺房細胞癌　⑤内分泌腫瘍

問40	年齢/性別	主訴または臨床所見	採取部位，採取方法	染　色	倍　率
	54歳/男性	胃壁腫瘍	胃，手術材料捺印	Pap. 染色	左×20，右×40

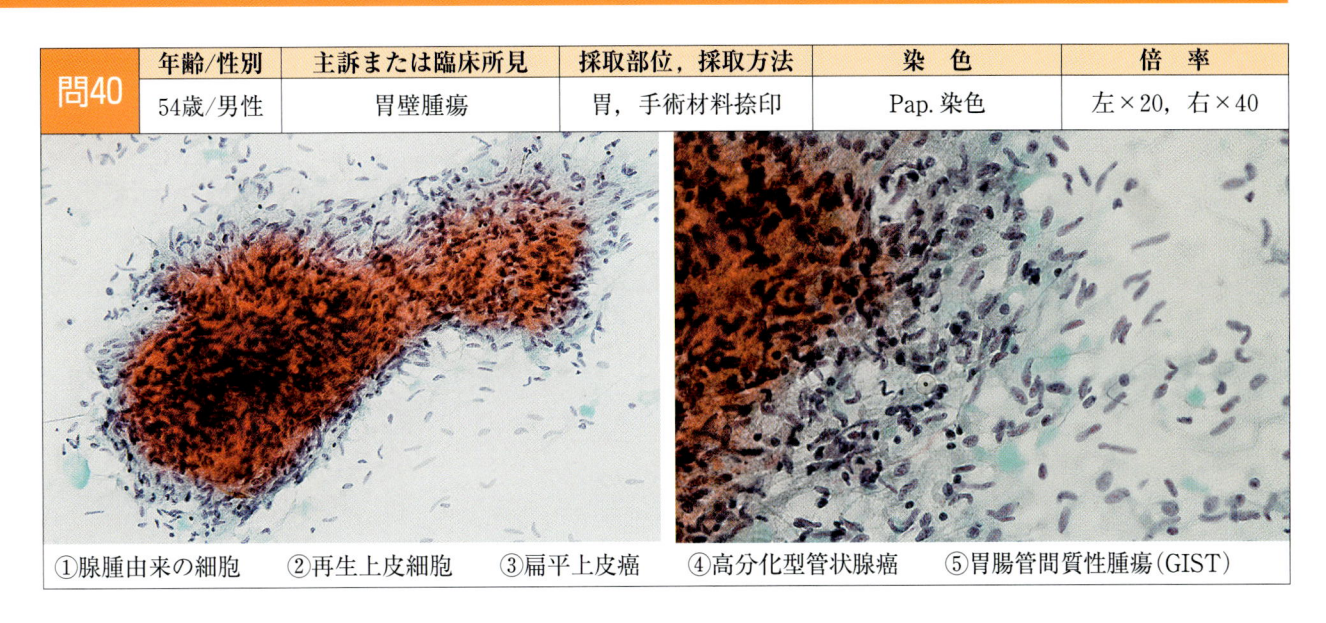

①腺腫由来の細胞　②再生上皮細胞　③扁平上皮癌　④高分化型管状腺癌　⑤胃腸管間質性腫瘍（GIST）

問41	年齢/性別	主訴または臨床所見	採取部位，採取方法	染　色	倍　率
	31歳/女性	腹部腫瘤	小腸，手術材料捺印	Pap. 染色	左×20，右×60

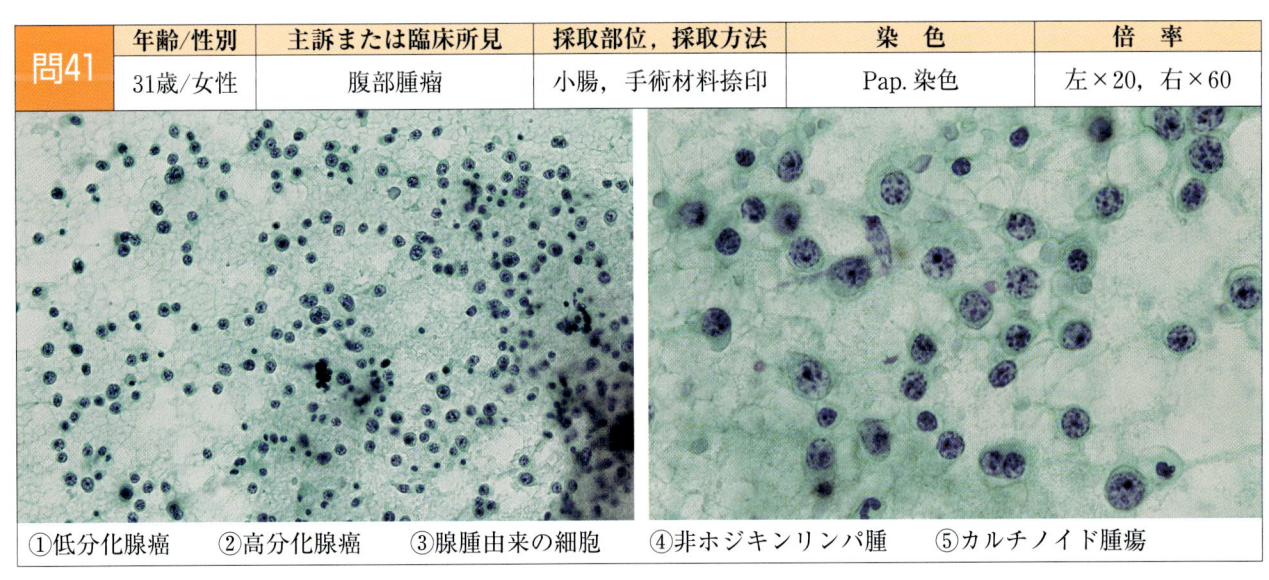

①低分化腺癌　②高分化腺癌　③腺腫由来の細胞　④非ホジキンリンパ腫　⑤カルチノイド腫瘍

問42	年齢/性別	主訴または臨床所見	採取部位，採取方法	染　色	倍　率
	38歳/男性	大腸ポリポーシス	大腸，手術材料捺印	Pap. 染色	左×20，右×60

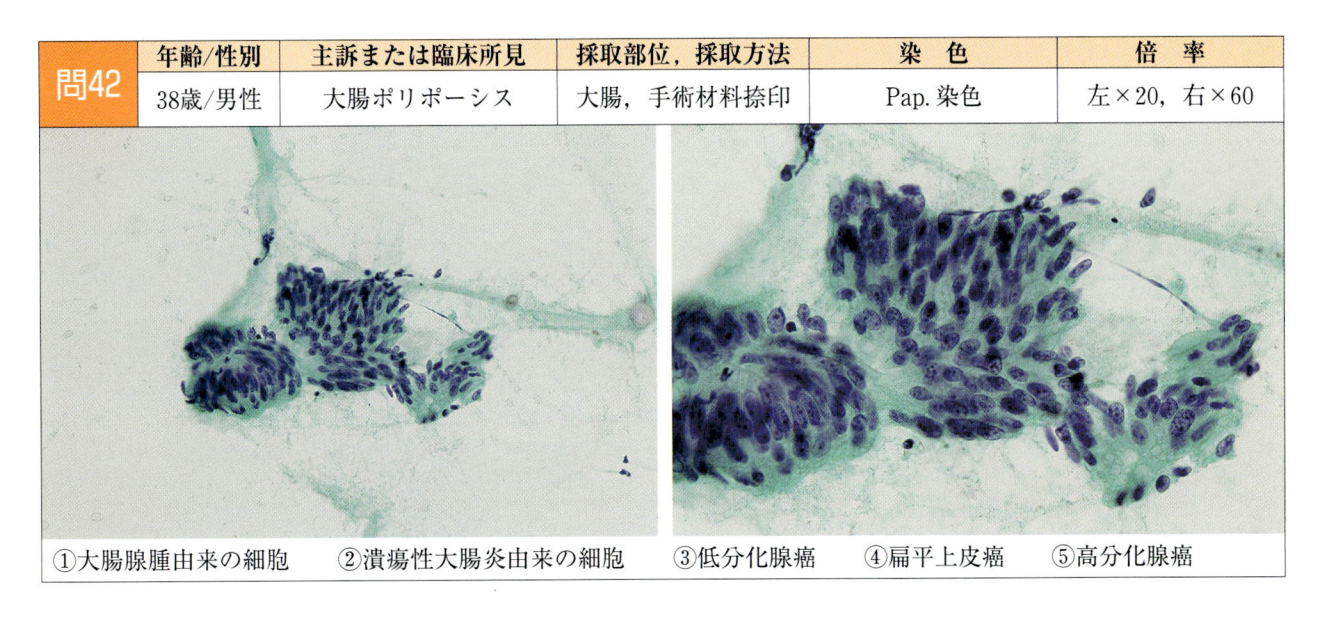

①大腸腺腫由来の細胞　②潰瘍性大腸炎由来の細胞　③低分化腺癌　④扁平上皮癌　⑤高分化腺癌

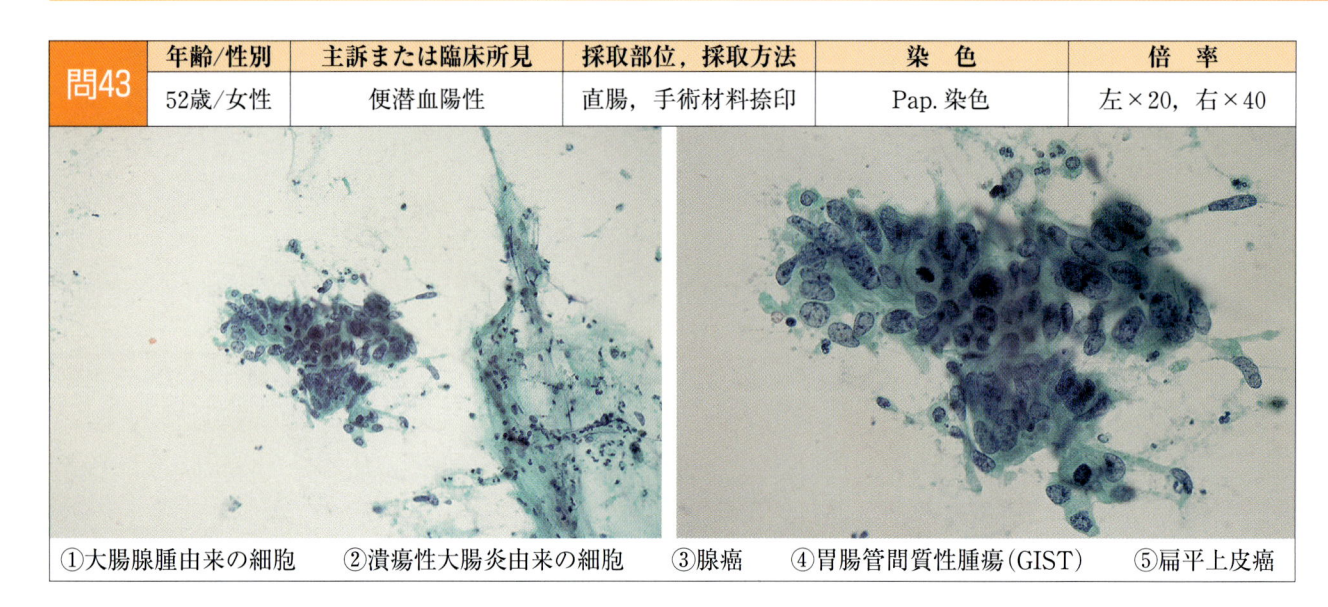

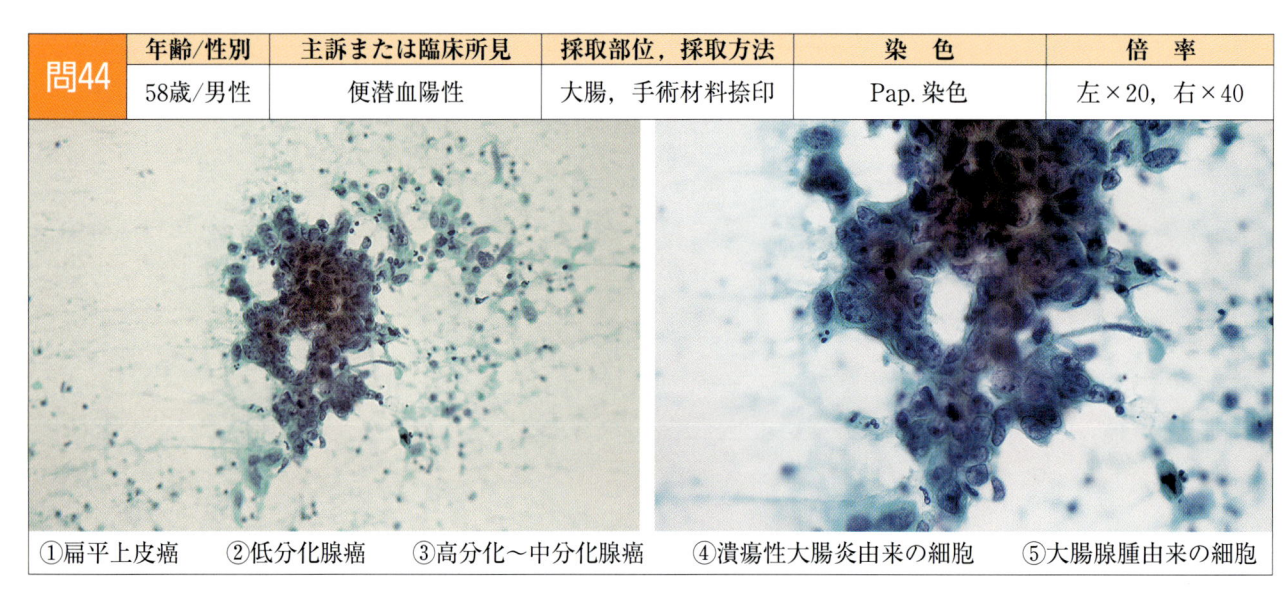

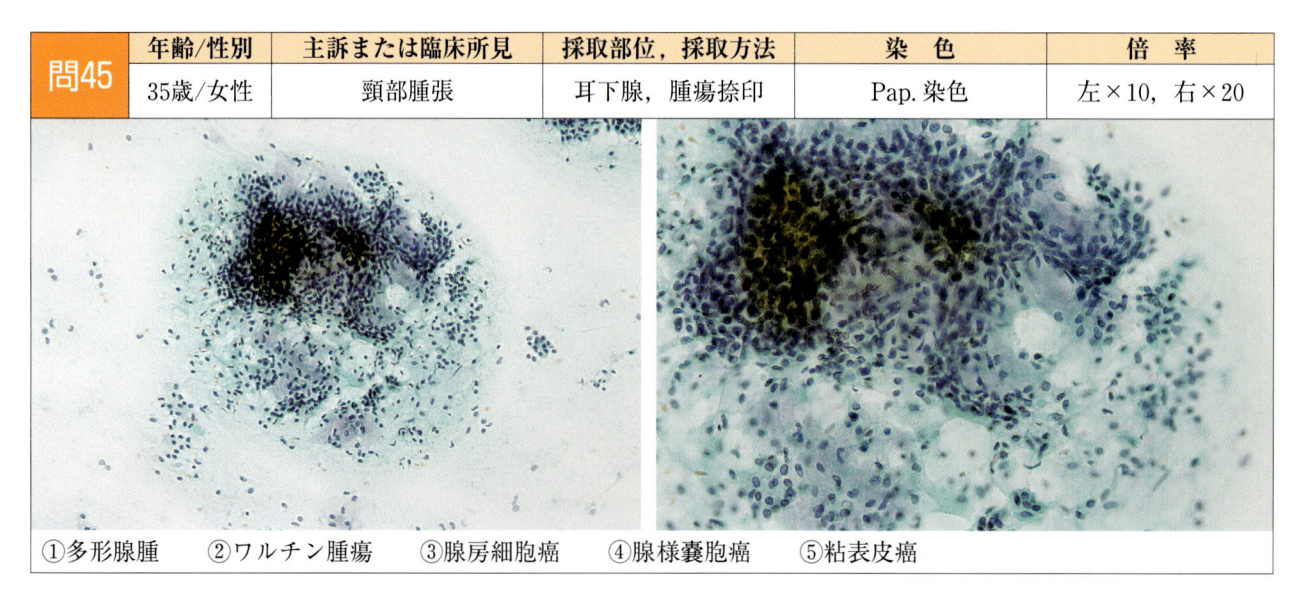

画像をみて，最も考えられるものを選択肢から選びなさい

問43	年齢/性別	主訴または臨床所見	採取部位，採取方法	染色	倍率
	52歳/女性	便潜血陽性	直腸，手術材料捺印	Pap. 染色	左×20，右×40

①大腸腺腫由来の細胞　②潰瘍性大腸炎由来の細胞　③腺癌　④胃腸管間質性腫瘍（GIST）　⑤扁平上皮癌

問44	年齢/性別	主訴または臨床所見	採取部位，採取方法	染色	倍率
	58歳/男性	便潜血陽性	大腸，手術材料捺印	Pap. 染色	左×20，右×40

①扁平上皮癌　②低分化腺癌　③高分化〜中分化腺癌　④潰瘍性大腸炎由来の細胞　⑤大腸腺腫由来の細胞

問45	年齢/性別	主訴または臨床所見	採取部位，採取方法	染色	倍率
	35歳/女性	頸部腫張	耳下腺，腫瘍捺印	Pap. 染色	左×10，右×20

①多形腺腫　②ワルチン腫瘍　③腺房細胞癌　④腺様嚢胞癌　⑤粘表皮癌

問46	年齢/性別	主訴または臨床所見	採取部位，採取方法	染　色	倍　率
	70歳/男性	頸部腫瘤	顎下腺，穿刺吸引	左Pap.染色，右Giemsa染色	左×20，右×20

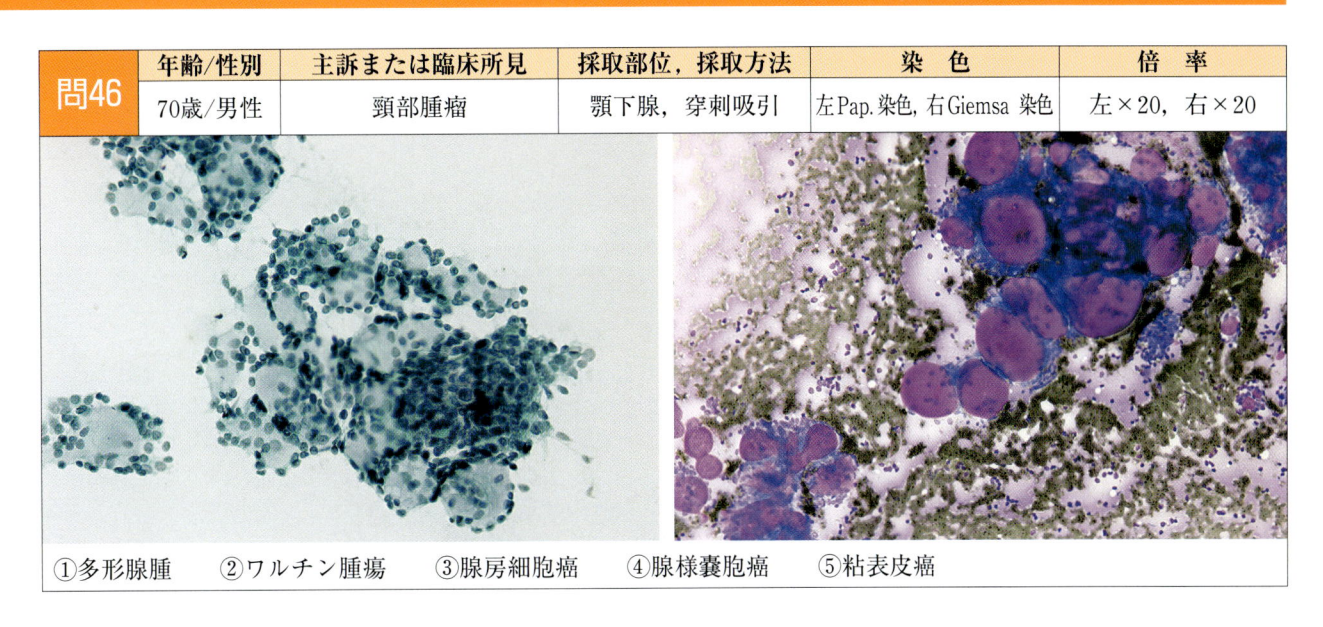

①多形腺腫　　②ワルチン腫瘍　　③腺房細胞癌　　④腺様嚢胞癌　　⑤粘表皮癌

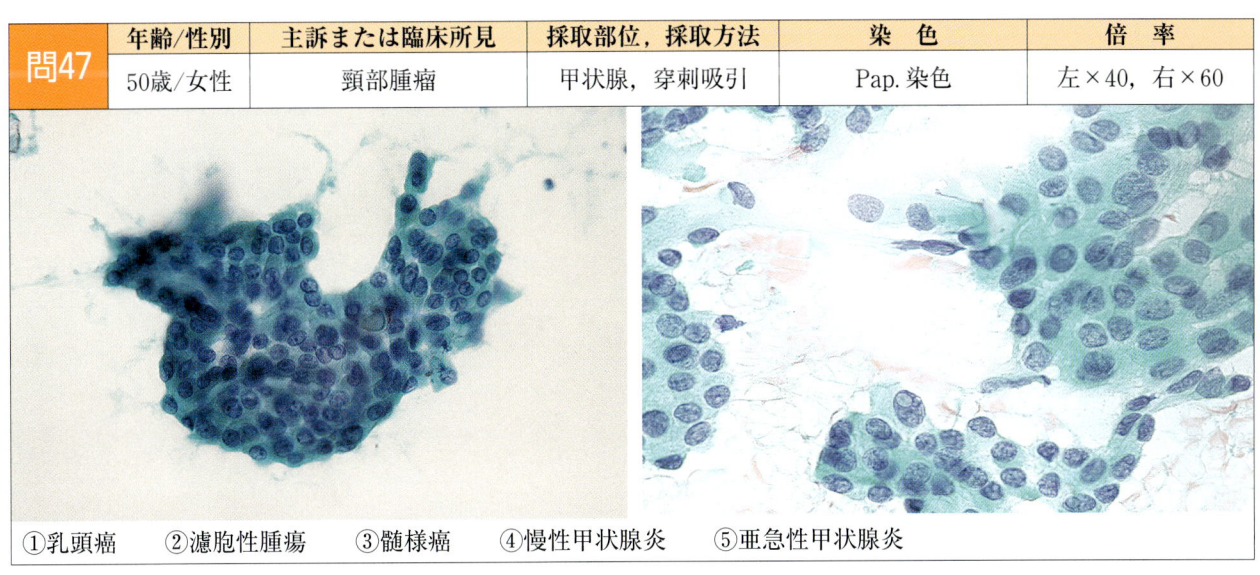

問47	年齢/性別	主訴または臨床所見	採取部位，採取方法	染　色	倍　率
	50歳/女性	頸部腫瘤	甲状腺，穿刺吸引	Pap.染色	左×40，右×60

①乳頭癌　　②濾胞性腫瘍　　③髄様癌　　④慢性甲状腺炎　　⑤亜急性甲状腺炎

問48	年齢/性別	主訴または臨床所見	採取部位，採取方法	染　色	倍　率
	48歳/女性	頸部腫瘤	甲状腺，穿刺吸引	Pap.染色	左×40，右×60

①乳頭癌　　②濾胞性腫瘍　　③髄様癌　　④慢性甲状腺炎　　⑤亜急性甲状腺炎

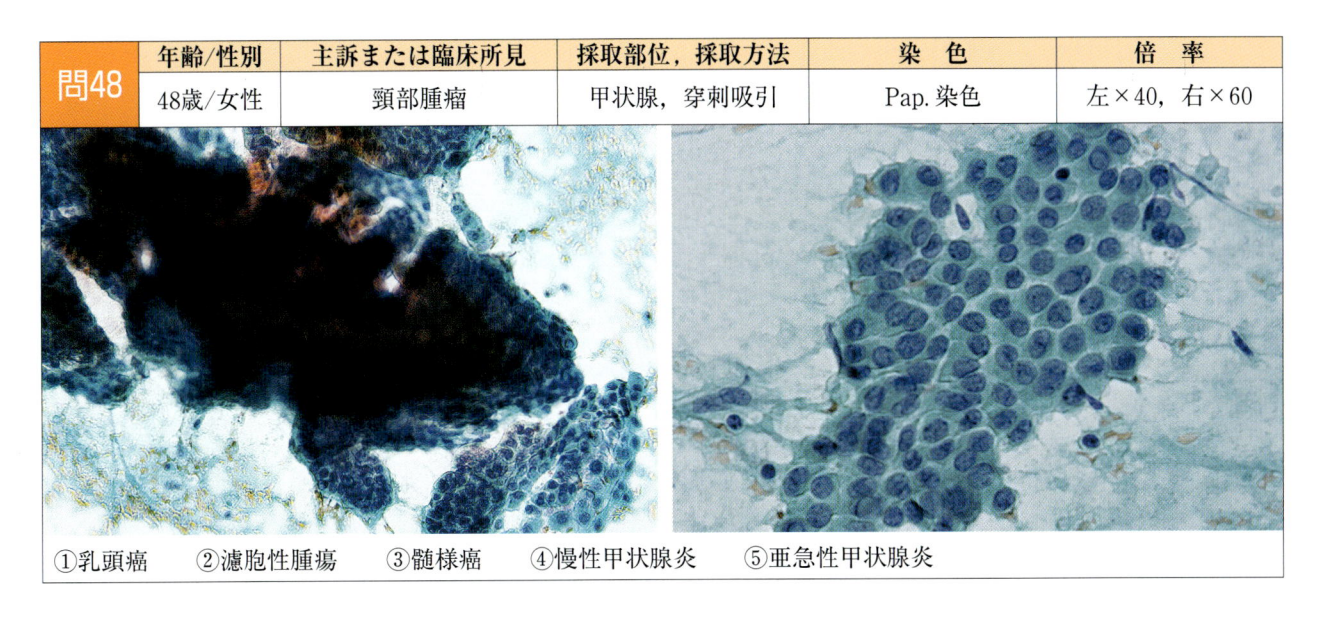

画像をみて，最も考えられるものを選択肢から選びなさい

問49	年齢/性別	主訴または臨床所見	検体	染色	倍率
	65歳/男性	右胸水貯留	右胸水	Pap.染色	左×40，右×60

①腺癌　②扁平上皮癌　③小細胞癌　④反応性中皮細胞　⑤リンパ球

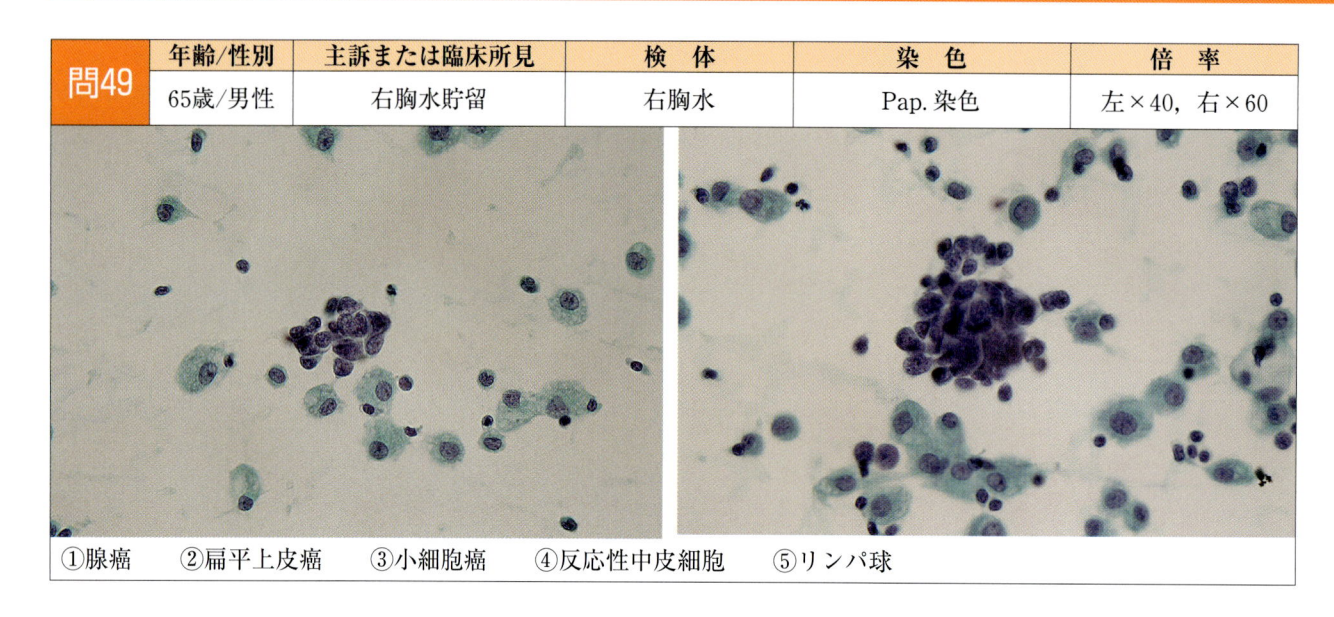

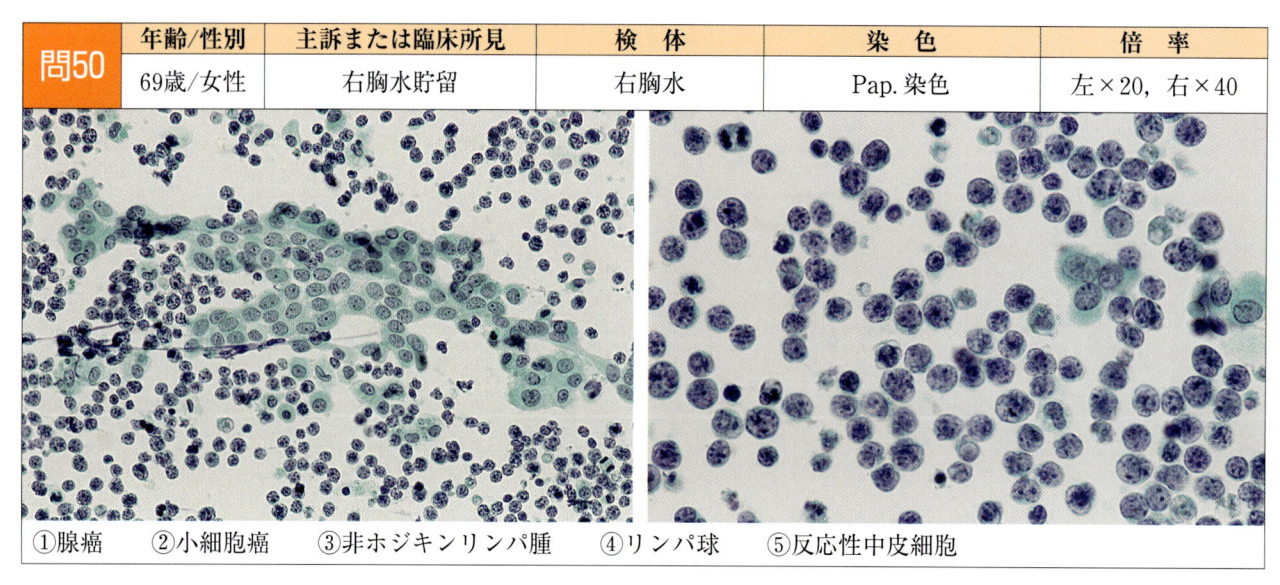

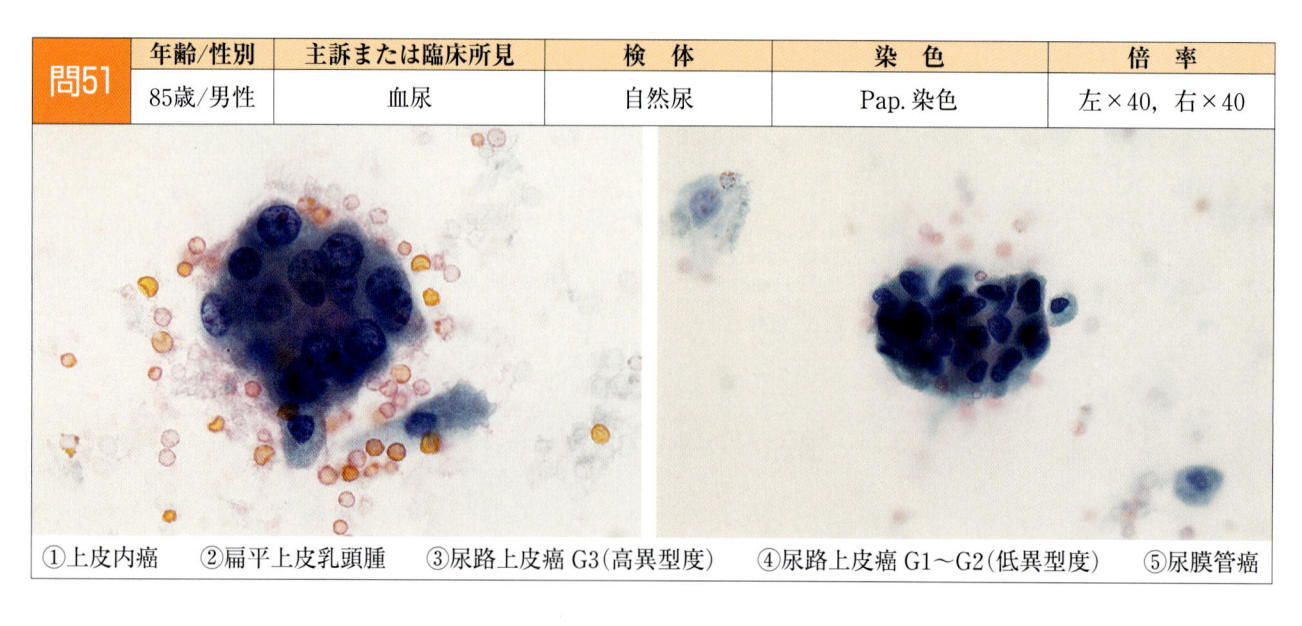

問50	年齢/性別	主訴または臨床所見	検体	染色	倍率
	69歳/女性	右胸水貯留	右胸水	Pap.染色	左×20，右×40

①腺癌　②小細胞癌　③非ホジキンリンパ腫　④リンパ球　⑤反応性中皮細胞

問51	年齢/性別	主訴または臨床所見	検体	染色	倍率
	85歳/男性	血尿	自然尿	Pap.染色	左×40，右×40

①上皮内癌　②扁平上皮乳頭腫　③尿路上皮癌 G3（高異型度）　④尿路上皮癌 G1〜G2（低異型度）　⑤尿膜管癌

問52	年齢/性別	主訴または臨床所見	検体	染色	倍率
	47歳/男性	直腸癌術後3年，血尿	自然尿	Pap.染色	左×100, 右×100

①尿路上皮癌G1　②尿路上皮癌G3　③ウイルス感染細胞　④上皮内癌　⑤直腸癌(腺癌)の浸潤

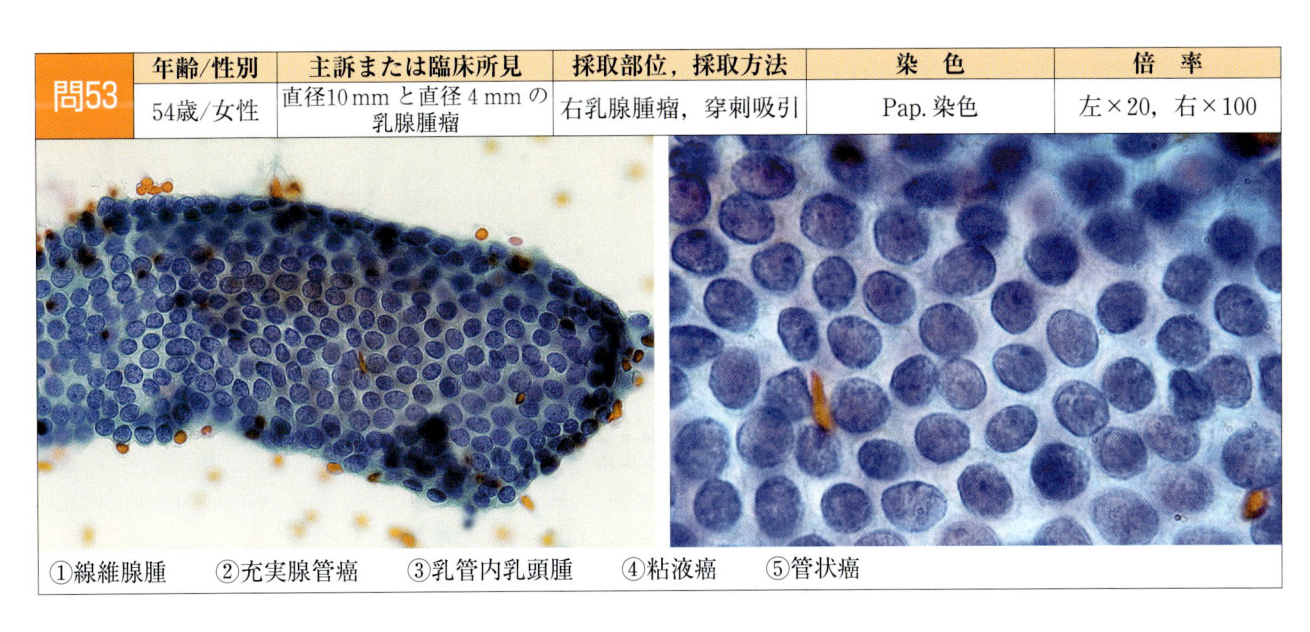

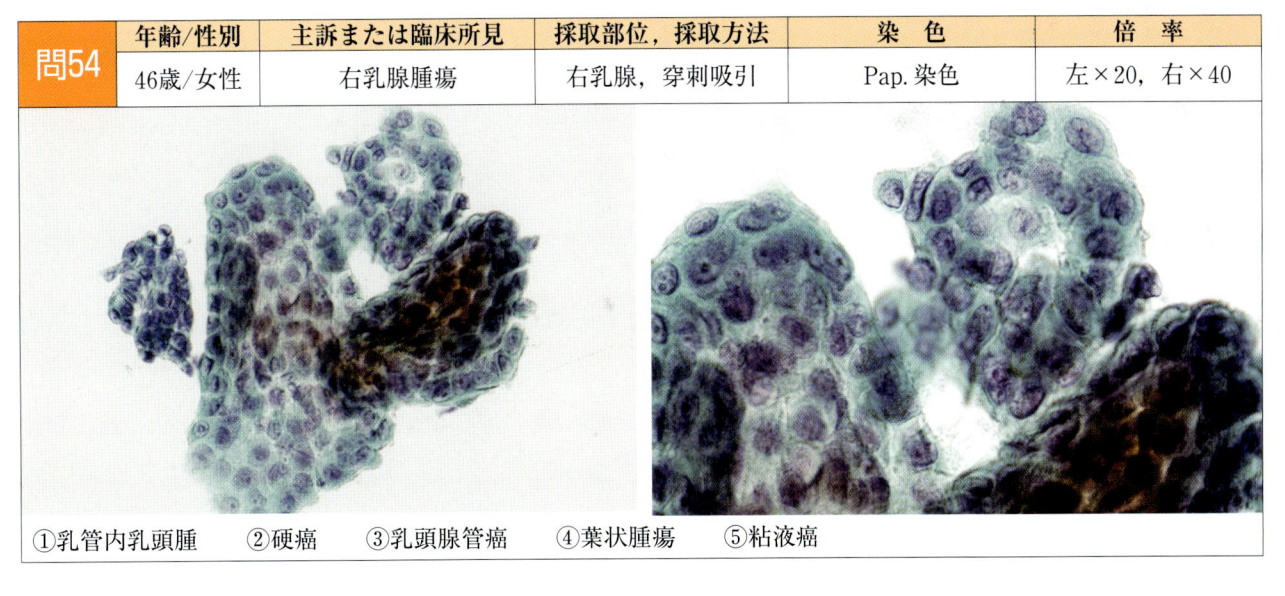

問53	年齢/性別	主訴または臨床所見	採取部位，採取方法	染色	倍率
	54歳/女性	直径10mmと直径4mmの乳腺腫瘤	右乳腺腫瘤，穿刺吸引	Pap.染色	左×20, 右×100

①線維腺腫　②充実腺管癌　③乳管内乳頭腫　④粘液癌　⑤管状癌

問54	年齢/性別	主訴または臨床所見	採取部位，採取方法	染色	倍率
	46歳/女性	右乳腺腫瘍	右乳腺，穿刺吸引	Pap.染色	左×20, 右×40

①乳管内乳頭腫　②硬癌　③乳頭腺管癌　④葉状腫瘍　⑤粘液癌

画像をみて，最も考えられるものを選択肢から選びなさい

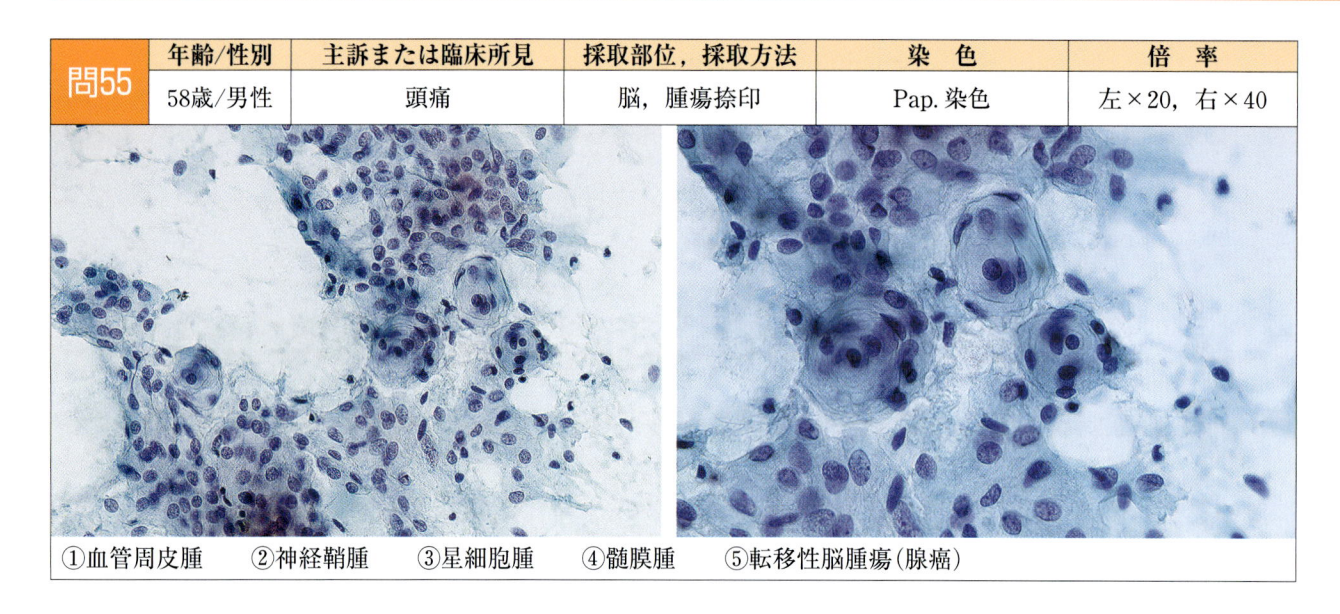

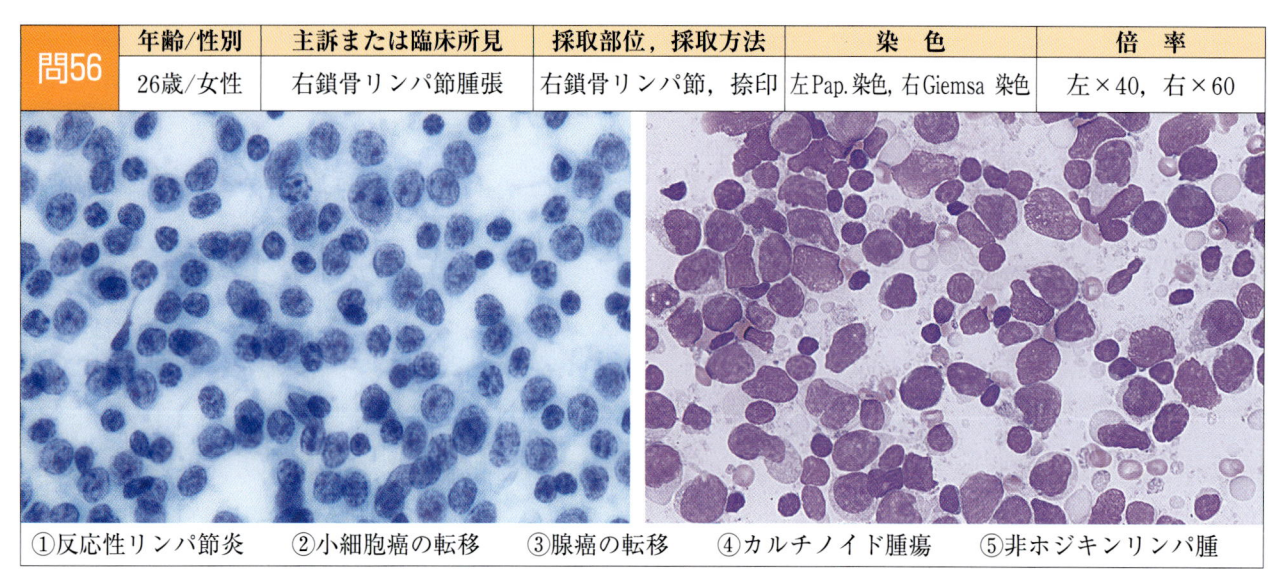

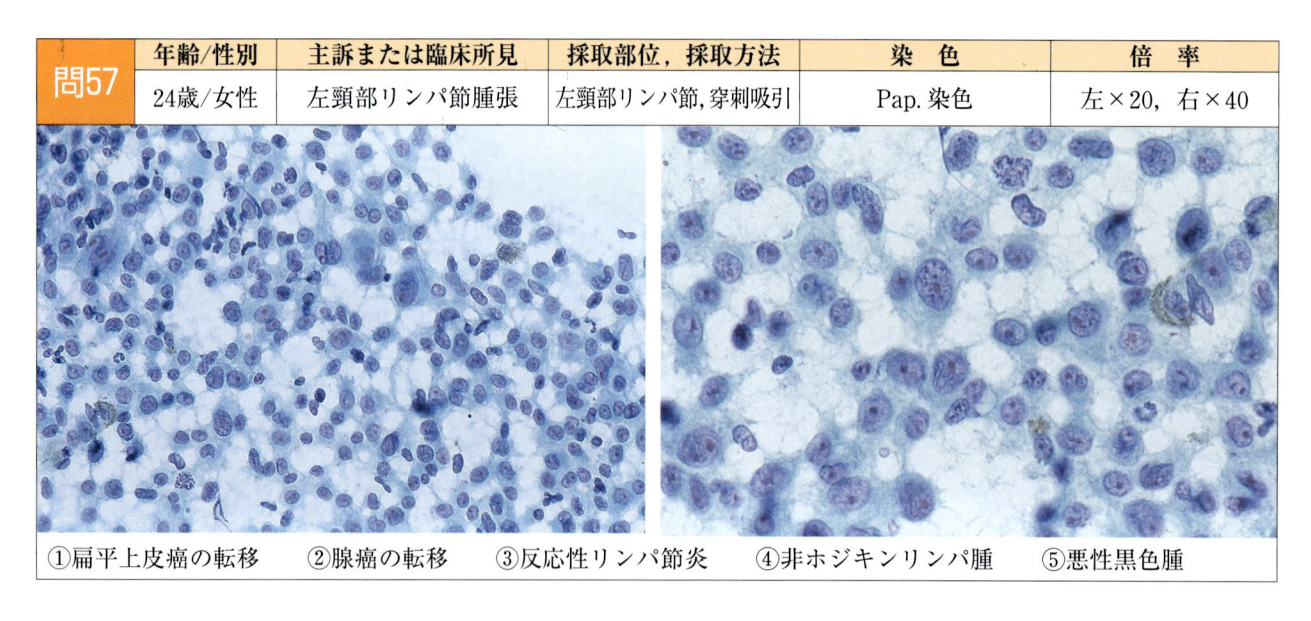

	年齢/性別	主訴または臨床所見	採取部位，採取方法	染　色	倍　率
問55	58歳/男性	頭痛	脳，腫瘍捺印	Pap.染色	左×20，右×40

①血管周皮腫　②神経鞘腫　③星細胞腫　④髄膜腫　⑤転移性脳腫瘍（腺癌）

	年齢/性別	主訴または臨床所見	採取部位，採取方法	染　色	倍　率
問56	26歳/女性	右鎖骨リンパ節腫脹	右鎖骨リンパ節，捺印	左Pap.染色，右Giemsa染色	左×40，右×60

①反応性リンパ節炎　②小細胞癌の転移　③腺癌の転移　④カルチノイド腫瘍　⑤非ホジキンリンパ腫

	年齢/性別	主訴または臨床所見	採取部位，採取方法	染　色	倍　率
問57	24歳/女性	左頸部リンパ節腫脹	左頸部リンパ節，穿刺吸引	Pap.染色	左×20，右×40

①扁平上皮癌の転移　②腺癌の転移　③反応性リンパ節炎　④非ホジキンリンパ腫　⑤悪性黒色腫

問58	年齢/性別	主訴または臨床所見	採取部位，採取方法	染 色	倍 率
	48歳/男性	血尿	左腎臓，腫瘍捺印	Pap. 染色	左×40，右×60

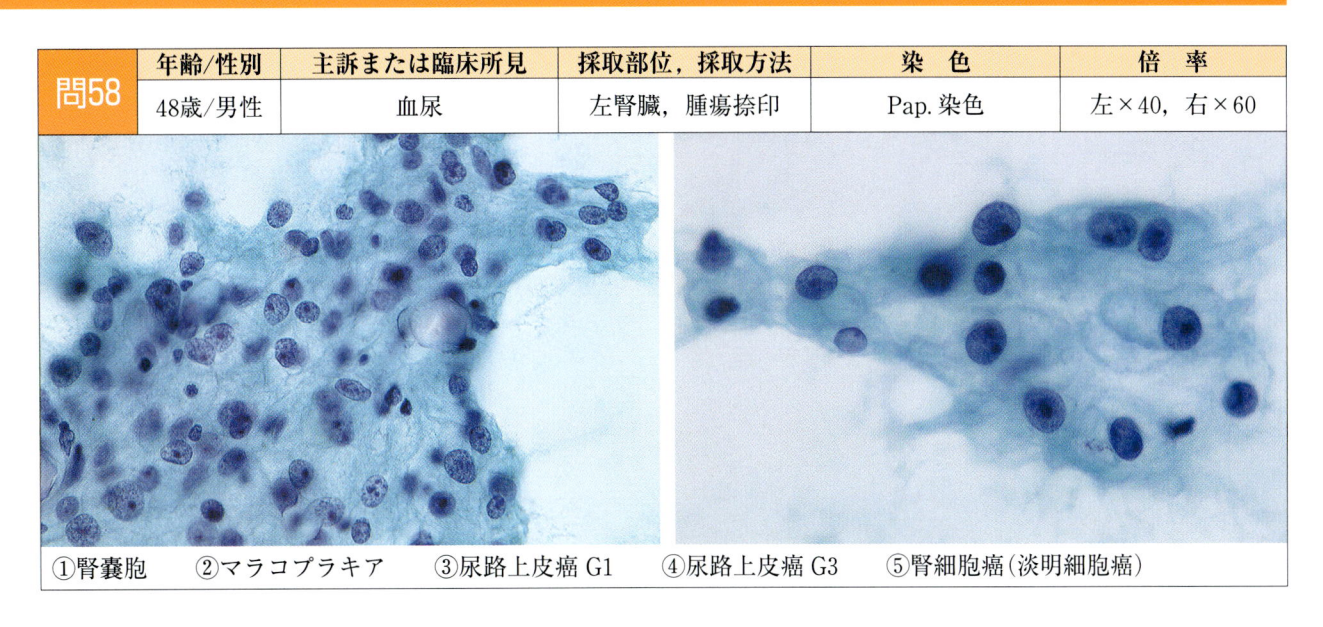

①腎嚢胞　②マラコプラキア　③尿路上皮癌 G1　④尿路上皮癌 G3　⑤腎細胞癌（淡明細胞癌）

問59	年齢/性別	主訴または臨床所見	採取部位，採取方法	染 色	倍 率
	2歳/男性	脳室内腫瘍	脳，手術材料圧挫	Pap. 染色	左×20，右×40

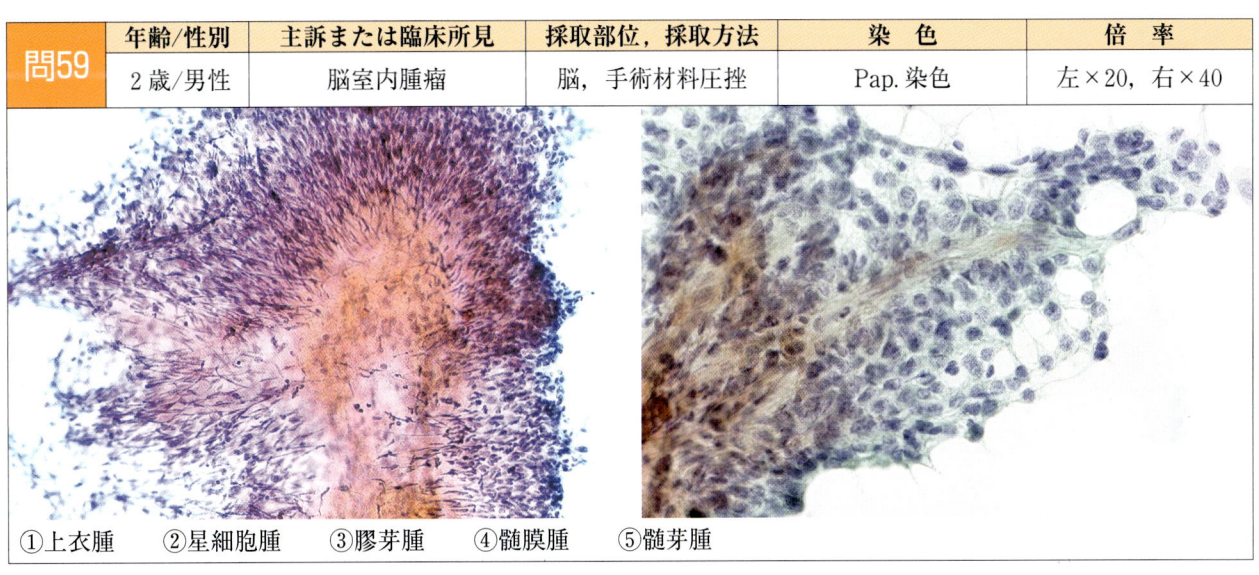

①上衣腫　②星細胞腫　③膠芽腫　④髄膜腫　⑤髄芽腫

問60	年齢/性別	主訴または臨床所見	採取部位，採取方法	染 色	倍 率
	44歳/男性	左陰嚢痛	左精巣，腫瘍捺印	Pap. 染色	左×20，右×40

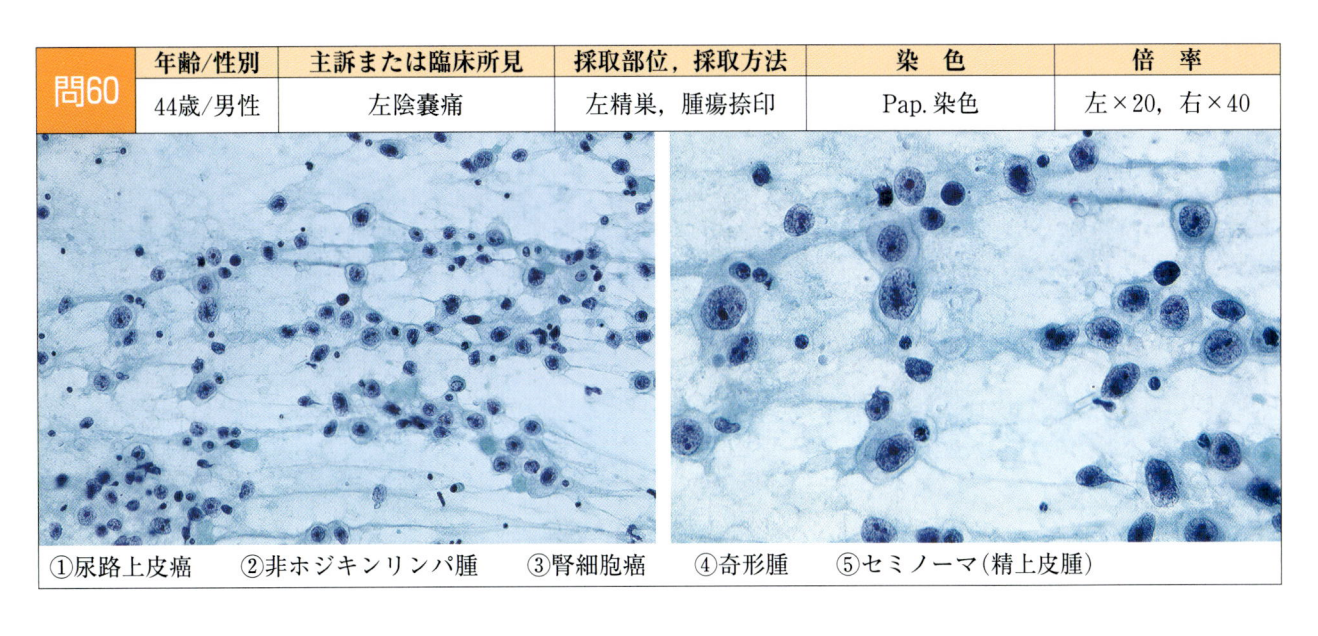

①尿路上皮癌　②非ホジキンリンパ腫　③腎細胞癌　④奇形腫　⑤セミノーマ（精上皮腫）

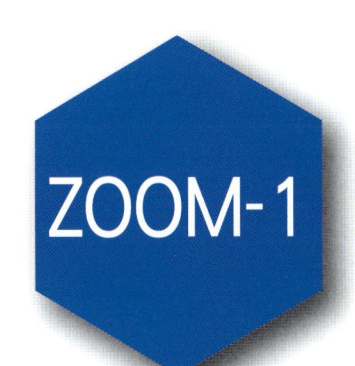

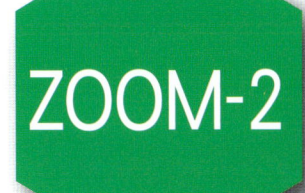

解答・解説編

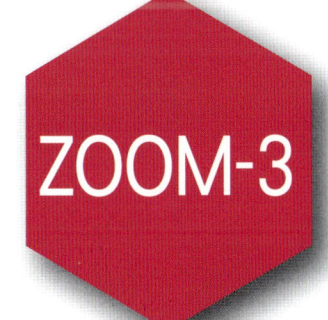

- ZOOM-1
- ZOOM-2
- ZOOM-3
- ZOOM-4
- ZOOM-5

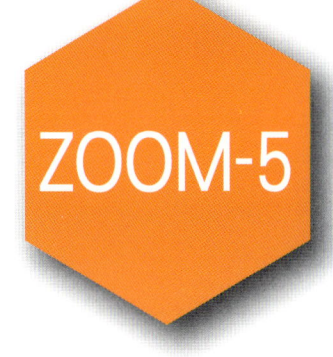

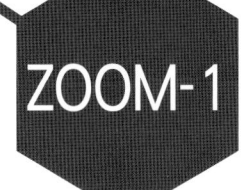

ZOOM-1 解答Challenge

解答・解説をみる前に, Challenge start!

問1	①扁平上皮化生細胞　②中等度異形成　③高度異形成　④上皮内癌　⑤頸部腺癌(内頸部型粘液性腺癌)		
問2	①エクソダス　②修復細胞　③上皮内癌　④非角化型扁平上皮癌　⑤頸部腺癌(内頸部型粘液性腺癌)		
問3	①カンジダ　②トリコモナス　③LSIL：軽度扁平上皮内病変　④HSIL：高度扁平上皮内病変　⑤扁平上皮癌		
問4	①横紋筋肉腫　②漿液性囊胞腺癌　③平滑筋肉腫　④明細胞腺癌　⑤顆粒膜細胞腫		
問5	①頸部腺癌(内頸部型粘液性腺癌)　②悪性黒色腫　③非角化型扁平上皮癌　④小細胞癌　⑤非ホジキンリンパ腫		
問6	①類内膜腺癌G1　②類内膜腺癌G3　③子宮内膜増殖症　④増殖期子宮内膜細胞　⑤分泌期子宮内膜細胞		
問7	①舟状細胞　②扁平上皮化生細胞　③カンジダ　④ヘルペス感染細胞　⑤HPV感染細胞		
問8	①組織球　②軽度異形成　③リンパ球性頸管炎　④上皮内癌　⑤微小浸潤癌		
問9	①軽度異形成　②上皮内癌　③非角化型扁平上皮癌　④頸部腺癌(内頸部型粘液性腺癌)　⑤腺扁平上皮癌		
問10	①萎縮内膜細胞　②類内膜腺癌G1〜G2　③類内膜腺癌G3　④明細胞腺癌　⑤異所性癌肉腫		
問11	①粘液性囊胞腺癌　②漿液性乳頭状腺癌　③明細胞腺癌　④類内膜腺癌G1　⑤絨毛癌		
問12	①粘液性囊胞腺癌　②漿液性乳頭状腺癌　③顆粒膜細胞腫　④莢膜細胞腫　⑤未分化胚細胞腫		
問13	①萎縮性腟炎　②表層型扁平上皮細胞　③扁平上皮化生細胞　④軽度異形成　⑤高度異形成		
問14	①トリコモナス　②ヘルペス感染細胞　③扁平上皮化生細胞　④軽度異形成　⑤高度異形成		
問15	①高度異形成　②非角化型扁平上皮癌　③上皮内腺癌(AIS)　④頸部腺癌(内頸部型粘液性腺癌)　⑤類内膜腺癌G1		
問16	①頸部腺癌(内頸部型粘液性腺癌)　②増殖期子宮内膜細胞　③複雑型子宮内膜増殖症　④類内膜腺癌G1　⑤類内膜腺癌G3		
問17	①軽度異形成　②カンジダ　③ヘルペス感染細胞　④トリコモナス　⑤クラミジア感染細胞		
問18	①良性頸管腺細胞　②上皮内腺癌(AIS)　③上皮内癌　④扁平上皮癌　⑤頸部腺癌(内頸部型粘液性腺癌)		
問19	①増殖期子宮内膜細胞　②分泌期子宮内膜細胞　③単純型子宮内膜増殖症　④類内膜腺癌G1　⑤類内膜腺癌G3		
問20	①奇形腫　②粘液性囊胞腺腫　③類内膜性囊胞腺腫　④粘液性囊胞腺癌　⑤類内膜腺癌		
問21	①カルチノイド腫瘍　②小細胞癌　③扁平上皮癌　④腺癌　⑤線毛円柱上皮細胞		
問22	①線毛円柱上皮細胞　②腺様囊胞癌　③腺癌　④扁平上皮癌　⑤小細胞癌		
問23	①腺癌　②小細胞癌　③中等度異型扁平上皮細胞　④扁平上皮癌　⑤扁平上皮細胞		
問24	①腺癌　②扁平上皮癌　③大細胞癌　④小細胞癌　⑤リンパ球		
問25	①カルチノイド腫瘍　②小細胞癌　③扁平上皮癌　④腺癌　⑤線毛円柱上皮細胞		
問26	①カルチノイド腫瘍　②小細胞癌　③扁平上皮癌　④腺癌　⑤硬化性血管腫		
問27	①線毛円柱上皮細胞　②腺癌　③扁平上皮癌　④小細胞癌　⑤リンパ球		
問28	①線毛円柱上皮細胞　②基底細胞増生　③腺癌　④扁平上皮癌　⑤大細胞癌		

問29	①杯細胞増生　②組織球　③過誤腫　④腺癌　⑤粘表皮癌			
問30	①クリプトコッカス　②高度異型扁平上皮細胞　③再生上皮細胞　④腺癌　⑤小細胞癌			
問31	①クルシュマン螺旋体　②シャルコ・ライデン結晶　③アスペルギルス　④カンジダ　⑤アスベスト小体(含鉄小体)			
問32	①線毛円柱上皮細胞　②転移性肺腫瘍(大腸腺癌)　③細気管支肺胞上皮癌　④腺様嚢胞癌　⑤小細胞癌			
問33	①過誤腫　②硬化性血管腫　③扁平上皮癌　④細気管支肺胞上皮癌　⑤粘表皮癌			
問34	①良性異型細胞　②腺癌　③扁平上皮癌　④腺扁平上皮癌　⑤正常肝細胞			
問35	①正常膵管上皮細胞　②粘液性嚢胞腺腫　③solid-pseudopapillary tumor　④腺癌　⑤内分泌腫瘍			
問36	①良性異型細胞　②再生上皮細胞　③胆嚢腺腫　④腺癌　⑤腺扁平上皮癌			
問37	①正常結腸粘膜上皮細胞　②管状腺腫　③潰瘍性大腸炎　④腺癌　⑤平滑筋肉腫			
問38	①良性異型細胞　②非ホジキンリンパ腫　③小細胞癌　④扁平上皮癌　⑤腺癌			
問39	①良性上皮細胞　②非ホジキンリンパ腫　③小細胞癌　④扁平上皮癌　⑤腺癌			
問40	①再生上皮細胞　②ウイルス感染細胞　③白板症　④高分化扁平上皮癌　⑤低分化扁平上皮癌			
問41	①腺腫　②非ホジキンリンパ腫　③腺癌　④カルチノイド腫瘍　⑤再生上皮細胞			
問42	①腺腫　②腺癌　③胃腸管間質性腫瘍(GIST)　④再生上皮細胞　⑤扁平上皮癌			
問43	①幽門腺由来の良性細胞　②管状腺腫　③中分化型管状腺癌　④胃底腺由来の良性細胞　⑤印環細胞癌			
問44	①良性胃粘膜被覆上皮細胞　②腺腫　③腺癌　④再生上皮細胞　⑤印環細胞癌			
問45	①正常唾液腺腺房細胞　②多形腺腫　③ワルチン腫瘍　④粘表皮癌　⑤腺様嚢胞癌			
問46	①正常唾液腺腺房細胞　②多形腺腫　③ワルチン腫瘍　④粘表皮癌　⑤腺房細胞癌			
問47	①慢性甲状腺炎(橋本病)　②亜急性甲状腺炎　③腺腫様甲状腺腫　④好酸性細胞型濾胞腺腫　⑤非ホジキンリンパ腫			
問48	①腺腫様甲状腺腫　②乳頭癌　③濾胞性腫瘍　④髄様癌　⑤未分化癌			
問49	①組織球　②反応性中皮細胞　③悪性中皮腫　④扁平上皮癌　⑤印環細胞癌			
問50	①組織球　②中皮細胞　③悪性中皮腫　④腺癌　⑤扁平上皮癌			
問51	①良性尿路上皮細胞　②糸球体腎炎　③トリコモナス　④尿路上皮癌 G1　⑤尿路上皮癌 G3			
問52	①良性尿路上皮細胞　②ウイルス感染細胞　③扁平上皮癌　④尿路上皮癌 G1　⑤尿路上皮癌 G3			
問53	①乳頭腺管癌　②硬癌　③線維腺腫　④葉状腫瘍　⑤粘液癌			
問54	①乳腺症　②粘液癌　③乳頭腺管癌　④充実腺管癌　⑤葉状腫瘍			
問55	①神経鞘腫　②脂肪腫　③脂肪肉腫(分化型)　④悪性線維性組織球腫(通常型)　⑤胞巣状軟部肉腫			
問56	①神経鞘腫　②脂肪腫　③脂肪肉腫(分化型)　④悪性線維性組織球腫(通常型)　⑤胞巣状軟部肉腫			
問57	①神経鞘腫　②脂肪腫　③脂肪肉腫(分化型)　④悪性線維性組織球腫(通常型)　⑤胞巣状軟部肉腫			
問58	①骨肉腫(骨芽細胞型)　②ユーイング肉腫　③骨巨細胞腫　④軟骨肉腫　⑤脊索腫			
問59	①骨肉腫(骨芽細胞型)　②ユーイング肉腫　③骨巨細胞腫　④軟骨肉腫　⑤脊索腫			
問60	①髄芽腫　②髄膜腫　③膠芽腫　④星細胞腫　⑤転移性腫瘍(腺癌)			

【ZOOM-1 解答・解説】

問1　③高度異形成

【細胞所見】N/C が高く，核形不整の強い傍基底型核異型細胞がみられる．クロマチンは増量を伴い，細〜粗顆粒状で一部不均等分布を示す．N/C は 60〜70% 程度で，核の凸凹や線状の切れ込みを認める．

【鑑別点】①扁平上皮化生細胞はシート状ないし敷石状配列を呈し，ライトグリーン好性の厚い胞体を有する．また，核は円形でクロマチンは微細顆粒状に均等分布する．②中等度異形成は，中層型扁平上皮細胞を主体に核異型を伴う．クロマチンは増量し，細顆粒状・びまん性に分布する．④上皮内癌は，核が円形ないし類円形で核縁は緊満感がある．むしろ高度異形成の方が，核形不整が強く核縁のしわが目立つ．⑤頸部腺癌（内頸部型粘液性腺癌）は，偏在性の核と胞体に粘液を有し，高円柱状の細胞が柵状配列を呈する．

【補足】高度異形成は，組織学的に異形成が上皮の表層 1/3 に及ぶ扁平上皮内病変である．上皮の層形成や極性の乱れは顕著であるが，まだ保持されている．ベセスダシステムでは高度扁平上皮内病変（HSIL）としている．

問2　①エクソダス

【細胞所見】中心に間質細胞を有し，外側が内膜腺細胞で構成された細胞塊が出現している．増殖性病変を示唆するような構造異型・細胞異型は認めない．

【鑑別点】②修復細胞は，比較的広い細胞質を有し，敷石状またはリボン状に，平面的な集塊として出現し，一定方向に流れるような配列を呈する．核の大小不同や核小体は明瞭であるが，クロマチン増量は認めない．③上皮内癌は，核が円形ないし類円形で，核縁に緊満感のある傍基底型悪性細胞が孤立散在性または集簇性に出現する．④非角化型扁平上皮癌は，核異型が著明で大小不同を呈する細胞が合胞性に出現する．⑤頸部腺癌（内頸部型粘液性腺癌）は，重積性を示す集塊で出現することが多く，偏在性の核と胞体に粘液を有し，高円柱状の細胞が柵状配列を示す．

【補足】エクソダス（exodus：脱出）は，月経後 10 日頃までにみられる．

問3　③LSIL（Low grade squamous intraepithelial lesion）：軽度扁平上皮内病変

【細胞所見】核周囲が空洞化し，空洞辺縁の細胞質が厚みを帯びるコイロサイトーシス（koilocytosis）の所見を表層型扁平上皮細胞に認める．核は腫大し，クロマチンは均一でスマッジ状（泥状）である．また，オレンジ G 好性の小型扁平上皮細胞（錯角化細胞：parakeratotic cell）もみられる．

【鑑別点】①カンジダは，酵母様真菌の一種で仮性菌糸を形成する．赤褐色に染まり，細胞の炎症性変化は比較的弱い．②トリコモナスは，トリコモナス原虫がライトグリーンに染まった西洋梨状の形態を呈し，保存状態が良い場合は虫体内に赤色顆粒を認める．多数の好中球を伴い，キャノンボールと呼ばれる好中球塊を認めることもある．扁平上皮細胞には炎症性変化として核周囲明庭（perinuclear halo）や多染性などの所見が現れる．④HSIL（高度扁平上皮内病変）は，中層型や傍基底型の核異型細胞が孤立散在性，またはシート状〜合胞状の集塊でみられる．N/C は増大し，核形不整を認めることも多い．クロマチン増量が高度で，粗顆粒状で不均等分布を示す．⑤扁平上皮癌は，背景に壊死物質を伴い大小不同や多形性を示す異型細胞が出現する．角化型扁平上皮癌では，オレンジ G 好性の線維状やオタマジャクシ型などの腫瘍細胞が出現する．

【補足】LSIL は HPV 関連の細胞病理学的影響（コイロサイトーシスなど）と軽度異形成あるいは CIN 1 を包含する概念で，HSIL は中等度異形成，高度異形成，上皮内癌，あるいは CIN2〜3 を包含する概念である．

問4　④明細胞腺癌

【細胞所見】比較的豊富な細胞質を有し，核腫大を伴う異型細胞がシート状に出現している．核は円形ないし類円形で，N/C は小さい．クロマチン増量は著明ではないが，明瞭な核小体を認める．

【鑑別点】①横紋筋肉腫，③平滑筋肉腫の腫瘍細胞は結合性に乏しいので，非上皮性腫瘍は否定できる．②漿液性嚢胞腺癌は，重積性のある乳頭状集塊で出現し，核形不整が顕著である．時に，集塊の中に砂粒小体を認める．⑤顆粒膜細胞腫は，腫瘍細胞が孤立散在性に出現し，核所見としてコーヒー豆様の核溝が特徴的である．

【補足】明細胞腺癌は，豊富な細胞質にグリコーゲンを有し，PAS 反応強陽性である．ホブネイル細胞（hobnail cell）という，核が腺腔内に突出する組織像が特徴的である．

問5　②悪性黒色腫

【細胞所見】類円形で大小不同の核を有する異型細胞が孤立散在性に出現している．クロマチンの増量を伴い，好酸性の大きな核小体を認める．また，核内空胞や，細胞質に茶褐色のメラニン顆粒を有する．

【鑑別点】上皮性腫瘍である①頸部腺癌（内頸部型粘液性腺癌），③非角化型扁平上皮癌，④小細胞癌は，いずれも上皮性結合を有するので否定できる．⑤非ホジキンリンパ腫は，腫瘍細胞の胞体内にメラニン顆粒はみられない．

【補足】悪性黒色腫は，S-100 蛋白，HMB-45 などの免疫染色が有用とされる．

問6　③子宮内膜増殖症

【細胞所見】比較的細胞密度が高く，結合性のある内膜細胞集塊が分岐を伴い出現している．細胞は小型で，異型はなく，集塊辺縁の核配列は規則的で，丸みを帯びている．

【鑑別点】①類内膜腺癌 G1，②類内膜腺癌 G3 は核異型・極性の乱れが顕著で，結合性が失われる．また，④増殖期子宮内膜細胞は分岐しない．⑤分泌期子宮内膜細胞は，増殖期子宮内膜細胞に比し，核間距離が広く核密度が低い．

問7 ⑤HPV感染細胞
【細胞所見】核周囲の空洞化・空洞辺縁が厚みを帯びているコイロサイトーシスがみられる．二核化と核腫大を認める．
【鑑別点】①舟状細胞は，主に妊娠時にみられる細胞で，細胞質縁が厚く，胞体にPap.染色で黄色に染まるグリコーゲンを有している．②扁平上皮化生細胞は，シート状ないし敷石状配列を呈し，ライトグリーン好性の厚い胞体を有する細胞が出現する．③カンジダは，酵母様真菌の一種で赤褐色の仮性菌糸や分芽胞子を認める．④ヘルペス感染細胞では，多核形成，核のすりガラス様変化，核の圧排像(molding)，核内の好酸性封入体・好塩基性封入体など核所見に特徴がある．

問8 ③リンパ球性頸管炎
【細胞所見】扁平上皮細胞とともに多数のリンパ球がみられる．リンパ球に異型はなく，悪性を示唆する所見は認められない．
【鑑別点】①組織球は，泡沫状の細胞質を有する小型円形細胞である．核は偏在性で，楕円形または腎形を呈する．②軽度異形成は，表層型〜中層型扁平上皮細胞に軽度核異型を伴う．④上皮内癌は，リンパ球よりはるかに大型で，核には緊満感がある．⑤微小浸潤癌は，上皮内癌類似の細胞が多数出現するが，大小不同や核小体がみられる．またスモールファイバー状の小型角化細胞が出現する．

問9 ③非角化型扁平上皮癌
【細胞所見】ライトグリーン好性の胞体を有する大型の悪性細胞がみられる．核の大小不同，核形不整，クロマチン増量は著明で，大型核小体も認める．
【鑑別点】①軽度異形成は，異常角化細胞(dyskeratotic cell)やコイロサイトーシスを認める．②上皮内癌は，背景はきれいで，N/Cが高く緊満感のある核を有する．著明な核小体は認めない．④頸部腺癌(内頸部型粘液性腺癌)は，重積性のある集塊で出現し，偏在性の核を有する高円柱状の細胞が柵状に配列する．また，胞体に粘液を有する．⑤腺扁平上皮癌は，腫瘍性背景に，重積性を示す乳頭状の腺癌細胞集塊と厚い胞体を有する扁平上皮癌細胞が出現する．また，腺癌と扁平上皮癌の移行型ないし中間型細胞も認める．

問10 ②類内膜腺癌G1〜G2
【細胞所見】比較的大型で重積性を伴う集塊を認める．細胞集塊辺縁には，ほつれ像を認める．偏在性の核は，大小不同を伴い，クロマチン増量，小型核小体を有する．また，極性の乱れも認める．
【鑑別点】①萎縮内膜細胞は，小型で均一な細胞からなる平面的な集塊である．③類内膜腺癌G3は，結合性が弱く孤立散在性に出現する．核の大小不同が強く，核形不整，核小体が著明である．④明細胞腺癌は，問4を参照．⑤異所性癌肉腫は，癌腫成分と異所性肉腫成分(骨・軟骨肉腫や横紋筋肉腫など子宮組織由来ではない肉腫成分)を認める．

問11 ⑤絨毛癌
【細胞所見】合胞状または単核の大型異型細胞を認める．核形は不整で著明な核小体がみられる．
【鑑別点】①粘液性囊胞腺癌は，著明な粘液を背景に重積性の強い乳頭状集塊として出現する．核異型は強く，細胞質に粘液様物質を認める．②漿液性乳頭状腺癌は，重積性のある乳頭状集塊で出現し，N/Cが高い類円形腫瘍細胞である．時に，集塊の中に砂粒小体を認める．③明細胞腺癌は，問4を参照．④類内膜腺癌G1は，大型で重積性を伴う乳頭状集塊として出現する．細胞集塊辺縁には，ほつれ像を認める．また，極性の乱れも認める．
【補足】絨毛癌は，流産，子宮外妊娠，正常分娩後など，妊娠に関連して起こり，多くは胞状奇胎より発生する．まれに，妊娠とは無関係に発生する場合もある．また，肺や脳に血行性転移を起こしやすく，HCGが腫瘍マーカーとして有用である．

問12 ⑤未分化胚細胞腫
【細胞所見】背景にリンパ球を伴い，淡明で豊富な細胞質を有する細胞が孤立散在性に出現している．核は類円形で中心性に位置し，明瞭な核小体を有している．
【鑑別点】①粘液性囊胞腺癌，②漿液性乳頭状腺癌は，問11を参照．③顆粒膜細胞腫は，N/Cの高い小型の腫瘍細胞が孤立散在性に出現する．核所見としてコーヒー豆様の核溝が特徴的である．また組織像では，濾胞状ないし腺腔様構造を呈し，配列中央に無構造物質を認める(Call-Exner body)．④莢膜細胞腫は，長楕円形〜紡錘形の腫瘍細胞が出現．淡明な細胞質を有する．
【補足】未分化胚細胞腫は，胚細胞腫瘍に分類される．原始胚細胞に由来する類円形の細胞からなり，胞体にはグリコーゲンを多量に有し，PAS反応強陽性を示す．

問13 ③扁平上皮化生細胞
【細胞所見】ライトグリーン好性のやや厚い胞体を有する多稜形細胞が敷石状に出現している．N/Cは低く，クロマチンは細顆粒状に均等分布している．
【鑑別点】①萎縮性腟炎は，背景に炎症性細胞を伴い，傍基底型扁平上皮細胞が出現．錯角化細胞(parakeratotic cell)や脱核，核の濃縮や破砕といった変性所見を認める．②表層型扁平上皮細胞は，濃縮核と大きく多稜形の細胞質を有する．オレンジGやエオジン好性であり，細胞質には茶褐色に染まるケラトヒアリン顆粒を有するものもある．④軽度異形成は，表層型〜中層型扁平上皮細胞に軽度核異型を伴う．⑤高度異形成は，N/Cが高く，核形不整を伴う傍基底型核異型細胞が集簇性に出現する．クロマチン増量を伴い，細顆粒状または一部不均等に分布し，核に切れ込みを認める．

問14 ④軽度異形成
【細胞所見】軽度核腫大，軽度クロマチン増量を伴う表層型〜中層型扁平上皮細胞が出現している．クロマチンは均等分

布で微細顆粒状を呈する．
【鑑別点】①トリコモナスは，ライトグリーンに染まるトリコモナス原虫を認める．②ヘルペス感染細胞は，多核形成，核のすりガラス様変化，核の圧排像，時に核内の好酸性封入体・好塩基性封入体などがみられる．③扁平上皮化生細胞は，ライトグリーン好性のやや肥厚した細胞質をもち，時に突起をもつ，平面的敷石状配列を示す．⑤高度異形成は，N/Cが高く，核形不整を伴う傍基底型核異型細胞が出現する．

問15　②非角化型扁平上皮癌
【細胞所見】ライトグリーンに好染する胞体を有する腫瘍細胞が合胞状に出現している．核は類円形で中心性，N/Cは高く，クロマチンは増量し不均等分布を呈し，著明な核小体を有する．胞体に粘液はみられない．
【鑑別点】①高度異形成は，核の凸凹や切れ込みを伴う傍基底型核異型細胞が出現する．③上皮内腺癌（AIS）は，きれいな背景に高円柱状の腫瘍細胞が柵状，シート状，花冠状に出現し，核が基底膜に対し不整に配列する．重積性・極性の乱れは，浸潤癌に比し軽度である．④頸部腺癌（内頸部型粘液性腺癌）は，重積性を示す集塊で出現する．核が偏在性で胞体に粘液を有する細胞や，高円柱状の細胞が柵状配列を示す．⑤類内膜腺癌G1は，大型で重積性を伴う乳頭状～樹枝状集塊で出現．細胞集塊辺縁は不整で，核の飛び出し像を認める．また，極性の乱れも認める．

問16　④類内膜腺癌G1
【細胞所見】壊死性背景に集積性を伴う小型集塊を認める．集塊辺縁は不整で核の突出像を認める．核は類円形で，大小不同を示し，クロマチン増量を伴う．また，明瞭な核小体を有する．
【鑑別点】①頸部腺癌（内頸部型粘液性腺癌）は，胞体に粘液を有した核が偏在性の高円柱状細胞が，柵状に配列する．また，重積性，極性の乱れを伴う．②増殖期子宮内膜細胞は，直行した導管状・筒状集塊を呈する．細胞は密に集合し，細胞境界不明瞭である．③複雑型子宮内膜増殖症は，増殖期内膜腺細胞に類似し，腺の拡張や核密度が高く，極性の乱れを伴う．有端型や3分岐以上の集塊の出現が指標となる．これらの細胞に核異型は認めない．⑤類内膜腺癌G3は，腫瘍性背景に，異型の強い腫瘍細胞が孤立散在性～不規則な小集塊状で出現する．結合性の低下は顕著である．大型核小体を有する．

問17　④トリコモナス
【細胞所見】背景に多数の好中球を伴い，ライトグリーンに好染，西洋梨状の形態を示し，細胞質内に顆粒状物質を伴うトリコモナス原虫を認める．表層型扁平上皮細胞に炎症性変化を伴い，軽度核腫大を認めるが，クロマチンの増量は目立たない．
【鑑別点】①軽度異形成は，表層型～中層型扁平上皮細胞に核腫大とクロマチン増量などの軽度の核異型を伴う．②カンジダは，酵母様真菌が仮性菌糸や分芽胞子を形成し，Pap.染色で赤褐色に染まる．細胞の炎症性変化は比較的弱い．③ヘルペス感染細胞は，多核化，核内無構造（すりガラス様変化），核の圧排像，時に核内好酸性封入体・核内好塩基性封入体などの所見を認める．⑤クラミジア感染細胞は，背景にリンパ球，形質細胞などの炎症性細胞を伴い，頸管円柱上皮細胞や扁平上皮化生細胞の細胞質に封入体（星雲状封入体）を形成する．

問18　⑤頸部腺癌（内頸部型粘液性腺癌）
【細胞所見】左図では壊死性背景に高円柱状細胞からなる集塊を認める．細胞は柵状配列を呈しているが，結合性は緩く，極性の乱れも顕著である．右図では，核は偏在性で大小不同性やクロマチンの増量などの異型もみられる．
【鑑別点】異型細胞集塊であることから，①良性頸管腺細胞は否定できる．また，偏在性の核を有することから，③上皮内癌，④扁平上皮癌は否定できる．②上皮内腺癌（AIS）は，きれいな背景に高円柱状の細胞が柵状配列を呈し出現する．核は腫大し，核の位置は不整であるが，頸部腺癌（浸潤癌）のような異型はみられない．

問19　⑤類内膜腺癌G3
【細胞所見】血性背景に結合性の緩い集塊がみられる．細胞は大型で，核形不整は著明で，大型核小体を有する．
【鑑別点】きわめて細胞異型が強いことから，悪性であることは明らかで，①増殖期子宮内膜細胞，②分泌期子宮内膜細胞，③単純型子宮内膜増殖症は否定できる．④類内膜腺癌G1は，血管性間質を軸に腫瘍細胞が垂直に配列し，重積性を伴った大型樹枝状集塊を認める．

問20　②粘液性嚢胞腺腫
【細胞所見】左図は，粘液様物質を背景に大型でシート状配列を示す腺細胞集塊が出現している．右図は，粘液を含有した明るい胞体と核異型を伴わない頸管円柱上皮様細胞が比較的均一で平面的に配列している．
【鑑別点】①奇形腫は，本来卵巣にない各種の細胞成分を認める．③類内膜性嚢胞腺腫，⑤類内膜腺癌は著明な粘液を産生しない．④粘液性嚢胞腺癌は，著明な粘液を背景に伴い，重積性の強い乳頭状集塊で出現する．核形不整や核の大小不同を伴い，細胞質に粘液様物質を認める．

問21　④腺癌
【細胞所見】核偏在性の細胞がシート状ないし柵状配列を呈して出現している．ライトグリーンに淡染する泡沫状の比較的広い胞体を有し，核の大小不同，核形不整を認めることから腺系の悪性病変と考える．
【鑑別点】①カルチノイド腫瘍は，疎結合性の集団として出現し，核は小型で均一．また，ごま塩状と称されるクロマチンが特徴的である．②小細胞癌はN/Cの高い小型裸核様の腫瘍細胞．③扁平上皮癌は核中心性で，重厚感のある胞体を

有し，時に角化細胞が出現する．⑤線毛円柱上皮細胞との鑑別は線毛の有無を確認する．
【補足】日本における肺癌死亡数は1955年以降増加傾向で，男性では癌による死亡原因の第1位である．年齢別では男女とも70歳以上で増加傾向にあり，男女比は4：1で男性に多い．

問22　②腺様嚢胞癌
【細胞所見】特徴的なボール状集塊（粘液球を囲んで腫瘍細胞が配列する）がみられる．これは組織像の篩状構造を示している．核は小型類円形で，異型は乏しいが，クロマチンは増量し，ヘマトキシリンに濃染している．
【鑑別点】本腫瘍は特徴的な構造を呈するため，鑑別は容易である．他の選択肢の細胞にはボール状集塊は認めない．
【補足】粘液球はGiemsa染色にて異染性（メタクロマジー）を示し，PAS反応（±），アルシアン青染色（+）である．

問23　④扁平上皮癌
【細胞所見】壊死物質を背景に，角化を示し厚い細胞質をもつ異型扁平上皮細胞が孤立散在性に出現している．右図では核形不整，濃縮状のクロマチンや相互封入像もみられることより，扁平上皮癌と考える．
【鑑別点】①腺癌，②小細胞癌では角化細胞を認めない．③中等度異型扁平上皮細胞では図のような壊死物質や細胞質の重厚感はみられない．⑤扁平上皮細胞はN/Cが低く，細胞質の厚みに欠ける．
【補足】扁平上皮癌は全肺癌の35〜40％で男性に多い．

問24　④小細胞癌
【細胞所見】小型でN/Cの非常に高い裸核様細胞が上皮性の結合をもって出現している．核クロマチンは細顆粒状に充満し，ヘマトキシリンに濃染している．核小体は目立たない．
【鑑別点】①腺癌は淡く豊富な細胞質をもつ．②扁平上皮癌，③大細胞癌では，大型の腫瘍細胞が出現．⑤リンパ球では上皮性結合はみられない．
【補足】発癌の要因の一つとして喫煙が挙げられる．喫煙者は非喫煙者に比べ5〜20倍の罹患率といわれ，扁平上皮癌や小細胞癌といった肺門部好発の癌が多い．

問25　①カルチノイド腫瘍
【細胞所見】細胞は結合性の緩い集塊で平面的に出現．細胞質はライトグリーンに淡染，または顆粒状を呈し，細胞境界は不明瞭である．類円形の核は軽度の大小不同はあるが小型かつ均一で異型は弱い．特徴的な粗顆粒状（ごま塩状）のクロマチンを呈す．一部の核に核内空胞を認める．
【鑑別点】②小細胞癌は裸核様の細胞が木目込み様配列を呈す．③扁平上皮癌では厚い細胞質を有する．④腺癌では重積性集塊として出現し，核異型を伴う．⑤線毛円柱上皮細胞は核偏在性の細胞で，線毛ないし刷子縁を有する．
【補足】カルチノイド腫瘍は中枢の気管支に好発し，ポリープを形成することが多い．定型的と非定型的があり，後者は核分裂が多く，壊死巣を有し，より悪性度が高い．

問26　④腺癌
【細胞所見】周囲の赤血球や塵埃細胞に比し，大型の細胞が重積性のある集塊を形成．核は偏在性で，細胞質は泡沫状，核の大小不同や核形不整・核小体の肥大が著明である．
【鑑別点】①カルチノイド腫瘍の細胞は，平面的な出現様式である．核は小型で異型は弱い．②小細胞癌は小型で裸核様の細胞からなる．③扁平上皮癌は核が中心性で，細胞質に重厚感があり，層状構造や角化細胞を認めることもある．⑤硬化性血管腫は肺胞上皮細胞の集塊，血管内皮細胞，組織球，ヘモジデリンを貪食したマクロファージなどの多彩な細胞像を呈する．上皮細胞の核異型は弱い．

問27　④小細胞癌
【細胞所見】N/Cのきわめて高い裸核様の細胞が多数出現．上皮性結合を有し，木目込み様配列もみられる．核は濃染性で核小体は目立たない．
【鑑別点】①線毛円柱上皮細胞は核偏在性の細胞で，一端に線毛ないし刷子縁を有する．②腺癌は細胞質を有し，核小体が明瞭である．③扁平上皮癌では細胞は比較的大きく，重厚感のある胞体を有し，角化を伴うことが多い．⑤リンパ球は裸核様だが結合性をもたない．

問28　③腺癌
【細胞所見】背景の線毛円柱上皮細胞と比較すると，かなり大型の細胞がシート状〜乳頭状の集塊として出現している．核は偏在性で淡い細胞質を有し，核の大小不同，核形不整がみられる．
【鑑別点】①線毛円柱上皮細胞は小型で線毛を有する．②基底細胞増生では，線毛円柱上皮細胞を伴って，小型でN/Cの高い細胞が結合性の強い集塊として出現する．④扁平上皮癌では核が中心性で，重厚感のある胞体を有する細胞がみられる．⑤大細胞癌では，核形不整や核小体の肥大が，より顕著である．
【補足】腺癌は全肺癌の35〜45％で，男女比2：1．女性の肺癌では最も多く，末梢発生が多い．

問29　①杯細胞増生
【細胞所見】線毛円柱上皮細胞と粘液を豊富にもつ杯細胞が集塊を形成している．個々の細胞のN/Cは低く，細胞質内の粘液により，核は圧排性に偏在している．核形不整もなく，悪性を示唆する所見は認められない．
【鑑別点】②組織球では図のような結合性は示さない．③肺の過誤腫の大部分は軟骨腫様過誤腫で，軟骨成分を主体とし，正常気管支細胞や脂肪細胞などがみられる．④腺癌を考える核の異型（しわ，切れ込み，および著明な核小体などの所見）はみられない．⑤粘表皮癌にみられる扁平上皮様の細胞はみられない．喀痰中に過誤腫や粘表皮癌がみられることはほとんどない．

【補足】杯細胞増生は慢性気管支炎や喘息など，慢性気道性疾患などにみられる．細胞診において，細胞集塊中の50％以上を杯細胞が占める場合に杯細胞増生が示唆される．

問30　④腺癌
【細胞所見】比較的小型の細胞が球状集塊および，シート状の平面的集団でみられる．核は偏在性で柵状配列を呈す．核のしわなどの核形不整と核縁の肥厚がみられ，核小体が明瞭である．
【鑑別点】①クリプトコッカスは直径5〜10μmの円形物質として，Pap.染色では透明ないしライトグリーンに淡染する．②高度異型扁平上皮細胞は核中心性で，胞体に重厚感と光輝性のある細胞が孤立散在性〜敷石状に出現する．③再生上皮細胞はN/Cの低い細胞が結合性の強固なシート状集塊として出現する．⑤小細胞癌では柵状配列や核縁の肥厚といった所見はみられない．

問31　⑤アスベスト小体（含鉄小体）
【細胞所見】茶褐色の鉄アレイ状の物質を認める．粉塵中のアスベストなどの線維状物質が肺内に吸入され，体内の鉄と蛋白質の混合物によって覆われたものである．
【鑑別点】①クルシュマン螺旋体はヘマトキシリンに好染する螺旋状物質で，細気管支に充満濃縮した粘液性分泌物が本体．②シャルコ・ライデン結晶は細長い菱形八面体結晶で，好酸球の脱顆粒後，再結晶化したものと考えられている．オレンジGないしライトグリーンに好染する．③アスペルギルスはPap.染色ではライトグリーンに淡染する．Y字型の分岐を示す菌糸や特徴的な花環状の分生子頭という構造体を形成する．④カンジダの仮性菌糸は淡橙色で"竹の節"状を呈する．
【補足】アスベスト小体は鉄染色（+）で，含鉄小体とも呼ばれている．アスベストは線維状結晶で，その長さは3〜100μmと様々である．長さ8μm以上ではマクロファージが捕捉できないこと，針状の形態であることが，人体に有害な影響を与えると考えられている．

問32　②転移性肺腫瘍（大腸腺癌）
【細胞所見】壊死性背景に，高円柱状の細胞が柵状配列を示す集塊で出現．核は楕円形で1〜数個の明瞭な核小体を認める．右図では，核密度が高く，腺腔形成もみられる．
【鑑別点】①線毛円柱上皮細胞は小型円形核で線毛を有する．③細気管支肺胞上皮癌では豊富な粘液を含有する杯細胞様の腫瘍細胞からなる集塊が出現．④腺様嚢胞癌では特徴的なボール状集塊がみられる．⑤小細胞癌は裸核様の小型細胞が木目込み様配列を呈する．
【補足】原発性腺癌と他臓器からの肺転移の鑑別には，SP-A，TTF-1，CK7，CK20，ERなど免疫染色の応用も有用である．

問33　①過誤腫
【細胞所見】軟骨様基質と類円形核を有する円柱上皮細胞小集塊を認める．どちらの細胞成分にも異型はみられない．軟骨様基質は，Pap.染色ではヘマトキシリンやライトグリーンに染色され，Giemsa染色ではメタクロマジーを示す．
【鑑別点】②硬化性血管腫では肺胞上皮細胞，紡錘形の間葉系細胞，マクロファージ等の肺を構成する細胞成分がみられる．③扁平上皮癌は核が中心性の異型の強い細胞からなる．④細気管支肺胞上皮癌では，胞体内に粘液を多量に含有した杯細胞様の腫瘍細胞が出現．⑤粘表皮癌では杯細胞様の腺系細胞と，扁平上皮系の腫瘍細胞が混在してみられる．
【補足】肺の組織奇形である過誤腫は，その臓器に元来存在する成分が種々の割合で構成された限局性病変である．肺の過誤腫は男性に多く，ほとんどは中年以降に発見される．主に軟骨，気管支上皮，結合組織，脂肪組織などの成分により構成される．

問34　①良性異型細胞
【細胞所見】きれいな背景に，辺縁が平滑で結合性の強い球状集塊を認める．核は類円形で異型に乏しく，配列の乱れは認めない．
【鑑別点】②腺癌は，腺腔構造を示し，核の重積性を伴う不整形集塊〜孤立散在性に出現し，核形不整や核小体の明瞭な腫瘍細胞として認める．④扁平上皮癌，④腺扁平上皮癌など，胆道系における扁平上皮癌成分は強い角化傾向を示す．⑤正常肝細胞は多稜形の細胞でシート状配列を呈し，豊富な細胞質は好酸性顆粒を有する．核は中心性で明瞭な核小体が1個みられる．

問35　⑤内分泌腫瘍
【細胞所見】結合性の緩い腫瘍細胞集団を認める．ライトグリーン淡染性の境界不明瞭な細胞質を有し，軽度の核の大小不同を認める．クロマチンは細顆粒状〜顆粒状で均等分布し，小型の核小体を認める．肺カルチノイド腫瘍に類似の細胞像である．
【鑑別点】①正常膵管上皮細胞は規則的な配列を示す平面的なシート状集塊として認める．②粘液性嚢胞腺腫は粘液性背景の中，胞体内に粘液を含有し，辺縁平滑で，結合性の強い乳頭状集塊として認める．③solid-pseudopapillary tumorは孤立散在性，または毛細血管を軸に放射状・偽乳頭状構造を示す結合性の緩い集塊として認める．腫瘍細胞は，泡沫状の細胞質，小型類円形の核を有する．④腺癌は不整な腺腔形成や重積性を示す不整形集塊〜孤立散在性に核のしわ・切れ込みなどの異型のある腫瘍細胞を認める．
【補足】内分泌腫瘍は，膵・消化管ホルモン産生腫瘍で，ホルモン過剰症状があるものを症候性（機能性），ないものを非症候性（非機能性）と呼ぶ．設問では臨床症状としてインスリンの過剰と考えられる意識消失発作を起こしている．このことからも内分泌腫瘍を疑うことができる．

問36　④腺癌
【細胞所見】不規則な重積のある細胞集塊が出現している．

核は大小不同や著明な核形不整がみられ，核小体が明瞭である．また，粘液様空胞をもつ細胞がみられる．
【鑑別点】①良性異型細胞は，高円柱状の細胞で，球状ないしシート状の配列で出現する胆嚢や胆管由来の異型細胞である．胆石や胆嚢炎でみられる．②再生上皮細胞は，平面的な集団で出現し，結合性は強固で，辺縁のほつれはみられない．明瞭な核小体を有する．③胆嚢腺腫では，高円柱状の細胞が軽度の重積をもって出現する．細胞の配列は規則的で，集塊辺縁のほつれ，核の大小不同や核形不整はみられない．⑤腺扁平上皮癌では，腺癌と扁平上皮癌の両成分が混在する．扁平上皮癌成分は角化型のことが多い．

問37　④腺癌

【細胞所見】ライトグリーン淡染性の細胞質をもつ細胞が，重積性のある集塊および孤立散在性に出現している．一部に腺腔様配列もみられる．核形不整，核縁肥厚，クロマチンの増量が著しく，肥大した核小体が認められる．
【鑑別点】①正常結腸粘膜上皮細胞は，高円柱状の円柱上皮細胞と杯細胞が混在する．②管状腺腫では，高円柱状の細胞が重積性のある柵状配列で出現．核は長楕円形で，配列は規則的である．③潰瘍性大腸炎では円柱上皮細胞のほかに，線維芽細胞，多核巨細胞，再生上皮細胞などを伴う．⑤平滑筋肉腫では，葉巻状といわれる両端が鈍角な長楕円形核を有する細胞が出現する．クロマチンの増量，核小体の肥大はあるが，核縁の肥厚はみられない．

問38　⑤腺癌

【細胞所見】不整重積と結合性の低下を示す細胞集塊がみられる．N/Cが高く，核の大小不同，核形不整，クロマチンの増量を認め，明瞭な核小体を有する．また，集塊の辺縁から細胞の突出像も認められる．
【鑑別点】①良性異型細胞は，辺縁平滑な結合性の強い球状集塊として出現し，不規則重積性は示さない．②非ホジキンリンパ腫は核に切れ込みのある異型リンパ球が孤立散在性・単一性に多数出現する．③胆道系の小細胞癌は内分泌癌とも呼ばれ，小型腫瘍細胞が充実性～索状に出現する．④胆道系の扁平上皮癌は強い角化傾向を示すことが多い．

問39　①良性上皮細胞

【細胞所見】きれいな背景に辺縁平滑な結合性の強い集塊を認める．細胞は規則的に配列しており，細胞異型も認めない．胆嚢ないし胆道由来の良性上皮細胞と考える．
【鑑別点】問38参照．

問40　④高分化扁平上皮癌

【細胞所見】壊死性背景の中，角化した細胞を認める．角化細胞は，奇怪な形や，一部に脱核したゴースト細胞もみられ，多彩な像をしている．
【鑑別点】①再生上皮細胞は，核腫大を示す細胞がシート状集塊で出現する．②ウイルス感染細胞はすりガラス状核・核内封入体などが特徴所見．③白板症は脱核した扁平上皮細胞を認める．奇怪な形状は示さない．⑤低分化扁平上皮癌はN/Cの高い，類円形腫瘍細胞の重積性集塊として認める．著明な角化所見はみられない．

問41　④カルチノイド腫瘍

【細胞所見】淡明な細胞質，類円形の核を有する細胞が比較的結合性の緩い状態で散見される．ライトグリーンに淡染する顆粒状の胞体を有し，核は偏在傾向を示す．
【鑑別点】①腺腫は高円柱状細胞が柵状配列を示す重積性集塊として認められる．②胃に発生する悪性リンパ腫はB細胞性MALTリンパ腫が多く，腫瘍細胞は胚中心細胞に類似した小型～中型異型リンパ球が多数出現する．③腺癌は核重積や配列の乱れを示す不整形集塊あるいは孤立散在性に腫瘍細胞を認める．⑤再生上皮細胞は核腫大を伴うシート状の集塊として認められる．

問42　③胃腸管間質性腫瘍（GIST）

【細胞所見】細長い核を多数孤立散在性に認める．核クロマチン増量，ねじれ等の著明な核異型は認められない．
【鑑別点】①腺腫は高円柱状細胞の柵状配列を示す重積性集塊として認める．②腺癌は核の重積性を示す不規則性集塊～孤立散在性に腫瘍細胞が出現．④再生上皮細胞は核腫大を示す結合性の良いシート状集塊として出現．⑤扁平上皮癌は層状分化を示す重積性集塊～角化傾向を示す散在性腫瘍細胞が出現する．

問43　①幽門腺由来の良性細胞

【細胞所見】幽門腺由来の粘液細胞と表層粘液細胞がみられる．幽門腺が管状に引き抜かれた状態である．
【鑑別点】②管状腺腫は高円柱状の細長い細胞からなる．③中分化型管状腺癌は極性の乱れ，集塊からのほつれ，不整な腺腔形成などを認める．④胃底腺由来の良性細胞は，主細胞，副細胞，壁細胞などの多彩な細胞成分で構成される．⑤印環細胞癌は結合性に乏しく，細胞質内に多量に粘液様物質を含有した細胞が出現する．
【補足】胃底腺を構成する主細胞は消化酵素ペプシノーゲンを産生する細胞で，細胞質内に顆粒を有する．副細胞は粘液産生細胞，壁細胞は胃酸を産生する大型細胞である．それぞれ細胞像に特徴があり，識別が可能である．

問44　③腺癌

【細胞所見】シート状の細胞集塊がみられる．核形不整，核の大小不同性，極性の乱れ，相互封入像，集塊からのほつれ像などの所見がみられる．
【鑑別点】①良性胃粘膜被覆上皮細胞，④再生上皮細胞は核形の不整や極性の乱れ，集塊からのほつれ像などの所見はみられない．②胃腺腫は高円柱状の細長い細胞からなる．⑤印環細胞癌は結合性に乏しく，細胞質内に多量の粘液様物質を含有した細胞が出現する．

【補足】胃癌の好発部位は幽門前庭部で，95％は腺癌である．組織型として管状腺癌，低分化腺癌，印環細胞癌がその大部分を占め，混在することもある．

問45　②多形腺腫
【細胞所見】ヘマトキシリンやライトグリーンに淡染する粘液腫様基質と異型に乏しい上皮性集塊，その周囲に散在する腫瘍性筋上皮細胞がみられる．粘液腫様基質は，Giemsa染色で特徴的なメタクロマジーを呈する．
【鑑別点】①正常唾液腺の腺房細胞は，顆粒状ないし空胞状の豊富な胞体に小型円形核を有する細胞が結合性の良い球状・ブドウの房状を示す細胞集塊として出現する．③ワルチン腫瘍は，リンパ球を背景に好酸性の顆粒状胞体を示すオンコサイト(oncocyte)が出現する．④粘表皮癌は，胞体に粘液を含む杯細胞型の腫瘍細胞と厚い胞体の扁平上皮系の腫瘍細胞，両者の中間型細胞が混在する．⑤腺様嚢胞癌では，特徴的な球状の粘液を取り囲む腫瘍細胞集塊がみられる．
【補足】多形腺腫は，全唾液腺腫瘍の約60％を占め，その約80％は耳下腺に発生する．組織学的には，上皮性成分(導管上皮)と間葉系成分(腫瘍性筋上皮細胞，粘液腫様～軟骨様成分)が混在する腫瘍である．

問46　④粘表皮癌
【細胞所見】胞体に粘液を含む杯細胞型の腫瘍細胞と，比較的厚い胞体(一部角化を示す)の扁平上皮系の腫瘍細胞が混在する集塊を認める．
【鑑別点】①～③は問45を参照．⑤腺房細胞癌は泡沫状ないしチモーゲン顆粒に由来する顆粒状の細胞質を呈する腺房細胞類似の腫瘍細胞からなる．
【補足】粘表皮癌は粘液産生細胞，扁平上皮細胞および両者の中間型細胞からなる腫瘍で，全唾液腺悪性腫瘍の約15～20％を占める．小児にも発生するという特徴もある．

問47　①慢性甲状腺炎(橋本病)
【細胞所見】多数のリンパ球を背景に，細胞質に好酸性の顆粒をもつ濾胞上皮細胞が出現．配列は平面的で，核腫大はみられるが，N/Cは低く，核異型はみられない．
【鑑別点】②亜急性甲状腺炎では，多核巨細胞や類上皮細胞が出現．③腺腫様甲状腺腫では，濾胞上皮はシート状，大～小濾胞状，乳頭状集塊など多彩な像を呈する．また，背景にコロイドやヘモジデリンを貪食した組織球をみる．④好酸性細胞型濾胞腫瘍では，背景に多数のリンパ球はみられない．⑤非ホジキンリンパ腫では，幼若なリンパ球がモノトーナスに出現する．
【補足】橋本病は中年女性に多い自己免疫疾患で，甲状腺機能低下症を呈する．血清中の抗サイログロブリン抗体，抗マイクロゾーム抗体などが診断上の指標となる．

問48　②乳頭癌
【細胞所見】濾胞上皮が核密度の高い，重積性のある集塊で出現．核形不整，核内細胞質封入体，核溝などの特徴所見がみられる．
【鑑別点】①腺腫様甲状腺腫では乳頭状集塊が出現しても核密度が低く，核内細胞質封入体や核溝は少ない．③濾胞性腫瘍では小濾胞を形成する集塊がみられ，しばしば中心にオレンジ色に濃染するコロイドを認める．核の異型は少ない．④髄様癌は多辺形や突起状の胞体と類円形核を有する細胞が平面的に出現．時にアミロイドを認める．⑤未分化癌では大型で異型，多形性の強い細胞が疎結合性ないし孤立散在性に出現．
【補足】乳頭癌は中年以上の女性に多く，原発性甲状腺癌の約90％を占める．リンパ行性転移を起こしやすいが，予後は良好．臨床症状を伴わない微小癌の頻度が高い．核所見のほか，砂粒小体の出現も特徴的な所見である．

問49　③悪性中皮腫
【細胞所見】多数の異型中皮細胞が大小の集塊や孤立散在性に出現している．背景のマクロファージと比較すると非常に大型で，核形不整，粗顆粒状に増量したクロマチン，核小体の肥大などの所見を認める．核は中心性で，細胞質は中心部に厚みがあり，周辺部が薄く，中皮細胞の性格を残している．
【鑑別点】①組織球は細胞質が泡沫状で淡く，大小の空胞を有する．N/Cは低く，クロマチンの増量は認めない．細胞質内に白血球の破砕物や，ヘモジデリン色素などの貪食像を認めることがある．②反応性中皮細胞は乳頭状，ロゼット状，多核化，孤立散在性など様々な出現形態を示すが，図のような核異型や細胞の大型化はみられない．④扁平上皮癌は細胞質の所見が中皮細胞と違い，辺縁部まで厚みがあり，層状構造や光輝性の所見がみられる．時にオレンジGやエオジンに好染する．また核は脱核，濃縮，破砕したものが多く，一様ではない．⑤印環細胞癌は核が偏在性で，細胞質内に貯留した粘液により核が圧排され印環状の形状を示す．胃癌に多くみられる．
【補足】悪性中皮腫は，組織学的に上皮型，肉腫型および両者の混在した二相型に分類されるが，体腔液細胞診上で対象となるのは主に上皮型である．

問50　②中皮細胞
【細胞所見】核が中心性の細胞がシート状配列で出現．N/Cが高く核小体も明瞭であるが，細胞の多形性には乏しい．
【鑑別点】①組織球，③悪性中皮腫，⑤扁平上皮癌は問49を参照．④腺癌では胞体に粘液を含有する核偏在性の細胞がみられたり，乳頭状増殖や腺腔形成を示唆する重積性の強い集塊として出現する．
【補足】中皮細胞は，平静時は単層扁平上皮であるが，癌浸潤や炎症等で刺激を受けて反応性中皮細胞になると，立方形になる．PAS反応では細胞質辺縁に顆粒状に陽性となる．また，2個の中皮の間に窓(window)といわれる明るく抜けた空隙をみる．

問51 ①良性尿路上皮細胞
【細胞所見】尿路上皮細胞には表層，中層，深層型があるが，各層由来の尿路上皮細胞を健常者の自然尿で同時に認めることは少ない．炎症やカテーテルなどの刺激によって剥離する．図は中層～表層型尿路上皮細胞が出現している．反応性に核が腫大し，核小体は明瞭であるが，N/C は低い．
【鑑別点】②糸球体腎炎では各種円柱や尿細管上皮細胞が出現する．③トリコモナスの虫体は好中球よりやや大きくライトグリーンに淡染する．④尿路上皮癌 G1 は結合性の強い大小の集塊として出現し，孤立散在性細胞は少ない．細胞は小型で異型は弱い．⑤尿路上皮癌 G3 は壊死性背景に大小不同，核小体肥大の目立つ非常に異型の強い細胞が小集団ないし孤立散在性に出現する．
【補足】良性の尿路上皮が出現する一因に，尿路結石が挙げられる．リン酸 Ca やシュウ酸 Ca が結合して形成される．

問52 ⑤尿路上皮癌 G3
【細胞所見】N/C の高い細胞が緩い結合で出現している．核形不整，核クロマチンの増量，核小体の腫大がみられる．
【鑑別点】①良性尿路上皮細胞は問51参照．②ウイルス感染細胞は，サイトメガロウイルスでは，大型の核内封入体を形成する．ヘルペスウイルスでは，多核化，すりガラス状核，核内封入体などの所見がみられる．また，変性した濃縮核，すりガラス状核を有する大型異型細胞をデコイ細胞（decoy cell）と呼び，ポリオーマウイルス感染などに起因するといわれている．いずれも核所見に特徴があり，細胞診において識別が可能である．③扁平上皮癌は，膀胱原発の場合，角化傾向の強い癌細胞をみることが多い．また，女性では子宮頸部扁平上皮癌の膀胱浸潤で癌細胞が尿中に混入することがある．④尿路上皮癌 G1 は結合性の強い大小集塊として出現．核の異型は弱い．
【補足】尿路上皮は腎盂，尿管，膀胱に存在する．膀胱原発性悪性腫瘍の約90%が尿路上皮癌で，60歳以上の男性に多い（男：女 = 3：1）．乳頭状腫瘍では再発・多発の傾向がみられ，治療法としては経尿道的腫瘍切除術（TUR）が挙げられる．

問53 ③線維腺腫
【細胞所見】背景に裸核状の間質細胞（双極裸核細胞）がみられる．乳管上皮は大型のシート状配列で出現している．核は類円形で，大小不同，異型性はみられない．集塊中には筋上皮細胞が付着し，二相性が保たれている．
【鑑別点】①乳頭腺管癌は乳頭状や篩状構造を示す集塊がみられ，二相性が欠如する．②硬癌は異型の強い細胞が，硬性浸潤を示唆するくさび型や数珠状の小型集塊として出現し，二相性はみられない．④葉状腫瘍では背景に裸核状ないし胞体をもった間質細胞が散在性に多数出現する．線維腺種より間質成分が豊富で，核腫大や核小体がみられる．⑤粘液癌では背景に多量の粘液がみられ，腫瘍細胞が粘液内に島状に浮く．
【補足】線維腺腫は 20～30 歳代に多く，女性ホルモンと深い関わりがある．超音波検査での典型的な像は，辺縁が平滑な類円形像で，内部エコーは均一である．乳管上皮と間質の両成分の増生からなり，組織学的には管周囲型（円形管腔状の乳管が主体）と，管内型（間質の増生が主体）に分けられる．

問54 ②粘液癌
【細胞所見】多量の粘液の中に，大小様々な細胞集団が島状に浮いている．集団を構成する細胞の核は小型で，大小不同も少ない．
【鑑別点】①乳腺症は乳管上皮増生，アポクリン化生，泡沫細胞など多彩な組織像を反映する複数の所見がみられた場合，示唆できる．③乳頭腺管癌は乳頭状，篩状集塊として出現し，辺縁にほつれ像がみられる．核の異型も強い．④充実腺管癌は癌細胞が不規則重積性集塊～孤立散在性に出現．⑤葉状腫瘍では背景に間質細胞が多数みられ，細胞集塊は大型のシート状ないし球状を呈す．
【補足】粘液癌は全乳癌の約3%を占める．限局性腫瘤として触知されるため，充実腺管癌や線維腺腫との鑑別を要する．他の組織型よりもリンパ節転移が少なく，予後は良好である．

問55 ①神経鞘腫
【細胞所見】紡錘形核を有する細胞が結合性の強固な束状の集塊を形成して認められる．流れるような配列は palisading 配列を示唆する．
【鑑別点】②脂肪腫は，空胞状，印環型の豊富な細胞質と，圧排され偏在した小型濃縮核からなる．④悪性線維性組織球腫（通常型）は，核異型がきわめて強く，多形性に富む細胞成分で構成され，花むしろ模様（storiform pattern）を呈する．神経鞘腫に比べ結合性は著しく弱い．③脂肪肉腫（分化型）は問56を，⑤胞巣状軟部肉腫は問57を参照．
【補足】組織学的に，核異型の目立たない Antoni A 型と，浮腫状基質で核異型，分裂像やクロマチンの濃染する Antoni B 型が混在し，細胞像にも反映する．

問56 ③脂肪肉腫（分化型）
【細胞所見】空胞状，印環状，クモの巣状の豊富な細胞質を有する脂肪系細胞がみられる．核は良性の脂肪細胞に比べ，大きく，また小型だが明瞭な核小体を有する．
【鑑別点】①神経鞘腫は問55を参照．②脂肪腫は核が小型濃縮状で脂肪に圧排され細胞辺縁に位置する．④悪性線維性組織球腫（通常型）は核異型がきわめて強く，多形性に富む細胞成分で構成される．⑤胞巣状軟部肉腫は問57を参照．

問57 ⑤胞巣状軟部肉腫
【細胞所見】ライトグリーン好性の大型細胞が孤立散在性～集簇性に出現している．豊富な胞体が特徴的で，まれに針状結晶構造をみることもある．この結晶は PAS 反応陽性で，ジアスターゼに消化されない．
【鑑別点】①神経鞘腫は問55を，③脂肪肉腫（分化型）は問56を参照．②脂肪腫は細胞質内の脂肪成分が固定や染色過程で溶出し，細胞質は透明である．④悪性線維性組織球腫（通常

型)は核異型が極めて強く，多形性に富む細胞像である．

問58　①骨肉腫（骨芽細胞型）
【細胞所見】左図に類骨(osteoid)様物質がみられる．右図に多形性に富んだきわめて異型の強い細胞がみられる．年齢，発生部位と細胞像を加味すると，骨肉腫が最も考えられる．
【鑑別点】②ユーイング肉腫は，小円形細胞からなる．③骨巨細胞腫は，破骨細胞様の多核巨細胞と単核細胞からなり，それらに移行像がみられる．④軟骨肉腫は，軟骨基質を伴って，腫大核や2核以上の多核細胞がみられる．⑤脊索腫は問59を参照．
【補足】骨肉腫は腫瘍細胞が類骨や骨を形成し，骨原発悪性腫瘍中最も頻度の高い腫瘍で，10歳代の長管骨の骨幹端部に好発する．肺へ血行性転移を起こしやすく予後不良である．組織学的に腫瘍細胞は骨芽細胞様単核細胞と破骨細胞様多核巨細胞からなり，異型性，多形性に富む．類骨(腫瘍性類骨)・骨形成が認められる．

問59　⑤脊索腫
【細胞所見】ヘマトキシリンに淡染する粘液腫様基質を背景に，ライトグリーンに淡染する空胞状の豊富な胞体を有する腫瘍細胞が上皮様に結合を示してみられる．これらは担空胞細胞(physaliphorous cell)と呼ばれている．核は小型類円形で，明瞭な核小体がみられる．胞体内にはPAS反応陽性のグリコーゲンが含まれる．
【鑑別点】①骨肉腫(骨芽細胞型)は問58を参照．②ユーイング肉腫は小円形細胞からなる悪性腫瘍で，N/Cが極めて高く，胞体内にグリコーゲンを含んでいるため，PAS反応が有効である．③骨巨細胞腫は破骨細胞様多核巨細胞と短紡錘形の単核細胞からなる腫瘍で，両成分の移行像がみられる．④軟骨肉腫は，軟骨成分を背景に軟骨小腔と呼ばれる腔内に腫大した核や，2核以上の多核細胞も認める．
【補足】脊索種は脊索の遺残から発生するまれな腫瘍で，仙骨，尾骨および頭蓋底に好発する．30〜50歳代に多い．局所再発はしやすいが，転移はまれで，発育は緩徐である．

問60　②髄膜腫
【細胞所見】紡錘形細胞が渦巻き状配列を示す集塊で出現し，その中心部には砂粒小体(石灰化小体)がみられる．
【鑑別点】①髄芽腫は小児の小脳に好発し，N/Cのきわめて高い小円形細胞からなる．③膠芽腫は，非常に核異型が強く，多形性に富んだ細胞で構成される．④星細胞腫は類円形細胞からなり，線維性突起を有する．⑤転移性腫瘍(腺癌)といえる所見はみられない．腺癌を考える所見としては，胞体内に粘液を含有する細胞，乳頭状増殖や腺腔形成を示唆する集塊が挙げられる．
【補足】髄芽腫に類似した組織像を示す腫瘍がまれに大脳にも発生し，これは神経外胚葉性腫瘍(PNET)と呼ばれ区別されている．

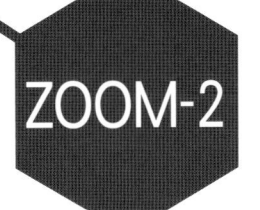

ZOOM-2 解答Challenge

解答・解説をみる前に，Challenge start !

問1	①ヘルペス感染細胞　②軽度異形成　③上皮内癌　④扁平上皮癌　⑤頸部腺癌(内頸部型粘液性腺癌)	
問2	①軽度異形成　②中等度異形成　③高度異形成　④上皮内癌　⑤腺扁平上皮癌	
問3	①萎縮性腟炎　②扁平上皮化生細胞　③中等度異形成　④高度異形成　⑤上皮内癌	
問4	①顆粒膜細胞腫　②漿液性嚢胞腺癌　③横紋筋肉腫　④平滑筋肉腫　⑤未分化胚細胞腫	
問5	①類内膜腺癌G1　②複雑型子宮内膜増殖症　③増殖期子宮内膜細胞　④分泌期子宮内膜細胞　⑤類内膜腺癌G3	
問6	①類内膜腺癌G1　②類内膜腺癌G3　③癌肉腫　④横紋筋肉腫　⑤扁平上皮癌	
問7	①舟状細胞　②組織球　③トリコモナス　④ヘルペス感染細胞　⑤HPV感染細胞	
問8	①カンジダ　②扁平上皮化生細胞　③軽度異形成　④高度異形成　⑤上皮内癌	
問9	①正常頸管腺細胞　②修復細胞　③上皮内腺癌(AIS)　④非角化型扁平上皮癌　⑤頸部腺癌(内頸部型粘液性腺癌)	
問10	①扁平上皮化生細胞　②ヘルペス感染細胞　③高度異形成　④上皮内癌　⑤非角化型扁平上皮癌	
問11	①萎縮内膜細胞　②増殖期子宮内膜細胞　③単純型子宮内膜増殖症　④複雑型子宮内膜増殖症　⑤類内膜腺癌G1	
問12	①粘液性嚢胞腺癌　②漿液性乳頭状腺癌　③顆粒膜細胞腫　④莢膜細胞腫　⑤未分化胚細胞腫	
問13	①ヘルペス感染細胞　②カンジダ　③クラミジア感染細胞　④トリコモナス　⑤HPV感染細胞	
問14	①クラミジア感染細胞　②トリコモナス　③軽度異形成　④放射線による変化　⑤扁平上皮癌	
問15	①扁平上皮化生細胞　②軽度異形成　③高度異形成　④扁平上皮癌　⑤頸部腺癌(内頸部型粘液性腺癌)	
問16	①頸部腺癌(内頸部型粘液性腺癌)　②複雑型子宮内膜増殖症　③類内膜腺癌G1　④明細胞腺癌　⑤癌肉腫	
問17	①トリコモナス　②扁平上皮化生細胞　③軽度異形成　④高度異形成　⑤扁平上皮癌	
問18	①カンジダ　②修復細胞　③軽度異形成　④扁平上皮癌　⑤平滑筋肉腫	
問19	①増殖期子宮内膜細胞　②単純型子宮内膜増殖症　③複雑型子宮内膜増殖症　④類内膜腺癌　⑤平滑筋肉腫	
問20	①顆粒膜細胞腫　②未分化胚細胞腫　③奇形腫　④漿液性腺癌　⑤角化型扁平上皮癌	
問21	①扁平上皮癌　②腺癌　③小細胞癌　④大細胞癌　⑤カルチノイド腫瘍	
問22	①ヘルペス感染細胞　②クリプトコッカス　③アスペルギルス　④宮崎肺吸虫卵　⑤腺癌	
問23	①ヘルペス感染細胞　②クリプトコッカス　③アスペルギルス　④アスベスト小体(含鉄小体)　⑤シャルコ・ライデン結晶	
問24	①腺癌　②ヘルペス感染細胞　③アスペルギルス　④小細胞癌　⑤硬化性血管腫	
問25	①カルチノイド腫瘍　②小細胞癌　③扁平上皮癌　④腺癌　⑤線毛円柱上皮細胞	
問26	①カルチノイド腫瘍　②小細胞癌　③扁平上皮癌　④腺癌　⑤硬化性血管腫	
問27	①ヘルペス感染細胞　②クリプトコッカス　③アスペルギルス　④アスベスト小体(含鉄小体)　⑤硬化性血管腫	
問28	①扁平上皮癌　②小細胞癌　③腺癌　④カルチノイド腫瘍　⑤非ホジキンリンパ腫	

問29	①類上皮細胞　②円柱上皮細胞集塊　③カルチノイド腫瘍　④扁平上皮癌　⑤小細胞癌			
問30	①組織球　②杯細胞増生　③高度異型扁平上皮細胞　④小細胞癌　⑤腺癌			
問31	①アスペルギルス　②カンジダ　③ニューモシスチス・ジロヴェチ(カリニ)　④レジオネラ　⑤アクチノマイセス			
問32	①細気管支肺胞上皮癌　②扁平上皮癌　③腺癌(大腸癌の転移)　④小細胞癌　⑤非ホジキンリンパ腫			
問33	①基底細胞増生　②細気管支肺胞上皮癌　③扁平上皮癌　④粘表皮癌　⑤カルチノイド腫瘍			
問34	①胆管上皮細胞　②良性異型細胞　③腺扁平上皮癌　④腺癌　⑤非ホジキンリンパ腫			
問35	①solid-pseudopapillary tumor　②腺癌　③反応性異型細胞　④粘液性嚢胞腺腫　⑤腺房細胞癌			
問36	①正常肝細胞　②再生肝細胞　③肝細胞癌　④転移性肝腫瘍(大腸癌)　⑤転移性肝腫瘍(胃低分化腺癌)			
問37	①正常結腸粘膜上皮細胞　②管状腺腫　③潰瘍性大腸炎　④腺癌　⑤平滑筋肉腫			
問38	①良性異型細胞　②癌肉腫　③扁平上皮癌　④乳頭腺癌　⑤粘液癌			
問39	①良性異型細胞　②再生上皮細胞　③扁平上皮癌　④腺癌　⑤腺扁平上皮癌			
問40	①非ホジキンリンパ腫　②胃腸管間質性腫瘍(GIST)　③腺腫　④カルチノイド腫瘍　⑤大腸癌の転移			
問41	①正常膵管上皮細胞　②管状腺腫　③膵管癌　④内分泌腫瘍　⑤腺房細胞癌			
問42	①正常食道扁平上皮細胞　②カンジダ　③上皮内腫瘍(異形成)　④扁平上皮癌　⑤平滑筋肉腫			
問43	①組織球　②腸上皮化生　③胃腸管間質性腫瘍(GIST)　④管状腺腫　⑤印環細胞癌			
問44	①正常大腸腺上皮細胞　②大腸結核　③管状腺腫　④絨毛腺腫　⑤腺癌			
問45	①正常唾液腺腺房細胞　②多形腺腫　③ワルチン腫瘍　④粘表皮癌　⑤腺房細胞癌			
問46	①正常唾液腺腺房細胞　②多形腺腫　③ワルチン腫瘍　④粘表皮癌　⑤腺房細胞癌			
問47	①嚢胞　②慢性甲状腺炎(橋本病)　③腺腫様甲状腺腫　④未分化癌　⑤非ホジキンリンパ腫			
問48	①腺腫様甲状腺腫　②亜急性甲状腺炎　③濾胞性腫瘍　④乳頭癌　⑤髄様癌			
問49	①反応性中皮細胞　②腺癌　③小細胞癌　④非ホジキンリンパ腫　⑤ホジキンリンパ腫			
問50	①反応性中皮細胞　②組織球　③腺癌　④小細胞癌　⑤非ホジキンリンパ腫			
問51	①良性尿路上皮細胞　②尿細管上皮細胞　③腺癌　④尿路上皮癌 G1　⑤尿路上皮癌 G3			
問52	①良性尿路上皮細胞　②扁平上皮癌　③腺癌　④尿路上皮癌 G1　⑤尿路上皮癌 G3			
問53	①乳頭腺管癌　②硬癌　③粘液癌　④髄様癌　⑤葉状腫瘍			
問54	①線維腺腫　②粘液癌　③乳頭腺管癌　④充実腺管癌　⑤葉状腫瘍			
問55	①ユーイング肉腫　②骨肉腫　③骨巨細胞腫　④軟骨芽細胞腫　⑤軟骨肉腫			
問56	①骨髄腫　②軟骨肉腫　③血管肉腫　④脊索腫　⑤腺癌の転移			
問57	①組織球　②非ホジキンリンパ腫　③脊索腫　④骨髄腫　⑤腺癌の転移			
問58	①胸腺嚢胞　②胸腺過形成　③胸腺腫　④神経線維腫　⑤神経鞘腫			
問59	①神経鞘腫　②脂肪腫　③脂肪肉腫(分化型)　④悪性線維性組織球腫(通常型)　⑤胞巣状軟部肉腫			
問60	①反応性リンパ節炎　②非ホジキンリンパ腫　③ホジキンリンパ腫　④転移性腫瘍(小細胞癌)　⑤転移性腫瘍(腺癌)			

【ZOOM-2 解答・解説】

問1　④扁平上皮癌
【細胞所見】左図は，N/Cの高い細胞が不規則重積性の大型集塊として出現している．右図には，核の大小不同，クロマチン増量を伴った異型細胞を認める．クロマチンは細顆粒状〜粗顆粒状で不均等分布を示す．また，核小体を有する．
【鑑別点】①ヘルペス感染細胞は，すりガラス様の核内構造が特徴．②軽度異形成は，表層〜中層型扁平上皮細胞に核異型を伴う．③上皮内癌は，N/Cが高く，核の緊満感が特徴．図のような顕著な核の大小不同はみられない．⑤頸部腺癌(内頸部型粘液性腺癌)は，偏在性の核と胞体に粘液を有し，高円柱状細胞の柵状配列を示す集塊として出現する．

問2　②中等度異形成
【細胞所見】核腫大を伴う中層型扁平上皮細胞を認める．核形不整は目立たない．クロマチンは細顆粒状で均等に分布する．
【鑑別点】①軽度異形成は，表層〜中層型扁平上皮細胞の核が軽度腫大し，クロマチンの増量を示す．③高度異形成は，図よりもう少しN/Cが高く，核形不整が強い傍基底型核異型細胞からなる．④上皮内癌は，N/Cがきわめて高く，核が円形ないし類円形で，核縁は緊満感がある傍基底型悪性細胞が孤立散在性または集簇性に出現する．⑤腺扁平上皮癌は，重積性を示す乳頭状の腺癌細胞集塊と，ライトグリーンやオレンジG好性の均質に肥厚した細胞質を示す扁平上皮癌細胞を認める．また，腺癌と扁平上皮癌の移行型ないし中間型細胞を認める．

問3　④高度異形成
【細胞所見】N/Cが高く，核形不整の強い傍基底型核異型細胞が集簇性に出現している．クロマチン増量を伴い，細顆粒状または一部不均等に分布．核の凸凹や線状の切れ込みを認める．
【鑑別点】①萎縮性腟炎は，多数の好中球や組織球を伴い傍基底細胞が主体に出現．核は濃縮状，崩壊，膨化，脱核などの所見を認める．また，細胞質は多染性や空胞化を起こす．②扁平上皮化生細胞は，シート状ないし敷石状配列を呈し，ライトグリーン好性の厚い胞体を有する細胞が出現する．N/Cは低い．③中等度異形成は，表層〜中層型扁平上皮細胞の核に腫大やクロマチン増量を伴う．核形不整は，高度異形成に比し弱い．⑤上皮内癌は，核が円形ないし類円形でN/Cが高く(80%以上〜裸核状)，緊満感がある．むしろ高度異形成の方が，核形不整が強く核縁のしわが目立つ．

問4　⑤未分化胚細胞腫
【細胞所見】リンパ球とともに，淡明な細胞質を有する腫瘍細胞を孤立散在性に認める．クロマチンは細顆粒状で，著明な核小体を有する．
【鑑別点】①顆粒膜細胞腫は，腫瘍細胞が孤立散在性主体に出現し，核所見としてコーヒー豆様の核溝(nuclear groove)を認める．また，組織学的な特徴所見として，濾胞状配列ないし腺腔様構造を示し，配列の中央にライトグリーン好性の無構造物質を認める(Call-Exner body)．まれに細胞診上でも観察できる．②漿液性嚢胞腺癌は，重積性のある乳頭状集塊として出現し核形不整が強い．時に，集塊の中に砂粒小体を認めることがある．③横紋筋肉腫は，N/Cのきわめて高い類円形ないし紡錘形の腫瘍細胞が孤立散在性に出現する．また，核は偏在傾向を示し，細胞質はライトグリーンに好染し，やや厚みがある腫瘍細胞もみられ，まれに細胞質に横紋が観察できる．④平滑筋肉腫は，楕円形の核を有した紡錘形細胞が孤立散在性に出現する．核は細長く両端が鈍角で，葉巻状にみえる．また，核形不整も認められ，核縁は薄く，著明な核小体がみられる．

問5　②複雑型子宮内膜増殖症
【細胞所見】比較的均一で核密度の高い内膜細胞集塊を認める．集塊は分岐しており，増殖性変化を示唆する．集塊辺縁は円滑で丸みを帯び，核突出像は認めない．また，細胞異型は認めない．
【鑑別点】集塊を構成する細胞に異型を伴わないことより，①類内膜腺癌G1，⑤類内膜腺癌G3は否定できる．また，集塊が分岐を示し，増殖性の変化を伴うことから，③増殖期および④分泌期子宮内膜細胞は否定できる．

問6　③癌肉腫
【細胞所見】左図は，N/Cが高く，クロマチンの増量，核小体を有する異型細胞が乳頭状に出現している．集塊には，腺腔構造を伴い腺癌細胞と推定される．右図は，粗大なクロマチン分布，肥大した核小体，核形不整を伴う大型核を有した異型細胞が孤立散在性に出現．細胞質はライトグリーンに淡染している．間葉系の悪性細胞と推定される．
【鑑別点】上皮性腫瘍と非上皮性腫瘍の出現により，③以外の全ての選択肢は否定できる．
【補足】癌肉腫は，ポリープ状に子宮腔内に突出し，出血，壊死を認める．組織学的に，上皮性腫瘍と非上皮性腫瘍からなり，同所性(子宮内膜間質肉腫や平滑筋肉腫)と，異所性(骨・軟骨肉腫や横紋筋肉腫など)に大別される．後者は，旧分類では中胚葉性混合腫瘍として区別されていたが，両者の予後に大差がないことから，現在は癌肉腫として包括されている．

問7　④ヘルペス感染細胞
【細胞所見】核内が無構造ですりガラス様の核を有する細胞が，単核または多核で出現している．多核細胞は，核の圧排像(molding)がみられ，核縁は不均一に肥厚している．一部に，核内封入体を認める．
【鑑別点】①舟状細胞は，主に妊娠時にみられる細胞で，細胞質縁が厚く，胞体にPap.染色で黄色に染まるグリコーゲンを有している．②組織球は，泡沫状の細胞質を有する小型

円形細胞である．核は偏在性で，楕円形または腎形を呈する．③トリコモナス原虫は，ライトグリーンに染まった西洋梨状の形態を呈し，保存状態が良い場合は虫体内に赤色顆粒を認める．多数の好中球と壊死物質を伴い，細胞質は核周囲明庭や多染性を示す．⑤HPV感染細胞は，核異型細胞やコイロサイトーシス（koilocytosis），異常角化細胞（dyskeratotic cell）を認める．また，多核化を示す．

問8　③軽度異形成
【細胞所見】表層〜中層型扁平上皮細胞に軽度核腫大，核形不整を認める．クロマチン増量も軽度で，細顆粒状に分布している．
【鑑別点】①カンジダは，赤褐色の仮性菌糸や分芽胞子を認める．細胞の炎症性変化は比較的弱い．②扁平上皮化生細胞は，ライトグリーン好性の厚く広い胞体を有する細胞が，平面的・敷石状配列を示す．炎症に伴い軽度の核腫大や大小不同を示すことがあるが，クロマチン増量は認めない．④高度異形成は，傍基底型細胞に核異型を伴う．N/Cは高く（60％程度），核の凸凹や切れ込みなど核形不整は著明である．また，クロマチンは細〜粗顆粒状に増量し，不均等分布を示す．⑤上皮内癌は，核異型を伴う傍基底型悪性細胞が孤立散在性〜集簇性に出現する．N/Cは高度異形成より高く（80％以上），クロマチンは微細顆粒状〜粗顆粒状不均等に核内に充満し，核に緊満感を認める．

問9　⑤頸部腺癌（内頸部型粘液性腺癌）
【細胞所見】細胞質に豊富な粘液様物質を含有する細胞の集塊を認める．左図では不整な腺腔形成がみられる．右図では核の大小不同，核形不整が著明で，明瞭な核小体も認める．
【鑑別点】①正常の頸部腺細胞は，高円柱状の細胞が柵状または蜂巣状の配列で出現．核は基底膜側に規則的に並び，細胞質は豊富な粘液を含む．②修復細胞は，ライトグリーン好性のやや厚い胞体を有する細胞が平面的・リボン状配列を示し出現する．核の大小不同や明瞭な核小体を認めるが，核形不整はみられない．③上皮内腺癌（AIS）は，きれいな背景に，軽度核異型を伴う腺細胞が柵状，シート状，花冠状に出現する．また，核は基底膜に対し不整に配列する．重積性・極性の乱れは，浸潤癌に比し軽度である．④非角化型扁平上皮癌は，壊死性背景にライトグリーン好性の厚い胞体と濃染核を有する腫瘍細胞が合胞状に出現する．核は中心性で，クロマチンは腺癌に比べ粗く，増量も著しい．

問10　④上皮内癌
【細胞所見】淡い胞体を有し，N/Cの高い異型細胞が孤立散在性〜集簇性に出現している．一部裸核様にもみえる．核はクロマチンが微細顆粒状〜粗顆粒状に，不均等で密に分布し，緊満感がある．
【鑑別点】①扁平上皮化生細胞は，ライトグリーンに好性の厚い細胞質を有し，敷石状配列を示す．炎症に伴い核腫大を示すが，クロマチン増量は認めない．②ヘルペス感染細胞は，多核形成，核圧排像，すりガラス状核，核内封入体などの特徴を認める．③高度異形成は，N/Cの高い傍基底型異型扁平上皮細胞が出現する．細胞質は保持されており，上皮内癌のように裸核様に出現することはない．また，核に緊満感はなく，むしろ核形不整が著明である．⑤非角化型扁平上皮は，大小不同著明な核異型の強い細胞が不規則重積性に出現する．クロマチン増量を伴い，粗顆粒状に不均等分布する．細胞質は，ライトグリーン好性で比較的厚い．

問11　③単純型子宮内膜増殖症
【細胞所見】腺管の囊胞状拡張やくびれを伴う集塊が出現している．増殖性病変が示唆されるが，複雑な分岐はみられない．集塊辺縁は，円滑で結合性は強く，極性の乱れや細胞異型は認めない．
【鑑別点】①萎縮内膜細胞は，小型で均一な腺細胞からなる平面的な集塊．②増殖期子宮内膜細胞は，管状または筒状の集塊で出現．腺管の太さは比較的均一で，極端に太いものや細いものはみられない．また，核密度が比較的高く大小不同を軽度に認めるが細胞異型はない．④複雑型子宮内膜増殖症は，核密度が高く分岐を示す集塊で出現．細胞異型は認めない．⑤類内膜腺癌G1は，血管性の間質を軸に乳頭状あるいは樹枝状集塊で出現する．配列や極性の乱れを伴い，集塊辺縁には核の突出像を認める．核腫大やクロマチン増量など核異型を伴う．
【補足】内膜細胞診においては，構造異型と細胞異型の程度を丁寧に観察することが大切である．

問12　②漿液性乳頭状腺癌
【細胞所見】N/Cが高く，核大小不同，核縁の不均等肥厚，肥大した核小体を有する類円形の腫瘍細胞が乳頭状集塊として出現している．集塊は，部分的に腺腔様構造を呈している．
【鑑別点】①粘液性囊胞腺癌は，胞体に粘液を有した腫瘍細胞が乳頭状に出現する．③顆粒膜細胞腫は，腫瘍細胞が疎結合性に出現し，核所見として類円形〜楕円形の核にコーヒー豆様の核溝を認める．④莢膜細胞腫は，長楕円形〜紡錘形の腫瘍細胞が出現．淡明な細胞質を有する．⑤未分化胚細胞腫は，背景にリンパ球を伴い，淡明で豊富な細胞質を有する細胞が孤立散在性に出現．核は類円形で中心性に位置し，明瞭な核小体を有する．

問13　④トリコモナス
【細胞所見】背景に炎症性細胞を伴い，ライトグリーンに淡染する西洋梨状の虫体が，扁平上皮細胞辺縁に群がっている．ヘマトキシリンに淡染した灰青色の核を有する．周囲の扁平上皮細胞の核は軽度に膨化し，核周囲明庭（perinuclear halo）を認める．
【鑑別点】①ヘルペス感染細胞は，多核化，すりガラス様核，核の圧排像，核内封入体などが特徴．②カンジダは，酵母様真菌が赤褐色の仮性菌糸・分芽胞子を作成する．扁平上皮細胞の炎症性変化は比較的弱い．③クラミジア感染細胞は，扁

平上皮化生細胞や頸管腺細胞の細胞質内に星雲状封入体を認める．また，背景にリンパ球や形質細胞を伴う．⑤HPV感染細胞は，核周囲の空洞化を伴うコイロサイトーシスや多核，異常角化，すりガラス様核を認める．

問14　③軽度異形成

【細胞所見】表層〜中層型扁平上皮細胞の核周囲に大きな空洞化を伴うコイロサイトーシスが出現している．軽度の核腫大およびクロマチン増量を認める．

【鑑別点】①クラミジア感染細胞は，頸管腺細胞または扁平上皮化生細胞の細胞質内に星雲状封入体を認める．また，背景にはリンパ球や形質細胞を認める．②トリコモナスは，ライトグリーンに好染する西洋梨状の虫体が，扁平上皮細胞辺縁に群がるように出現する．虫体には，灰青色の核や好酸性顆粒を認める．炎症性細胞を伴い，扁平上皮細胞は核腫大，核周囲明庭，多染性などの所見を示す．④放射線による変化は，核・細胞質ともに大型化した扁平上皮細胞を認める．染色異常として，1つの細胞質がライトグリーンとオレンジGの2色に染まる多染性を示す．また，細胞質内に変性空胞が形成される．⑤扁平上皮癌は，角化型では，壊死性背景にライトグリーンやオレンジGに好染した腫瘍細胞が出現し，多彩な像を示す．また非角化型では，壊死性背景に厚い細胞質を有する核異型の強い腫瘍細胞を散見する．核の大小不同は著明で，腫大した核小体を認める．

問15　③高度異形成

【細胞所見】きれいな背景に，N/Cの高い傍基底型核異型細胞を認める．核は切れ込みを伴い，核縁は不整で，クロマチンは増量し，不均等分布を示す．

【鑑別点】①扁平上皮化生細胞は，ライトグリーンに好染した厚い細胞質を有し，敷石状配列を示す．クロマチンは細顆粒状で均等である．②軽度異形成は，表層型扁平上皮細胞主体に軽度核異型を伴う．④扁平上皮癌は問14を参照．⑤頸部腺癌（内頸部型粘液性腺癌）は，偏在性の核と粘液を有する細胞質をもつ高円柱状の細胞が，集塊を形成する．集塊の配列不整や重積性は顕著である．

問16　⑤癌肉腫

【細胞所見】左図は，淡い細胞質と巨大な核を有する腫瘍細胞が疎結合性にみられる．クロマチンは粗大顆粒状に増量し複数の核小体を認め，非上皮性腫瘍成分と考える．右図は，結合性のある重積性集塊が出現している．一部腺腔様配列を示し，腺癌細胞（上皮性腫瘍成分）と考える．非上皮性腫瘍細胞と上皮性腫瘍細胞の両成分が混在する．

【鑑別点】左図の非上皮性腫瘍細胞が出現していることから，上皮性腫瘍のみからなる①③④は否定できる．また，明らかな悪性所見がみられることから，②も否定できる．

問17　④高度異形成

【細胞所見】きれいな背景に，小型の濃染核を伴うN/Cの高い（60〜80％程度）傍基底型核異型細胞を認める．クロマチン増量を認めるが，一部の核に核形不整を伴い，緊満感に欠ける．

【鑑別点】西洋梨状のトリコモナス原虫を認めないことから，①トリコモナスは否定．N/C 60〜80％程度の核腫大を伴うことから，②扁平上皮化生細胞，③軽度異形成は否定できる．⑤扁平上皮癌は問14を参照．

【補足】扁平上皮系病変においてN/Cと核異型の程度が鑑別上役立つ所見となる．

問18　④扁平上皮癌

【細胞所見】壊死性背景に，核の濃染した紡錘形の細胞を多数認める．核の大小不同を伴っている．細胞質は厚く，ライトグリーンやオレンジGに強染し，ヘビ，線維型と称される形状を呈している．角化型扁平上皮癌の像である．

【鑑別点】酵母様真菌を認めないことから，①カンジダは否定．②修復細胞は，平面的で豊富な細胞質を有し，流れるような配列を呈する．核は腫大し，大小不同を認めるがN/Cは低い．また，明瞭な核小体を有するが，クロマチン増量は認めない．③軽度異形成は，多稜形の表層〜中層型扁平上皮細胞に軽度核異型を伴う．壊死物質は認めない．⑤平滑筋肉腫は，紡錘形細胞が孤立散在性に出現するが，核異型は著明で，複数の大型核小体を有する．核が濃縮状になることや角化所見を示すことはない．

問19　④類内膜腺癌

【細胞所見】出血性，炎症性背景に大型の上皮集塊を認める．集塊辺縁からは，核の突出像を伴い結合性の低下を示す．大小不同の核や核小体を有し，核異型は顕著である．集塊内に好中球の取り込み像を認める．

【鑑別点】①増殖期子宮内膜細胞は，管状または筒状の集塊で出現．腺管の太さは均一である．核密度が比較的高く大小不同を軽度に認めるが細胞異型はない．②単純型子宮内膜増殖症，③複雑型子宮内膜増殖症は，核密度が高く，腺管が増殖し，一部構造異型を認める．細胞異型は軽度で，結合性の低下は認めない．⑤平滑筋肉腫は結合性を欠き，核異型の強い紡錘形細胞からなる．

【補足】好中球の取り込み像は，腫瘍細胞が生体から離れて時間が経過していることを示している．遊離した腫瘍細胞は，好中球やマクロファージにより異物として処理される．

問20　③奇形腫

【細胞所見】無核化細胞とともに少数の扁平上皮細胞と腺細胞と思われる細胞集団を認める．出現細胞にほとんど異型は認められず，明らかな悪性所見はみられない．

【鑑別点】図からだけでは積極的に奇形腫とするものではないが，他の選択肢は細胞像が違っているため，③奇形腫を選択すべきである．

【補足】奇形腫は胚細胞腫瘍に分類される．三胚葉（外胚葉・中胚葉・内胚葉）由来の胎児性組織により構成される混合腫

瘍．成熟奇形腫と未熟奇形腫に分類される．本症例は，未熟成分のみられない成熟奇形腫であった．

問21　④大細胞癌
【細胞所見】背景や胞体内に取り込まれた好中球に比べ，非常に大きな異型細胞が孤立散在性〜結合性の疎な集簇としてみられる．細胞質は均質で広く，核小体は著明である．
【鑑別点】角化や粘液含有など，①扁平上皮癌や②腺癌への明らかな分化傾向がみられないこと，③小細胞癌や⑤カルチノイド腫瘍のような小型核を有する細胞像ではないことより，他の選択肢は否定できる．
【補足】大細胞癌は除外診断的な名称で，他の組織型成分がないことを確かめた上で診断する．特殊型として，大細胞神経内分泌癌（LCNEC）が含まれる．

問22　①ヘルペス感染細胞
【細胞所見】多核形成，すりガラス様核や核縁肥厚などの所見がみられる．
【鑑別点】⑤腺癌とするには，ほとんどの細胞がすりガラス様核を有し，核の切れ込みなど核形不整に乏しいこと，核小体がみられないことで否定できる．②クリプトコッカスは問23を，③アスペルギルスは問27を参照．④宮崎肺吸虫はヒトが終宿主となりうる寄生虫で，虫卵の大きさは約100×50μm，Pap.染色で黄褐色調である．

問23　②クリプトコッカス
【細胞所見】単核〜多核の組織球がみられる．胞体内に円形物質が多数みられ，クリプトコッカスと考える．クリプトコッカスは，莢膜保有酵母で，直径5〜20μm（莢膜を除いて4〜8μm）の円形の分芽胞子として観察される．Pap.染色ではあまり色調をとらず，透明ないしは淡いライトグリーンである．周囲にPAS反応・ムチカルミン染色陽性の厚い莢膜を有する．菌糸形成はみられない．涙滴状の分芽も特徴．
【鑑別点】①ヘルペス感染細胞は問22を，③アスペルギルスは問27を参照．④アスベスト小体は，アスベスト（石綿）の線維成分の吸引による，体内の鉄と蛋白質成分の混合物により覆われたもので，典型的なものは鉄アレイ形を呈する．含鉄小体とも呼ぶ．⑤シャルコ・ライデン結晶は，好酸球の顆粒が細胞外に出た後，再結晶化したものと考えられる菱形8面体の結晶である．気管支喘息などで認められる．オレンジGやライトグリーンに好染する．

問24　⑤硬化性血管腫
【細胞所見】左図は陳旧赤血球，泡沫細胞およびシート状のⅡ型肺胞上皮細胞がみられる．右図はⅡ型肺胞上皮細胞がライトグリーンに好染する間質を伴って乳頭状に増殖している．この間質は血管内皮の肥厚した細血管を示唆する．核は円形で，大小不同も目立たず，核異型も乏しい．
【鑑別点】①腺癌とするには核異型に乏しい．②ヘルペス感染細胞は問22を参照．③アスペルギルスは問27を参照．④小細胞癌はN/Cが高く，クロマチンの著しく増量した小型の腫瘍細胞で，背景に壊死物質を散見する．
【補足】硬化性血管腫は，組織学的に小血管の著明な増殖，血管壁の肥厚・硬化，血管腔の形成，Ⅱ型肺胞上皮細胞の乳頭状増殖・充実性増殖からなる病変である．よって出現しうる細胞成分は，①血管内皮細胞，②硬化した血管性間質成分，③Ⅱ型肺胞上皮細胞，④陳旧赤血球，⑤ヘモジデリンを貪食したマクロファージ，肥満細胞など，多彩である．

問25　①カルチノイド腫瘍
【細胞所見】きれいな背景に淡い細胞質をもつ小型で均一な細胞が平面的に出現している．核の異型は弱く，クロマチンは細〜粗顆粒状で，いわゆるごま塩状を呈している．
【鑑別点】②小細胞癌は裸核様を呈し，クロマチンは著しく増量し，細顆粒状密である．背景は壊死性．③扁平上皮癌では，核中心性で，重厚感のある細胞質を有する腫瘍細胞の流れ状配列集塊や，角化細胞を認める．細胞は，より大型．④腺癌は乳頭状増殖や腺腔形成を示唆する重積性集塊，偏在核，核形不整を呈する．⑤線毛円柱上皮細胞は線毛を有する．
【補足】肺のカルチノイド腫瘍は前腸由来で好銀性反応を示し，グリメリウス染色（＋），フォンタナ・マッソン染色（－）である．

問26　④腺癌
【細胞所見】背景の血球細胞や線毛円柱上皮細胞と比較すると，かなり大型の細胞が重積性のある集塊で出現．核偏在性で核の大小不同が目立つ．集塊内に腺腔を示唆する構造もみられる．
【鑑別点】①カルチノイド腫瘍，②小細胞癌，③扁平上皮癌は問25を参照．⑤硬化性血管腫は問24を参照．

問27　③アスペルギルス
【細胞所見】特徴的な形態を示す真菌を認め，アスペルギルスと考える．アスペルギルスは，幅2〜4μmの菌糸をつくる真菌で，菌糸からY字型45°に分岐した分生子柄の先端には，ほうき状の分生子頭（頂嚢，梗子，分生子）が観察できる．
【鑑別点】①ヘルペス感染細胞は問22を，②クリプトコッカスは問23を，⑤硬化性血管腫は問24を参照．④アスベスト小体は，アスベスト（石綿）の吸引に起因する物質で，緑黄色調の鉄アレイ状の形状をとる．
【補足】アスベストは悪性中皮腫や肺癌発生の原因の一つとされている．

問28　⑤非ホジキンリンパ腫
【細胞所見】裸核状の細胞が孤立散在性にみられる．核には切れ込み，くびれ所見がみられ，核小体肥大が著明．
【鑑別点】①扁平上皮癌は厚い細胞質を有する細胞からなる．②小細胞癌，③腺癌では，細胞に結合性がみられる．④カルチノイド腫瘍は問29を参照．

【補足】肺の悪性リンパ腫には MALT（粘膜関連リンパ組織）リンパ腫などの B 細胞性リンパ腫が多い．

問29　③カルチノイド腫瘍
【細胞所見】淡い細胞質を有する核偏在性の均一な細胞が，結合の緩い集塊，およびロゼット様配列（右図）を示す集塊で出現．核は円形，クロマチンは粗顆粒状を呈する．
【鑑別点】①類上皮細胞は結核やサルコイドーシスなどの肉芽腫性病変で出現する．紡錘形〜楕円形の核を有する．②円柱上皮細胞集塊では集塊周囲に線毛ないし刷子縁がみられる．④扁平上皮癌は胞体に重厚感があり，角化した細胞が出現する．⑤小細胞癌は細胞質に乏しく，裸核様の細胞が出現する．
【補足】カルチノイド腫瘍は，免疫染色ではクロモグラニン-A，NSE，シナプトフィジンなどの神経内分泌系マーカーが陽性となる．

問30　⑤腺癌
【細胞所見】細胞質に粘液を含有した細胞が乳頭状集塊でみられる．核形不整と核小体が目立つ．
【鑑別点】①組織球は上皮性結合を示さない．②杯細胞増生は集塊内に線毛円柱上皮細胞が混在．③高度異型扁平上皮細胞は，胞体に重厚感があり，ライトグリーンやオレンジ G に好染し，孤立散在性に出現．④小細胞癌は裸核様の細胞である．
【補足】腺癌は組織学的に腺房型，乳頭型，細気管支肺胞上皮癌，粘液産生充実型，混合型に分類される．本症例は乳頭型である．

問31　③ニューモシスチス・ジロヴェチ（カリニ）
【細胞所見】左図では肺組織球中に取り込まれた淡い泡沫状の物質として観察される．右図 Grocott 染色では黒色に染色され，φ5〜7μm の中心部の凹んだ，いわゆる"お椀"状を呈する．
【鑑別点】①アスペルギルスは問27を参照．②カンジダは淡橙色で"竹の節"状の形状を示す．④レジオネラは短桿菌で，ヒメネス染色が有用．⑤アクチノマイセスは，放線菌で，細い糸状形態を示し，分岐して菌糸，菌塊（druse）を形成．PAS 反応（＋），Grocott 染色（＋）である．
【補足】以前はニューモシスチス・カリニ（*Pneumocystis carinii*）と分類されていたが，「カリニ」は「犬の」という意味であり，ヒトで肺炎を起こすニューモシスチスとは異なる種類であることが判明し，ニューモシスチス・ジロヴェチ（*Pneumocystis jiroveci*）に命名し直された．硫酸エーテル処理トルイジン青色で赤紫色（メタクロマジー）を呈する．以前は原虫とされていたが，近年は真菌として理解されている．

問32　④小細胞癌
【細胞所見】壊死性背景に，裸核様の小型細胞が結合性の弱い不規則な集団として認められる．押し合うような配列（木目込み様配列）もみられる．
【鑑別点】①細気管支肺胞上皮癌は杯細胞様の腫瘍細胞．②扁平上皮癌は厚い細胞質を有する大型の細胞で，角化細胞もみられる．③腺癌（大腸癌の転移）は高円柱状の腫瘍細胞が柵状，乳頭状集塊で出現．⑤非ホジキンリンパ腫では腫瘍細胞は結合性を示さず，孤立散在性に出現する．
【補足】小細胞癌は喫煙との関連が深いとされるが，検診において50歳以上で喫煙指数（1日の喫煙本数×喫煙年数）600以上の人，40歳以上で半年以内に血痰のあった人はハイリスク群とされ，X 線検査と喀痰細胞診が併用される．

問33　③扁平上皮癌
【細胞所見】敷石状，流れ状配列を示す細胞集塊で，扁平上皮由来であることが示唆される．細胞は大型でライトグリーン好性の厚い細胞質を有し，核は中心性で，大小不同がみられる．粗大顆粒状クロマチンが不均等分布を示す．
【鑑別点】①基底細胞増生は小型で比較的均一な細胞が集塊で出現．②細気管支肺胞上皮癌は豊富な粘液を含む杯細胞型の腫瘍細胞．④粘表皮癌は杯細胞型の腺系細胞と扁平上皮系の腫瘍細胞が混在．⑤カルチノイド腫瘍は結合性が疎であり，小型・均一で，類円形核を有する．
【補足】細気管支肺胞上皮癌は，a）粘液非産生性，b）粘液産生性，c）粘液産生性・粘液非産生性混合型あるいは不確定型の3型に分類される．

問34　④腺癌
【細胞所見】腺腔構造を示す核の重積性を伴う集塊を認める．細胞は N/C が高く，明瞭な核小体を有し，結合性の低下，集塊辺縁の核の飛び出し像が観察される．核は偏在傾向を示し，粘液を有する細胞を認める．
【鑑別点】①胆管上皮細胞は平面的なシート状集塊として認められ，細胞異型は認めない．②良性異型細胞は辺縁が平滑な球状集塊として出現し，不整な重積性・配列の乱れ・核の飛び出し像は認めない．③胆肝門領域でみられる扁平上皮癌成分は明らかな角化所見を示すことが多い．⑤非ホジキンリンパ腫は結合性はみられず，核の切れ込みを有する異型リンパ球を多数認める．

問35　①solid-pseudopapillary tumor
【細胞所見】小型類円形核を有する均一な腫瘍細胞が孤立散在性または結合の緩い集塊，血管性間質を軸とする乳頭状集塊としてみられる．個々の細胞はライトグリーンに淡染する境界の不明瞭な細胞質を有する．クロマチンは細顆粒状で均等分布し，小型の核小体を有する．
【鑑別点】②腺癌は不整腺腔形成を示す集塊〜孤立散在性に出現し，核形不整や核小体の明瞭な腫瘍細胞を認める．③反応性異型細胞は，炎症に伴い，核腫大した膵管上皮細胞が，平面的なシート状集塊として出現する．また，膵液などの液状検体では，辺縁平滑な球状集塊として出現する．④粘液性嚢胞腺腫は背景に粘液を有し，胞体内に粘液を含有する辺縁平滑・結合性の強い乳頭状集塊を認める．⑤腺房細胞癌は胞

体内に顆粒を有する腫瘍細胞が充実性に出現する．
【補足】SPT は，若年女性に好発する予後良好な腫瘍である．組織学的には，分化方向の不明な腫瘍に分類される．腺房細胞腫瘍，内分泌腫瘍と鑑別を要する．免疫染色では α 1-アンチトリプシン・NSE が陽性になることがある．

問36　④転移性肝腫瘍（大腸癌）
【細胞所見】壊死性背景に，柵状配列および腺腔形成を示す細胞集塊が出現．個々の細胞は高円柱状で，核は大小不同や核形不整がみられ，核小体が目立つ．
【鑑別点】①正常肝細胞は多稜形の細胞でシート状配列を呈し，細胞質は顆粒状．核は中心性で明瞭な核小体が1個みられる．②再生肝細胞は核腫大，多核化，クロマチンの増量などがみられる．肝炎や肝硬変の際に出現．③肝細胞癌では細胞の大小不同や N/C の増加がみられ，結合性が低下する．個々の細胞では核の大小不同，クロマチン増量，核小体の肥大などがみられる．⑤転移性肝腫瘍（胃低分化腺癌）では，核が偏在し細胞質に粘液をもった細胞が，疎結合性〜孤立散在性に出現する．
【補足】肝臓は転移性腫瘍が多くみられ，原発性肝癌の20倍ともいわれている．直接浸潤としては，胆嚢癌，胆道癌が多く，血行性転移として消化管癌，肺癌が多い．大腸癌と肝内胆管癌において同じ腺癌同士の両者の鑑別には CK20，CK7 の免疫染色が有用である．

問37　④腺癌
【細胞所見】高円柱状でライトグリーン淡染性の細胞質をもつ細胞が，大小の集塊で出現．柵状配列や腺腔様配列もみられる．核形不整，核の大小不同性，クロマチンの増量がみられ，肥大した核小体が著明である．
【鑑別点】①正常結腸粘膜上皮細胞は高円柱状の円柱上皮細胞と，杯細胞が混在．②管状腺腫では，高円柱状の細胞が重積性のある柵状の配列で出現．核は長楕円形〜棍棒状で，顕著な核形不整や大小不同性はみられない．③潰瘍性大腸炎では円柱上皮細胞のほかに，炎症性細胞，線維芽細胞，多核巨細胞，再生上皮細胞などを伴う．⑤平滑筋肉腫では，葉巻状といわれる両端が鈍角な長楕円形核を有する細胞が孤立散在性に出現．クロマチンの増量，核小体の肥大はあるが，核縁の肥厚はみられない．
【補足】大腸癌では，高分化〜中分化腺癌がほとんどを占め，低分化腺癌はきわめて少ない．高分化〜中分化腺癌では，腺腔形成や乳頭状増殖を示す．

問38　①良性異型細胞
【細胞所見】核の大小不同，軽度の配列の乱れを伴うが，N/C は低く，結合性もあり，集塊辺縁の細胞質は保たれている．
【鑑別点】②癌肉腫は上皮性と非上皮性の両方の悪性腫瘍成分が混在する．③扁平上皮癌は細胞質が厚く，層状構造を有するなどの角化傾向を認める．④乳頭腺癌は血管性間質を伴っ

た乳頭状集塊で出現する．⑤粘液癌は細胞質に粘液を含有し，背景にも多量の粘液がみられる．

問39　④腺癌
【細胞所見】不規則な重積のある細胞集塊が出現．N/C は高く，核の大小不同，核形不整，核小体が目立つ．
【鑑別点】①③問38参照．②再生上皮細胞は，結合性の強いシート状の細胞集塊として出現する．⑤腺扁平上皮癌は粘液産生や腺腔配列などのみられる腺癌成分と，角化傾向のある扁平上皮癌成分が混在する．

問40　②胃腸管間質性腫瘍（GIST）
【細胞所見】長紡錘形核を有する細胞が孤立散在性〜束状集団として認められる．
【鑑別点】①非ホジキンリンパ腫は類円形の異型リンパ球がモノトーナスに出現する．核には切れ込みがみられる．③腺腫は長楕円形細胞が柵状配列を示す結合性の強い細胞集団として認められる．④カルチノイド腫瘍は小型の円形核を有する細胞が平面的に認められる．クロマチンは粗顆粒状で，核は偏在傾向で細胞質に顆粒を有する場合がある．⑤大腸癌の転移は，壊死性背景に，高円柱細胞が柵状配列や不整腺腔形成を示す重積性集塊を認める．
【補足】GIST（gastrointestinal stromal tumor）は多潜能を有する間葉系細胞に由来する腫瘍である．筋原性腫瘍・神経系腫瘍との鑑別にCD117（c-kit）の免疫染色が有用である．

問41　④内分泌腫瘍
【細胞所見】毛細血管を取り囲んでいる細胞と，その周囲に散在する細胞がみられる．内分泌系腫瘍は，産生した分泌物を排出するため，毛細血管と密接に関係する．細胞は小型でモノトーナスである．細胞質は豊富でライトグリーン好性，核は円形〜類円形で比較的均一である．クロマチンはいわゆるごま塩状で，小型の核小体を有する．
【鑑別点】①正常膵管上皮細胞は，立方〜円柱状の極性が保たれた均一な細胞がシート状に出現する．②管状腺腫も異型のほとんどない比較的均一な円柱上皮細胞がシート状〜軽度重積して出現する．③膵管癌は不整腺腔形成や乳頭状増殖を示唆する集塊〜孤立散在性に腫瘍細胞を認める．⑤腺房細胞癌は胞体内に顆粒を有する腫瘍細胞が充実性に出現する．
【補足】内分泌腫瘍は膵・消化管ホルモン産生腫瘍である．ホルモンにはインシュリン，ガストリン，グルカゴン，ソマトスタチンがあり，数種類を同時に産生することもある．まれにセロトニン，ACTH などの異所性ホルモンを産生することもある．ホルモン顆粒の証明には，免疫染色によるシナプトフィジン，クロモグラニン-A が有用である．

問42　②カンジダ
【細胞所見】扁平上皮細胞集団の中に，赤褐色の細長い仮性菌糸と分芽胞子がみられる．また，扁平上皮細胞には核周囲明庭，軽度核腫大などの炎症性変化がみられる．

【鑑別点】①正常食道扁平上皮細胞は，表層型では核が濃縮状であり，核腫大は認めない．③上皮内腫瘍(異形成)は表層〜深層型異型扁平上皮細胞を認める．④食道に発生する扁平上皮癌は角化傾向や層状分化を強く示す癌が多いので，オレンジGやライトグリーンに好染する奇怪な細胞が出現する．⑤平滑筋肉腫は紡錘形の腫瘍細胞が束状〜孤立散在性に出現．
【補足】上皮内腫瘍は，従来，異形成と呼ばれてきたが，現在WHO分類においては腫瘍性病変であると定義され，上皮内腫瘍と位置づけられた．低異型度と高異型度とに分けられる(腫瘍細胞が下1/2までにとどまるものを低異型度，それ以上のものを高異型度)．

問43　⑤印環細胞癌
【細胞所見】炎症性細胞を背景に，疎結合性に大型類円形細胞が出現している．細胞内に小嚢胞形成があり，この中に粘液を満たしている．核は細胞質の辺縁に偏在し，細胞全体として印環状にみえる．核は大小不同性がみられ，クロマチンは増量し細顆粒状で，肥大した核小体もみられる．
【鑑別点】①組織球の核は楕円形〜馬蹄形，クロマチンは微細顆粒状で，均等分布である．②腸上皮化生は，円柱上皮細胞と杯細胞の混在した腸上皮を思わせる細胞集団がシート状に出現する．③GISTは結合性のみられない比較的均一な長紡錘形細胞がみられる．④管状腺癌は不整腺腔構造を示す重積性集塊〜孤立散在性に腫瘍細胞を認める．

問44　①正常大腸腺上皮細胞
【細胞所見】円柱上皮細胞と杯細胞が混在したシート状の結合性の強い集団がみられる．細胞は均一で，核も類円形で均一であり，極性も保たれている．
【鑑別点】②大腸結核では，類上皮細胞，ラングハンス型巨細胞，壊死物質がみられる．③管状腺腫は杯細胞が減り，核は長楕円形を示す．④絨毛腺腫の細胞は高円柱状で，細胞密度が高くなり，杯細胞は不明瞭になる．核は長楕円形を示す．⑤腺癌は不整腺腔構造を示す重積性集塊を認める．また，結合性の低下により，集塊からのほつれ像や孤立散在性細胞もみられる．

問45　②多形腺腫
【細胞所見】Pap.染色ではヘマトキシリンやライトグリーンに淡染，Giemsa染色でメタクロマジーを示す軟骨様・粘液腫様基質とともに，上皮性集塊や類円形の腫瘍性筋上皮細胞が認められる．
【鑑別点】①正常唾液腺腺房細胞は，顆粒状ないし泡沫状の細胞質に小型類円形の核を示す細胞がブドウの房状の細胞集塊として出現．③ワルチン腫瘍はリンパ球を背景に，大型で顆粒状の胞体を示すオンコサイト(oncocyte)が出現．④粘表皮癌は粘液を含む杯細胞様の粘液産生腫瘍細胞と扁平上皮様の腫瘍細胞および両者の中間型の混在．⑤腺房細胞癌は泡沫状・顆粒状の細胞質を呈する腺房細胞類似の腫瘍細胞からなる．

問46　⑤腺房細胞癌
【細胞所見】泡沫状〜チモーゲン顆粒に由来する顆粒状の豊富な胞体と類円形の核を示す腫瘍細胞がみられる．空胞状の細胞質を示すものも認められる．細胞質内の顆粒は，PAS反応陽性，ジアスターゼ消化抵抗性，Giemsa染色でメタクロマジーを示す．核は軽度大小不同，やや偏在性で，著明な核小体を認める．
【鑑別点】問45参照．

問47　⑤非ホジキンリンパ腫
【細胞所見】壊死性背景の中に，裸核様の細胞(幼若リンパ球)が孤立散在性に，モノトーナスに出現．核の大小不同性，核形不整，核小体の肥大が顕著にみられる．
【鑑別点】①嚢胞は背景に多数の変性した赤血球と泡沫細胞が出現．上皮成分は少ない．②橋本病では背景にコロイドや多数の成熟リンパ球が出現．③腺腫様甲状腺腫では背景にヘモジデリン貪食組織球がみられ，多彩な形状(シート状，濾胞状，乳頭状など)の濾胞上皮集塊がみられる．核異型はない．④未分化癌では，様々な形の大型で異型のきわめて強い細胞が孤立散在性に出現する．
【補足】甲状腺の悪性リンパ腫は橋本病を基礎疾患として発症することが多い．ほとんどがB細胞性であり，びまん性大細胞型Bリンパ腫およびMALTリンパ腫が高頻度を占める．本症例は前者である．

問48　④乳頭癌
【細胞所見】左図はチューインガムを引き伸ばしたようなロービーコロイドがみられる．乳頭癌を示唆する所見の一つである．右図では，核の大小不同，核形不整があり，核内細胞質封入体が多数みられる．
【鑑別点】①腺腫様甲状腺腫では，重積のある上皮集塊はみられるが，核内細胞質封入体はほとんどみられない．②亜急性甲状腺炎では背景に多核組織球，類上皮細胞を伴う．濾胞上皮に軽度の核腫大や変性がみられるが，核内細胞質封入体のような核異型はみられない．③濾胞性腫瘍では上皮は小濾胞を形成する．核異型は少ない．⑤髄様癌では多辺形の細胞が平面的に出現．核の大小不同は少ない．カルチノイド腫瘍類似のクロマチン構造を呈する．
【補足】髄様癌は中高年に多く，約30％の症例に遺伝性背景がある．副腎の褐色細胞腫との合併例をシップル症候群という．血清中のカルシトニンが有効な腫瘍マーカーとなる．

問49　①反応性中皮細胞
【細胞所見】多数の円形細胞が孤立散在性に出現．N/Cは50〜70％程度で厚い細胞質をもつ．核は中心に位置する．核小体は目立つものの，核形不整やクロマチンの増量はみられず，異型は乏しいといえる．Giemsa染色では細胞質は好塩基性に染色される．
【鑑別点】②腺癌は球状ないし乳頭状集塊での出現が多い．また，核は偏在傾向を示す．③小細胞癌は小型でほぼ裸核の

細胞が木目込み様配列で出現．④非ホジキンリンパ腫では幼若なリンパ球がモノトーンに出現．⑤ホジキンリンパ腫では多数の小型リンパ球を背景に核小体の目立つHRS細胞（Hodgkin/Reed-Sternberg cell）がみられる．問60を参照．

問50　③腺癌
【細胞所見】大型でN/Cが高く，核の偏在した悪性細胞を孤立散在性に認める．クロマチンは著しく増量し，大小不同性，核形不整，核小体も複数個みられる．
【鑑別点】①反応性中皮細胞はN/Cが低く，核は中心性．②組織球はN/Cが低く，馬蹄形核を有する．細胞質が豊富で泡沫状である．④小細胞癌は小型でN/Cがきわめて高く，細胞質は乏しく裸核状で，核同士が圧排する木目込み様配列像が特徴．⑤非ホジキンリンパ腫は幼若なリンパ球が孤立散在性に出現する．核には切れ込みがみられる．
【補足】体腔液中に出現する腫瘍細胞は，99.5％が転移性腫瘍に由来する．腹水では男女ともに80％以上を腺癌が占め，男女とも原発は胃癌が多い．胸水では腺癌が男性で50％，女性で70％を占め，原発は肺癌が多い．一般的に分化度の低いものほど体腔液中に出現する頻度が高い．

問51　①良性尿路上皮細胞
【細胞所見】核を複数個もつ表層型のアンブレラ細胞や，単核で中層型の尿路上皮細胞がみられる．核が軽度に腫大し，核小体が目立つが，N/Cは低い．
【鑑別点】②尿細管上皮細胞は，尿中に出現する場合は小型で核偏在性，細胞質は泡沫状〜顆粒状．③腺癌は円柱状の腫瘍細胞が柵状配列を示すか，粘液産生性細胞がみられる．④尿路上皮癌G1は結合の強い乳頭状集塊で出現．細胞はN/Cが高く小型．⑤尿路上皮癌G3は孤立散在性に，大小不同，大型核小体の目立つ異型の強い細胞が出現．
【補足】自然尿とカテーテル尿の違い

	自然尿	カテーテル尿
注意点	・変性して核濃染しやすい ・正常では深層型細胞（−） ・G0，G1の細胞は出現しにくい	・自然尿より新鮮 ・正常でも深層型細胞（＋）だが，相対的に表層型細胞が多い．
悪性を疑う時	深層型細胞のみの集団が出現	表層型が少なく深層型細胞が多量に出現

問52　⑤尿路上皮癌G3
【細胞所見】N/Cの高い細胞が，孤立散在性に出現．顕著な大小不同性，核形不整やクロマチンの増量がみられる．
【鑑別点】①良性尿路上皮細胞は核の異型があっても，N/Cが低い．②扁平上皮癌は角化した細胞が出現する．③腺癌については，問51を参照．④尿路上皮癌G1では，腫瘍細胞は強い結合性があり，大型集塊として出現する．
【補足】膀胱のCISでは尿路上皮癌G3に相当する大小不同の著明な異型の強い細胞を認める．膀胱鏡で癌が確認できないので，細胞診は治療や経過観察において重要である．CISへの治療としてBCGや抗癌剤の膀胱注入療法が行われるが，治療後の尿の細胞には，核濃縮や核の断片化，細胞質の空胞変性などの変性所見がみられる．

問53　④髄様癌
【細胞所見】リンパ球を背景に大型の悪性細胞が孤立散在性に平面的な集簇としてみられる．細胞質は豊富で辺縁は不明瞭．クロマチンは細顆粒状で明るく，核小体は著明である．
【鑑別点】①乳頭腺管癌は問54を参照．②硬癌は硬性浸潤を示唆する小型の集塊で出現．③粘液癌は背景に粘液がみられ，その中に大小の細胞集塊が島状に浮いている．⑤葉状腫瘍は間質と上皮の両成分からなる腫瘍である．
【補足】髄様癌は乳癌全体の1〜2％のまれな腫瘍で，乳管癌とは細胞形態が異なる．大型で水疱状の核，著明な核小体，広く明るい細胞質が特徴で，それらが乳頭状増殖や腺腔を形成せず，髄様（充実性）に増殖する．種々の割合でリンパ球浸潤を伴う．浸潤性乳管癌に比べ予後良好である．

問54　③乳頭腺管癌
【細胞所見】乳頭状増殖を示唆する大型の細胞集塊がみられる．核形不整や核小体は目立たないが，核密度が高く，クロマチンは増量．二相性はみられない．
【鑑別点】①線維腺腫では背景に裸核の間質細胞がみられ，上皮は平面的なシート状配列で出現．二相性が保たれている．②粘液癌では背景に粘液がみられる．④充実腺管癌では，腫瘍細胞は結合性が低下し，平面的な集団として出現する．また，集団周囲には孤立散在性細胞を多数認める．⑤葉状腫瘍は背景に多数の間質細胞がみられ，上皮はシート状ないし球状集塊として出現する．
【補足】乳癌の90％が浸潤性乳管癌であり，その中の乳頭腺管癌・充実腺管癌・硬癌の割合は，1：1：2である．乳頭腺管癌はさらに組織学的に，乳頭状型，乳頭管状型，篩状型，面疱型などに亜型分類され，各々細胞の出現パターンや核の異型度が異なる．

問55　③骨巨細胞腫
【細胞所見】短紡錘形の単核細胞と，破骨細胞に似た多核巨細胞がみられる．両者の移行像がみられるのが特徴．
【鑑別点】①ユーイング肉腫はN/Cのきわめて高い小型類円形細胞が孤立散在性に出現．PAS反応（＋）．②骨肉腫の細胞像は紡錘形細胞を主体にきわめて異型，多形性に富んだ腫瘍細胞からなる．黄緑〜緑色に染まる類骨（osteoid）の証明が診断には必要．④軟骨芽細胞腫は類円形細胞と多核巨細胞が出現するが，骨巨細胞腫とは異なり，両者の移行像はみられない．⑤軟骨肉腫は背景に粘液腫様基質，軟骨基質がみられ，核腫大や2核以上の多核化を示し，核異型と明瞭な核小体をもつ軟骨細胞がみられる．
【補足】骨腫瘍において，患者の年齢は診断の一助となる．軟骨腫，軟骨芽細胞腫，骨肉腫，ユーイング肉腫は若年者に多く，軟骨肉腫や脊索腫は30〜50歳代に多い．骨巨細胞腫

は若年成人に多く，20歳代，次いで30歳代，40歳代の順に発生が多い．

問56　④脊索腫
【細胞所見】空胞状の明るく豊富な細胞質と小型類円形核を有する担空胞細胞(physaliphorous cell)が結合性の緩い集団としてみられる．採取部位が仙骨というのも大切な所見である．
【鑑別点】①骨髄腫は問57を参照．②軟骨肉腫は問55を参照．③血管肉腫では小型の短紡錘形の細胞が疎な結合で出現．著明な核小体がみられる．⑤腺癌の転移では，腺腔形成や乳頭状増殖を示唆する上皮性の結合や，胞体内に粘液を含有する所見がみられる．
【補足】骨腫瘍では発生部位も診断において重要である．脊索腫は仙骨・尾骨，頭蓋底に多く，軟骨芽細胞腫，骨肉腫，巨細胞腫，ユーイング肉腫は長管骨の骨端に多い．軟骨腫は手足の骨(短骨)，軟骨肉腫は骨盤・肋骨など体幹骨に多い．

問57　④骨髄腫
【細胞所見】核偏在傾向を示す類円形細胞が孤立散在性に出現．核は円～類円形で著明な核小体がみられる．核形不整はみられない．Giemsa染色で核周囲が明るく抜けてみえる(ゴルジ装置の部分に相当)．
【鑑別点】①組織球はN/Cが低く，馬蹄形の小型核を有する．②非ホジキンリンパ腫ではN/Cのさらに高い幼若なリンパ球がモノトーナスに出現．核に切れ込み，しわなどの所見がみられる．③脊索腫では空胞状の細胞質を有する担空胞細胞がみられる．⑤腺癌の転移は問56を参照．
【補足】骨髄腫は形質細胞が腫瘍性増殖をきたす疾患で，40～60歳代の男性に多い．X線像で溶骨像を認める．血清中のM蛋白，尿中のベンスジョーンズ蛋白が診断の指標となる．

問58　③胸腺腫
【細胞所見】多数のリンパ球を背景に，紡錘形核を有する大型の細胞集塊がみられる．胸腺腫は上皮細胞成分とリンパ球成分が様々な割合で混在した腫瘍である．上皮性細胞は類円形核を有する上皮様形態のものから，紡錘形核を有し線維芽細胞様を呈する症例まで様々である．本症例は後者と考える．
【鑑別点】①胸腺嚢胞は，マクロファージや角化物がみられる．②胸腺過形成は，胸腺の肥大した状態である．大型上皮様集塊は出現しない．胸腺腫の好発部位は前縦隔ないし前上縦隔であるが，④神経線維腫，⑤神経鞘腫は通常後縦隔発生なので否定できる．
【補足】縦隔は前・上・中・後縦隔に区分される．縦隔腫瘍は発生部位が大切である．前縦隔からは胸腺腫，奇形腫，上縦隔は甲状腺腫，気管支原性嚢胞，中縦隔は気管支原性嚢胞，悪性リンパ腫，後縦隔は神経線維腫，神経鞘腫，神経芽腫，神経節神経腫などの神経性腫瘍が発生する．

問59　④悪性線維性組織球腫(通常型)
【細胞所見】左図は紡錘形細胞を主体にクロマチンが著しく増量し，核密度が高く，結合性の緩い細胞集塊がみられる．右図は異型性・多形性のきわめて高度な細胞がみられる．悪性であることは一見してわかるのが特徴でもある．
【鑑別点】①神経鞘腫は，結合性が強固で，図のように核密度は高くはならない．②脂肪腫は核が小型濃縮状で脂肪に圧排され細胞辺縁に位置する．③脂肪肉腫(分化型)は，印環状，クモの巣状の豊富な細胞質が特徴で，核は良性の脂肪細胞に比べ，大きく，また小型だが明瞭な核小体を有する．⑤胞巣状軟部肉腫は，ライトグリーン好性の胞体を有する大型細胞が孤立散在性～結合性の乏しい集団として出現する．豊富な胞体が特徴的で，針状結晶構造がみられることもある．
【補足】悪性線維性組織球腫は，中高年の軟部肉腫で最も多く，上下肢，臀部，背部および後腹膜に好発．特に大腿部に多い．組織学的に通常型，粘液型，巨細胞型などに分類される．本症例は通常型で，花むしろ模様(storiform pattern)を示す紡錘形細胞や奇怪な形態を示す多核巨細胞など多形性の強い組織像が特徴である．

問60　③ホジキンリンパ腫
【細胞所見】小型リンパ球を背景に，非常に大型の異型細胞がみられる．本症例は，結節性リンパ球優位型ホジキンリンパ腫(NLPHL/WHO分類)で，異型細胞はポップコーン細胞もしくはL&H細胞(lymphocytic and histiocytic cell)と呼ばれる特異細胞である．ポップコーンがはじけたような核を有し，核小体はHRS細胞(Hodgkin/Reed-Sternberg cell)に比べ小さいのが特徴である．
【鑑別点】①反応性リンパ節炎は，成熟リンパ球を主体に各成熟段階のリンパ球が混在する．②非ホジキンリンパ腫は，異型リンパ球がモノトーナスに出現する．④小細胞癌，⑤腺癌は，細胞像が異なる．
【補足】2001年新WHO分類において，ホジキン病とは呼ばず，ホジキンリンパ腫として分類された．B細胞性由来とされる．結節性リンパ球優位型ホジキンリンパ腫と，それ以外の古典的ホジキンリンパ腫に大別される．

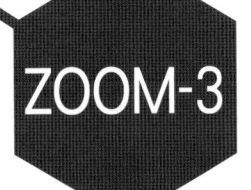

ZOOM-3 解答 Challenge

解答・解説をみる前に，Challenge start！

問1	①扁平上皮化生細胞 ②中等度異形成 ③高度異形成 ④上皮内癌 ⑤角化型扁平上皮癌		
問2	①修復細胞 ②中等度異形成 ③高度異形成 ④頸部腺癌(内頸部型粘液性腺癌) ⑤非角化型扁平上皮癌		
問3	①ヘルペス感染細胞 ②扁平上皮化生細胞 ③非角化型扁平上皮癌 ④正常頸管腺細胞 ⑤頸部腺癌(内頸部型粘液性腺癌)		
問4	①横紋筋肉腫 ②漿液性嚢胞腺癌 ③平滑筋肉腫 ④明細胞腺癌 ⑤顆粒膜細胞腫		
問5	①頸部腺癌(内頸部型粘液性腺癌) ②悪性黒色腫 ③非角化型扁平上皮癌 ④小細胞癌 ⑤非ホジキンリンパ腫		
問6	①類内膜腺癌G1 ②類内膜腺癌G3 ③子宮内膜増殖症 ④増殖期子宮内膜細胞 ⑤分泌期子宮内膜細胞		
問7	①HPV感染細胞 ②正常上皮 ③クラミジア感染細胞 ④妊娠による変化 ⑤炎症による変化		
問8	①クラミジア感染細胞 ②真菌 ③トリコモナス ④正常上皮 ⑤軽度異形成		
問9	①ヘルペス感染細胞 ②クラミジア感染細胞 ③トリコモナス ④正常腺細胞 ⑤軽度異形成		
問10	①ヘルペス感染細胞 ②軽度異形成 ③高度異形成 ④微小浸潤癌 ⑤非角化型扁平上皮癌		
問11	①類内膜腺癌G1 ②類内膜腺癌G3 ③明細胞腺癌 ④絨毛性疾患 ⑤平滑筋肉腫		
問12	①粘液性腺癌 ②絨毛癌 ③顆粒膜細胞腫 ④莢膜細胞腫 ⑤未分化胚細胞腫		
問13	①クラミジア感染細胞 ②転移性腺癌 ③ヘルペス感染細胞 ④扁平上皮癌 ⑤修復細胞		
問14	①修復細胞 ②腺癌 ③扁平上皮癌 ④悪性黒色腫 ⑤非ホジキンリンパ腫		
問15	①頸管腺細胞 ②子宮内膜細胞 ③修復細胞 ④軽度腺異形成 ⑤上皮内腺癌(AIS)		
問16	①分泌期子宮内膜細胞 ②増殖期子宮内膜細胞 ③萎縮内膜細胞 ④子宮内膜異型増殖症 ⑤類内膜腺癌G1		
問17	①子宮内膜細胞 ②HSIL：高度扁平上皮内病変 ③リンパ球 ④頸部腺癌(内頸部型粘液性腺癌) ⑤頸管腺細胞		
問18	①高度異形成 ②扁平上皮癌 ③上皮内癌 ④傍基底型扁平上皮細胞 ⑤トリコモナス		
問19	①顆粒膜細胞腫 ②小細胞癌 ③非ホジキンリンパ腫 ④未分化胚細胞腫 ⑤クルッケンベルグ腫瘍		
問20	①未分化胚細胞腫 ②粘液性腺腫 ③扁平上皮癌 ④漿液性腺癌 ⑤粘液性腺癌		
問21	①カルチノイド腫瘍 ②小細胞癌 ③扁平上皮癌 ④腺癌 ⑤線毛円柱上皮細胞		
問22	①線毛円柱上皮細胞 ②腺様嚢胞癌 ③腺癌 ④扁平上皮癌 ⑤小細胞癌		
問23	①腺癌 ②小細胞癌 ③粘表皮癌 ④扁平上皮癌 ⑤扁平上皮細胞		
問24	①腺癌 ②扁平上皮癌 ③大細胞神経内分泌癌 ④小細胞癌 ⑤リンパ球		
問25	①カルチノイド腫瘍 ②小細胞癌 ③扁平上皮癌 ④腺癌 ⑤線毛円柱上皮細胞		
問26	①カルチノイド腫瘍 ②小細胞癌 ③扁平上皮癌 ④腺癌 ⑤硬化性血管腫		
問27	①線毛円柱上皮細胞 ②腺癌 ③扁平上皮癌 ④小細胞癌 ⑤リンパ球		
問28	①小細胞癌 ②ニューモシスチス・ジロヴェチ(カリニ) ③細気管支肺胞上皮癌 ④カルチノイド腫瘍 ⑤非ホジキンリンパ腫		

問29	①アスペルギルス ②肺結核症 ③腺癌 ④巨細胞癌 ⑤転移性肺腫瘍(尿路上皮癌)			
問30	①扁平上皮癌 ②大細胞癌 ③腺扁平上皮癌 ④混合型小細胞癌 ⑤腺癌			
問31	①リンパ球 ②基底細胞増生 ③腺癌 ④小細胞癌 ⑤カルチノイド腫瘍			
問32	①クルシュマン螺旋体 ②シャルコ・ライデン結晶 ③アスペルギルス ④カンジダ ⑤アスベスト小体(含鉄小体)			
問33	①正常線毛円柱上皮細胞 ②扁平上皮癌 ③腺癌 ④細気管支肺胞上皮癌 ⑤カルチノイド腫瘍			
問34	①正常肝細胞 ②肝内胆管癌(高分化型腺癌) ③高分化型肝細胞癌 ④低分化型肝細胞癌 ⑤未分化癌			
問35	①赤痢アメーバ ②組織球 ③エキノコッカス ④腺癌 ⑤低分化型肝細胞癌			
問36	①正常肝細胞 ②転移性肝腫瘍(扁平上皮癌) ③肝細胞癌 ④転移性肝腫瘍(腺癌) ⑤胆管癌			
問37	①炎症による異型細胞 ②扁平上皮癌 ③腺癌 ④腺腫 ⑤肝細胞癌			
問38	①正常扁平上皮細胞 ②ウイルス感染細胞 ③扁平上皮癌 ④炎症による異型細胞 ⑤腺癌			
問39	①腺癌 ②正常胃粘膜上皮細胞 ③再生上皮細胞 ④胃腸管間質性腫瘍(GIST) ⑤扁平上皮癌			
問40	①腺癌 ②正常胃粘膜上皮細胞 ③再生上皮細胞 ④胃腸管間質性腫瘍(GIST) ⑤扁平上皮癌			
問41	①腺腫 ②非ホジキンリンパ腫 ③腺癌 ④カルチノイド腫瘍 ⑤再生上皮細胞			
問42	①血管腫 ②原発性腺癌 ③肉腫 ④転移性腺癌 ⑤肝細胞癌			
問43	①慢性炎症 ②非ホジキンリンパ腫 ③腺癌 ④腺腫 ⑤肝細胞癌			
問44	①腺腫 ②胃腸管間質性腫瘍(GIST) ③肉芽腫性炎 ④原発性腺癌 ⑤転移性腺癌			
問45	①正常唾液腺腺房細胞 ②多形腺腫 ③ワルチン腫瘍 ④粘表皮癌 ⑤腺様嚢胞癌			
問46	①正常唾液腺腺房細胞 ②多形腺腫 ③ワルチン腫瘍 ④粘表皮癌 ⑤腺様嚢胞癌			
問47	①腺腫様甲状腺腫 ②濾胞性腫瘍 ③乳頭癌 ④未分化癌 ⑤髄様癌			
問48	①腺腫様甲状腺腫 ②濾胞性腫瘍 ③乳頭癌 ④未分化癌 ⑤髄様癌			
問49	①反応性中皮細胞 ②悪性中皮腫 ③扁平上皮癌 ④腺癌 ⑤大細胞癌			
問50	①中皮細胞 ②悪性中皮腫 ③扁平上皮癌 ④腺癌 ⑤大細胞癌			
問51	①ウイルス感染細胞 ②良性尿路上皮細胞 ③尿路上皮内癌 ④尿路上皮癌 G2 ⑤尿膜管癌			
問52	①良性尿路上皮細胞 ②尿路上皮内癌 ③尿路上皮癌 G2 ④尿膜管癌 ⑤腎細胞癌			
問53	①乳頭腺管癌 ②硬癌 ③線維腺腫 ④乳腺症 ⑤粘液癌			
問54	①乳腺症 ②粘液癌 ③乳頭腺管癌 ④充実腺管癌 ⑤葉状腫瘍			
問55	①尿路上皮癌 ②非ホジキンリンパ腫 ③腎細胞癌 ④奇形腫 ⑤セミノーマ(精上皮腫)			
問56	①反応性リンパ節炎 ②結核 ③非ホジキンリンパ腫 ④ホジキンリンパ腫 ⑤転移性腺癌			
問57	①反応性リンパ節炎 ②結核 ③非ホジキンリンパ腫 ④ホジキンリンパ腫 ⑤転移性腺癌			
問58	①軟骨肉腫 ②転移性腺癌 ③骨肉腫 ④骨巨細胞腫 ⑤骨髄腫			
問59	①骨肉腫 ②骨巨細胞腫 ③悪性線維性組織球腫(MFH) ④悪性黒色腫 ⑤神経鞘腫			
問60	①腎癌の転移 ②胃癌の転移 ③肺癌の転移 ④骨髄腫 ⑤脊索腫			

【ZOOM-3　解答・解説】

問1　④上皮内癌
【細胞所見】核に緊満感のあるN/Cの高い傍基底型の異型細胞がみられる．核縁が肥厚し，クロマチンは増量し，不均等分布を示す．
【鑑別点】①扁平上皮化生細胞はライトグリーンに好染する多稜形の厚い胞体を有する細胞で，N/Cは小さく，クロマチンは細顆粒状で均等に分布し，増量もみられない．②中等度異形成では中層～傍基底型の異型細胞がみられる．核の腫大を認めるが，上皮内癌に比べN/Cは低い．核形の不整があり，クロマチンは増量もみられるが，細顆粒状を呈する．③高度異形成のN/Cは上皮内癌ほど高くなく，核形不整が目立つ．⑤角化型扁平上皮癌では壊死性の背景に多形性を示す悪性細胞がみられ，オレンジG好染性の厚い細胞質を有するオタマジャクシ型や線維型の角化細胞を認める．

問2　②中等度異形成
【細胞所見】核が腫大した中層型の異型細胞を集団で認める．核形の不整とクロマチンの増量を認め，2核細胞がみられる．
【鑑別点】①修復細胞は敷石状またはリボン状と呼ばれる流れるような配列を示し，核形の不整やクロマチンの増量はみられず，明瞭な核小体を認める．③高度異形成は傍基底型の異型細胞が主体としてみられ，N/Cは高く，核形の不整が目立つ．④頸部腺癌（内頸部型粘液性腺癌）では，核が偏在性で高円柱状の悪性細胞が重積性のある集塊でみられ，柵状配列や腺腔様配列を示すことが多い．細胞質内に粘液を有する細胞を認める．⑤非角化型扁平上皮癌でみられる集塊は核密度が高い．核の大小不同やクロマチンの増量が著明で，不均等分布を示す．核小体がみられることが多い．

問3　⑤頸部腺癌（内頸部型粘液性腺癌）
【細胞所見】核が偏在性でN/Cの高い円柱状の異型細胞が不整重積性および腺腔状を示す集塊でみられる．クロマチンが増量し，明瞭な核小体を有する．
【鑑別点】①ヘルペス感染細胞はすりガラス状を呈する腫大した核を有し，単核または多核でみられる．多核細胞では核の圧排像（molding）が特徴的で，核内封入体を認めることもある．②扁平上皮化生細胞は核が中心性で，多稜形または突起のある細胞質を有する．N/Cは小さく，クロマチンは細顆粒状で均等に分布し，増量もみられない．③非角化型扁平上皮癌はクロマチンが粗く不均等分布を示し，核は中心性である．④正常頸管腺細胞は頸部腺癌細胞に比べ細胞の丈は低く，不整な重積性は示さない．

問4　④明細胞腺癌
【細胞所見】ライトグリーンに淡染する明るく豊富な細胞質を有する細胞が，シート状集塊として出現している．核の腫大や大小不同を認める．明瞭な核小体を認める．
【鑑別点】①横紋筋肉腫，③平滑筋肉腫は上皮性結合はみられないことから否定．②漿液性囊胞腺癌はN/Cが高く，核異型の強い腫瘍細胞が乳頭状集塊として出現する．時に砂粒小体がみられる．⑤顆粒膜細胞腫はN/Cの高い小型細胞からなり，核所見（コーヒー豆様）が特徴的である．

問5　②悪性黒色腫
【細胞所見】核は円形～類円形で大小不同，クロマチンの増量を認め，核小体も有する．核内に空胞を認める細胞，細胞質にメラニン顆粒を認める細胞もある．
【鑑別点】結合性が疎であることから，①頸部腺癌（内頸部型粘液性腺癌），③非角化型扁平上皮癌，④小細胞癌は否定できる．メラニン顆粒を有することから，⑤非ホジキンリンパ腫も否定できる．

問6　③子宮内膜増殖症
【細胞所見】比較的小型で異型のない細胞が集塊状に出現し，有端状の丸みを帯びた内膜腺が分岐して認められる．集塊の辺縁の核配列は規則的である．
【鑑別点】核に異型がなく核配列の乱れがないことから，①類内膜腺癌G1，②類内膜腺癌G3は否定できる．丸みを帯びた内膜腺の分岐等から，④増殖期子宮内膜細胞，⑤分泌期子宮内膜細胞は否定できる．

問7　①HPV感染細胞
【細胞所見】核周囲に空隙があり，空隙と辺縁の厚い細胞質との境界は明瞭である．核は腫大し，クロマチン増量などの所見を認める．コイロサイトーシス（koilocytosis）の所見である．
【鑑別点】②正常上皮とは明らかに異なる．③クラミジア感染細胞では細胞質内に顆粒状の封入体（星雲状封入体）がみられる．④妊娠による変化や，⑤炎症による変化の一つである核周囲明庭（perinuclear halo）は空隙と外側の細胞質との境界が狭く不明瞭である．

問8　③トリコモナス
【細胞所見】扁平上皮細胞に群がるトリコモナスを認める．扁平上皮細胞には，炎症性変化により軽度核腫大および核周囲明庭がみられる．トリコモナス原虫はライトグリーンに染まる物質として観察される．大きさが5～20μm程度で西洋梨状あるいは楕円形を呈し，前端に1つの核と細胞質内に赤色顆粒を認める．
【鑑別点】①クラミジア感染細胞は細胞質に封入体をもった細胞である．②真菌は婦人科領域では，ほとんどがカンジダによるものである．分芽胞子と仮性菌糸が出現する．④正常上皮では，核周囲明庭や，核の軽度肥大はみられない．⑤軽度異形成といえるような核腫大やクロマチンの増量はみられない．

問9　②クラミジア感染細胞
【細胞所見】上皮細胞の核は腫大し，細胞質内に顆粒状封入

体が観察できる．星雲状封入体とも呼ばれ，特徴所見である．
【鑑別点】①ヘルペス感染細胞は問10，13を参照．③トリコモナスは問8を参照．④核の腫大がみられるので，正常腺細胞とはいえない．⑤軽度異形成は細顆粒状に増量した核クロマチンを示す表層型主体の核異型細胞が出現する．
【補足】Pap.染色でクラミジア感染細胞を判定するためには，背景のリンパ球，形質細胞の出現と，核腫大を伴う扁平上皮化生細胞，頸管腺細胞をみつけだし，核を圧排する星雲状封入体を探し出すことがポイントとなる．

問10 ①ヘルペス感染細胞
【細胞所見】単核～多核で，核クロマチンは融解状・無構造（いわゆるすりガラス状），核縁への不整凝集を呈している．左図では，10数個の核が圧排像を呈している．ヘルペス感染細胞に特徴的な所見と考えられる．
【鑑別点】②軽度異形成は細顆粒状に増量した核クロマチンを示す表層～中層型の核異型細胞が出現．③高度異形成は傍基底型の核異型細胞．④微小浸潤癌では，上皮内癌類似の深層型悪性細胞が出現する．核クロマチンは細～粗顆粒状不均等分布を呈する．また，small fiber cellなど表層型悪性細胞を伴う．⑤非角化型扁平上皮癌では粗顆粒状・核の大小不同も著明となる．多核傾向はあるが，図ほどの多核形成はみられない．

問11 ④絨毛性疾患
【細胞所見】ジンチジウム型トロホブラストの出現により，絨毛性疾患を考える．多核のジンチジウム型トロホブラストは，軽度核腫大や核小体の出現などの所見がみられる．単核のラングハンス型トロホブラストは，核の大小不同性や核形の不整，クロマチン増量を認める．本症例は侵入奇胎と診断された．
【鑑別点】①～③の腺癌を疑うような乳頭状集塊や腺腔様の構造は認められない．⑤平滑筋肉腫は楕円形～長楕円形の核を有する紡錘形で，結合性の乏しい腫瘍細胞が出現する．
【補足】絨毛性疾患における絨毛細胞の出現頻度

	胞状奇胎	侵入奇胎	絨毛癌
ラングハンス型	＋	＋＋	＋＋＋
ジンチジウム型	＋＋	＋	＋−

問12 ③顆粒膜細胞腫
【細胞所見】類円形～卵円形の核を有する比較的小型の腫瘍細胞が孤立散在性～集簇性に認められる．クロマチンは軽度増量，コーヒー豆様の核溝（nuclear groove）を認める．
【鑑別点】①粘液性腺癌を示唆するような，粘液を含有する細胞は認められない．②絨毛癌では，異型の強いラングハンス型トロホブラストの出現がみられる（問11参照）．④莢膜細胞腫は，長楕円形～紡錘形の腫瘍細胞．⑤未分化胚細胞腫は，リンパ球を背景に豊富な胞体と類円形核を有する核小体の著明な腫瘍細胞がみられる．

問13 ③ヘルペス感染細胞
【細胞所見】好中球主体の炎症性背景に混じて，単核および多核細胞がみられる．核はいずれもすりガラス状を呈し，圧排像（molding）も認められる．
【鑑別点】①クラミジア感染細胞は細胞質の星雲状封入体が特徴所見である．②転移性腺癌は細胞が不整腺腔形成，柵状配列などを呈する集塊で出現．④扁平上皮癌は厚い胞体を有する奇怪な形状の腫瘍細胞が出現．⑤修復細胞は炎症性背景にN/Cの低い細胞がシート状に出現する．
【補足】ヘルペス感染細胞は多核化，核の圧排像，核縁肥厚，すりガラス様の核所見および核内封入体が特徴所見である．

問14 ④悪性黒色腫
【細胞所見】孤立散在性に大型の核，著明な核小体，豊富な細胞質内に黄褐色のメラニン顆粒を有する腫瘍細胞がみられる．アピッツ小体と呼ばれる核内空胞の出現も特徴所見である．
【鑑別点】①修復細胞は核腫大，著明な核小体を認めるが，結合性が強固で，リボン状または敷石状配列を示し，N/Cは低い．②腺癌，③扁平上皮癌，⑤非ホジキンリンパ腫は，いずれもメラニン顆粒は有さない．
【補足】メラニン顆粒のみられない無色素性の黒色腫もあるが，メラニン顆粒を貪食したマクロファージ（メラノファージ）を見出すことにより診断の一助となる．

問15 ⑤上皮内腺癌（AIS）
【細胞所見】きれいな背景に柵状，シート状，放射状の細胞集塊が出現している．フェザーリングと呼ばれる核の飛び出し像を認める．核は楕円形で，クロマチンは細顆粒状に密に分布しており，重積異常，配列の乱れは浸潤癌と比べて軽度であるが，正常の範疇ではない．
【鑑別点】①頸管腺細胞は，核の位置が基底膜側に接して一列に規則正しく並ぶ．核間距離は均等で，顕微鏡下で核は同一フォーカス上に並ぶ．②子宮内膜細胞は，頸管腺細胞より丈が低く小型である．③修復細胞は核腫大，著明な核小体を認める．平面的な配列で出現し，重積性は示さない．④軽度腺異形成は，細胞像だけでは正常頸管腺細胞との鑑別はきわめて難しい．

問16 ③萎縮内膜細胞
【細胞所見】核密度は比較的高いが，核は小型化し，濃縮状で均一，核内構造は均質で無構造様であるものが多い．
【鑑別点】①分泌期子宮内膜細胞は核間距離が広く，細胞境界明瞭，蜂巣状構造を認める．クロマチンは細顆粒状で，淡染性を示す．核は増殖期よりもやや大きい．②増殖期子宮内膜細胞は密に集合し，細胞境界は不明瞭である．クロマチンは粗大顆粒状で濃染性を示す．核分裂像を散見する．④子宮内膜異型増殖症は重積異常，核密度の高い乳頭状，樹枝状集塊が出現する．核腫大，大小不同，クロマチン増量などを伴っている．⑤類内膜腺癌G1は，乳頭状，柵状，樹枝状などの

大型集塊で出現する．特に複雑型子宮内膜異型増殖症と鑑別を要するが，集塊の形状，分岐の程度，血管性間質の太さなどの構造異型を丁寧に観察することが大切である．

問17　②HSIL(high grade squamous intraepithelial lesion)：高度扁平上皮内病変
【細胞所見】比較的きれいな背景にN/Cが高く，一部裸核様の異型細胞が上皮性結合を有して出現，核は類円形を示し，核濃染を伴っている．クロマチンは細顆粒状であるが，均等分布を呈している．
【鑑別点】①子宮内膜細胞は，間質細胞を伴った集塊として出現する．⑤頸管腺細胞は，粘液を含有した高円柱上皮が，シート状，蜂巣状，柵状の集塊となって認められる．③リンパ球は結合性に乏しい．④頸部腺癌(内頸部型粘液性腺癌)は，腺の特徴である腺腔や乳頭状構造等を示す．
【補足】子宮頸部異形成の分類には，従来の日母分類(dysplasia-CIS 分類)，CIN 分類(cervical intraepithelial neoplasia：上皮内癌と異形成を一括している)，ベセスダシステム(分類のカテゴリーと臨床的対応が一致している)がある．

問18　④傍基底型扁平上皮細胞
【細胞所見】好中球を主体とした炎症性背景に，やや小型の扁平上皮細胞を認める．細胞は類円形ないし多稜形で核も円形，N/Cは低く，明らかな異型は認められない．
【鑑別点】①高度異形成はN/Cが高く(60～80%)，核形不整，クロマチン増量等の異型を示す．②扁平上皮癌は核異型が目立ち，他に壊死や奇怪な形をした細胞が認められる．③上皮内癌はN/Cが高く(80%以上)，クロマチンも高度に増量し，濃染する．⑤トリコモナスは認めない．

問19　①顆粒膜細胞腫
【細胞所見】孤立散在性またはロゼット様配列を含む結合の緩い集塊でみられる．核は小型で類円形～円形であり，一部裸核状である．核クロマチンは細顆粒状で，核溝を認める．
【鑑別点】②小細胞癌は卵巣腫瘍において起源不明の腫瘍に分類される．N/Cの高い類円形細胞が，木目込み様配列を示す．③非ホジキンリンパ腫は，結合性はみられない．クロマチンパターンは粗顆粒状である．④未分化胚細胞腫は明るく豊富な細胞質を有し，リンパ球との二相性(two cell pattern)を呈する．⑤クルッケンベルグ腫瘍とは，胃腸など消化器系の癌の転移による卵巣癌のことで，癌細胞が卵巣に転移する形で起こる．両側の卵巣に同時に起こることがほとんどで，硬く充実性で，組織学的には，粘液を含んで指輪のようにみえる印環細胞型悪性細胞が特徴である．
【補足】卵巣の性索間質性の腫瘍の一つである顆粒膜細胞腫は，全卵巣腫瘍の約2%である．好発年齢は成人型と若年型があり，成人型は45～55歳をピークとして，主に閉経後の女性にみられる．若年型は10歳代に多い．病理組織での特徴は濾胞ないし腺腔様構造内に貯留物をもち，一見グラーフ卵胞に類似したCall-Exner bodyの形成や核溝を有する腫瘍

細胞の充実性増殖である．この所見は捺印細胞像にも反映する．

問20　⑤粘液性腺癌
【細胞所見】左図では粘液様物質を背景に，細胞質に粘液を含む細胞からなる集塊を認める．右図では核の切れ込みがみられ，核小体が明瞭である．
【鑑別点】①未分化胚細胞腫は明るく豊富な細胞質と類円形核を有し，リンパ球との二相性を呈する．②粘液性腺腫は細胞が大きなシート状となって認められ，核異型は少ない．③扁平上皮癌は卵巣腫瘍取扱い規約においては，起源不明の腫瘍に分類されているが，最新のWHO分類では，表層上皮性・間質性腫瘍として分類された．細胞像は子宮頸部病変と同様である．④漿液性腺癌は，比較的きれいな背景にN/Cの高い腫瘍細胞が乳頭状に増殖する．核の飛び出しや配列の乱れを認める．
【補足】漿液性腺癌は表層上皮性・間質性腫瘍で，卵巣の悪性腫瘍の中で最も多く，20～50%を占める．組織学的には細胞質の乏しい腫瘍細胞が乳頭状に増殖する傾向が認められ，砂粒小体をしばしば認める．

問21　④腺癌
【細胞所見】左図左側の正常円柱上皮と比較して，大型で核形不整，やや大きな核小体を有する異型細胞集塊を認める．核は偏在し，腺腔様の配列も認める．
【鑑別点】①カルチノイド腫瘍は問25を参照．②小細胞癌は小型で裸核状．③扁平上皮癌は核中心性で，重厚感のある胞体を有する細胞や，角化細胞を認める．⑤線毛円柱上皮細胞は小型で線毛を有する．

問22　②腺様嚢胞癌
【細胞所見】特徴像である粘液球を伴う重積性集塊を認める．篩状構造を示し内部に粘液様物質がみられる．この粘液様物質は右図のようにGiemsa染色にてメタクロマジーを呈する．細胞は円形～類円形の核を有し，ヘマトキシリンに濃染するが，核異型に乏しい．
【鑑別点】他の選択肢の細胞には粘液球は認めない．本腫瘍は特徴的な構造を呈するため，鑑別は容易である．
【補足】好発部位は唾液腺であるが，呼吸器領域に発生する場合，気管もしくは中枢気管支に多くみられる．

問23　④扁平上皮癌
【細胞所見】壊死性背景に，オレンジGやライトグリーンに好染する細胞が孤立散在性に出現．細胞質は厚く，核形は不整，濃縮核を有する．
【鑑別点】①腺癌，②小細胞癌では角化細胞を認めない．③粘表皮癌は扁平上皮細胞，粘液産生細胞および両者の中間型の成分で構成される．⑤扁平上皮細胞は核異型を認めない．
【補足】中心型扁平上皮癌のX線像は無所見のことが多く，二次陰影として末梢に無気肺や閉塞性肺炎像を呈する．

問24　③大細胞神経内分泌癌
【細胞所見】壊死物質を背景に，N/Cの非常に高い細胞が結合性の緩い集簇～一部にロゼット様配列を示唆する集塊として認められる．クロマチンは小細胞癌に似ているが，周囲の血球系細胞と比較すると非常に大型であり，核の大小不同や核形不整も著しい．
【鑑別点】①腺癌は豊富な細胞質を有し，核は偏在性．②扁平上皮癌は重厚感のある豊富な細胞質をもち，角化を伴うことが多い．④小細胞癌は壊死性背景に裸核様の小型な細胞が小集塊～孤立散在性に出現．木目込み様配列もみられる．⑤リンパ球に上皮性結合は認めない．

問25　①カルチノイド腫瘍
【細胞所見】きれいな背景に，ライトグリーン好性の淡い細胞質をもつ細胞が，孤立散在性～緩い結合性を呈している．核は円形～類円形で，比較的小型で均一，核小体は認めるものの，核の異型は弱い．
【鑑別点】②小細胞癌は裸核様で核の木目込み様配列がみられる．また，背景に壊死物質を伴う．③扁平上皮癌の細胞は大型で細胞質に重厚感がある．④腺癌は重積性集塊として出現する．細胞質には粘液を含有し，核には，しわ，切れ込みなどの所見がみられる．⑤線毛円柱上皮細胞は線毛を有する．
【補足】カルチノイド腫瘍は粘膜下腫瘍の形態をとるため，喀痰に出現することは極めてまれで，検査対象は主に気管支擦過，穿刺吸引，腫瘍捺印などである．

問26　④腺癌
【細胞所見】核偏在性の細胞が不規則な重積性集塊を形成．核の大小不同，核形不整，核小体の肥大が目立つ．
【鑑別点】①カルチノイド腫瘍は平面的な配列．核所見は均一で，異型は弱い．②小細胞癌は裸核様細胞で，クロマチンは細顆粒状密に増量する．核小体は目立たない．③扁平上皮癌は核中心性，角化細胞を認める．⑤硬化性血管腫は肺上皮細胞の集塊，組織球，ヘモジデリンを貪食したマクロファージ，陳旧赤血球などの多彩な細胞像を呈する．上皮細胞の核異型は弱い．
【補足】高分化腺癌の画像所見として，辺縁不整あるいはスピキュラを伴って不明瞭化した像，胸膜陥入像などが挙げられる．

問27　④小細胞癌
【細胞所見】N/Cがきわめて高く，小型で裸核様の細胞が上皮性結合を有する小集塊で出現．一部木目込み様配列もみられる．
【鑑別点】①線毛円柱上皮細胞は線毛を有する．②腺癌，③扁平上皮癌は大型の細胞からなり，豊富な細胞質を有する．⑤リンパ球は上皮性の結合を示さない．
【補足】小細胞癌は全肺癌の15～20%を占め，男性に多い．好発部位は肺門部．進展が早く，早期からリンパ行性転移を起こす．

問28　①小細胞癌
【細胞所見】N/Cがきわめて高く，小型で裸核様の細胞が孤立散在性～小集塊でみられ，インディアンファイル状配列を認める．核形不整で細顆粒状のクロマチンを有する．
【鑑別点】②ニューモシスチス・ジロヴェチ(カリニ)の菌体はφ5～7μm大の円形～三日月状として観察される．Pap.染色での同定は困難．③細気管支肺上皮癌は豊富な細胞質を有し，喀痰では乳頭状やブドウの房状の集塊で出現．④カルチノイド腫瘍は淡い細胞質と，いわゆるごま塩状のクロマチンを有した細胞．⑤非ホジキンリンパ腫では結合性を示さない．

問29　②肺結核症
【細胞所見】壊死物質とリンパ球を背景に，紡錘形～楕円形の核を有する類上皮細胞の集塊とラングハンス型巨細胞を認める．
【鑑別点】①アスペルギルスは45°に分岐する菌糸やほうき状の分生子頭を形成する．③腺癌，④巨細胞癌，⑤転移性肺腫瘍(尿路上皮癌)を考えるような異型細胞はみられない．
【補足】肺結核症は結核菌感染によって起こる慢性の特異性炎(肉芽腫を形成する炎症)である．抗酸菌染色(チール・ネルゼン染色)で赤色に染まる．

問30　⑤腺癌
【細胞所見】比較的N/Cの高い細胞が重積性を伴う集塊で出現している．また，一部に腺腔様配列もみられる．核は偏在性で核形不整，明瞭な核小体を有する．一部に核内空胞もみられる．
【鑑別点】①扁平上皮癌は核が中心性で厚い細胞質をもつ．②大細胞癌は大型で著明な核小体など，異型の強い細胞が出現．③腺扁平上皮癌では腺癌と扁平上皮癌の両成分が混在．④混合型小細胞癌では小細胞癌とともに扁平上皮癌や腺癌などの非小細胞癌成分が出現する．

問31　④小細胞癌
【細胞所見】壊死性の背景にN/Cの高い小型の細胞が押し合うような配列(木目込み様配列)で出現．一部に対細胞もみられる．クロマチンは増量し，細顆粒状密に充満している．
【鑑別点】①リンパ球では上皮性結合や木目込み様配列は示さない．②基底細胞増生において基底細胞は，N/Cは高めだが，比較的厚く明瞭な細胞質がみられる．また，線毛円柱上皮を伴う．喀痰に出現することはまれ．③腺癌は豊富な胞体を有する大型の細胞で，核は偏在性．⑤カルチノイド腫瘍は比較的豊富な細胞質を有し，核は類円形で，いわゆるごま塩状のクロマチンを呈する．
【補足】小細胞癌は核が崩壊しやすいため核線を生じることが多い．この核線の有無も他の組織型との鑑別上役立つ所見．

問32　⑤アスベスト小体(含鉄小体)
【細胞所見】塵埃細胞を背景に，茶褐色の鉄アレイ状の物質

を認める．肺内に吸入されたアスベストが，体内の鉄と蛋白質の混合物によって覆われたものである．

【鑑別点】①クルシュマン螺旋体はヘマトキシリンに好染する螺旋状物質．②シャルコ・ライデン結晶は細長い菱形八面体結晶で，オレンジGやライトグリーンに好染する．③アスペルギルスは，Pap.染色ではライトグリーンに淡染性で，Y字型45°の分岐や特徴的な花環状の分生子頭を示す．④カンジダは淡橙色で"竹の節"状を呈する．

【補足】クルシュマン螺旋体は閉塞性疾患に伴って，また，シャルコ・ライデン結晶は気管支喘息などのアレルギー疾患で出現することが多い．

問33　③腺癌

【細胞所見】淡い細胞質をもつ細胞が，不規則な配列の集塊を形成．一部細胞質に粘液を含む所見もみられる．核は大小不同があり，核形不整や核小体の肥大が著明．

【鑑別点】①正常線毛円柱上皮細胞は線毛を有し，配列は規則的である．②扁平上皮癌は核が中心性で，重厚感のある細胞質を有する．④細気管支肺胞上皮癌は，亜型分類があり，なかでも粘液産生性亜型は細胞像に特徴があり，胞体内に粘液を含んだ杯細胞様の腫瘍細胞が乳頭状集塊として出現する．⑤カルチノイド腫瘍は核の異型に乏しく，ごま塩状のクロマチンが特徴．

【補足】細気管支肺胞上皮癌は既存の肺胞壁をはうように進展し，X線画像上は肺炎様陰影を示す．

問34　③高分化型肝細胞癌

【細胞所見】肝細胞由来を考える顆粒状の細胞質を有する細胞が，シート状および軽度の重積を示す集団でみられる．細胞質には脂肪化と思われる空胞を認める．N/Cは低い細胞もみられるが，核の大小不同があり，核間距離は不均等，明瞭な核小体を有する．また，クロマチンは不均等分布を示し，核内空胞を認める．

【鑑別点】①正常肝細胞は，顆粒状の広い胞体を有し，シート状または敷石状の集団としてみられる．大型で明瞭な核小体を認めるが，核異型はみられない．②肝内胆管癌（高分化型腺癌）は小型でN/Cが高く，核偏在性を示す．胞体内に粘液を認めることもある．④低分化型肝細胞癌はN/Cが上昇し，細胞質が乏しい．異型性が強く，多核巨細胞を認めることもある．結合性は低下している．⑤未分化癌は類円形〜短紡錘形の核を有し，細胞質は乏しく裸核状で，結合性は乏しい．

問35　①赤痢アメーバ

【細胞所見】アメーバと思われる物質を認める．核は明らかではないが，外質と内質を認める栄養型(trophozoite)で，赤血球を取り込んでいる．PAS反応で陽性を示す．

【鑑別点】②組織球は泡沫状の細胞質を有し，PAS反応で陽性は示さない．③エキノコッカスでは包虫が肝臓に寄生し，多発性の嚢胞を形成する．嚢胞内容物には壊死物質や6個の鉤がある原頭節がみられる．④腺癌は，腫瘍細胞が腺腔構造・柵状配列を示す集塊として出現する．⑤低分化型扁平上皮癌は，N/Cの上昇と核異型を伴う腫瘍細胞が核重積を示す不規則性集塊〜孤立散在性に出現．

問36　③肝細胞癌

【細胞所見】左図は正常肝細胞に比べ，N/Cの高い細胞が軽度重積性を示す集団でみられる．右図では，細胞質は広く多稜形で顆粒状である．核は多核あるいは単核で出現し，クロマチンは凝集状．核縁不整，核の大小不同が著明で，核小体は大型である．

【鑑別点】①正常肝細胞は問34を参照．転移性腫瘍は強い壊死を伴い，②扁平上皮癌では層状配列を示す重積性集塊〜角化を伴う孤立散在性腫瘍細胞として出現し，④腺癌では腺腔構造や柵状配列を示す重積性集塊として出現する．⑤胆管癌は，比較的きれいな背景に，N/Cの高い小型腫瘍細胞が腺腔構造・柵状配列を示す集塊として出現する．

問37　③腺癌

【細胞所見】乳頭状増殖を示唆する細胞集塊がみられる．核の大小不同と極性の乱れ，核形不整，および著明な核小体を認める．

【鑑別点】①炎症による異型細胞は，核腫大はみられるが，核形不整や核小体の肥大はみられない．また，背景には炎症細胞がみられる．②胆道系の扁平上皮癌は明らかな角化傾向を認める．④腺腫では結合性は強く，柵状配列を示す高円柱細胞の重積性集塊として出現する．⑤肝細胞癌では胞体内に顆粒を有し，核異型，N/Cの上昇を伴う腫瘍細胞が重積性を示す不規則性集塊〜孤立散在性に出現する．

問38　③扁平上皮癌

【細胞所見】ライトグリーン好性の深層型悪性細胞と，オレンジG好性の光輝性の胞体を有する表層型の悪性細胞がみられる．婦人科検体でみられる扁平上皮癌と基本的には同様の細胞がみられるが，口腔内に発生する扁平上皮癌は核の異型が軽度な症例があり，注意が必要である．

【鑑別点】①正常扁平上皮細胞は核濃縮状で，核小体は目立たない．②ウイルス感染細胞ではすりガラス様核や核内封入体がみられる．④炎症による異型細胞は扁平上皮細胞に軽度核腫大，核周囲明庭を示す．⑤腺癌は腺腔構造を示す不規則性集塊や，胞体内に粘液を含有する腫瘍細胞が出現する．

問39　①腺癌

【細胞所見】N/Cが高く核が偏在性の細胞が一部重積性をもって出現している．核間距離は不均等で，核形不整，明瞭な核小体を1〜数個認める．

【鑑別点】②正常胃粘膜上皮細胞は規則的な配列を示し，円柱上皮細胞と杯細胞が混在したシート状集塊として被覆細胞が出現する．また，胃底腺などの腺組織を認める．③再生上皮細胞は核腫大を示す重積性のないシート状集塊を認める．

④胃腸管間質性腫瘍(GIST)は紡錘形細胞が集簇性〜孤立散在性に出現する．⑤扁平上皮癌は，角化傾向を示す腫瘍細胞を認める．

問40　④胃腸管間質性腫瘍(GIST)
【細胞所見】類円形〜長紡錘形をした裸核様の腫瘍細胞が孤立散在性，一部集団として出現している．核所見は，クロマチンが細顆粒状を呈するものが多く，核縁は薄く，くびれ，しわ等の異型がみられる．診断に際しては c-kit や CD34 の免疫染色が必須となる．
【鑑別点】問39参照．

問41　④カルチノイド腫瘍
【細胞所見】微細顆粒状の淡明な細胞質，類円形の核を有する均一な細胞が比較的結合性の緩い状態で出現している．クロマチンは，いわゆるごま塩状を呈している．
【鑑別点】①腺腫は長楕円形核を有する高円柱状細胞が，核密度の高い柵状配列を示す重積性集塊として出現．②胃に発生する非ホジキンリンパ腫は粘膜関連(MALT)リンパ腫であることが多く，小型〜中型異型リンパ球を多数認める．③腺癌は腺腔配列，不整な重積のある腫瘍細胞集塊を認める．⑤再生上皮細胞は核腫大を示す結合性の強固なシート状集塊を認める．

問42　④転移性腺癌
【細胞所見】壊死性背景に柵状配列を呈する高円柱状の腫瘍細胞を認める．核は楕円形で，異型が強く，核の飛び出し像も認められる．既往より大腸癌の転移を考える像である．
【鑑別点】①血管腫は血球成分と毛細血管由来の血管内皮細胞を認める．②肝臓の原発性腺癌である肝内胆管癌は，比較的きれいな背景に N/C の高い小型腫瘍細胞が腺腔構造・柵状配列を示す集塊として出現する．③肉腫は紡錘形細胞主体で，異型の強い腫瘍細胞が孤立散在性に出現．⑤肝細胞癌は問34，36を参照．

問43　①慢性炎症
【細胞所見】リンパ球を主体とする背景にシート状の胆管上皮細胞や泡沫細胞，多核組織球などがみられる．結石による慢性炎症と思われる細胞像である．
【鑑別点】②非ホジキンリンパ腫はモノトーナスな異型リンパ球の増殖である．リンパ球には核溝や核小体等の核異型を認める．③腺癌は核異型が目立ち，細胞の配列も乱れる．④腺腫は柵状配列を示す上皮細胞の大きなシート状集塊で認められる．配列は規則的で，核異型はみられない．⑤肝細胞癌は問34，36を参照．

問44　②胃腸管間質性腫瘍(GIST)
【細胞所見】長紡錘形〜桿状の核を有する腫瘍細胞が結合性の疎な集団として認められる．細胞質は乏しく，核小体を有している．

【鑑別点】③肉芽腫性炎とは，肉眼的には結節状を呈し，組織学的には，リンパ球，多核巨細胞，類上皮細胞の増殖を特徴とする病巣である．①腺腫および，④⑤の腺癌は上皮性腫瘍なので結合性を有する．
【補足】GIST は消化管間葉系腫瘍の中で KIT 蛋白質を発現している腫瘍の総称であり，消化管間葉系腫瘍の約80％を占める．好発年齢は 50〜60 歳である．約30％が悪性の経過を示し，転移あるいは，播種するといわれている．予後因子として，腫瘍の細胞分裂像，腫瘍の大きさ，および MIB-1 による増殖能などが指標となっている．

問45　③ワルチン腫瘍
【細胞所見】リンパ球を背景に，好酸性顆粒状で豊富な胞体に類円形の核を有する細胞が平面的な集塊として認められる．N/C は小さいが，核小体は明瞭である．
【鑑別点】①正常唾液腺の腺房細胞は，顆粒状，泡沫状の胞体に小型円形核を有する細胞が，結合性のよい球状，ブドウの房状集塊を示す．②多形腺腫では，ヘマトキシリンやライトグリーンに淡染する粘液腫様ないし軟骨様基質等の間葉系成分と，異型に乏しい上皮性集塊や腫瘍性筋上皮細胞等がみられる．④粘表皮癌は，胞体に粘液を含む杯細胞型の腫瘍細胞と厚い胞体の扁平上皮系の腫瘍細胞，両者の中間型細胞の混在．⑤腺様嚢胞癌では，特徴的な球状の粘液様物質を取り囲む腫瘍細胞集塊がみられる．

問46　⑤腺様嚢胞癌
【細胞所見】N/C は高く，小型類円形の濃染核を有する腫瘍細胞が，球状の粘液様物質を取り囲むような立体的な集塊で認められる(篩状構造)．
【鑑別点】問45参照．

問47　①腺腫様甲状腺腫
【細胞所見】背景にコロイドや泡沫細胞を認める．平面的集塊の濾胞上皮細胞がみられる．結合性はよく配列も整っている．核に異型はみられない．
【鑑別点】②濾胞性腫瘍は小濾胞を形成する集塊を認め，中心部にはオレンジG好性のコロイドがみられる．③乳頭癌は乳頭状集塊や不規則な配列を示す細胞集塊がみられる．核内細胞質封入体や核溝が特徴所見である．④未分化癌の腫瘍細胞は高度の細胞異型を示し，一見して悪性とわかる細胞像を呈する．⑤髄様癌は疎な結合性の集団や孤立散在性に出現する．N/C は比較的高く，類円形や短紡錘形の細胞からなる．時に大型の異型細胞もみられ，背景には，しばしばライトグリーン好性のアミロイドがみられる．
【補足】腺腫様甲状腺腫は濾胞上皮細胞由来の過形成性の結節が多発する．各結節を被膜が覆うこともあるが全周性ではない．

問48　④未分化癌
【細胞所見】紡錘形細胞を主体として細胞の異型性，多形性

の非常に強い細胞集塊がみられる．核の大小不同，核形不整も著明で，大型の核小体もみられる．
【鑑別点】問47を参照．
【補足】未分化癌は高齢の男性に多くみられるが，原発性甲状腺癌の数％にすぎない．増殖が早く予後不良である．

問49　③扁平上皮癌
【細胞所見】好中球を背景に大型細胞が孤立散在性に出現している．細胞質は均質で重厚感があり，ライトグリーンおよびオレンジGに強染，層状構造がみられる．細胞質の中心に位置している核は小型で濃縮しているものが目立つ．
【鑑別点】①反応性中皮細胞は，乳頭状集塊や多核細胞など，多彩な像を示す．細胞質に厚みはあるが，辺縁は薄い．②悪性中皮腫では，細胞量は非常に多く，異型中皮細胞からなるマリモ状や乳頭状集塊〜孤立散在性に多数認める．核異型を伴い，大型化した細胞もみられる．④腺癌は分化型では球状ないし乳頭状集塊で認められ，低分化型では核偏在性を示す孤立散在性腫瘍細胞，印環細胞型では胞体内粘液を有する孤立散在性小型腫瘍細胞を認める．⑤大細胞癌は非常に大型で異型の強い悪性細胞がみられる．
【補足】扁平上皮癌は体腔液中への出現頻度は少ない．扁平上皮癌が胸水に出現する原発臓器は肺，食道などがあり，原発が角化型扁平上皮癌であっても，体腔液中に角化した細胞がみられるのは比較的まれである．

問50　①中皮細胞
【細胞所見】重積性のないシート状細胞集塊で，細胞質はライトグリーンに染まり，核周辺部では濃染，細胞質辺縁部で淡染している．核は類円形，核縁円滑，クロマチンは細顆粒状で均等分布を示し，小型核小体がみられる．Giemsa染色では細胞間に明るく抜けた窓(window)が確認できる．
【鑑別点】問49を参照．

問51　②良性尿路上皮細胞
【細胞所見】軽度の重積性を示す結合性のよい大型集塊がみられる．N/Cは低く，核は円形で，規則的に配列し，クロマチンは細顆粒状で均等分布を示す．
【鑑別点】結合性がよく，核に異型がみられないことから，④尿路上皮癌G2は除外．腺腔形成や核の偏在など腺系の性質も認めないことから，⑤尿膜管癌も除外できる．①のウイルス感染細胞は，核内封入体や，すりガラス状の核を呈する．③尿路上皮内癌では炎症性背景にG3相当の異型細胞がみられる．

問52　③尿路上皮癌G2
【細胞所見】不規則重積を示す大型の集塊がみられ，乳頭状増殖と多層化を示唆する．核は腫大し，N/C上昇，核形不整，クロマチンの増量がみられる．
【鑑別点】①良性尿路上皮細胞は問51を参照．②上皮内癌は壊死を認めない炎症性背景に尿路上皮癌G3相当の非常に異型の強い細胞が孤立散在性にみられる．④尿膜管癌は高円柱状で，核偏在性の腫瘍細胞が，柵状配列ないし腺腔形成を示唆する集塊として出現する．粘液産生の目立つ場合もある．⑤腎細胞癌は大型で，明るく広い細胞質を有し，核は小型円形で明瞭な核小体を認める．

問53　③線維腺腫
【細胞所見】背景に双極裸核細胞を散見し，筋上皮細胞を伴った乳管上皮細胞が配列の整った平面的集塊でみられる．核異型は認めず，二相性が保たれている．
【鑑別点】①乳頭腺管癌は乳頭状，篩状集塊としてみられ，辺縁部は結合性の低下を示すほつれ像を認める．腫瘍細胞は類円形でクロマチンの増量を示す．間質細胞や双極裸核細胞との二相性はみられない．②硬癌は間質の増生を伴う腫瘍で，硬性浸潤を示す小型の索状集塊や孤立散在性にみられる．腫瘍細胞は小型でクロマチンの増量を認め，細胞質には細胞質内小腺腔(ICL)を認めることも多い．④乳腺症は乳管の増殖，嚢胞形成がみられ，泡沫細胞やアポクリン化生細胞，異型のない乳管上皮細胞がみられる．⑤粘液癌は問54を参照．粘液癌は異型に乏しい症例が多いので，鏡検上注意が必要である．

問54　②粘液癌
【細胞所見】背景に多量の粘液成分を認め，腫瘍細胞の集塊が粘液に浮くようにみられる．腫瘍細胞の核は類円形で，クロマチンの増量は軽度で異型に乏しい．
【鑑別点】①乳腺症，③乳頭腺管癌は，問53を参照．④充実腺管癌は結合性が疎で，不規則重積の集団と孤立散在性の腫瘍細胞が多数出現する．腫瘍細胞は中型〜小型であることが多いが，大型細胞や多形性を示す細胞もみられる．⑤葉状腫瘍は上皮成分と間質細胞の両成分からなる腫瘍で，間質成分が豊富で増殖傾向が著しく，乳管を圧排し葉状の形態を示す腫瘍である．筋上皮を伴った異型のない大型の乳管上皮細胞と多くの間質成分からなり，間質細胞は軽度の核腫大，核形不整がみられる．

問55　⑤セミノーマ(精上皮腫)
【細胞所見】背景にはリンパ球がみられ，類円形の細胞が孤立散在性に出現している．細胞質は比較的豊富で，ライトグリーンに淡染し，辺縁は不明瞭．核は類円形で肥大した核小体が1個みられる．典型的なセミノーマ(精上皮腫)の像である．細胞質はグリコーゲンを豊富に含むためにPAS反応は陽性である．
【鑑別点】①このような孤立散在性に出現する尿路上皮癌はG3であるが，G3の細胞は大小不同，核形不整が著明で，クロマチンも増量している．②非ホジキンリンパ腫は，問57を参照．③腎細胞癌は細胞質が非常に広く，淡明である．N/Cは低い．核は小型で偏在傾向を示し，クロマチンは細顆粒状で核小体が明瞭である．④奇形腫は組織学的に同一腫瘍組織内に内・中・外胚葉の成分で構成された腫瘍である．

問56 ①反応性リンパ節炎
【細胞所見】大小のリンパ球がみられ，細胞質のやや広い免疫芽球と思われる細胞もみられる．さまざまな成熟段階の細胞が出現し，多彩な細胞像である．ほとんどが成熟型リンパ球であり，良性の反応性リンパ節炎を考える所見である．
【鑑別点】②結核は，乾酪壊死，類上皮細胞，ラングハンス型巨細胞がみられる．③非ホジキンリンパ腫は全体的にモノトーナスな像で，核形不整，クロマチンの不均等分布，核小体などもみられる．④ホジキンリンパ腫は，大型核小体が特徴的な Hodgkin/Reed-sternberg 細胞(HRS 細胞)がみられる．⑤転移性腺癌は，上皮性結合，胞体内粘液，核偏在，核縁の肥厚，明瞭な核小体などを認める．
【補足】反応性リンパ節炎は細菌やウイルスなどに対する生体防御反応である．

問57 ③非ホジキンリンパ腫
【細胞所見】全体的にモノトーナスな像である．中型から大型の異型リンパ球がみられる．核形不整で切れ込みなどもみられ，クロマチンの増量と核小体の出現がみられる．
【鑑別点】④ホジキンリンパ腫とは多核や単核の HRS 細胞の出現がないことから鑑別できる．その他との鑑別は問56参照．

問58 ①軟骨肉腫
【細胞所見】粘液腫様物質(軟骨基質)がヘマトキシリンに淡染し，軟骨小窩と呼ばれる空胞の中に腫瘍細胞がみられる．核は腫大や二核化を示し，核小体をもつ．
【鑑別点】上皮性の形態でないため，②転移性腺癌は否定できる．③骨肉腫は基本的に類骨(osteoid)，未熟な骨組織からなる基質，多形性に富む腫瘍細胞，破骨細胞類似の多核巨細胞から構成され，多彩な腫瘍細胞像を呈する．④骨巨細胞腫は破骨細胞に類似した多核巨細胞と，短紡錘形の細胞がみられ，両者の間に移行像がみられる．⑤骨髄腫は結合性を認めず，細胞質の明庭，偏在核，車軸状のクロマチンを呈する．
【補足】軟骨肉腫は好発年齢30～60歳代．好発部位は骨盤・大腿骨・肋骨・肩甲骨などの体幹骨．X 線上では石灰化を伴う骨吸収像，骨皮質の破壊や肥厚像がみられる．軟骨基質は Giemsa 染色にてメタクロマジーを呈する．

問59 ③悪性線維性組織球腫(MFH)
【細胞所見】花むしろ模様(storiform pattern)を示唆する集団でみられる．結合性は疎で，孤立散在性細胞もみられる．細胞は紡錘形，類円形，巨細胞ときわめて多彩である．核形も多彩で不整形，大小不同が目立つ．
【鑑別点】①骨肉腫，②骨巨細胞腫は問58を参照．④悪性黒色腫は細胞質内にメラニン顆粒や核内封入体がみられる．⑤神経鞘腫は紡錘形細胞の束状配列で出現する．結合性は強固で，ほつれ像はみられない．
【補足】MFH の好発年齢は50～70歳代，下肢(特に大腿部)，上肢，臀部，後腹膜，背部にみられることが多く，無痛性の拡大傾向を示す腫瘤として発見される．

問60 ⑤脊索腫
【細胞所見】粘液腫様基質を背景に，ライトグリーンに淡染する胞体をもった細胞が充実性にみられる．いわゆる担空胞細胞(physaliphorous cell)と呼ばれる細胞で，細胞質に空胞をもつ．
【鑑別点】①～③の上皮性悪性腫瘍を考える所見はみられない．④骨髄腫は結合性を認めず，細胞質の明庭，偏在核，車軸状のクロマチンを呈することから鑑別可能．
【補足】脊索腫は脊索の遺残組織に由来する腫瘍で，好発部位は仙骨である．粘液腫様基質は Giemsa 染色ではメタクロマジーを示す．脊索腫は軟骨肉腫との鑑別が問題となるが，脊索腫は免疫組織化学に cytokeratin(＋)，EMA(＋)，S-100(＋)，vimentin(＋)を示す．軟骨肉腫は cytokeratin(－)，EMA(－)である．

ZOOM-4 解答Challenge

解答・解説をみる前に，Challenge start！

問1	①頸内膜細胞　②非角化型扁平上皮癌　③上皮内癌　④頸部腺癌(内頸部型粘液性腺癌)　⑤腺扁平上皮癌
問2	①修復細胞　②中等度異形成　③腺扁平上皮癌　④角化型扁平上皮癌　⑤非角化型扁平上皮癌
問3	①頸内膜細胞　②上皮内腺癌(AIS)　③頸部腺癌(内頸部型粘液性腺癌)　④類内膜腺癌　⑤明細胞腺癌
問4	①増殖期子宮内膜細胞　②分泌期子宮内膜細胞　③子宮内膜異型増殖症　④萎縮内膜細胞　⑤類内膜腺癌G3
問5	①漿液性腺癌　②粘液性囊胞腺癌　③卵黄囊腫瘍　④顆粒膜細胞腫　⑤未分化胚細胞腫
問6	①転移性腺癌＋レプトトリックス　②ヘルペス感染細胞＋カンジダ　③クラミジア感染細胞＋レプトトリックス　④扁平上皮癌＋カンジダ　⑤ヘルペス感染細胞＋アスペルギルス
問7	①上皮内癌　②微小浸潤癌　③角化型扁平上皮癌　④非角化型扁平上皮癌　⑤腺癌
問8	①トリコモナス　②コンジローマ　③クルーセル　④クラミジア感染細胞　⑤修復細胞
問9	①炎症による核周囲明庭　②妊娠による変化　③HSIL：高度扁平上皮内病変　④LSIL：軽度扁平上皮内病変　⑤扁平上皮細胞
問10	①増殖期子宮内膜細胞　②分泌期子宮内膜細胞　③類内膜腺癌G1　④類内膜腺癌G3　⑤修復細胞
問11	①平滑筋肉腫　②顆粒膜細胞腫　③癌肉腫　④明細胞腺癌　⑤粘液性囊胞腺癌
問12	①増殖期子宮内膜細胞　②分泌期子宮内膜細胞　③月経期子宮内膜細胞　④複雑型子宮内膜異型増殖症　⑤類内膜腺癌
問13	①子宮内膜細胞　②複雑型子宮内膜異型増殖症　③類内膜腺癌　④扁平上皮癌　⑤癌肉腫
問14	①漿液性囊胞腺癌　②粘液性囊胞腺癌　③良性ブレンナー腫瘍　④顆粒膜細胞腫　⑤卵黄囊腫瘍
問15	①漿液性囊胞腺癌　②粘液性囊胞腺癌　③明細胞腺癌　④莢膜細胞腫　⑤未分化胚細胞腫
問16	①クラミジア感染細胞　②ヘルペス感染細胞　③上皮内癌　④非ホジキンリンパ腫　⑤頸部腺癌(内頸部型粘液性腺癌)
問17	①トリコモナス　②レプトトリックス　③クリプトコッカス　④アスペルギルス　⑤カンジダ
問18	①コンジローマ　②トリコモナス　③クルーセル　④ヘルペス感染細胞　⑤クラミジア感染細胞
問19	①頸部腺癌(内頸部型粘液性腺癌)　②分泌期子宮内膜細胞　③類内膜腺癌　④増殖期子宮内膜細胞　⑤単純型子宮内膜増殖症
問20	①顆粒膜細胞腫　②転移性腺癌　③類内膜腺癌　④扁平上皮癌　⑤結核
問21	①腺癌　②扁平上皮癌　③カルチノイド腫瘍　④小細胞癌　⑤線毛円柱上皮細胞
問22	①扁平上皮癌　②軽度異型扁平上皮細胞　③高度異型扁平上皮細胞　④混合型小細胞癌　⑤腺扁平上皮癌
問23	①食物残渣　②カンジダ　③ニューモシスチス・ジロヴェチ(カリニ)　④多核組織球　⑤クリプトコッカス
問24	①非ホジキンリンパ腫　②小細胞癌　③扁平上皮癌　④リンパ球　⑤腺癌

問25	①細気管支肺胞上皮癌　②腎癌の転移　③大腸癌の転移　④円柱上皮細胞　⑤腺様嚢胞癌			
問26	①扁平上皮癌　②杯細胞　③小細胞癌　④腺癌　⑤非ホジキンリンパ腫			
問27	①腺癌　②扁平上皮癌　③小細胞癌　④硬化性血管腫　⑤基底細胞増生			
問28	①腺癌　②扁平上皮癌　③小細胞癌　④硬化性血管腫　⑤アスペルギルス			
問29	①腺癌　②扁平上皮癌　③小細胞癌　④非ホジキンリンパ腫　⑤線毛円柱上皮細胞			
問30	①腺癌　②扁平上皮癌　③小細胞癌　④硬化性血管腫　⑤線毛円柱上皮細胞			
問31	①腺癌　②扁平上皮癌　③小細胞癌　④硬化性血管腫　⑤線毛円柱上皮細胞			
問32	①腺癌　②扁平上皮癌　③小細胞癌　④異型扁平上皮細胞　⑤線毛円柱上皮細胞			
問33	①腺癌　②扁平上皮癌　③小細胞癌　④硬化性血管腫　⑤杯細胞増生			
問34	①良性異型細胞　②胆嚢炎　③腺癌　④扁平上皮癌　⑤肝細胞癌			
問35	①血管腫　②肝硬変　③肝細胞癌　④悪性黒色腫　⑤扁平上皮癌			
問36	①血管腫　②肝硬変　③高分化型肝細胞癌　④低分化型肝細胞癌　⑤転移性肝腫瘍(大腸腺癌)			
問37	①膵管上皮細胞　②内分泌腫瘍　③管内乳頭粘液性腫瘍(IPMT)　④腺癌　⑤腺房細胞癌			
問38	①腺房細胞癌　②内分泌腫瘍　③膵管内乳頭粘液性腺腫(IPMA)　④腺癌　⑤扁平上皮癌			
問39	①腺房細胞癌　②内分泌腫瘍　③solid-pseudopapillary tumor　④腺癌　⑤扁平上皮癌			
問40	①腺腫　②低分化腺癌　③高分化型管状腺癌　④胃腸管間質性腫瘍(GIST)　⑤胃潰瘍			
問41	①カルチノイド腫瘍　②非ホジキンリンパ腫　③形質細胞腫　④肺小細胞癌の転移　⑤低分化腺癌			
問42	①潰瘍性大腸炎　②絨毛腺腫　③管状腺腫　④腺癌　⑤カルチノイド腫瘍			
問43	①正常腸管粘膜上皮　②再生上皮細胞　③潰瘍性大腸炎　④低分化腺癌　⑤粘液癌			
問44	①食道潰瘍　②ウイルス感染細胞　③扁平上皮癌　④白板症　⑤真菌症			
問45	①基底細胞腺腫　②多形腺腫　③ワルチン腫瘍　④腺様嚢胞癌　⑤粘表皮癌			
問46	①好酸性腺腫　②多形腺腫　③ワルチン腫瘍　④腺様嚢胞癌　⑤粘表皮癌			
問47	①腺腫様甲状腺腫　②濾胞性腫瘍　③乳頭癌　④未分化癌　⑤髄様癌			
問48	①腺腫様甲状腺腫　②濾胞性腫瘍　③乳頭癌　④未分化癌　⑤髄様癌			
問49	①腺癌(印環細胞型)　②扁平上皮癌　③小細胞癌　④悪性中皮腫　⑤反応性中皮細胞			
問50	①腺癌　②扁平上皮癌　③小細胞癌　④非ホジキンリンパ腫　⑤反応性中皮細胞			
問51	①乳頭腺管癌　②線維腺腫　③乳頭腫　④硬癌　⑤パジェット病			
問52	①乳腺症　②粘液癌　③乳頭腺管癌　④充実腺管癌　⑤葉状腫瘍			
問53	①扁平上皮癌　②腺癌　③尿路上皮癌G1　④デコイ細胞　⑤変性尿路上皮細胞			
問54	①膀胱炎　②尿路上皮乳頭腫　③尿路上皮癌G1〜G2(低異型度)　④尿路上皮癌G2〜G3(高異型度)　⑤前立腺癌			
問55	①反応性リンパ節炎　②結核性リンパ節炎　③ホジキンリンパ腫　④非ホジキンリンパ腫　⑤転移性腺癌			
問56	①反応性リンパ節炎　②結核性リンパ節炎　③ホジキンリンパ腫　④非ホジキンリンパ腫　⑤転移性腺癌			
問57	①神経鞘腫　②神経芽腫　③髄芽腫　④髄膜腫　⑤頭蓋咽頭腫			
問58	①髄芽腫　②膠芽腫　③神経芽腫　④神経鞘腫　⑤乳癌の転移			
問59	①骨肉腫　②軟骨肉腫　③ユーイング肉腫　④骨髄腫　⑤骨巨細胞腫			
問60	①非ホジキンリンパ腫　②悪性黒色腫　③小細胞癌　④非角化型扁平上皮癌　⑤網膜芽細胞腫			

【ZOOM-4 解答・解説】

問1　④頸部腺癌（内頸部型粘液性腺癌）
【細胞所見】核偏在性の細胞が核の重積性と配列の乱れを伴う集塊として出現している．核クロマチンは増量し，細胞質には粘液を含有することから，腺系の悪性腫瘍を考える．
【鑑別点】①頸内膜細胞では重積や配列の乱れはない．②非角化型扁平上皮癌では核が中心性の異型細胞が出現．③上皮内癌では，N/C が高く，核に緊満感のある細胞が平面的に出現．⑤腺扁平上皮癌では腺癌成分と扁平上皮癌両方の成分がみられる．
【補足】頸部腺癌は子宮頸癌の 5〜10% を占め，頸管の特に外子宮口に近い部位に好発する．組織学的に腺癌細胞の形態により，粘液性腺癌，類内膜腺癌，明細胞腺癌，漿液性腺癌，中腎性腺癌に分類される．

問2　⑤非角化型扁平上皮癌
【細胞所見】壊死性背景に，N/C の高い腫瘍細胞が孤立散在性〜合胞体状集塊としてみられる．核は中心性で胞体はライトグリーン好性．核の大小不同があり，核クロマチンは著しく増量し，粗く不規則に分布している．
【鑑別点】①修復細胞は N/C の低い細胞がシート状に出現．②中等度異形成は，背景はきれいで，中層型の核異型細胞がみられる．③腺扁平上皮癌では，扁平上皮癌成分に加えて腺癌の成分がみられる．④角化型扁平上皮癌では，オレンジG好性の胞体をもつ奇怪な形の腫瘍細胞がみられる．
【補足】扁平上皮癌は子宮頸癌の約 90% を占め，好発年齢は 40〜50 歳代である．移行帯に発生するものが多い．組織学的に，角化型，非角化型，いぼ状癌，コンジローマ様癌などに分けられる．非角化型扁平上皮癌は，扁平上皮の中で最も多い組織型である．

問3　①頸内膜細胞
【細胞所見】N/C の低い円柱上皮細胞が蜂巣状，柵状配列で出現している．細胞質に粘液を有する．不整重積や配列の乱れはみられない．
【鑑別点】②上皮内腺癌（AIS）では，羽毛状（フェザーリング）と称される柵状配列で核の重積化と飛び出し像の所見がみられる．③頸部腺癌（内頸部型粘液性腺癌）では集塊に核の不整重積や配列の乱れがみられる．④類内膜腺癌では，背の低い粘液をもたない異型細胞が乳頭状ないし樹枝状集塊として出現．⑤明細胞腺癌では広く明るい胞体を有する細胞がみられる．核小体が目立つ．
【補足】頸内膜細胞との鑑別を要するものに，悪性腺腫がある．きわめて高度に分化した粘液産生性腺癌で，黄色調粘液の産生が明著な，柵状・シート状の大型細胞集塊で出現することが多い．柵状配列では核の位置はほぼ一定だが核密度は高く，重積性は著明．シート状配列では核間距離にばらつきがみられる．

問4　③子宮内膜異型増殖症
【細胞所見】核密度が高く，重積性のある細胞集塊がみられるが結合性は比較的よい．核の大小不同と核小体の肥大がみられるが，癌といえるほどの核異型や構造異型は認められない．
【鑑別点】①増殖期子宮内膜細胞は，細胞密度は高いが核は均一．管状の集塊が出現する．②分泌期子宮内膜細胞は，やや腫大した核を有し，境界明瞭な蜂巣状配列として出現．④萎縮内膜細胞はシート状の集塊で，小型・均一な核を有する．⑤類内膜腺癌 G3 では大型で異型の強い細胞が，疎結合性に出現する．
【補足】子宮内膜異型増殖症と類内膜腺癌 G1 との鑑別は困難であるが，腫瘍性背景の有無，集塊辺縁が円滑なのか不整樹枝状なのか，最外層核が集塊内に納まるのか，集塊外へ突出しているのか等の所見を総合的に観察することが重要である．

問5　③卵黄嚢腫瘍
【細胞所見】核腫大，核形不整，核小体の肥大などの著しい異型細胞が孤立散在性ないし小集塊で出現．球状の硝子様小体を認める．
【鑑別点】①漿液性腺癌では重積性のある細胞集塊がみられる．砂粒小体が出現しやすい．②粘液性嚢胞腺癌では粘液を有する細胞が重積のある集塊で出現．④顆粒膜細胞腫では裸核状の小型の腫瘍細胞が出現．核溝（nuclear groove）が認められる．⑤未分化胚細胞腫はリンパ球と明るい胞体をもつ腫瘍細胞の二相性（two cell pattern）を呈する．
【補足】卵黄嚢腫瘍は胚細胞腫瘍の一つで，20 歳前後に多い．割面は灰白色で軟かく，出血・壊死や大小嚢胞を伴う．AFP を産生する．組織像では Schiller-Duval body と呼ばれる腎糸球体様の構造をみることがある．

問6　②ヘルペス感染細胞＋カンジダ
【細胞所見】左図には多核，核の圧排像，すりガラス様核を示すヘルペス感染細胞がみられる．右図には茶褐色の仮性菌糸と酵母様の分芽胞子のカンジダを認める．
【鑑別点】①転移性腺癌では，細胞が重積性のある集塊として出現．レプトトリックスは毛髪状の菌糸である．③クラミジア感染細胞は細胞質に星雲状封入体をもつ．④扁平上皮癌では厚い胞体を有する腫瘍細胞が出現．⑤アスペルギルスは 45° に分岐する菌糸とほうき状の分生子頭という構造体が特徴．
【補足】ヘルペス科に属する DNA ウイルスには多くの種類があるが，ヒトに病原性をもつものは数種類である．婦人科領域で対象となるのは単純ヘルペスウイルス II 型で，主に外陰部に感染し，水泡を形成する．I 型は口唇や口腔に感染する．

問7　③角化型扁平上皮癌
【細胞所見】オレンジG好性の胞体をもつ大型の細胞がみら

れる．核腫大，核形不整，核濃染性の多形に富む細胞がみられ，角化真珠の存在が疑われる．
【鑑別点】①上皮内癌では N/C がきわめて高く，核に緊満感のある類円形の腫瘍細胞が出現．②微小浸潤癌では，上皮内癌様の深層型悪性細胞が主体で，角化傾向はあまり目立たない．④非角化型扁平上皮癌では，ライトグリーン好性の胞体を有する腫瘍細胞が主体を占める．⑤腺癌では細胞質の角化所見はみられない．

問8　⑤修復細胞
【細胞所見】ライトグリーン好性の豊富な細胞質を有するシート状集塊を認める．核小体は明瞭であるが，クロマチン増量や核形不整は認められない．
【鑑別点】①トリコモナスは西洋梨状～不整形で，ライトグリーン好性のトリコモナス原虫を認める．②コンジローマではコイロサイトーシス(koilocytosis)がみられる．③クルーセル(clue cell)は表層～中層の細胞が多数のガードネレラ菌で覆われた状態．④クラミジア感染細胞は細胞質に星雲状封入体をもつ．
【補足】トリコモナスは 10～30μm の楕円形の虫体で，酸抵抗性が強くデーデルライン桿菌の発育を抑制し，他の雑菌の増殖を容易にする．トリコモナス腟炎の臨床症状は黄色帯下の増加とかゆみである．

問9　④LSIL（Low grade squamous intraepithelial lesion）：軽度扁平上皮内病変
【細胞所見】きれいな背景に，核腫大と核形不整，クロマチンの軽度増量がみられる表層～中層型の扁平上皮細胞が出現している．また，核の周囲が広く抜けたコイロサイトーシスもみられる．
【鑑別点】①炎症による核周囲明庭(perinuclear halo)では空隙と外側の細胞質との境界が不明瞭で，多核化やクロマチン増量を示すことは少ない．②妊娠による変化では，核形不整やクロマチンの増量はみられない．③HSIL(高度扁平上皮内病変)では N/C 増大や核形不整，高度なクロマチン増量を示す異型細胞がみられる．⑤扁平上皮癌では壊死性背景に，核異型が強く，多形性を示す異型細胞がみられる．
【補足】ヒトパピローマウイルス(human papilloma virus：HPV)は DNA ウイルスで 100 種以上の亜型が同定されている．婦人科領域で関連が明らかにされているもののうち 6 型と 11 型は LSIL，コンジローマに検出され，16，18，31，33，35，45，51，52，58 型は子宮頸癌，HSIL に高頻度に検出される．

問10　③類内膜腺癌 G1
【細胞所見】腺細胞の樹枝状集塊を認める．それらは不規則な重積や腺腔形成などがみられ，複雑な構造異型を呈している．右図では血管性の間質軸が確認できる．
【鑑別点】①増殖期，および②分泌期子宮内膜細胞，⑤修復細胞は，いずれも良性内膜の変化で，複雑な構造異型はみられない．④類内膜腺癌 G3 は異型の強い悪性細胞が主体で，結合性は低下し，孤立散在性に核異型，核小体の著明な悪性細胞が出現する．

問11　④明細胞腺癌
【細胞所見】膠原線維を軸に乳頭状構造を示す大型細胞集塊を認める．腫瘍細胞はライトグリーン好性の豊富な細胞質と著明な核小体を有し，一部核の突出像を認める．核の大小不同性，クロマチンの増量と不均等分布などを呈している．
【鑑別点】①平滑筋肉腫，③癌肉腫では紡錘形細胞や異型の強い奇怪な腫瘍細胞が孤立散在性に認められる．②顆粒膜細胞腫は N/C の高い小型の腫瘍細胞が疎結合性に出現し，特徴的な核溝の所見を認める．⑤粘液性嚢胞腺癌は胞体内粘液を有する粘液産生細胞集塊を認める．背景に粘液成分を伴うこともある．

問12　②分泌期子宮内膜細胞
【細胞所見】細胞は単層のシート状集塊として出現している．核は腫大し，核小体は小型で明瞭である．細胞質は豊富でレース状，細胞境界は明瞭で蜂巣様構造をとる．
【鑑別点】①増殖期子宮内膜は細胞が密に集合し，細胞質は乏しい．しばしば核分裂像がみられる．③月経期子宮内膜細胞は背景に強い出血をみる．内膜腺細胞は変性が著しく，大小集塊として認められる．④複雑型子宮内膜異型増殖症は核の腫大，大小不同を伴った異型内膜の細胞集塊を認める．構造異型がみられるが，集塊の辺縁は円滑である．⑤類内膜腺癌は辺縁の不整な樹枝状集塊を認め，核の大型化，大小不同性，大型核小体，結合性の低下，壊死性背景などの所見がみられる．

問13　③類内膜腺癌
【細胞所見】乳頭状増殖を示唆する集塊を認める．核の大型化，大小不同性，核間距離の不均等，結合性の低下などの所見がみられる．本症例は類内膜腺癌 G1～G2 に相当する．
【鑑別点】①子宮内膜細胞は増殖期，分泌期，月経期など変化をするが，明らかな構造異型や細胞異型はみられない．②複雑型子宮内膜異型増殖症は問12を参照．④扁平上皮癌は核が中心性で細胞質に重厚感のある細胞や角化傾向を示す奇怪な形状の細胞も出現する．⑤癌肉腫は癌腫と肉腫の両成分からなる．癌腫成分としては腺癌が多い．

問14　④顆粒膜細胞腫
【細胞所見】N/C の高い小型で裸核状の腫瘍細胞が孤立散在性に出現している．一部に濾胞状構造ないし腺腔様構造などがみられ，Call-Exner body と考えられる．核は溝がみられコーヒー豆様を呈する．
【鑑別点】①漿液性嚢胞腺癌は細胞質の透明空胞，砂粒小体がみられることがある．細胞質は比較的豊富で，核異型は強いことが多い．②粘液性嚢胞腺癌は粘液産生が著明なため，細胞質や背景に粘液を認める．細胞異型は比較的弱く，高円柱状や蜂巣状の構造を呈することが多い．③良性ブレンナー

腫瘍は顆粒状の細胞質をもった均一な上皮細胞がシート状にみられ，核は類円形で，核溝を有し，コーヒー豆様を呈する．⑤卵黄嚢腫瘍は大型で異型の強い細胞が散在性または結合して出現する．細胞質や背景にライトグリーンに染まる硝子様小体がみられることがある．組織像では特徴的なSchiller-Duval bodyと呼ばれる腎糸球体構造を細胞診において観察することは困難である．

問15　③明細胞腺癌
【細胞所見】ライトグリーンに淡染する豊富な胞体を有する細胞がシート状集塊として出現している．核の大小不同は著明で，大型で明瞭な核小体がみられる．
【鑑別点】①漿液性嚢胞腺癌，②粘液性嚢胞腺癌は問14を参照．④莢膜細胞腫は紡錘形で，広く淡明な細胞質には脂質を含む．⑤未分化胚細胞腫は腫瘍細胞とリンパ球の二相性を呈する．腫瘍細胞は疎結合性に出現する．また，細胞質にはグリコーゲンを含むが，明細胞腺癌の細胞質に比べ狭い．
【補足】明細胞腺癌は組織学的に管状，乳頭状および充実性の構造を示す．ホブネイル細胞がみられることがある．シート状あるいは孤立散在性に出現し，グリコーゲンを含む広く明るく抜けたような細胞質と著明な核小体をもつ．

問16　②ヘルペス感染細胞
【細胞所見】すりガラス状無構造核，核の圧排像，多核形成，核辺縁のクロマチン凝集，核内封入体が特徴である．
【鑑別点】①クラミジア感染細胞は星雲状の細胞質内封入体が特徴である．③上皮内癌はN/Cが極めて高く，緊満感があり，クロマチンは粗顆粒状で核内に密に充満している．④非ホジキンリンパ腫は核のくびれ，切れ込みなどの異型を認め，クロマチンは粗顆粒状に不均等分布している．⑤頸部腺癌(内頸部型粘液性腺癌)は，核が偏在性で，細胞質内に粘液を伴う．

問17　⑤カンジダ
【細胞所見】中層型の扁平上皮細胞に絡まった淡褐色の仮性菌糸と分芽胞子を認める．
【鑑別点】①トリコモナスはライトグリーンに好染する西洋梨状の物質として認められる．②レプトトリックスは毛髪状の菌糸．③クリプトコッカスは，カンジダと同じ酵母菌種に属するが，通常環境では菌糸形成はみられず，厚い莢膜を有する円形の分芽胞子を認める．④アスペルギルスは45°に分岐する菌糸とほうき状の分生子頭が特徴．

問18　②トリコモナス
【細胞所見】炎症性の背景にライトグリーンに淡染するトリコモナス原虫を認める．細胞質内に小型核と赤色顆粒を有する．
【鑑別点】①コンジローマはHPV感染の所見であるコイロサイトーシスをみる．③クルーセルは表層ないし中層扁平上皮細胞が多数のガードネレラ菌で覆われた状態．④ヘルペス

感染細胞は問16を参照．⑤クラミジア感染細胞は細胞質の星雲状封入体が特徴所見である．

問19　③類内膜腺癌
【細胞所見】大型の樹枝状集塊がみられる．重積性は著明で，不整腺腔形成が認められ，高度な構造異型を呈している．核小体や核の大小不同などの所見が目立つ．
【鑑別点】①頸部腺癌(内頸部型粘液性腺癌)は胞体内に粘液を有する細胞が柵状配列を呈する．②分泌期子宮内膜細胞，④増殖期子宮内膜細胞，⑤単純型子宮内膜増殖症では，高度な不整腺腔形成や核異型は認めない．

問20　④扁平上皮癌
【細胞所見】多量の壊死物質を背景にオレンジG好性の重厚感のある細胞質をもつ異型細胞を認める．本症例は類皮嚢胞(dermoid cyst)に発生した扁平上皮癌であった．
【鑑別点】①顆粒膜細胞腫は問14を参照．②転移性腺癌は消化管からのクルッケンベルグ腫瘍が有名であり，胞体内に多量の粘液を含有する印環細胞型の癌細胞がみられる．③類内膜腺癌は血管性間質軸を有する樹枝状集塊がみられる．⑤結核は壊死性背景(乾酪壊死)に類上皮細胞とラングハンス型多核巨細胞がみられる．

問21　②扁平上皮癌
【細胞所見】N/Cが高く大型で，核が中心性の細胞が集塊状に出現している．右図では細胞間橋様の構造もみられる．核の大小不同，核形不整，腫大した核小体を認める．
【鑑別点】①腺癌は核が偏在性で細胞間橋はみられない．③カルチノイド腫瘍の核は小型で比較的均一．④小細胞癌は小型で裸核様の細胞．⑤線毛円柱上皮細胞は小型で線毛ないし刷子縁を有する．
【補足】末梢型扁平上皮癌の画像所見は，充実性の腫瘍では境界明瞭で分葉があり，周囲の肺組織への圧排傾向が強い．時に空洞を認める．

問22　①扁平上皮癌
【細胞所見】角化を示し，核の濃縮した細胞と核形不整でライトグリーン好性の細胞質を有する細胞の合胞状集塊がみられる．集塊辺縁には流れるような配列もみられる．
【鑑別点】②③の異型扁平上皮細胞では壊死物質はみられず，細胞は孤立散在性に出現し，形は円形に近い．④混合型小細胞癌は小細胞癌と他の組織型(扁平上皮癌，腺癌)が混在する．⑤腺扁平上皮癌は腺癌と扁平上皮癌の両方の成分がみられる．

問23　③ニューモシスチス・ジロヴェチ(カリニ)
【細胞所見】Pap.染色では組織球を背景に，ライトグリーンに淡染する泡沫状物質を認める．Grocott染色では泡沫状物質内に黒色に染まった円形または三日月状の菌体を認める($\phi 5 \sim 7 \mu m$)．

【鑑別点】①食物残渣は種々の細胞があるが，細胞壁が厚いこと，核内が無構造であることで鑑別できる．②カンジダは淡橙色で"竹の節"状．④多核組織球は Grocott 染色（−）．⑤クリプトコッカスは円形で厚い莢膜を有する分芽胞子がみられる（φ5〜10μm）．
【補足】カリニ肺炎は AIDS など免疫力が低下している状態の時に発症することが多い．菌体は硫酸エーテル処理トルイジン青染色で赤紫色（メタクロマジー）を呈する．病原体は原虫として分類されていたが，近年は真菌の一種と考えられている．

問24　②小細胞癌
【細胞所見】壊死性の背景に，大小不同のある裸核様細胞がみられる．多くは孤立散在性であるが，一部に木目込み様の配列を認める．
【鑑別点】①非ホジキンリンパ腫と④リンパ球では，結合性はみられない．③扁平上皮癌は大型で厚い細胞質を有する．⑤腺癌は淡い細胞質を有し，核偏在性である．
【補足】小細胞癌の血中腫瘍マーカーとして Pro GRP の特異性が高いとされ，応用されている．

問25　④円柱上皮細胞
【細胞所見】粘液を背景に軽度の重積性のある集塊を認める．核の大きさや形はほぼ均一で，核形の不整や核小体などの核異型は認めない．右図下中央に線毛を認める．
【鑑別点】①細気管支肺胞上皮癌は，豊富な粘液を含む杯細胞様の腫瘍細胞が出現．核異型も認める．②腎癌の転移は淡明な細胞質が特徴．③大腸癌の転移は壊死物質を伴い，高円柱状の細胞が柵状に出現．⑤腺様囊胞癌は篩状構造を示し，内部に粘液様物質を認める特徴的な構造を呈する．
【補足】肺は他臓器からの転移が最も多い臓器である．大腸癌以外に，乳癌，胃癌，甲状腺癌，絨毛癌，骨肉腫などがある．

問26　④腺癌
【細胞所見】核偏在傾向のある細胞が乳頭状増殖を示唆する重積性集塊でみられる．しわなどの核形不整が著明で，核縁の肥厚と核小体も認める．
【鑑別点】①扁平上皮癌は核中心性で，時に角化細胞を認める．②杯細胞は核に均一感があり，核の切れ込みなどはみられない．③小細胞癌では，乳頭状集塊はみられない．⑤非ホジキンリンパ腫の腫瘍細胞は結合性を示さない．

問27　⑤基底細胞増生
【細胞所見】線毛円柱上皮細胞とともに小円形細胞が敷石状に多数認められる．核異型はみられない．基底細胞と考えられる．
【鑑別点】①腺癌は細胞質に粘液をもつか，腺腔形成などの所見がみられる．②扁平上皮癌は細胞質に重厚感がある．③小細胞癌は小型裸核様で，クロマチン増量が著しい．④硬化性血管腫では肺胞上皮細胞，血管内皮細胞，ヘモジデリン貪食マクロファージ，および陳旧赤血球など多彩な像を呈する．出現する上皮細胞に異型はみられない．
【補足】転移性腺癌と肺原発性腺癌の鑑別には surfactant apoprotein（PE10）の免疫染色が有用である．ただし，甲状腺の乳頭癌や乳癌の一部にも陽性になる．

問28　⑤アスペルギルス
【細胞所見】アスペルギルスと思われる真菌の菌糸と，炎症に伴い出現した再生上皮細胞がみられる．菌糸はライトグリーンに淡染し，Y字状に分岐を示している（φ2〜5μm）．再生上皮細胞は著明な核小体を認めるが，核に切れ込みなどの所見はなく，悪性を否定できる．
【鑑別点】①腺癌は，乳頭状集塊，腺腔様構造を呈し，核は切れ込みなどの不整が目立つ．②扁平上皮癌は細胞質に重厚感があり，クロマチンが粗い．③小細胞癌は問29，30を参照．④硬化性血管腫は問27を参照．

問29　③小細胞癌
【細胞所見】裸核様の細胞が結合性の緩い集団で出現している．一部に木目込み様配列がみられる．
【鑑別点】①腺癌，②扁平上皮癌では，細胞質を有する．④非ホジキンリンパ腫は結合性がみられない．⑤線毛円柱上皮細胞は核偏在性で，線毛ないし刷子縁を有する細胞．

問30　③小細胞癌
【細胞所見】線毛円柱上皮を背景に裸核様の小型細胞が孤立散在性に少数出現している．右図右端に対細胞形成もみられる．
【鑑別点】①腺癌，②扁平上皮癌，⑤線毛円柱上皮細胞は問29を参照．④硬化性血管腫は問27を参照．

問31　②扁平上皮癌
【細胞所見】大型の細胞集塊がみられる．扁平上皮癌の特徴である層状分化を示す組織構築を模倣するような流れ状配列を呈している．細胞質には重厚感があり，核は楕円〜紡錘形で，クロマチン増量が著しい．
【鑑別点】①腺癌といえる乳頭状や柵状の配列はない．③小細胞癌は小型で裸核様の細胞．④硬化性血管腫は肺胞上皮，血管内皮やマクロファージ等多彩な像．⑤線毛円柱上皮は線毛の有無を確認．
【補足】扁平上皮癌の特殊型には乳頭型，淡明細胞型，小細胞型，類基底細胞型がある．

問32　②扁平上皮癌
【細胞所見】壊死性背景にオレンジG，ライトグリーン好性の奇怪な形の細胞が出現．核形も多彩で核異型が強く，クロマチンは細〜粗顆粒状で増量している．
【鑑別点】①腺癌，③小細胞癌，⑤線毛円柱上皮細胞では，角化はみられない．④異型扁平上皮細胞は通常類円形ないし

多辺形を呈し，細胞形や核形に不整はあっても図のような多彩性はみられない．

問33　①腺癌
【細胞所見】粘液性背景に乳頭状集塊が出現．集塊内部には腺腔様構造もみられる．核は円〜楕円形で，核のしわなど核形不整を認める．症例は乳腺粘液癌の肺転移症例であった．
【鑑別点】②扁平上皮癌，③小細胞癌では，乳頭状集塊や腺腔様構造はみられない．④硬化性血管腫で出現する上皮細胞に核異型はみられない．⑤杯細胞増生は集塊中に杯細胞と線毛円柱上皮細胞が混在する．
【補足】転移性腺癌と原発性腺癌の鑑別において，TTF-1の免疫染色が有用である．TTF-1は甲状腺癌のほかに，肺の腺癌（約80％），小細胞癌（約90％）や神経内分泌癌（約50％）に陽性となる．

問34　③腺癌
【細胞所見】腺系の細胞が不規則な重積性のある集団で出現している．N/Cが高く，核は細胞質からの飛び出し像がみられ，核間距離は不均等．核クロマチンは増量している．
【鑑別点】①良性異型細胞は，N/Cは低く，核間距離は均等で，規則的な配列を示す．②胆嚢炎では炎症性の背景に，再生上皮細胞や扁平上皮化生細胞が出現．④扁平上皮癌は角化傾向や層状構造のみられる腫瘍細胞が出現．⑤肝細胞癌では多稜形の細胞形態を示す．問35を参照．
【補足】胆嚢癌は女性に多く，年齢的には高齢者に多い．胆石の合併を50〜80％みる．組織学的には腺癌が90％を占めるが，扁平上皮癌の成分を含むものが比較的多い．

問35　③肝細胞癌
【細胞所見】細胞質が顆粒状で肝細胞由来と思われる悪性細胞を認める．核形は不整で，大きな核小体が目立つ．
【鑑別点】①血管腫は血性背景に紡錘形の内皮細胞を認める．②肝硬変では肝細胞と間質成分が出現．肝細胞の腫大，核腫大，2核化などがみられることもあるが，顕著な核異型はみられない．④悪性黒色腫はメラニン顆粒や核内封入体がみられる．⑤扁平上皮癌では核中心性の厚い細胞質をもつ異型細胞が出現．
【補足】肝細胞癌は男性の50〜60歳代に多い．好頻度に肝硬変を合併する．血清中のAFP，PIVKA-Ⅱが腫瘍マーカーとなる．肉眼的には結節型，塊状型，びまん型に分類される．組織学的異型度により，高分化型，中分化型，低分化型，未分化型に分類する．

問36　⑤転移性肝腫瘍（大腸腺癌）
【細胞所見】壊死性背景に，円柱状の細胞が柵状に配列している．N/Cは高くクロマチンが増量．臨床所見も考慮し，転移性の腺癌と考える．
【鑑別点】①血管腫，②肝硬変は問35を参照．③高分化型肝細胞癌では肝細胞の特徴（細胞質に顆粒を含む）を有した異型の弱い腫瘍細胞がみられる．④低分化型肝細胞癌では，細胞異型の強い肝細胞由来の腫瘍細胞が出現する．
【補足】肝臓の悪性腫瘍は転移性腫瘍が非常に多く，その頻度は原発性肝癌の約20倍といわれている．胃癌，大腸癌，肺癌などが血行性に転移する．

問37　②内分泌腫瘍
【細胞所見】小型類円形ないし多辺形の均一な細胞が孤立散在性に出現．核は偏在性で，ライトグリーン好染の淡い細胞質を有し，核クロマチンは顆粒状．カルチノイド腫瘍に類似の像である．
【鑑別点】①膵管上皮細胞は立方状から円柱状で上皮性結合を有する．③管内乳頭粘液性腫瘍（IPMT）では胞体内に粘液を含有した高円柱状の細胞からなる乳頭状集塊がみられる．④腺癌は重積性のある集団が出現．⑤腺房細胞癌は細胞質に顆粒をもつ腺房細胞類似の腫瘍細胞．
【補足】内分泌腫瘍の診断には，電顕的に内分泌顆粒を証明するか，免疫染色でchromogranin A，synaptophysinなどの内分泌マーカーと膵ホルモンの陽性像を確認する必要がある．

問38　③膵管内乳頭粘液性腺腫（IPMA）
【細胞所見】核の偏在した高円柱状の上皮が重積性のある集塊で出現．細胞質に豊富に粘液を含んでいる．核の大小不同や核形不整などの異型はみられない．
【鑑別点】①腺房細胞癌は細胞質に顆粒をもつ．②内分泌腫瘍は細胞が孤立散在性に出現．④腺癌では顕著な核の異型がみられる．⑤扁平上皮癌は核が中心性の細胞や角化傾向を示す腫瘍細胞が出現する．
【補足】IPMTは粘液貯留による膵管拡張を特徴とする膵管上皮系腫瘍である．病変の主座により主膵管型，分岐型，混合型に分類．組織学的には，上皮の構造異型と細胞異型の程度により，腺腫と腺癌に分類する．

問39　④腺癌
【細胞所見】不整腺腔形成を呈する細胞集塊がみられる．核密度は高く，胞体内に粘液を含有する．核形不整，核クロマチンの増量がみられる．
【鑑別点】①腺房細胞癌は胞体に顆粒をもった細胞からなり，腺房構造を示す．②内分泌腫瘍では細胞は孤立散在性に出現し，時にロゼット様配列もみられる．③solid-pseudopapillary tumorは若年女性に多く，血管を軸にした偽乳頭状構造がみられる．⑤扁平上皮癌では胞体内に粘液はみられない．
【補足】膵臓の悪性腫瘍は膵管上皮由来の膵管癌が80％ほどで，大部分を管状腺癌が占める．ほとんどが進行癌として発見される．悪性度が高く，予後不良（5年生存率5％以下）である．

問40　④胃腸管間質性腫瘍（GIST）
【細胞所見】紡錘形の細胞が束状に出現．周辺に孤立散在性

にも認められる．細胞質は不明瞭である．臨床所見にもあるように，通常は粘膜下腫瘍の形態を示す．

【鑑別点】①腺腫は上皮性腫瘍なので結合性がある．②低分化腺癌は核偏在性の腫瘍細胞が疎結合性～孤立散在性に出現．③高分化型管状腺癌では腫瘍細胞は不整腺腔を形成．⑤胃潰瘍では再生上皮細胞がみられる．

【補足】GIST は消化管の紡錘形細胞からなる非上皮性の腫瘍であり，腫瘍の大きさ，核分裂数，細胞密度，細胞異型などが悪性度の指標となる．消化管における発生頻度は，胃に60～70％，小腸に20～30％で，大腸にはまれである．

問41　②非ホジキンリンパ腫

【細胞所見】裸核状のリンパ球様円形細胞が孤立散在性に出現している．混在する成熟リンパ球より大きい．核形不整は弱いが，モノトーナスに増殖していることから，腫瘍性と考えるべきである．

【鑑別点】①カルチノイド腫瘍は顆粒状の豊富な細胞質をもつ．③形質細胞腫はリンパ球より胞体が豊富で核偏在性であり，核周囲明庭がみられる．④肺小細胞癌の転移は，少なからず上皮性結合を有する．⑤低分化腺癌では核偏在性の細胞が出現する．

【補足】胃の悪性リンパ腫はヘリコバクター・ピロリ（Helicobacter pylori）感染が関係しているといわれる．本症例は MALT リンパ腫という粘膜関連リンパ組織由来のリンパ腫であり，小～中型の濾胞中心細胞に類似する異型の弱いリンパ腫細胞で構成される．B 細胞性リンパ腫である．免疫染色では，CD 20，CD 79 a が有用である．

問42　④腺癌

【細胞所見】長楕円形の核を有した細胞の集団を認める．柵状配列を示すが，集団辺縁から核の飛び出し像を認め，核の不規則な重積もみられる．

【鑑別点】①潰瘍性大腸炎は多数の炎症細胞を背景に腺細胞や線維芽細胞を認める．②絨毛腺腫，③管状腺腫は長楕円形～棍棒状核を有する紡錘状の腺細胞を認めるが，細胞重積や核の飛び出し像は乏しい．⑤カルチノイド腫瘍は比較的広い胞体を有し，核は類円形．疎結合性の出現様式である．

【補足】大腸癌は日本で近年増加している．60歳代に多く，直腸，S 状結腸に好発する．腺癌が大部分を占め，高分化～中分化腺癌が多い．高度異型腺腫内から腺癌が発生することが高頻度にある．

問43　①正常腸管粘膜上皮

【細胞所見】きれいな背景に，シート状の集塊がみられる．円形核をもった細胞と，粘液をもった細胞が混在し，どちらにも異型はみられない．

【鑑別点】②再生上皮細胞は広い細胞質と核小体の目立つ核を有する細胞．③潰瘍性大腸炎は炎症性の背景に，円柱上皮細胞や線維芽細胞，多核巨細胞をみる．④低分化腺癌，⑤粘液癌のような悪性を示唆する核異型はみられない．

【補足】胃から大腸までの上皮には粘液をもった細胞が種々の割合で存在するが，胃の細胞がもつ粘液は中性で，小腸・大腸の杯細胞がもつ粘液は酸性である．アルシアン青＋PAS反応の重染色を行うと，胃の細胞は PAS 反応のみに陽性で赤紫色に，腸の杯細胞はアルシアン青と PAS 反応両方に染まるため青紫に染まる．

問44　⑤真菌症

【細胞所見】きれいな背景に扁平上皮の集塊がみられる．集塊内には茶褐色の細長い菌糸と芽胞がみられる．カンジダと思われる真菌である．

【鑑別点】①食道潰瘍では炎症性の背景に再生上皮細胞が出現．②ウイルス感染細胞はすりガラス様や核内封入体をもつ細胞．③扁平上皮癌にみられる異型はみられない．④白板症は無核の扁平上皮細胞や小型の錯角化細胞などがみられる．

【補足】食道は扁平上皮細胞で覆われており，悪性腫瘍も 95％が扁平上皮癌である．まれに腺癌が発生し，その発生母地としては食道腺，バレット食道および食道異所性胃粘膜が挙げられる．バレット食道は下部食道の広範囲が胃から連続性に円柱上皮に置き換わった状態．先天性と後天性のものがあり，後者は逆流性食道炎の経過中に発生する．

問45　②多形腺腫

【細胞所見】左図には類円形核を有する上皮細胞の集団（上皮性成分）がみられ，右図には粘液腫様基質の中に長楕円形核を有する紡錘形の細胞（非上皮性成分）がみられる．

【鑑別点】①基底細胞腺腫は，基底細胞類似の上皮性腫瘍細胞からなり，非上皮性の成分はみられない．③ワルチン腫瘍はリンパ球と上皮細胞が混在した像．④腺様嚢胞癌は特徴的な粘液を取り囲むボール状集塊が出現．⑤粘表皮癌では粘液を有する腺系細胞と扁平上皮系細胞および中間型の腫瘍細胞がみられる．

【補足】多形腺腫は唾液腺腫瘍の中で最も高頻度にみられる．30～50歳代の女性に多く，80％は耳下腺，20％が顎下腺・小唾液腺に発生する．腫瘍摘出が不十分だとしばしば再発し，まれに癌化する．背景にみられる粘液様物質は Giemsa 染色においてメタクロマジーを示す．

問46　③ワルチン腫瘍

【細胞所見】成熟リンパ球を背景に，顆粒状の広い細胞質をもつ上皮細胞がみられる．

【鑑別点】①好酸性腺腫はオンコサイト（oncocyte）のみ，みられる．②多形腺腫，④腺様嚢胞癌は問45を参照．⑤粘表皮癌では粘液を有する細胞と扁平上皮系の細胞がみられ，高悪性度のものは扁平上皮系細胞に強い異型がみられる．

【補足】ワルチン腫瘍は50歳以上の男性の耳下腺に好発．両側性に発生することがあり，片側性でも多発する傾向がある．腫瘍はきわめて軟らかい．リンパ球とオンコサイトのほか，扁平上皮化生細胞，杯細胞，泡沫細胞，コレステリン結晶などが出現する．

問47　⑤髄様癌

【細胞所見】背景にライトグリーン好性のアミロイドを認める．結合性は疎で，類円形核で突起を有する細胞質をもち，N/Cは比較的高く，クロマチンは粗顆粒状に増量し，カルチノイド腫瘍に類似している．一部にロゼット様配列がみられる．

【鑑別点】①腺腫様甲状腺腫はしばしばヘモジデリンを貪食した組織球を認め，濾胞上皮細胞は平面的集塊，濾胞状にみられる．結合性は強く，やや不規則な配列を示すが，核密度の上昇はみられない．②濾胞性腫瘍は小濾胞を形成する．濾胞の中心や背景にはオレンジG好性のコロイドを認める．③乳頭癌は，核溝や核内細胞質封入体などの核所見が特徴的である．④未分化癌は結合性の低下を示し，孤立散在性にみられる．紡錘形や多辺形，巨細胞など多形性を示し，異型の強い細胞像を呈する．

問48　②濾胞性腫瘍

【細胞所見】小濾胞状集塊がみられる．濾胞の中心や背景にはオレンジG好性のコロイドを認める．正常の細胞と比べて核は腫大している．小濾胞の増加は濾胞性腫瘍を疑う重要な所見である．

【鑑別点】①腺腫様甲状腺腫の濾胞は大型のものが多いので，シート状集塊として出現する．③④⑤は問47参照．

【補足】濾胞癌と濾胞腺腫の鑑別として，組織学的に腫瘍細胞の脈管侵襲，被膜浸潤，他臓器への転移の3つのうち，最低1つが確認されないと濾胞癌とはいえない．細胞像で濾胞癌と濾胞腺腫の鑑別は不可能であるため，細胞診では一括して「濾胞性腫瘍」というクライテリアを用いる．

問49　①腺癌（印環細胞型）

【細胞所見】細胞質内に貯留した粘液により核が圧排され，印環状を示す癌細胞が孤立散在性に出現している．本症例は胃低分化腺癌である．

【鑑別点】②扁平上皮癌は細胞質に層状構造がみられ，辺縁部まで厚みがある．時にオレンジGやエオジンに好染する．また核は中心性であるが，脱核，濃縮，破砕したものが多く，一様ではない．③小細胞癌は問50を参照．④悪性中皮腫は多量の中皮細胞が大小の集塊や孤立散在性に出現し，ほとんど腫瘍性中皮細胞のみからなる単調な細胞像を示す．大型化，核形不整，クロマチンは粗顆粒状に増量，核小体の肥大などの所見を認める．⑤反応性中皮細胞は乳頭状，ロゼット状，多核化細胞状，孤立散在性など様々な出現形態を示す．N/Cは軽度に高くなることがあり，明瞭な核小体，核の大小不同を認める．細胞質は中心部に厚みがあり，周辺部が薄いのが特徴である．

問50　③小細胞癌

【細胞所見】上皮性結合を示す小型の異型細胞が木目込み様配列を呈す．N/Cはきわめて高く，クロマチンは粗顆粒状に増量している．

【鑑別点】①腺癌は，分化型では球状ないし乳頭状集塊で認められ，低分化型では核偏在を示す孤立性腫瘍細胞，印環型では胞体内粘液を有する孤立性小型腫瘍細胞を認める．②扁平上皮癌では胞体肥厚を示す腫瘍細胞が孤立散在性～敷石状小型集塊として認められる．④非ホジキンリンパ腫は孤立散在性の異型リンパ球としてみられ，N/Cは高く，核の切れ込み，クロマチンの不均等分布，明瞭な核小体がみられる．⑤反応性中皮細胞は問49を参照．

【補足】小細胞癌は，原発臓器は肺が多く，他臓器でも小型の細胞からなる未分化な腫瘍では類似した細胞像を呈する．体腔液中の小細胞癌細胞は，喀痰中のものより大型にみえることがある．

問51　④硬癌

【細胞所見】くさび状の小型集塊が複数集合してみられる．硬性浸潤を示唆する所見である．細胞質内小腺腔（ICL）を高頻度に認める．

【鑑別点】①乳頭腺管癌は乳頭状増殖もしくは腺腔を形成する．②線維腺腫は二相性のある乳管上皮のシート状クラスターの周りに，双極裸核が散在して認められる．③乳頭腫は泡沫細胞を背景に，筋上皮を伴う大きな乳管由来の乳頭状集塊を認める．⑤パジェット病は豊富な細胞質，大型の核，著明な核小体をもつ明るい細胞が孤立散在性にみられる．腫瘍細胞の胞体内にメラニン顆粒を有することもある．

問52　⑤葉状腫瘍

【細胞所見】左図は上皮集塊がみられる．集塊周囲には筋上皮を伴い，また背景には，類円形から紡錘状の核を有する間質細胞が多数みられる．右図で上皮細胞は，核密度は高いものの悪性を示唆するような核異型や集塊からのほつれ現象は認めない．

【鑑別点】①乳腺症は囊胞形成，上皮の増生，アポクリン化生細胞などがみられる．②粘液癌は粘液成分がみられる．③乳頭腺管癌，④充実腺管癌は上皮成分に異型を伴い，また，二相性が欠如する．

【補足】葉状腫瘍は上皮成分と間質細胞の両成分からなる腫瘍で，間質成分が豊富で線維腺腫より増殖傾向が著しく，乳管を圧排し葉状の形態を示す腫瘍である．

問53　①扁平上皮癌

【細胞所見】オレンジG好性の厚みのある細胞質を有し，紡錘形～奇怪な形態を呈するなど，角化型扁平上皮癌の像を呈する．

【鑑別点】②腺癌細胞の細胞質はライトグリーン好性で，時に粘液様物質を含有する．核は偏在で，しわ，切れ込みなどの異型や，明瞭な核小体がみられる．③尿路上皮癌G1は類円形～短紡錘形の細胞からなる乳頭状集塊で，細胞異型は乏しい．④デコイ細胞（decoy cell）はすりガラス様の核を呈す．N/Cの高い大型細胞である．ポリオーマウイルス感染細胞の可能性が示唆されている．⑤変性尿路上皮細胞は，核濃縮やクロマチン濃染，細胞質融解などがみられる．角化は

示さない．
【補足】膀胱原発の扁平上皮癌は角化傾向の強い扁平上皮癌細胞の出現をみることが多い．多くは非乳頭状・浸潤型の発育様式である．

問54　④尿路上皮癌 G2〜G3（高異型度）
【細胞所見】不規則重積性を示す大型の集塊で，結合性の低下も認める．核は腫大し N/C 上昇，クロマチンの増量がみられる．
【鑑別点】①膀胱炎は炎症性細胞や細菌などを背景に，軽度核異型を伴う尿路上皮細胞がみられる．②尿路上皮乳頭腫は血管性結合織をもつ尿路上皮の乳頭状病変で，核異型は認めない．通常は自然尿中には出現しない．③尿路上皮癌 G1〜G2（低異型度）は，核異型の乏しい腫瘍細胞が乳頭状ないし不規則重積性を示す集塊でみられる．⑤前立腺癌は自然尿に出現する場合，強い変性を伴う．比較的小型で核偏在・核縁の肥厚・明瞭な核小体などを有する腺癌の特徴所見を示す．時に腺腔形成がみられる．

問55　①反応性リンパ節炎
【細胞所見】小型のリンパ球が優位で，小型〜大型のリンパ球まで各成熟段階の細胞が出現した多彩な像である．
【鑑別点】結合性がないことから，⑤転移性腺癌を否定．②結核性リンパ節炎では，壊死物質，ラングハンス型巨細胞，類上皮細胞がみられる．③ホジキンリンパ腫では，大型の核小体をもつ，単核ないし多核の巨細胞（Hodgkin/Reed-Sternberg 細胞：HRS 細胞）がみられる．④非ホジキンリンパ腫は異型リンパ球がモノトーナスなパターンで出現し，核形不整で，核のくびれや切れ込みなどがみられ，クロマチンは粗顆粒状で不均等な分布を示す．

問56　④非ホジキンリンパ腫
【細胞所見】比較的大型の異型リンパ球がモノトーナスな出現パターンで出現しており，核形は不整で，核のくびれ・切れ込みなどがみられる．クロマチンは粗顆粒状に不均等に増量している．
【鑑別点】問55参照．

問57　④髄膜腫
【細胞所見】卵円形ないし楕円形の核を有する紡錘形の細胞で，同心円状・渦巻き状に配列している．図にはないが，渦巻き状の中心部に砂粒小体を認めることもある．
【鑑別点】①神経鞘腫は柵状配列（palisading）を示す Antoni A 型と，浮腫状の基質で大小不同の核を有する Antoni B 型の構造が特徴で，細胞像にも反映する．②神経芽腫，③髄芽腫はどちらも小児に多い腫瘍であり，小型円形悪性細胞からなる．ほとんどが細胞質に乏しい裸核状に出現する．真性および偽ロゼット形成を認める．⑤頭蓋咽頭腫は頭蓋咽頭管の遺残（ラトケ囊）から発生する若年性の腫瘍で，トルコ鞍内に好発する囊胞性腫瘍である．扁平上皮様細胞や円柱上皮細胞がシート状あるいは柵状に配列する．囊胞内溶液には，無核の扁平上皮細胞やコレステリン結晶がみられる．
【補足】髄膜腫は，髄膜皮細胞・クモ膜細胞から発生し，頭蓋内腫瘍の約 25% を占める．中高年に多く，クモ膜顆粒のある傍矢状洞周辺が好発部位である．

問58　②膠芽腫
【細胞所見】左図は中心に血管を有する大きな集塊が出現している．右図では線維状基質を伴い，核密度の高い腫瘍細胞がみられる．腫瘍細胞は，短紡錘形細胞を主体に核異型の強い多核あるいは巨核細胞も認める．
【鑑別点】①髄芽腫，③神経芽腫，④神経鞘腫は問57を参照．⑤乳癌の転移は，臨床所見に乳癌既往とあるが，図の細胞集塊の辺縁部には細胞突起がみられ，膠細胞由来と考える．
【補足】膠芽腫は，中高年者に発生する悪性脳腫瘍の代表で，大脳半球に多く発生する．予後不良である．組織学的に多彩な像を示し，腫瘍細胞の核が壊死巣周囲に柵状に配列する pseudopalisading necrosis が，特徴所見である．

問59　②軟骨肉腫
【細胞所見】ヘマトキシリンに淡染する粘液腫様物質（軟骨基質）を背景に，軟骨小腔と呼ばれる空胞中に腫瘍細胞がみられる．不明瞭な細胞質をもつ．核は類円形で，多くは単核であるが，2核細胞を含み，核腫大や明瞭な核小体がみられる．
【鑑別点】①骨肉腫は骨や類骨（osteoid）形成がみられ，紡錘形細胞を主体に多形性・異型の強い細胞，破骨細胞類似の多核巨細胞など，多彩な細胞からなる．③ユーイング肉腫と④骨髄腫は小型で N/C の高い類円形細胞を主体とする腫瘍である．⑤骨巨細胞腫は多核巨細胞と短紡錘形細胞からなり，これらの間に移行像を呈する．

問60　⑤網膜芽細胞腫
【細胞所見】小円形腫瘍細胞がルーズな細胞間結合をして出現し，一部にロゼット様配列を認める．N/C はきわめて高く，ほぼ裸核状でクロマチンは細顆粒状に増量し，核縁は薄い．
【鑑別点】①非ホジキンリンパ腫は異型リンパ球がモノトーナスに出現し，核形は不整で，核のくびれ・切れ込みなどがみられる．②悪性黒色腫の特徴的所見は細胞質内にメラニン顆粒がみられることである．核は類円形，紡錘形，多形性など多様である．明瞭な核小体を認める．核内封入体（アピッツ小体）も特徴である．④非角化型扁平上皮癌は，上皮性結合を示す集塊で，重厚感のある胞体を有する．③小細胞癌は木目込み様配列を示す小型の異型細胞で，N/C 上昇，クロマチンの増量を認める．③の小細胞癌とは鑑別が困難であるが，小児の眼球腫瘍で，ロゼット様配列を呈することから，⑤の網膜芽細胞腫と考える．
【補足】2歳前後の小児に多くみられる眼球内腫瘍．30〜40% は両側性で，遺伝性である．組織学的に小型円形の未分化な細胞からなり，真性ロゼットや血管周囲型の偽ロゼットを形成する．壊死や核分裂像が多い．

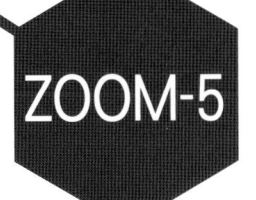

ZOOM-5 解答Challenge

解答・解説をみる前に,Challenge start！

問1	①カンジダ　②軽度異形成　③高度異形成　④上皮内癌　⑤扁平上皮癌			
問2	①頸内膜細胞　②修復細胞　③上皮内癌　④頸部腺癌(内頸部型粘液性腺癌)　⑤非角化型扁平上皮癌			
問3	①ヘルペス感染細胞　②扁平上皮化生細胞　③高度異形成　④上皮内癌　⑤頸部腺癌(内頸部型粘液性腺癌)			
問4	①カンジダ　②トリコモナス　③ヘルペス感染細胞　④HPV感染細胞　⑤クラミジア感染細胞			
問5	①頸内膜腺細胞　②軽度異形成　③高度異形成　④上皮内癌　⑤非角化型扁平上皮癌			
問6	①漿液性腺癌　②顆粒膜細胞腫　③腺癌の転移(胃印環細胞癌)　④明細胞腺癌　⑤粘液性腺癌			
問7	①修復細胞　②単純型子宮内膜増殖症　③類内膜腺癌G1　④類内膜腺癌G3　⑤増殖期子宮内膜細胞			
問8	①炎症性変化　②妊娠による変化　③HPV感染細胞　④クラミジア感染細胞　⑤葉酸欠乏による細胞変化			
問9	①レプトトリックス　②カンジダ+レプトトリックス　③トリコモナス　④アスペルギルス　⑤カンジダ			
問10	①角化型扁平上皮癌　②萎縮性腟炎　③非角化型扁平上皮癌　④微小浸潤癌　⑤上皮内癌			
問11	①扁平上皮化生細胞　②頸部腺癌(内頸部型粘液性腺癌)　③角化型扁平上皮癌　④高度異形成　⑤頸内膜腺細胞			
問12	①修復細胞　②上皮内癌　③角化型扁平上皮癌　④非角化型扁平上皮癌　⑤頸部腺癌(内頸部型粘液性腺癌)			
問13	①修復細胞　②組織球　③中等度異形成　④上皮内癌　⑤頸部腺癌(内頸部型粘液性腺癌)			
問14	①単純型子宮内膜増殖症　②非角化型扁平上皮癌　③頸部腺癌(内頸部型粘液性腺癌)　④類内膜腺癌　⑤修復細胞			
問15	①漿液性嚢胞腺癌　②粘液性嚢胞腺癌　③未分化胚細胞腫　④顆粒膜細胞腫　⑤平滑筋肉腫			
問16	①ブレンナー腫瘍　②莢膜細胞腫　③漿液性嚢胞腺癌　④線維腫　⑤チョコレート嚢胞			
問17	①上皮内癌　②角化型扁平上皮癌　③萎縮性腟炎　④修復細胞　⑤扁平上皮化生細胞			
問18	①増殖期子宮内膜細胞　②単純型子宮内膜増殖症　③類内膜腺癌G1　④明細胞腺癌　⑤分泌期子宮内膜細胞			
問19	①上皮内癌　②非角化型扁平上皮癌　③扁平上皮化生細胞　④異形成　⑤修復細胞			
問20	①増殖期子宮内膜細胞　②単純型子宮内膜増殖症　③類内膜腺癌G1　④明細胞腺癌　⑤分泌期子宮内膜細胞			
問21	①腺癌　②腺様嚢胞癌　③カルチノイド腫瘍　④線毛円柱上皮細胞　⑤扁平上皮癌			
問22	①腺癌　②腺様嚢胞癌　③カルチノイド腫瘍　④線毛円柱上皮細胞　⑤扁平上皮癌			
問23	①軽度異型扁平上皮細胞　②扁平上皮癌　③ヘルペス感染細胞　④大細胞癌　⑤転移性肺腫瘍(大腸腺癌)			
問24	①腺癌　②腺様嚢胞癌　③カルチノイド腫瘍　④喘息由来の良性細胞　⑤扁平上皮癌			
問25	①中等度異型扁平上皮細胞　②扁平上皮癌　③ヘルペス感染細胞　④大細胞癌　⑤転移性肺腫瘍(大腸腺癌)			
問26	①線毛円柱上皮細胞　②腺癌　③小細胞癌　④非ホジキンリンパ腫　⑤リンパ球			

問27	①腺癌　②扁平上皮癌　③小細胞癌　④線毛円柱上皮細胞　⑤組織球の集簇			
問28	①腺癌　②扁平上皮癌　③小細胞癌　④線毛円柱上皮細胞　⑤好中球の集簇			
問29	①腺癌　②扁平上皮癌　③小細胞癌　④線毛円柱上皮細胞　⑤再生上皮細胞			
問30	①腺癌　②扁平上皮癌　③小細胞癌　④線毛円柱上皮細胞　⑤リンパ球の集簇			
問31	①腺癌　②扁平上皮癌　③小細胞癌　④線毛円柱上皮細胞　⑤リンパ球の集簇			
問32	①腺癌　②扁平上皮癌　③小細胞癌　④線毛円柱上皮細胞　⑤再生上皮細胞			
問33	①腺癌　②扁平上皮癌　③小細胞癌　④線毛円柱上皮細胞　⑤杯細胞増生			
問34	①高分化～中分化型肝細胞癌　②低分化型肝細胞癌　③胃癌(高分化型管状腺癌)の転移　④胃癌(印環細胞癌)の転移　⑤肝内胆管癌(腺癌)			
問35	①胆管上皮細胞　②胆管嚢胞腺腫　③高分化～中分化型肝細胞癌　④低分化型肝細胞癌　⑤直腸癌(腺癌)の転移			
問36	①高分化～中分化型肝細胞癌　②低分化型肝細胞癌　③未分化型肝細胞癌　④異型腺腫様過形成　⑤混合型肝癌			
問37	①良性異型細胞　②乳頭腺癌　③粘液癌　④腺扁平上皮癌　⑤肝細胞癌			
問38	①良性異型細胞　②腺癌　③小細胞癌　④腺扁平上皮癌　⑤高分化型肝細胞癌			
問39	①腺癌　②腺扁平上皮癌　③良性細胞　④腺房細胞癌　⑤内分泌腫瘍			
問40	①腺腫由来の細胞　②再生上皮細胞　③扁平上皮癌　④高分化型管状腺癌　⑤胃腸管間質性腫瘍(GIST)			
問41	①低分化腺癌　②高分化腺癌　③腺腫由来の細胞　④非ホジキンリンパ腫　⑤カルチノイド腫瘍			
問42	①大腸腺腫由来の細胞　②潰瘍性大腸炎由来の細胞　③低分化腺癌　④扁平上皮癌　⑤高分化腺癌			
問43	①大腸腺腫由来の細胞　②潰瘍性大腸炎由来の細胞　③腺癌　④胃腸管間質性腫瘍(GIST)　⑤扁平上皮癌			
問44	①扁平上皮癌　②低分化腺癌　③高分化～中分化腺癌　④潰瘍性大腸炎由来の細胞　⑤大腸腺腫由来の細胞			
問45	①多形腺腫　②ワルチン腫瘍　③腺房細胞癌　④腺様嚢胞癌　⑤粘表皮癌			
問46	①多形腺腫　②ワルチン腫瘍　③腺房細胞癌　④腺様嚢胞癌　⑤粘表皮癌			
問47	①乳頭癌　②濾胞性腫瘍　③髄様癌　④慢性甲状腺炎　⑤亜急性甲状腺炎			
問48	①乳頭癌　②濾胞性腫瘍　③髄様癌　④慢性甲状腺炎　⑤亜急性甲状腺炎			
問49	①腺癌　②扁平上皮癌　③小細胞癌　④反応性中皮細胞　⑤リンパ球			
問50	①腺癌　②小細胞癌　③非ホジキンリンパ腫　④リンパ球　⑤反応性中皮細胞			
問51	①上皮内癌　②扁平上皮乳頭腫　③尿路上皮癌G3(高異型度)　④尿路上皮癌G1～G2(低異型度)　⑤尿膜管癌			
問52	①尿路上皮癌G1　②尿路上皮癌G3　③ウイルス感染細胞　④上皮内癌　⑤直腸癌(腺癌)の浸潤			
問53	①線維腺腫　②充実腺管癌　③乳管内乳頭腫　④粘液癌　⑤管状癌			
問54	①乳管内乳頭腫　②硬癌　③乳頭腺管癌　④葉状腫瘍　⑤粘液癌			
問55	①血管周皮腫　②神経鞘腫　③星細胞腫　④髄膜腫　⑤転移性脳腫瘍(腺癌)			
問56	①反応性リンパ節炎　②小細胞癌の転移　③腺癌の転移　④カルチノイド腫瘍　⑤非ホジキンリンパ腫			
問57	①扁平上皮癌の転移　②腺癌の転移　③反応性リンパ節炎　④非ホジキンリンパ腫　⑤悪性黒色腫			
問58	①腎嚢胞　②マラコプラキア　③尿路上皮癌G1　④尿路上皮癌G3　⑤腎細胞癌(淡明細胞癌)			
問59	①上衣腫　②星細胞腫　③膠芽腫　④髄膜腫　⑤髄芽腫			
問60	①尿路上皮癌　②非ホジキンリンパ腫　③腎細胞癌　④奇形腫　⑤セミノーマ(精上皮腫)			

【ZOOM-5 解答・解説】

問1　②軽度異形成
【細胞所見】表層型扁平上皮細胞に軽度の核腫大，クロマチン増量，2核化，すりガラス様核などの所見を認める．また，核周囲が抜けた空胞状の細胞質をもつコイロサイトーシス（koilocytosis）もみられる．
【鑑別点】①カンジダは淡赤褐色に染まった仮性菌糸，分芽胞子がみられる．③高度異形成は傍基底型の核異型細胞が主体を占める．④上皮内癌は傍基底型〜裸核様の悪性細胞が主体を占める．⑤扁平上皮癌は，角化型では多形性，非角化型では多稜形の悪性細胞がみられる．
【補足】子宮頸癌取扱い規約（1997年，改訂 第2版）では，ヒトパピローマウイルス（humanpapilloma virus：HPV）感染による細胞異型であるコイロサイトーシスは軽度異形成に含まれる．また現在は，異形成と扁平上皮癌の全て，腺癌の一部について，HPV感染が原因とされている．

問2　④頸部腺癌（内頸部型粘液性腺癌）
【細胞所見】核偏在傾向，腺腔を形成し重積を認める細胞集塊がみられる．胞体はライトグリーンに淡染し，核クロマチンは細顆粒状，核小体は明瞭である．また，同様の細胞が周囲に孤立散在性にみられる．
【鑑別点】①頸内膜細胞は，Pap.染色で淡紫色に染まる粘液を胞体にもつ高円柱上皮細胞が主体を占める．②修復細胞は核小体が明瞭であるが，平面的なシート状ないし流れるような配列である．③上皮内癌はN/Cの高い（80％以上）悪性細胞が主体を占め，核小体は目立たない．⑤非角化型扁平上皮癌は，主に核が中心性の悪性細胞が，合胞性の集塊としてみられる．
【補足】子宮頸癌の中には，細胞異型の弱い悪性腺腫がある．また，その鑑別として，分葉状頸管腺過形成という良性の類縁疾患も提唱されている．

問3　①ヘルペス感染細胞
【細胞所見】核の相互圧排像を示す多核細胞がみられる．核縁へのクロマチン凝集がみられ，すりガラス状の無構造な核を呈している．
【鑑別点】②扁平上皮化生細胞は胞体が厚く多稜形，クロマチンは細顆粒状．③高度異形成は傍基底型の核異型細胞が主体を占め，クロマチンは細顆粒状，一部粗網状．④上皮内癌は傍基底型〜裸核状の悪性細胞が主体を占め，クロマチンは粗大顆粒状不均等分布を示す．⑤頸部腺癌（内頸部型粘液性腺癌）は高円柱状で核偏在の細胞からなり，クロマチンは細顆粒状で比較的均等に分布する．
【補足】図にはみられないが，核内の好酸性封入体の形成もみられる．この封入体を核小体と見間違えると，悪性と判定してしまう可能性があるので注意が必要である．

問4　②トリコモナス
【細胞所見】扁平上皮細胞には炎症所見（軽度核腫大，核周囲明庭：perinuclear halo）がみられる．好中球主体の炎症性背景に，10μmほどのライトグリーンに淡染する物質がみられる．西洋梨状の形態を示し，内部に棒状や顆粒状の構造物が観察できる．右図は中層型扁平上皮細胞に群がる像である．
【鑑別点】①カンジダは淡赤褐色に染まった仮性菌糸，分芽胞子がみられる．③ヘルペス感染細胞は，核の相互圧排像，多核細胞，核縁へのクロマチン凝集，すりガラス状核などを呈する．④HPV感染細胞は，コイロサイトーシス，多核化などを呈する．⑤クラミジア感染細胞は，上皮の細胞質にヘマトキシリン好性の小顆粒をもつ封入体がみられる．
【補足】細胞診標本でトリコモナスと鑑別が必要になるものとして，変性崩壊した白血球，傍基底型扁平上皮細胞，萎縮性腟炎にみられる背景の粘液様物質などが挙げられる．

問5　④上皮内癌
【細胞所見】表層型扁平上皮細胞の周囲に，細胞質の辺縁が不明瞭で，N/Cの上昇した傍基底型核異型細胞がみられる．核は類円形で緊満感があり，核縁の肥厚がみられる．クロマチンは粗大顆粒状で不均等分布を示す．
【鑑別点】①頸内膜細胞は高円柱状ないし粘液を胞体にもつ細胞からなる．②軽度異形成は表層〜中層型扁平上皮細胞に核異型がみられる．③高度異形成は傍基底型の核異型細胞が主体を占める．上皮内癌と比べ緊満感に乏しく，クロマチンは細顆粒状である．⑤非角化型扁平上皮癌は大型合胞性の集塊としてみられ，クロマチンは粗顆粒状で，大型の核小体がみられる．
【補足】上皮内癌と診断した標本中には，各段階の異形成細胞が出現している．特に，高度異形成を伴った上皮内癌を検出するには，核の緊満感，N/C 80％以上などの所見（高度異形成では60％程度）が重要である．

問6　④明細胞腺癌
【細胞所見】細胞質は豊富で明るくレース状で，核が細胞質から突出したものもみられる．著明な核小体を認める．
【鑑別点】①漿液性腺癌は乳頭状ないし管状などの重積著明な集塊としてみられ，時に砂粒小体を認める．②顆粒膜細胞腫は小型の腫瘍細胞からなり，結合性の緩い孤立散在性細胞として出現，核にコーヒー豆様の溝がみられる．③腺癌の転移（胃印環細胞癌）は結合性が粗で，孤立散在性の印環型癌細胞がみられる．⑤粘液性腺癌は高円柱状の腫瘍細胞からなり，重積著明な集塊としてみられる．細胞質に粘液を含むか，背景に粘液を認める．
【補足】明細胞腺癌の明るくレース状の胞体はグリコーゲンを有し，PAS反応は強陽性である．核が細胞の表面近くに突出するホブネイル細胞（hobnail cell）が，みられることがある．

問7　③類内膜腺癌 G1
【細胞所見】重積著明な乳頭状または管状を呈する大型集塊が出現している．核の配列は不規則で，集塊周囲からの核の突出，ほつれ像もみられる．
【鑑別点】①修復細胞は核小体が明瞭で，平面的なシート状集塊である．②単純型子宮内膜増殖症は腺管の囊胞状拡張や，くびれを伴う．集塊の辺縁は規則的な柵状配列を示し，結合性は保たれている．④類内膜腺癌 G3 は孤立散在性ないし小型集塊としてみられ，細胞異型が非常に強い．⑤増殖期子宮内膜細胞は比較的直線性の管状構造集塊で，分枝がみられることは少ない．
【補足】類内膜腺癌は，腺癌成分の示す組織学的特徴により Grade 分類されている（組織所見での充実性増殖と腺癌部分の割合および核異型の程度など）．子宮内膜細胞診において細胞異型のみで Grade 分類するのではなく，構造異型に着目した判定方法が重要である．十分な細胞量のほか，採取器具の選択・検体処理の工夫を加味し，構造異型の判定に適した標本を作製することで，組織診断に準じた細胞判定が可能になる．

問8　③HPV 感染細胞
【細胞所見】正常の扁平上皮に混じり，核の周囲が抜け空胞状になった細胞質を有する異型細胞がみられる（コイロサイトーシス）．空胞状の部分と外側の細胞質との境界は明瞭である．軽度異形成あるいは LSIL に分類される．
【鑑別点】①炎症性変化では，空胞が不明瞭で狭い核周囲明庭を示す．②妊娠による変化では，細胞質内にグリコーゲンが蓄積し，胞体が黄色に染まる舟状細胞が集団となってみられる．④クラミジア感染細胞は，細胞質にヘマトキシリン好性の小顆粒をもつ封入体がみられる．⑤葉酸欠乏による細胞変化は，細胞自体の大型化がみられる．
【補足】コイロサイトーシスの核周囲が抜け空胞状になった部分に細胞内器官は存在しない．HPV 感染の細胞像として，コイロサイトーシス，異常角化（dyskeratosis），錯角化（parakeratosis），すりガラス様核などの所見や，多核巨細胞，多染性細胞が挙げられる．

問9　⑤カンジダ
【細胞所見】淡赤褐色の分節状の仮性菌糸がみられる．中層型扁平上皮細胞が集合性に出現し，その細胞群の中に絡っている．
【鑑別点】①②レプトトリックスは毛髪状の菌糸で，分節はみられない．③トリコモナスは類円〜楕円形，好中球大の大きさで，ライトグリーンに淡染する．④アスペルギルスは 45°に分岐した菌糸が特徴である．
【補足】腟カンジダ症の中ではカンジダ・アルビカンス（Candida albicans）が大部分を占める．"竹の節"状の仮性菌糸と分芽胞子を形成する．臨床的には白色帯下が増加し，疼痛を伴うことも多いが，無症状の場合もある．細胞の変化としても特定の変化はほとんどみられない．

問10　①角化型扁平上皮癌
【細胞所見】角化を伴う細胞を認める．ライトグリーン好性のN/Cの高い深層型悪性細胞，オレンジG好性の真珠形成，核濃染細胞など多彩性のある細胞像である．
【鑑別点】②萎縮性腟炎は，多数の炎症細胞と錯角化を伴う扁平上皮細胞がみられるのが特徴で，核異型の乏しい傍基底型扁平上皮細胞主体の細胞像である．③非角化型扁平上皮癌は，大型の悪性細胞が合胞性集塊を形成する．クロマチンは粗顆粒状を主体とし，大型の核小体がみられることもある．真珠形成はみられない．問12を参照．④微小浸潤癌は，壊死物質はわずかで，細胞の多彩性も乏しい．⑤上皮内癌は壊死を欠き，細胞の多彩性に乏しい．問5，13を参照．

問11　②頸部腺癌（内頸部型粘液性腺癌）
【細胞所見】核偏在性の高円柱状細胞が，重積性の著明な細胞集団を形成している．核の配列は不整で，胞体からの突出があり，クロマチンは著明に増量している．
【鑑別点】①扁平上皮化生細胞は細胞質が厚く多稜形で，しばしば細胞突起を認めることもある．N/Cは低い．③角化型扁平上皮癌は角化を伴い，多彩な細胞がみられる．④高度異形成は傍基底型の核異型細胞が主体を占める．⑤頸内膜腺細胞は柵状配列を示し，配列の不整，核の突出はみられない．

問12　④非角化型扁平上皮癌
【細胞所見】核が中心性でN/Cの上昇した悪性細胞が，合胞状に出現している．細胞質はライトグリーン好性で厚みがあり，核の大小不同が著明で，クロマチンは粗顆粒状に増量している．
【鑑別点】①修復細胞は広い細胞質をもった細胞がシート状に出現．核小体は目立つがN/Cは低く，クロマチンの増量もみられない．②上皮内癌はN/Cが高く，緊満感のある核が特徴で，核の大小不同は図ほどはみられない．③角化型扁平上皮癌は角化を伴い，多彩な細胞がみられる．⑤頸部腺癌（内頸部型粘液性腺癌）は高円柱状細胞からなり，核偏在性である．細胞質は比較的豊富で粘液を有する．
【補足】非角化型扁平上皮癌は，しばしば核小体が肥大し，細胞が合胞性になり重なって出現すると，腺癌との鑑別に苦慮することもある．集塊内に柵状配列や腺腔形成など腺癌を示す所見がないかどうか，集塊形状の観察も大切である．

問13　④上皮内癌
【細胞所見】N/Cの上昇した類円形の核をもつ傍基底型悪性細胞がみられる．核は緊満感があり，核縁の肥厚がみられる．クロマチンは増量し，粗大顆粒状で不均等分布を示す．
【鑑別点】②組織球は小空胞状の胞体をもち，N/Cは低い．③中等度異形成は，中層型扁平上皮細胞に核腫大およびクロマチンの増量を認める．①修復細胞，⑤頸部腺癌（内頸部型粘液性腺癌）は問12を参照．

問14　④類内膜腺癌
【細胞所見】重積性の著明な大型集塊が出現している．集塊の一部に腺腔構造がみられる．核は腫大し大小不同を認め，クロマチンの増量，明瞭な核小体もみられる．
【鑑別点】①単純型子宮内膜増殖症は腺管の囊胞状拡張がみられるが，集塊の辺縁は規則的な柵状配列を示し，結合性は保たれている．②非角化型扁平上皮癌，③頸部腺癌（内頸部型粘液性腺癌），⑤修復細胞は問12を参照．

問15　④顆粒膜細胞腫
【細胞所見】小型の裸核状細胞が緩い結合をもって単一性に出現している．また，一部に濾胞状ないし腺腔様構造を示唆する小腔を認める．クロマチンは微細顆粒状で，分布は均等である．また核溝をもち，コーヒー豆様の形態をとっている．
【鑑別点】①漿液性囊胞腺癌は乳頭状ないし管状などの重積著明な集塊としてみられ，時に砂粒小体を認める．②粘液性囊胞腺癌は頸管腺細胞類似の高円柱状細胞からなり，重積著明な集塊でみられる．細胞質に粘液を含むか，背景に粘液を認める．③未分化胚細胞腫は明るい細胞質と明瞭な核小体を有し，リンパ球との二相性(two cell pattern)出現をみる．⑤平滑筋肉腫は紡錘形の細胞が孤立散在性に出現する．クロマチンは粗顆粒状で，著明な核小体を認める．
【補足】顆粒膜細胞腫は，エストロゲン産生腫瘍であることが多い．子宮内膜症や子宮内膜癌を合併することがある．卵巣腫瘍取扱い規約では境界悪性病変に分類されているが，晩発性の再発をきたすことがあり，悪性よりに捉えられている．

問16　③漿液性囊胞腺癌
【細胞所見】周囲に泡沫細胞を伴い，核の偏在した腫瘍細胞からなる乳頭状集塊がみられる．核の大小不同，クロマチン増量，核小体の肥大も認められる．
【鑑別点】①ブレンナー腫瘍は，コーヒー豆様の核所見が特徴である．組織学的に特異な上皮構造（移行上皮型の類円形～多角形上皮細胞が合胞状配列を示す）と間質の増殖を伴う表層上皮性・間質性腫瘍である．②莢膜細胞腫は紡錘形の細胞がみられ胞体には脂肪成分を含有する．④線維腫は硬い充実性の腫瘍で，紡錘形の細胞からなる．⑤チョコレート囊胞は非腫瘍性病変であり，貯留する出血が古くなり，性状が泥状となり茶色に変化し，チョコレート様の内容物となる．
【補足】卵巣腫瘍の細胞診は，早期発見・確定診断の意義は少ないが，術中迅速診断の補助や囊胞内容液の検索，また術後の経過観察（腹水貯留など）に用いられている．卵巣にはきわめて多種類の腫瘍が発生するため，年齢・既往・現病歴・腫瘍の画像性状・両側発生の有無・腫瘍マーカー値などの情報を，事前に把握しておくことが望ましい．

問17　②角化型扁平上皮癌
【細胞所見】腫瘍性背景の中に細胞質がオレンジG好性で，同心円状の構造をもつ多形性細胞が，小集塊または孤立散在性にみられる．クロマチンは不規則に凝集ないし濃染している．
【鑑別点】①上皮内癌は傍基底～基底細胞型の類円形悪性細胞が主体を占め，角化傾向や多形性はみられない．③萎縮性腟炎は多数の炎症細胞と錯角化を伴い，核異型の弱い傍基底型扁平上皮細胞を認める．④修復細胞は核小体が明瞭で，平面的なシート状ないし流れるような配列である．⑤扁平上皮化生細胞はライトグリーン好性の厚い細胞質を有し，多稜形で，しばしば細胞周囲に突起を認める．
【補足】扁平上皮癌は子宮頸部原発の浸潤性悪性腫瘍の90％以上を占める．重層扁平上皮に類似した細胞からなる浸潤癌である．組織分類は，角化傾向を指標として，角化型，非角化型の2つの亜型に分ける．これらは共存することも多いが，最も多い成分をその組織型とする．

問18　③類内膜腺癌G1
【細胞所見】結合性の強い大きな重積細胞集塊である．集塊は不規則な管状～乳頭状構造を呈し，集塊の辺縁には樹枝状の突出がみられる．核の配列は不規則である．
【鑑別点】①増殖期子宮内膜細胞は比較的直線性の管状構造集塊で，分枝はみられることが少ない．②単純型子宮内膜増殖症は腺管の囊胞状拡張やくびれを伴う集塊としてみられる．複雑な構造異型はみられない．④明細胞腺癌は細胞質が豊富で明るくレース状で，時に核が細胞質から突出したホブネイル細胞もみられる．N/Cは高くないが，明瞭な核小体を認める．⑤分泌期子宮内膜は細胞境界が明瞭で，蜂巣状配列を示す．
【補足】子宮体癌取扱い規約（1996年，改訂　第2版）により，上皮性腫瘍と関連病変が細分類された．特に複雑型子宮内膜異型増殖症と類内膜腺癌G1の鑑別は困難といわざるをえない．しかし，細胞異型（核腫大・核形不整・大小不同など），構造異型（上皮細胞集塊の形状など），内膜間質細胞の付着の有無，背景の所見などを加味することにより，ある程度の推測が可能である．

問19　④異形成
【細胞所見】きれいな背景の中，敷石状配列を示す核の腫大した中層～傍基底型の扁平上皮細胞を認める．核クロマチンは増量している．中等度～高度異形成由来の細胞である．
【鑑別点】①上皮内癌はN/Cの上昇した類円形の裸核様細胞が出現する．核は緊満感があり，核縁の肥厚がみられる．クロマチンは粗大顆粒状で不均等分布を示す．②非角化型扁平上皮癌は大型の悪性細胞が合胞性集塊を形成する．③扁平上皮化生細胞はライトグリーン好性の厚い細胞質を有し，多稜形で，クロマチンの増量はみられない．⑤修復細胞は核小体明瞭で，平面的なシート状集塊としてみられ，流れるような配列が特徴である．
【補足】中等度異形成は，中層型あるいは傍基底型の扁平上皮細胞に相当する核異常細胞を主体として出現する．細胞形態的に軽度異形成との鑑別は難しく，現状では確定できる細胞所見は確立されていない．臨床的には，中等度異形成のう

ち頸癌に進展するのは20〜30%，軽度異形成では数%であり，その多くは消退していくため，経過観察となる．

問20　③類内膜腺癌G1
【細胞所見】血管を間質軸に，複雑に分岐した樹枝状集塊を認める．著明な構造異型に加え，核異型もみられる．
【鑑別点】問18参照．

問21　①腺癌
【細胞所見】軽度の重積と結合性の低下を示す細胞集塊で，一部に腺腔様または柵状の配列を認める．核偏在性で，豊富で泡沫状ないしライトグリーンに淡染する細胞質を有している．核は大小不同がみられ，細顆粒状のクロマチンを有している．核小体は明瞭である．集塊内に線毛は認められない．
【鑑別点】②腺様囊胞癌は篩状構造を呈し，中に粘液球を含む．③カルチノイド腫瘍は，核の大小不同が乏しく，平面的で結合性が疎な細胞集団でみられる．ごま塩状といわれる粗顆粒状のクロマチンを有する．④線毛円柱上皮細胞は線毛を有する細胞である．⑤扁平上皮癌は厚い細胞質を有し，核は中心性である．また，角化傾向を伴うことも多い．

問22　①腺癌
【細胞所見】きれいな背景に上皮性結合を有する細胞を認める．核は偏在性で切れ込み，しわがみられる．細胞質は泡沫状で比較的豊富である．集塊内に線毛はみられない．
【鑑別点】問21参照．
【補足】腺癌の前癌病変として異型腺腫様過形成（AAH）が考えられている．細胞診上，非浸潤性高分化腺癌との鑑別が非常に難しいとされている．CT上，すりガラス陰影として発見され，多くは5 mm以下である．

問23　②扁平上皮癌
【細胞所見】壊死物質を伴って多数の角化傾向を示す細胞がみられる．それらの細胞質は厚く，核は腫大しているもの，濃縮しているもの，また脱核してゴースト細胞（Ghost cell）になっているものまで，多彩な細胞像を確認できる．
【鑑別点】①軽度異型扁平上皮細胞は核異型に乏しく，多彩性もない．また壊死が出現することはない．③ヘルペス感染細胞は，すりガラス状の核がみられる．壊死は伴わない．④大細胞癌は大型の悪性細胞で核異型が強い．角化は伴わない．⑤転移性肺腫瘍（大腸腺癌）は高円柱状の腺癌細胞で，角化は認めない．

問24　④喘息由来の良性細胞
【細胞所見】左図は好酸球を背景にクレオラ小体と呼ばれる円柱上皮細胞集塊を認める．集塊辺縁に線毛はみられないが，核は類円形で，切れ込みなどの悪性を疑う所見はみられない．右図はクルシュマン螺旋体である．
【鑑別点】問21参照．

問25　②扁平上皮癌
【細胞所見】ライトグリーン，オレンジGに好染する孤立散在性細胞がみられる．細胞質に重厚感があり，層状構造もみられる．N/Cは高く，核形不整・核小体が明瞭である．
【鑑別点】①中等度異型扁平上皮細胞では，図のような細胞質の重厚感はなく，N/Cも高くはならない．ほかは問23を参照．

問26　③小細胞癌
【細胞所見】裸核様でクロマチンの増量を伴う小型細胞が集団で多数出現している．核は濃染傾向を示し，細胞同士が密に集合しているが，結合性は疎である．
【鑑別点】①線毛円柱上皮細胞は線毛ないし刷子縁を有する細胞である．②腺癌は豊富な細胞質を有し，裸核様には出現しにくい．④非ホジキンリンパ腫は，細胞質縁・核縁が明瞭で，核に切れ込み，しわなどの所見がみられる．⑤リンパ球は図より細胞サイズが小さい．
【補足】以前，小細胞癌は形態的に，燕麦細胞型と中間細胞型に分けられていたが，臨床的に両者に差異がないことから，現在この分類はされていない．組織学的に小細胞癌は細胞質に乏しく，腫瘍細胞の大きさはリンパ球の3倍未満とされており，細胞境界不明瞭の特徴をもつ．免疫組織学的には，NSE，クロモグラニンA，シナプトフィジンが陽性となる．

問27　①腺癌
【細胞所見】正常の線毛円柱上皮や杯細胞を背景に不整重積を示す細胞集塊がみられる．核の大小不同と核形不整を認め，核小体が目立つ．ライトグリーンに好染する比較的豊富な細胞質を有する．
【鑑別点】②扁平上皮癌は核中心性で，重厚感のある細胞質を有する．③小細胞癌は裸核様で，ほとんど細胞質は認められない．④線毛円柱上皮細胞は線毛を有する．⑤組織球は核異型に乏しく，上皮性結合がないため，孤立散在性に認められる．
【補足】直接採取法において，腺癌細胞は平面的に採取されることが多く，時として細胞質が扁平上皮化生細胞様にみえることがある．

問28　④線毛円柱上皮細胞
【細胞所見】気管支上皮は組織学的に多列線毛円柱上皮細胞からなる．図には線毛円柱上皮細胞，杯細胞および基底細胞がみられる．また，背景には塵埃細胞も認められる．
【鑑別点】①腺癌といえるような核の切れ込みや不整腺腔形成などは認められない．②扁平上皮癌は厚い細胞質を有し，核は中心性で，角化を伴うことが多い．③小細胞癌は小型で細胞質に乏しく，裸核様に出現する．⑤好中球には結合性はなく，分葉核を有する細胞である．

問29　②扁平上皮癌
【細胞所見】N/Cが高く，核の濃染した細胞が，特定の組織

構造を示さない合胞状集塊として認められる．結合性は強く，左図の一部に流れるような配列もみられる．背景には，多量の壊死物質を認める．
【鑑別点】①腺癌は，乳頭状増殖や不整腺腔形成など，組織構造を反映する集塊を認める．③小細胞癌は裸核様で，図より結合性が疎である．④線毛円柱上皮細胞は，線毛を有する細胞である．⑤再生上皮細胞は，N/Cが低く，胞体の豊富な細胞がシート状に出現する．
【補足】WHOの肺および胸膜腫瘍の組織分類（第3版）では，上皮性悪性腫瘍の扁平上皮癌の項に特殊型として，乳頭状，淡明細胞型，小細胞型，類基底細胞型が設けられた．本症例は，扁平上皮癌の小細胞型に相当する細胞像と思われる．組織学的には，非小細胞癌の核を有する小型の癌細胞が優位に占められ，一部で扁平上皮の分化傾向を示すものとされている．

問30　③小細胞癌
【細胞所見】血性背景に，クロマチンが細顆粒状密に増量した裸核様細胞を多数認める．結合性は疎で，孤立散在性ないし一部木目込み様配列を呈している．
【鑑別点】①腺癌は裸核様に出現することは少なく，豊富な胞体と偏在核を有する．②扁平上皮癌は重厚感のある胞体を有し，ライトグリーンやオレンジGに好染する角化細胞を認める．④線毛円柱上皮細胞は線毛を有する細胞である．⑤リンパ球は，結合性はみられない．

問31　③小細胞癌
【細胞所見】多数の裸核様細胞を認める．核は類円形〜円形で，核同士の圧排した木目込み様配列がみられる．
【鑑別点】問30参照．

問32　①腺癌
【細胞所見】乳頭状増殖を示唆する集塊を認める．核は大小不同および，しわ，切れ込みの所見がみられる．細胞質は比較的豊富で，右図の一部に粘液様空胞がみられる．
【鑑別点】②扁平上皮癌は核が中心性で，厚い細胞質を有し，角化を伴う．③小細胞癌は裸核様細胞が結合性の疎な集団で出現する．④線毛円柱上皮細胞は線毛を有する．⑤再生上皮細胞は広い細胞質をもち，シート状の集塊で出現する．核異型はみられても軽度（核小体が目立つ程度）である．

問33　①腺癌
【細胞所見】大きな上皮性細胞集団を認める．細胞は粘液を豊富に含み，不規則な核の重積がみられる．また，明らかな線毛をもたず，単一の細胞によって構成された集団であると考える．
【鑑別点】②扁平上皮癌，③小細胞癌，④線毛円柱上皮細胞は問32を参照．⑤杯細胞増生は粘液を有する杯細胞が炎症などに伴い増生することであるが，大きな集団で出現する時には線毛円柱上皮細胞が介在する．

問34　①高分化〜中分化型肝細胞癌
【細胞所見】肝細胞特有の顆粒状の細胞質を有し，類円形の腫大核を有した細胞を認める．2核細胞，核内細胞質封入体や大型核小体を認める細胞もある．また軽度の細胞重積を認める．
【鑑別点】②低分化型肝細胞癌は核異型が強く，核小体の肥大した細胞を多数認める．結合性の低下や著明な細胞重積がみられる．③④⑤は，いずれも腺癌であり，淡い細胞質や偏在核など腺癌といえる所見がみられないことより，否定できる．
【補足】肝細胞癌は肝硬変を背景に発生することが多い．組織的構築として，索状型，充実型，偽腺管型，硬化型がある．高分化型肝細胞癌は組織学的にも難しいが，不規則な細い索状構造をとり，細胞の小型化，細胞質の染色性の増強，小さな腺腔形成，N/Cの増大がみられ，これらの所見が鑑別に有用である．また，針生検では診断が困難なため，切除標本で，弾性線維染色や鍍銀染色により，間質浸潤の有無を確認する必要がある．

問35　⑤直腸癌（腺癌）の転移
【細胞所見】壊死様物質を背景に，上皮性の細胞集団を認める．核は楕円形で柵状配列を呈し，集団辺縁から核の飛び出し像がみられる．
【鑑別点】①胆管上皮細胞は平面的配列に出現し，核異型をほとんど認めない．胆管炎等でみられる良性異型細胞は，時に肥大した核や核小体を認めるが，細胞重積や核の飛び出し像はみられない．②胆管嚢胞腺腫では大きな腺細胞がみられることはあるが，顕著な細胞重積は認めない．③④肝細胞癌は顆粒状の比較的広い細胞質をもつ．

問36　②低分化型肝細胞癌
【細胞所見】大型で核異型の強い悪性細胞を認める．核は奇怪な形状であるが，比較的豊富な細胞質をもっている．
【鑑別点】①高分化〜中分化型肝細胞癌はN/Cの上昇がみられる．核異型は比較的軽度で，細胞径は良性の肝細胞と同程度の大きさであるか，むしろ小型化する．③未分化型肝細胞癌はN/Cの高い細胞からなる癌で，多彩性に乏しい．④異型腺腫様過形成は高分化型肝細胞癌に類似した細胞像をとり，悪性所見に乏しい細胞集団である．⑤混合型肝癌は肝細胞癌と胆管細胞癌（腺癌）の両成分を認める．
【補足】肝細胞癌の細胞学的（分化度に応じた）分類として，Edomondson-Steiner分類がある．Ⅰ型：正常肝細胞に類似した癌細胞．Ⅱ型：偽腺管形成，索状配列を示す．Ⅲ型：核異型が強く，大型細胞の出現をみる．Ⅳ型：核異型が強く充実性増殖となり，組織像のみで肝細胞癌と診断不可能なもの．また，原発肝癌取扱い規約（2008年，第5版）では，高分化型，中分化型，低分化型，未分化型に分類されている．

問37　①良性異型細胞
【細胞所見】上皮性結合の強い細胞集団である．細胞重積は

集団の辺縁のみで，主体は平面的な集団であり，細胞の飛び出しなどもみられない．核異型はほとんどなく，核間距離は均等で，悪性所見に欠ける．
【鑑別点】②胆汁における腺癌の特徴を以下に示す．集塊は不規則な細胞重積，核の配列不整を認め，個々の細胞は核の腫大，核形不整などの核異型を有する．その他の特徴として，壊死性背景や多彩な出現形態(孤立散在性から大小集塊状)がある．③粘液癌は多量の粘液を産生する．④腺扁平上皮癌は，腺癌と扁平上皮癌の両成分が混在する．⑤肝細胞癌は顆粒状で広い細胞質を有し，N/Cは小さい．また，明瞭な核小体や核内細胞質封入体も認められる．
【補足】良性細胞集塊は核間距離が均等で，集塊辺縁に細胞質がみられることが，腺癌との鑑別上重要な所見である．

問38　②腺癌
【細胞所見】N/Cの高い上皮性細胞を認める．それらは，類円形の核を有し，核形不整や核偏在傾向の目立つ細胞集団である．また，集団からのほつれた細胞を認め，結合性の低下を示唆している．
【鑑別点】①良性異型細胞は結合性が強く，細胞のほつれはほとんどない．また，核異型も軽度である(問37参照)．③小細胞癌は細胞質がほとんどなく，裸核様である．④腺扁平上皮癌は，腺癌と扁平上皮癌の両成分が混在した腫瘍である．⑤高分化型肝細胞癌は顆粒状の豊富な細胞質を有する．

問39　③良性細胞
【細胞所見】類円形の核を有する円柱細胞を認める．核異型に乏しく，一部粘液様物質を含む細胞も認められる．それらは単一細胞集団ではなく，核の突出像もないため，胆管由来の良性細胞と考える．
【鑑別点】①腺癌は核異型を有し，細胞の重積性を認め，単一の細胞集団で出現する．②腺扁平上皮癌は腺癌と扁平上皮癌の両成分が混在した腫瘍である．④腺房細胞癌(膵臓)は，核は小型で，細胞質は顆粒状ないし泡沫状で，腺房状の構造を呈する．⑤内分泌腫瘍(膵臓)は小型の核を有し，顆粒状ないし淡い細胞質をもつ．肺のカルチノイド腫瘍に類似する細胞像である．

問40　⑤胃腸管間質性腫瘍(GIST)
【細胞所見】長楕円形～紡錘形の細胞が大きな集団として出現している．それらの配列に極性はなく，結合性に乏しい．核の染色性は淡く，エオジン好性の明瞭な核小体を1～2個認める．以上の所見から，間質由来の非上皮性腫瘍を考える．
【鑑別点】①②③④は全て上皮由来の細胞であり，上皮性結合をもつ点から否定できる．

問41　④非ホジキンリンパ腫
【細胞所見】円形細胞がモノトーナスに多数出現している．ほとんどは孤立散在性であり，上皮性結合は認められない．
【鑑別点】①低分化腺癌はN/Cの高い円柱状細胞が柵状配列～孤立散在性に認められる．結合性は乏しいながらももっている．②高分化腺癌は強い結合性を有し，高円柱状の細胞が不整腺腔や乳頭状増殖を示す．③腺腫は長紡錘形ないし棍棒状の核を有し，柵状配列を示す．結合性は非常に強い．⑤カルチノイド腫瘍は顆粒状の細胞質と偏在核を有し，ロゼット様構造などの結合性をもっている．
【補足】節外性の悪性リンパ腫はMALTリンパ腫と呼ばれる．胃，呼吸器，甲状腺などに発生する．B細胞性で，低悪性度とされている．胃のMALTリンパ腫はヘリコバクター・ピロリ(*Helicobacter pylori*)に関連し，除菌治療が非常に有効である．

問42　①大腸腺腫由来の細胞
【細胞所見】きれいな背景に上皮性結合を有する細胞集団を認める．核は濃染傾向であるが，ほとんどがサイズの揃った長楕円形を呈し，大小不同に乏しい．結合性は強く，集団の周囲には，ほつれ像や孤立散在性細胞はみられない．
【鑑別点】②潰瘍性大腸炎由来の細胞は，炎症細胞や再生上皮細胞に加え，肉芽形成に伴う線維芽細胞や異物巨細胞などが出現する．③低分化腺癌は結合性に乏しく，N/Cの高い細胞の出現もあり，核異型も強い．④扁平上皮癌は核中心性で核異型が強く，また角化を伴うことが多い．⑤高分化腺癌は大腸腺腫由来の細胞と類似しているが，腺腫の核はほとんどが長楕円形であるのに対して，腺癌細胞の核は長楕円形に加えて，類円形の核が増えてくる．また，核の多くに，著明な核小体をもつ．結合性は弱く，孤立散在性の腫瘍細胞も多くなり，核の突出像が増える．
【補足】大腸の腺腫には多様な組織像がみられる．組織診断では細胞異型と構造異型より総合的に診断される．低異型度，高異型度があり，高異型度については腺癌との鑑別を必要とする．大腸腺腫は癌の発生に関与しており(問43【補足】参照)，特に1cmを超す腺腫では癌を含む症例が多い．

問43　③腺癌
【細胞所見】円柱状の上皮性細胞集団を認める．核は偏在性で不規則な配列と重積を呈している．核は腫大し集団辺縁からの突出像も認められる．
【鑑別点】①大腸腺腫，②潰瘍性大腸炎，⑤扁平上皮癌は問42を参照．④GISTは間質由来の腫瘍で，紡錘形の細胞が孤立散在性に出現する．
【補足】大腸癌の発生機序は2系統の遺伝子異常が理解されている．1つはadenoma-carcinoma sequence説で，腺腫を母地に癌化する．もう1つは*de novo*癌説で，正常粘膜が直接癌化する．腺腫内癌は前者のパターンで癌化している．

問44　③高分化～中分化腺癌
【細胞所見】壊死物質を背景に，結合性の緩やかなクラスターを認める．一部腺腔構造がみられ，また，クラスター辺縁からのほつれ像もみられる．核間距離不均等，核形不整，細胞境界不明瞭，不規則な核縁，クロマチンの不均等分布，肥大

した明瞭な核小体などの所見を認める．
【鑑別点】①扁平上皮癌は厚い細胞質をもち，腺管構造はとらない．②低分化腺癌は核異型が強く，結合性も弱い．④潰瘍性大腸炎由来の細胞，⑤大腸腺腫は問42を参照．

問45　①多形腺腫
【細胞所見】背景にヘマトキシリン〜ライトグリーン好性の粘液様物質を認める．核クロマチンが濃染し，重積した上皮性細胞と，境界不明瞭な疎な分布を示す非上皮性細胞が混在する．両成分ともに核異型は乏しく悪性像は示さない．
【鑑別点】②ワルチン腫瘍は，背景に多数の成熟リンパ球を認め，上皮性結合を示す大型細胞が平面的配列で出現する．顆粒状の細胞質が特徴的である．③腺房細胞癌は，比較的きれいな背景に，ライトグリーン好性の泡沫状ないし顆粒状の細胞質を有する細胞が結合性をもって出現する．④腺様嚢胞癌は問46を参照．⑤粘表皮癌は，胞体に多量の粘液を有する腺系細胞と，ライトグリーン好性の厚い細胞質を有し，核中心性の扁平上皮系細胞およびその中間的性格を有する細胞が出現する．
【補足】多形腺腫は唾液腺腫瘍の中で最も発生頻度が高い．上皮細胞と間葉系細胞からなり，間葉系細胞は粘液腫様，線維性，軟骨様に分化することがある．非常にまれであるが，多形腺腫内に癌を認めることもあるので，注意が必要である

問46　④腺様嚢胞癌
【細胞所見】Pap.染色，Giemsa染色ともに，特有の篩状構造を呈する集塊の出現がみられる．中には粘液様物質を認める．Giemsa染色でメタクロマジーを示す．また，それらはPAS反応(＋)〜(−)，アルシアン青(＋)．
【鑑別点】①多形腺腫は多数の間質成分と上皮成分の混在からなり，多彩な像を呈する．②ワルチン腫瘍は多数のリンパ球を背景に顆粒状細胞質を有する上皮性細胞を認めるのが特徴である．③腺房細胞癌は腺癌の細胞形態をとり，粘液球を認めることはない．⑤粘表皮癌は同一細胞集団に悪性所見を有する粘液細胞，中間細胞，扁平上皮系細胞を認める．
【補足】腺様嚢胞癌は導管上皮細胞と腫瘍性筋上皮細胞からなる悪性腫瘍である．組織型として，篩状型，管状型，充実型に分けられる．細胞診上，篩状型は比較的典型的な細胞像であるが，充実型のように特徴的な粘液球体を認めないと判定が難しい．

問47　①乳頭癌
【細胞所見】左図は不規則重積を示す集塊が出現している．正常の濾胞上皮細胞と比較して核腫大，大小不同，核密度の上昇がみられる．右図は，核クロマチンは細顆粒状で不均等分布を示す．核溝，核内細胞質封入体などの核所見が特徴的である．
【鑑別点】②濾胞性腫瘍は濾胞上皮細胞が小濾胞を形成し，しばしば濾胞の中心部にコロイドを伴う．核は類円形を示し，核溝や核内細胞質封入体は認めない．③髄様癌は，N/C比

の高い小型の類円形〜短紡錘形細胞からなる．クロマチンは粗顆粒状でカルチノイド腫瘍に類似する．結合性は疎で，背景にライトグリーン好性のアミロイド様物質を認めることもある．④慢性甲状腺炎は，背景に多数のリンパ球系細胞(成熟リンパ球や形質細胞，胚中心由来の幼若リンパ球など)が出現する．濾胞上皮細胞は大型化し，顆粒状の細胞質や大小不同を示す核などの特徴的な変化がみられる．⑤亜急性甲状腺炎は多核巨細胞，類上皮細胞の出現が特徴的で濾胞上皮細胞には顕著な異型はみられない．

問48　①乳頭癌
【細胞所見】左図は非常に大型の乳頭状集塊がみられる．右図は平面的集塊であっても核密度が高く，核溝，核内細胞質封入体を認める．
【鑑別点】問47参照．

問49　③小細胞癌
【細胞所見】木目込み様配列を示す小型細胞集塊を認める．細胞は小型で，N/Cがきわめて高く，クロマチンは細顆粒状に充満している．
【鑑別点】①腺癌は分化型では球状ないし乳頭状集塊で認められ，比較的豊富な細胞質を有する．低分化型では核偏在を示す腫瘍細胞が孤立散在性に出現する．印環型では胞体内粘液を有する腫瘍細胞を認める．②扁平上皮癌はライトグリーンやオレンジGに好染し，重厚感のある胞体を有する腫瘍細胞が孤立散在性〜敷石状小型集塊として認められる．④反応性中皮細胞は，ライトグリーン好性でやや厚みのある胞体を有する．⑤リンパ球は結合性を有さない．④⑤は図の背景にみられる．

問50　③非ホジキンリンパ腫
【細胞所見】孤立散在性に多数の円形細胞が，モノトーナスに出現している．背景の小型リンパ球に比べると2倍以上の大きさで，N/Cは高く，核形不整(切れ込み)がみられる．クロマチンは不均等分布で，核小体を認める．
【鑑別点】問49参照．

問51　④尿路上皮癌G1〜G2(低異型度)
【細胞所見】血性背景に，中層〜深層型の尿路上皮細胞が重積を示す小集塊でみられる．N/Cはあまり大きくないが，クロマチンの増量があり，小型の核小体を有する．
【鑑別点】①上皮内癌や，③尿路上皮癌G3相当の高度な異型は有さない．②扁平上皮乳頭腫を思わせるような所見はなく，⑤尿膜管癌(腺癌)を考えるような核の偏在や柵状配列などの所見はみられない．

問52　⑤直腸癌(腺癌)の浸潤
【細胞所見】左図では柵状配列を示し，核偏在を呈す高円柱状細胞を認める．右図では配列および極性の乱れを呈し，楕円形の核で核形不整，クロマチンの増量，明瞭な核小体がみ

られる．以上の所見から，直腸癌(腺癌)の浸潤と考える．
【鑑別点】①尿路上皮癌 G1 は，紡錘形〜類円形の細胞からなる乳頭状集塊で細胞異型は乏しい．②G3 は壊死性背景に異型の強い腫瘍細胞が小集団ないし孤立散在性にみられる．③ウイルス感染細胞は，核腫大，すりガラス状核および核内封入体などの所見を呈する．④上皮内癌は尿路上皮癌 G3 相当の強い細胞異型を呈する．上皮内癌では壊死性の背景はみられない．
【補足】直腸由来の腺癌は分化型が多く，柵状配列，高円柱状腫瘍細胞などの特徴形態が，浸潤・転移先でも役立つ所見となる．

問53　⑤管状癌
【細胞所見】結合性のよい腺管状の集塊を認める．重積性は乏しく，筋上皮との二相性はみられない．核異型は乏しいが，単調で均一な細胞である．
【鑑別点】①線維腺腫は背景に多数の裸核細胞と筋上皮細胞を伴った乳管上皮細胞が平面的集塊でみられる．二相性が保たれ，上皮細胞にも異型は認めない．②充実腺管癌は結合性が疎で，不規則重積の集団と孤立散在性に多数出現する．核は偏在し，クロマチンの増量，明瞭な核小体がみられる．③乳管内乳頭腫は，増殖した乳管上皮細胞が乳頭状や集積した集塊としてみられる．細胞の結合性は密で筋上皮細胞を伴う．④粘液癌は多量の粘液成分を認め，腫瘍細胞の集塊が粘液に浮くようにみられる．腫瘍細胞は円形核で，クロマチンの増量も軽度で異型に乏しいことがある．
【補足】管状癌は腺管形成を特徴とする高分化な浸潤癌で，腫瘍細胞は小型で異型性も少なく，一相性であるほかは，組織構築の異常のみが診断の決め手になることが多い．予後はきわめて良好である．

問54　③乳頭腺管癌
【細胞所見】乳頭状増殖および腺腔形成を示唆する集塊がみられる．集塊辺縁部には，間質細胞や双極裸核細胞はみられず，二相性が欠如している．腫瘍細胞はクロマチンの増量を示し，核異型も強い．
【鑑別点】①乳管内乳頭腫，⑤粘液癌は問53を参照．②硬癌は間質の増生を伴う腫瘍で，索状配列を示す小型集塊が孤立散在性にみられる．腫瘍細胞は小型でクロマチンの増量を認め，細胞質には細胞質内小腔(ICL)を認めることも多い．④葉状腫瘍は上皮細胞と間質細胞の両成分からなる腫瘍で，間質成分が豊富で増殖傾向が著しく，乳管を圧排し葉状の形態を示す腫瘍である．

問55　④髄膜腫
【細胞所見】卵円形〜楕円形核を有する紡錘形の腫瘍細胞が集合性に出現している．集塊の中に同心円状，渦巻状配列がみられる．
【鑑別点】①血管周皮腫は，N/C の高い類円形〜短紡錘形の腫瘍細胞からなる．充実性増殖を示し，細胞密度の高い腫瘍である．②神経鞘腫は柵状配列(palisading)を示す Antoni A 型と，浮腫状の基質で大小不同の核を有する Antoni B 型の組織構造が特徴である．③星細胞腫の核は円形〜卵円形で核縁は薄く，クロマチンは微細顆粒状で，核小体は目立たない．背景にはグリア線維が網目状にみられるのが特徴である．⑤転移性脳腫瘍(腺癌)は，胞体に粘液を含有する腫瘍細胞や乳頭状増殖・不整腺腔形成を示す集塊などが出現する．
【補足】転移性脳腫瘍において，固形癌では，肺癌，胃癌，乳癌，大腸癌が多い．また組織型では，腺癌が多い．

問56　⑤非ホジキンリンパ腫
【細胞所見】小型の腫瘍細胞で孤立散在性に出現している．腫瘍細胞は核形不整や切れ込みがみられる．核クロマチンは粗顆粒状で，核小体を認める．また，これらはモノトーナスな出現パターンを呈している．
【鑑別点】①反応性リンパ節炎では，幼若なリンパ球から成熟リンパ球までの多彩な像がみられ，非ホジキンリンパ腫のようなモノトーナスなパターンは示さない．②小細胞癌は木目込み様配列など上皮性の性質を有する．③腺癌も上皮性結合がみられ，低分化腺癌など結合性の低下を示しても，核偏在など腺系細胞の性質を示す．④カルチノイド腫瘍は，腫瘍細胞の核は偏在性であり，類円形で，異型は弱い．クロマチンは粗顆粒状で，いわゆる，ごま塩様を呈する．細胞質は比較的豊富で顆粒状である．

問57　⑤悪性黒色腫
【細胞所見】多稜形の細胞が，孤立散在性ないし疎結合性に出現している．右図では，細胞質内にメラニン顆粒がみられる．核は類円形で，大小不同，クロマチンの増量，明瞭な核小体も認める．図にはみられないが，核内封入体(アピッツ小体)も特徴である．
【鑑別点】①扁平上皮癌や②腺癌は，基本的に上皮性の結合がみられる．扁平上皮癌では，角化細胞や胞体に重厚感のある腫瘍細胞を認める．腺癌では，胞体内粘液を有する腫瘍細胞や乳頭状増殖・不整腺腔形成を示す集塊がみられる．③反応性リンパ節炎，④非ホジキンリンパ腫は問56を参照．
【補足】悪性黒色腫は予後不良である．免疫組織化学的に S-100 蛋白，HMB-45 に陽性を示す．

問58　⑤腎細胞癌(淡明細胞癌)
【細胞所見】細胞質が広く空胞状である．細胞質が豊富なために N/C は低い．核は類円形でクロマチンは細顆粒状，著明な核小体がみられる．
【鑑別点】①腎嚢胞は背景に泡沫細胞などの囊胞性の変化を示し，上皮細胞には異型は認めない．②マラコプラキアは組織学的に大きな食細胞(von Hansemann cell)，マクロファージ，リンパ球などからなる多発性隆起病変で，大きな食細胞の細胞質には同心円層板状小体(Michaelis-Gutmann body)がみられる．病変は，腎盂，尿管，および膀胱などに起こるが，いずれの部位においても上皮細胞に著変は認められない．

③尿路上皮癌 G1 は，多辺形の細胞からなる乳頭状集塊として出現し，細胞異型に乏しい．④尿路上皮癌 G3 は壊死性背景で，異型の強い腫瘍細胞が孤立散在性にみられる．腎臓における尿路上皮癌は，腎盂に発生する．
【補足】腎細胞癌は 60 歳前後の男性に好発し，腎腫瘍の 70～80％を占める．なかでも淡明細胞癌の頻度が高い．腫瘍細胞の細胞質は脂質やグリコーゲンに富むため，割面は黄色調を示す．

問59　①上衣腫
【細胞所見】左図は腫瘍細胞が血管性間質を軸に放射状に配列している．血管周囲性ロゼットの縦断面を示唆する所見である．右図では，腫瘍細胞の核は小円形で異型に乏しい．発生部位が脳室内であることも加味すると，上衣腫が最も考えられる．原発性脳腫瘍において，発生部位と年齢は大変重要である．
【鑑別点】②星細胞腫は流れるような線維性突起と類円形核を有する．WHO 分類は gradeⅠ～Ⅲ．③膠芽腫は好発部位が異なる(大脳)．出血・壊死が強い．細胞の異型性・多形性が非常に強く，多核細胞・巨核細胞がみられる．WHO 分類は gradeⅣ．④髄膜腫は好発部位が異なる(髄膜)．楕円形核を有する紡錘形の腫瘍細胞が，流れるような配列～渦巻状配列を呈す．渦巻状の中心部に砂粒小体を認めることもある．WHO 分類は gradeⅠ．⑤髄芽腫は細胞質に乏しく，N/C のきわめて高い裸核状細胞が，結合性の疎な集簇～時に偽ロゼットを形成する．核密度がきわめて高い．WHO 分類は gradeⅣ．
【補足】上衣腫は脳室，小脳に好発する腫瘍で，WHO 分類は gradeⅡ．血管周囲性ロゼットや，上皮様配列による管腔形成と，中に管腔を有する上衣性ロゼットが，特徴的な所見である．

問60　⑤セミノーマ(精上皮腫)
【細胞所見】リンパ球を背景に認め，腫瘍細胞は孤立散在性または少数の結合性の弱い細胞集団としてみられる．淡明な細胞質を有し，核は類円形で，クロマチンは細顆粒状で明瞭な核小体を認める．
【鑑別点】①尿路上皮癌は，G1 であれば結合性をもった乳頭状集塊でみられ，細胞異型に乏しい．G3 であれば結合性の低下した核形不整，クロマチンの増量など，異型の強い大型細胞がみられる．②非ホジキンリンパ腫は問56を参照．③腎細胞癌の多くは，明るく豊富な細胞質をもつ腫瘍細胞である．④奇形腫は組織学的に，同一腫瘍組織内に三胚葉の成分が混在する腫瘍で，扁平上皮細胞，腺細胞，中皮細胞，神経細胞など，多種多様な細胞が出現する．
【補足】セミノーマは精巣において，胚細胞性腫瘍の約半数を占め，30 歳前後に好発する．予後は良好である．腫瘍細胞は胎盤性アルカリフォスファターゼ陽性で，また，多核合胞体細胞は絨毛性ゴナドトロピンが陽性となる．卵巣原発の未分化胚細胞腫と相同の腫瘍である．

参考文献

1) 西　国広編著：基礎から学ぶ 細胞診のすすめ方（第2版），近代出版，東京，2007.
2) 水口國雄監修：必携細胞診カラー図鑑，医歯薬出版，東京，2005.
3) 水口國雄監修：スタンダード細胞診テキスト　第2版，医歯薬出版，東京，2002.
4) 水口國雄監修：スタンダード細胞診テキスト　第3版，医歯薬出版，東京，2007.
5) 水口國雄監修：実践細胞診カラー図鑑，医歯薬出版，東京，1998.
6) 水口國雄監修：応用細胞診カラー図鑑，医歯薬出版，東京，1998.
7) 坂本穆彦ほか：細胞診セルフアセスメント（増補版），医学書院，東京，2008.
8) 坂本穆彦：臨床細胞診断学アトラス，文光堂，東京，1996.
9) 坂本穆彦編：細胞診を学ぶ人のために　第4版，医学書院，東京，2005.
10) 矢谷隆一監修：細胞診を学ぶ人のために　第3版，医学書院，東京，1998.
11) 石川栄世ほか編：外科病理学　第3版，文光堂，東京，1999.
12) 向井　清ほか編：外科病理学　第4版，文光堂，東京，2006.
13) 高橋正宣著：婦人科細胞診のみかた，文光堂，東京，1991.
14) 藤盛孝博著：消化管の病理学，医学書院，東京，2004.
15) 赤木忠厚ほか編：カラーアトラス病理組織の見方と鑑別診断　第4版，医歯薬出版，東京，2002.
16) 菊池昌弘ほか編：最新・悪性リンパ腫アトラス，文光堂，東京，2004.
17) 土屋眞一監修：新版　乳腺細胞診カラーアトラス，医療科学社，東京，2007.
18) 土屋眞一ほか編：乳腺病理カラーアトラス，文光堂，東京，2008.
19) 下里幸雄ほか編：腫瘍鑑別診断アトラス　肺　第2版，文光堂，東京，2004.
20) 脳腫瘍全国統計委員会ほか：臨床・病理　脳腫瘍取扱い規約　第2版，金原出版，東京，2002.
21) 日本産科婦人科学会ほか編：子宮頸癌取扱い規約（第2版），金原出版，東京，1997.
22) 日本産科婦人科学会ほか編：子宮体癌取扱い規約（第2版），金原出版，東京，1996.
23) 日本肺癌学会編：臨床・病理　肺癌取扱い規約（第6版），金原出版，東京，2003.
24) 日本乳癌学会編：臨床・病理　乳癌取扱い規約（第16版），金原出版，東京，2008.
25) 甲状腺外科研究会編：甲状腺癌取扱い規約（第6版），金原出版，東京，2005.
26) 日本膵癌学会編：膵癌取扱い規約（第5版），金原出版，東京，2002.
27) 日本胃癌学会編：胃癌取扱い規約（第13版），金原出版，東京，1999.
28) 大腸癌研究会編：大腸癌取扱い規約（第7版），金原出版，東京，2006.
29) 日本食道学会編：臨床・病理　食道癌取扱い規約（第10版補訂版），金原出版，東京，2008.
30) 日本肝癌研究会編：臨床・病理　原発性肝癌取扱い規約（第5版），金原出版，東京，2008.
31) 日本泌尿器科学会ほか編：泌尿器科・病理　膀胱癌取扱い規約（第3版），金原出版，東京，2001.
32) 日本整形外科学会ほか編：整形外科・病理　悪性骨腫瘍取扱い規約（第3版），金原出版，東京，2000.
33) 日本整形外科学会ほか編：整形外科・病理　悪性軟部腫瘍癌取扱い規約（第3版），金原出版，東京，2002.
34) 日本泌尿器科学会ほか編：泌尿器科・病理・放射線科　腎癌取扱い規約（第3版），金原出版，東京，1999.
35) Medical Technology 臨時増刊号 Vol.33 No.13　カラー版体腔液検査のすべて，医歯薬出版，東京，2005
36) 検査と技術　増刊号 Vol.32 No.10 細胞像の見かた 病理・血液・尿沈渣，医学書院，東京，2004.
37) 下里幸雄：WHO肺ならびに胸膜腫瘍組織型分類第三版の解説 肺上皮性腫瘍について，肺癌　**40**：1-10, 2000.
38) 光冨徹哉：EGF受容体遺伝子変異と薬剤感受性，肺癌 **46**：237-240, 2006.
39) 稲福慶子ほか：Matrix metalloprotinase（MMP）阻害剤，Surgery Frontier **13**：64-65, 2006.
40) 青木大輔：悪性腺腫　診療上の問題点，日本産婦人科学会雑誌 **59**：272-276, 2007.
41) 広岡保明ほか：貯留胆汁細胞診の細胞判定基準，日本臨床細胞学会雑誌　**46**補冊1号：137, 2007.
42) 日本産科婦人科学会編：卵巣腫瘍取扱い規約　第2部（第2版），金原出版，東京，1997.
43) 日本産科婦人科学会ほか編：絨毛性疾患取扱い規約（第2版），金原出版，東京，1995.

索 引

欧文

HPV 感染細胞　　4, 44, 84, 108, 131, 152

HSIL　　47, 133

LSIL　　2, 64, 107, 142

solid-pseudopapillary tumor　　33, 123

あ

悪性黒色腫　　3, 43, 46, 100, 107, 131, 132, 158

悪性線維性組織球腫　　41, 61, 127, 138

悪性中皮腫　　18, 113

アスベスト小体(含鉄小体)　　12, 52, 111, 134

アスペルギルス　　30, 71, 122, 144

異形成　　88, 153

萎縮内膜細胞　　47, 132

胃腸管間質性腫瘍(GIST)　　15, 35, 55, 56, 75, 95, 112, 124, 136, 145, 156

印環細胞癌　　36, 125

エクソダス　　2, 107

円柱上皮細胞　　70, 144

か

角化型扁平上皮癌　　64, 85, 87, 141, 152, 153

過誤腫　　12, 111

顆粒膜細胞腫　　45, 48, 66, 86, 132, 133, 142, 153

カルチノイド腫瘍(呼吸器領域)　　10, 30, 31, 50, 110, 122, 123, 134

カルチノイド腫瘍(消化器領域)　　15, 55, 112, 136

肝細胞癌　　53, 73, 135, 145

カンジダ　　35, 67, 84, 124, 143, 152

管状癌　　99, 158

癌肉腫　　23, 27, 119, 121

奇形腫　　28, 121

基底細胞増生　　70, 144

胸腺腫　　41, 127

クラミジア感染細胞　　44, 131

クリプトコッカス　　29, 122

軽度異形成　　6, 24, 26, 82, 108, 120, 121, 151

軽度扁平上皮内病変　　2, 64, 107, 142

頸内膜細胞　　62, 141

頸部腺癌(内頸部型粘液性腺癌)　　7, 24, 42, 62, 82, 85, 109, 120, 131, 141, 151, 152

膠芽腫　　81, 148

硬化性血管腫　　29, 122

硬癌　　78, 147

高度異形成　　2, 22, 26, 27, 107, 119, 121

高度扁平上皮内病変　　47, 133

高分化型肝細胞癌　　53, 135

高分化～中分化型肝細胞癌　　93, 155

高分化～中分化腺癌　　96, 156

高分化扁平上皮癌　　15, 112

骨巨細胞腫　　40, 126

骨髄腫　　40, 127

骨肉腫(骨芽細胞型)　　21, 115

さ

子宮内膜増殖症　　3，43，107，131
子宮内膜異型増殖症　　63，141
脂肪肉腫（分化型）　　20，114
修復細胞　　64，142
絨毛癌　　5，108
絨毛性疾患　　45，132
上衣腫　　101，159
漿液性乳頭状腺癌　　25，120
漿液性嚢胞腺癌　　87，153
小細胞癌（呼吸器領域）　　9，10，32，50，51，52，69，71，90，91，92，110，123，134，144，147，154，155，157
小細胞癌（体腔液領域）　　78，98
上皮内癌　　25，42，83，86，120，131，151，152
上皮内腺癌（AIS）　　46，132
真菌症　　76，146
神経鞘腫　　20，114
腎細胞癌（淡明細胞癌）　　101，158
膵管内乳頭粘液性腫瘍（IPMA）　　74，145
髄膜腫　　21，80，100，115，148，158
髄様癌（甲状腺）　　77，147
髄様癌（乳腺）　　39，126
正常大腸腺上皮細胞　　36，125
正常腸管粘膜上皮　　76，146
脊索腫　　21，40，61，115，127，138
赤痢アメーバ　　53，135
セミノーマ（精上皮腫）　　60，101，137，159
線維腺種　　19，59，114，137
腺癌（呼吸器領域）　　8，10，11，30，31，48，50，51，52，70，72，88，89，90，92，109，110，111，122，123，133，134，135，144，145，154，155

腺癌（消化器領域）　　13，14，16，33，34，54，73，74，75，94，96，111，112，123，124，135，145，146，156
腺癌（体腔液領域）　　38，126
腺癌（印環細胞型）　　78，147
腺腫様甲状腺腫　　57，136
喘息由来の良性細胞　　89，154
腺房細胞癌　　37，125
線毛円柱上皮細胞　　91，154
腺様嚢胞癌　　9，49，57，97，110，133，136，157

た

大細胞癌　　28，122
大細胞神経内分泌癌　　49，134
大腸腺腫由来の細胞　　95，156
多形腺腫　　16，36，76，96，113，125，146，157
単純型子宮内膜増殖症　　25，120
中等度異形成　　22，42，119，131
中皮細胞　　18，58，113，137
直腸癌（腺癌）の浸潤　　99，157
直腸癌（腺癌）の転移　　93，155
低分化型肝細胞癌　　93，155
転移性肝腫瘍（大腸癌）　　33，124
転移性肝腫瘍（大腸腺癌）　　73，145
転移性腺癌　　55，136
転移性肺腫瘍（大腸腺癌）　　12，111
トリコモナス　　7，26，44，67，83，109，120，131，143，151

な

内分泌腫瘍　　13，35，74，111，124，145
軟骨肉腫　　61，81，138，148

乳頭癌　　17, 37, 97, 113, 125, 157	傍基底型扁平上皮細胞　　47, 133
乳頭腺管癌　　39, 99, 126, 158	胞巣状軟部肉腫　　20, 114
ニューモシスチス・ジロウェチ(カリニ)　　32, 69, 123, 143	ホジキンリンパ腫　　41, 127
尿路上皮癌 G1〜G2(低異型度)　　98, 157	

―――― ま ――――

尿路上皮癌 G2　　59, 137	慢性炎症　　56, 136
尿路上皮癌 G2〜G3(高異型度)　　79, 148	慢性甲状腺炎(橋本病)　　17, 113
尿路上皮癌 G3　　19, 39, 114, 126	未分化癌　　57, 136
粘液癌　　19, 59, 114, 137	未分化胚細胞腫　　5, 23, 108, 119
粘液性腺癌　　48, 133	明細胞腺癌　　3, 43, 65, 66, 83, 107, 131, 142, 143, 151
粘液性嚢胞腺腫　　8, 109	
粘表皮癌　　17, 113	網膜芽細胞腫　　81, 148

―――― は ――――　　　　　　　　　　―――― や ――――

肺結核症　　51, 134	幽門腺由来の良性細胞　　16, 112
杯細胞増生　　11, 110	葉状腫瘍　　79, 147
反応性中皮細胞　　38, 125	
反応性リンパ節炎　　60, 80, 138, 148	

―――― ら ――――

非角化型扁平上皮癌　　4, 6, 62, 85, 108, 109, 141, 152	卵黄嚢腫瘍　　63, 141
非ホジキンリンパ腫　　31, 37, 60, 75, 80, 95, 98, 100, 122, 125, 138, 146, 148, 156, 157, 158	良性上皮細胞　　14, 112
	良性異型細胞　　13, 34, 94, 111, 124, 155
複雑型子宮内膜増殖症　　23, 119	良性細胞　　94, 156
分泌期子宮内膜細胞　　65, 142	良性尿路上皮細胞　　18, 38, 58, 114, 126, 137
ヘルペス感染細胞　　24, 29, 45, 46, 67, 82, 119, 122, 132, 143, 151	リンパ球性頸管炎　　4, 108
	類内膜腺癌　　28, 66, 68, 86, 121, 142, 143, 153
ヘルペス感染細胞＋カンジダ　　63, 141	類内膜腺癌 G1　　7, 65, 84, 87, 88, 109, 142, 152, 153, 154
扁平上皮癌(呼吸器領域)　　9, 32, 49, 69, 72, 89, 90, 91, 110, 123, 133, 143, 144, 154	
	類内膜腺癌 G1〜G2　　5, 108
扁平上皮癌(消化器領域)　　54, 135	類内膜腺癌 G3　　8, 109
扁平上皮癌(体腔液・泌尿器領域)　　58, 79, 137, 147	濾胞性腫瘍　　77, 147
扁平上皮癌(婦人科領域)　　22, 27, 68, 119, 121, 143	

―――― わ ――――

扁平上皮化生細胞　　6, 108	ワルチン腫瘍　　56, 77, 136, 146

設問式 細胞診カラーアトラス サイトズーム

2009年3月18日　発行

監　修　千葉県細胞検査士会ⓒ
　　　　http://www.justmystage.com/home/chibasaibouz/index.htm

発　行　松浪硝子工業株式会社
　　　　　ライフサイエンス営業本部
　　　　　医・理化プロダクツ販売部
　　　　〒596-0049　大阪府岸和田市八阪町2-1-10
　　　　TEL 072-433-1163　　FAX 072-436-2265

制　作　株式会社 近代出版
発　売　〒150-0002 東京都渋谷区渋谷2-10-9
　　　　TEL 03-3499-5191　　FAX 03-3499-5204
　　　　http://www.kindai-s.co.jp
　　　　e-mail　mail@kindai-s.co.jp

印　刷　研友社印刷株式会社

ISBN978-4-87402-151-4　　　　　　　　　　　Printed in Japan 2009

JCLS 〈㈱日本著作出版権管理システム委託出版物〉
本書の無断複写は, 著作権法上での例外を除き禁じられています. 本書を複写される場合は, そのつど事前に㈱日本著作出版権管理システム（電話 03-3817-5670, FAX03-3815-8199）の許諾を得てください.

尿沈渣検査の定番
尿沈渣検査のすすめ方

西　国広 編著

西　国広，藤　利夫，古市佳也，佐藤　俊，
渡邊友宏，油野友二，佐々木康雄　著

B5判144頁　カラー写真240点
定価 4,200円（本体 4,000円＋税5％）

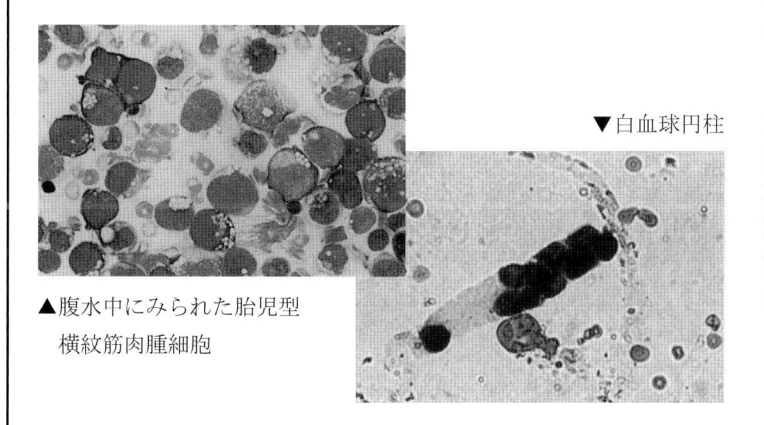

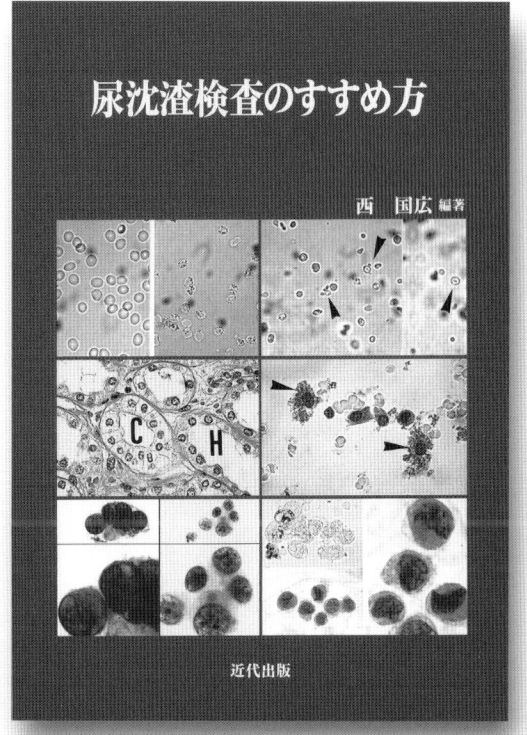

▲腹水中にみられた胎児型横紋筋肉腫細胞

▼白血球円柱

　尿沈渣検査は，沈渣の作製方法，成分の鑑別，精度管理について，個人差が微妙に影響する。そのため尿沈渣の一連の流れを統一した精度管理と標準化が求められる。本書は，第一線で活躍中の，尿沈渣検査に熟知した経験豊かな臨床検査技師によって執筆されている。

　標準化についても明確に記しており，2006年6月に出された『血尿診断ガイドライン』にも参考になる内容となっている。

　前半は，尿沈渣検査に必要な基礎知識を，染色法から細胞成分，結晶成分，さらには悪性腫瘍まで図示してわかりやすく整理している。後半は尿沈渣カラーアトラスとなっており，系統別に240点からなるカラー写真が掲載されている。

　尿沈渣検査を正しく行うための必須の書である。また，わかりやすい，尿沈渣検査のテキストとして，臨床検査技師養成校での教科書採用も増えている。

主な内容

尿沈渣の基礎　泌尿器系の基本構造と生理機能／泌尿器系の病態生理と尿沈渣／尿定性検査とNCCLS新指針／尿沈渣標本の作製／尿沈渣成分の種類と鑑別点／尿沈渣の精度管理／尿沈渣と尿細胞診

カラーアトラス　染色法／血球系／円柱系／上皮細胞系／微生物系／結晶・塩類／異型細胞

発行　松浪硝子工業株式会社　　発売　近代出版

〒150-0002　東京都渋谷区渋谷2-10-9
TEL 03-3499-5191　FAX 03-3499-5204
http://www.kindai-s.co.jp

全国第一線で活躍中の細胞検査士21名の総力を結集した傑出本

～基礎から学ぶ～
細胞診のすすめ方〈第2版〉

Textbook of Clinical Cytology
Second edition

西 国広 編著

■**執筆者**（執筆順）

西　国広	大田喜孝	清野邦義	及川洋恵
大野英治	渡邊友宏	園田文孝	山本格士
三宅康之	藤 利夫	阿倉 薫	渡辺達男
南雲サチ子	荒武八起	是松元子	杉島節夫
小牧 誠	穴見正信	蒲 貞行	舩本康申
阿南建一			

B5判 316頁（本文カラー）

定価 8,400円（本体 8,000円＋税5％）

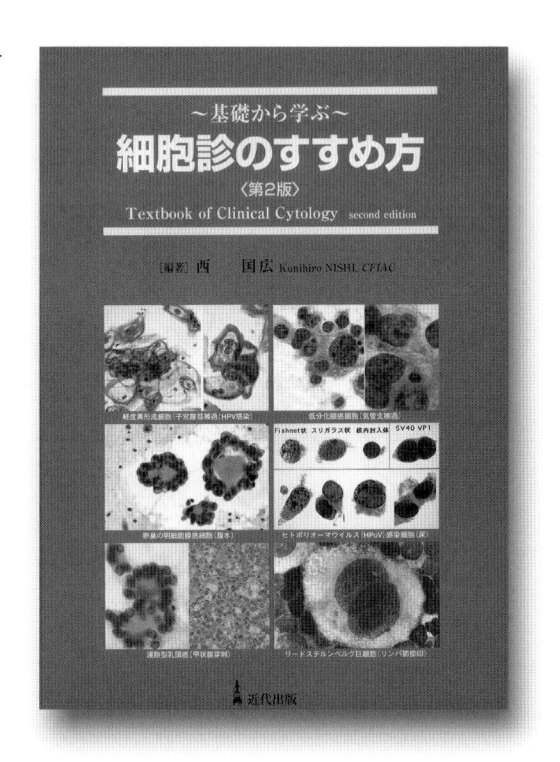

　総論では，細胞診を正しく行うための標本作製法や染色法など基本的な細胞の見方を解説し，スクリーニングと結果判定の方法，報告システム（ベセスダシステム）を解説している。

　各論では，細胞診11領域について，病理解剖学的事項を簡潔にまとめ，随所に「One point アドバイス」「Key point」等を入れ，重要事項を効率的に把握できるよう工夫されている。

　なによりも本書の大きな特長は，豊富なカラー写真が鮮明であると同時に説明が詳細であり，アトラスとしての利用価値が非常に高いことである。

　多くの学校で教科書として採用さているだけでなく，臨床現場の細胞検査士のみならず，認定細胞検査士資格試験受験者や関連分野の医師にも有益な参考書として好評を得ている。

主な内容

総論
　細胞の基本構造と機能／細胞分裂と細胞周期／細胞診標本作製法／細胞診に用いられる染色法の実際とコツ／スクリーニングと結果判定・報告

各論（細胞診　11領域）
　女性性器／呼吸器／体腔液／泌尿器／乳腺／甲状腺（含・上皮小体）／消化器／脳脊髄液／リンパ節／骨・軟部腫瘍／造血器腫瘍

発行　松浪硝子工業株式会社　　発売　近代出版

〒150-0002　東京都渋谷区渋谷2-10-9
TEL 03-3499-5191　FAX 03-3499-5204
http://www.kindai-s.co.jp